Einführung in die Ultraschalldiagnostik

W.G. Zoller / U. Gresser / N. Zöllner (Hrsg.)

Einführung in die Ultraschalldiagnostik

Kurzgefaßtes Lehrbuch und Atlas

508 Abbildungen und 75 Tabellen, 1992

KARGER

Basel · München · Paris · London · New York · New Delhi · Bangkok · Singapore · Tokyo · Sydney

Priv.-Doz. Dr. med. Wolfram G. Zoller
Priv.-Doz. Dr. med. Ursula Gresser
Prof. Dr. Nepomuk Zöllner

Medizinische Poliklinik der Universität
Pettenkoferstraße 8a
D-8000 München 2 (BRD)

Die Deutsche Bibliothek – CIP-Einheitsaufnahme

Einführung in die Ultraschalldiagnostik: kurzgefaßtes
Lehrbuch und Atlas / W. G. Zoller ... (Hrsg.). – Basel;
München; Paris; London; New York; New Delhi; Bangkok;
Singapore; Tokyo; Sydney: Karger, 1991
ISBN 3-8055-5477-X
NE: Zoller, Wolfram G. [Hrsg.]

Dosierungsangaben von Medikamenten

Autoren und Herausgeber haben alle Anstrengungen unternommen, um sicherzustellen, daß Auswahl und Dosierungsangaben von Medikamenten im vorliegenden Text mit den aktuellen Vorschriften und der Praxis übereinstimmen. Trotzdem muß der Leser im Hinblick auf den Stand der Forschung, Änderungen staatlicher Gesetzgebungen und den ununterbrochenen Strom neuer Forschungsergebnisse bezüglich Medikamentenwirkung und Nebenwirkungen darauf aufmerksam gemacht werden, daß unbedingt bei jedem Medikament der Packungsprospekt konsultiert werden muß, um mögliche Änderungen im Hinblick auf Indikation und Dosis nicht zu übersehen. Gleiches gilt für spezielle Warnungen und Vorsichtsmaßnahmen. Ganz besonders gilt dieser Hinweis für empfohlene neue und/ oder nur selten gebrauchte Wirkstoffe.

Alle Rechte vorbehalten.
Ohne schriftliche Genehmigung des Verlags dürfen diese Publikationen oder Teile daraus nicht in andere Sprachen übersetzt oder in irgendeiner Form mit mechanischen oder elektronischen Mitteln (einschließlich Fotokopie, Tonaufnahme und Mikrokopie) reproduziert oder auf einem Datenträger oder einem Computersystem gespeichert werden.

© Copyright 1992 by
S. Karger GmbH, Postfach 1724, D-8034 Germering/München und
S. Karger AG, Postfach, CH-4009 Basel (Schweiz)
Printed in Germany by Schoder Druck GmbH & Co. KG, D-8906 Gersthofen
ISBN 3-8055-5477-X

Inhaltsverzeichnis

Vorwort		VII
Autorenverzeichnis		IX
I.	Wertigkeit der Sonographie unter den bildgebenden Verfahren	1
II.	Grundlagen der Ultraschalldiagnostik	5
	1. Physikalische und technische Grundlagen der Ultraschalldiagnostik	6
	2. Artefakte	14
	3. Nomenklatur und Befundbeschreibung	22
	4. Systematische Untersuchung und anatomische Schnittbilder	30
III.	Abdomen	41
	1. Leber	42
	2. Gallenblase und Gallenwege	63
	3. Pankreas	78
	4. Milz	91
	5. Lymphknoten	100
	6. Nieren und Nebennieren	111
	7. Magen-Darm-Trakt	130
	8. Gefäße	141
	9. Duplexsonographie abdomineller und retroperitonealer Gefäße	151
	10. Harnblase, Prostata und Hoden	162
	11. Uterus und Ovarien	175
IV.	Pleura, Lunge und Perikard	187
V.	Schilddrüse und Epithelkörperchen	197
VI.	Weichteile und Gelenke	215
VII.	Sonographische Notfalldiagnostik	229
VIII.	Ultraschalldiagnostik und Dokumentation in der kassenärztlichen Praxis	243
Sachwortregister		251

Vorwort

Die Sonographie ist aus der diagnostischen Medizin nicht mehr wegzudenken. Speziell aus der Inneren Medizin hat die Entwicklung der sonographischen Diagnostik starke Impulse erfahren. Wie die klinische Untersuchung, ist die Sonographie nicht invasiv, stellt keine Belastung für den Patienten dar und kann beliebig oft wiederholt werden. Sie findet ihren größten Nutzen, wenn sie unmittelbar nach Anamnese und körperlicher Untersuchung eingesetzt und damit zu einem integralen Teil der unmittelbaren Patientenuntersuchung wird.

Frühzeitig angewendet kann die Sonographie aufwendige und invasive Verfahren einsparen oder ihnen eine genauer definierte Indikation zuweisen. Dem sonographisch tätigen Arzt kommt damit eine große Verantwortung zu.

An der Medizinischen Poliklinik der Universität München beschäftigt man sich seit mehr als 15 Jahren mit der diagnostischen Anwendung des Ultraschalls. Mit ihrem umfangreichen und vielfältigen Krankengut bietet eine Poliklinik besonders gute Voraussetzungen für die wissenschaftliche Bearbeitung der mit der Ultraschalldiagnostik verbundenen Fragestellungen.

Seit 1977 werden an der Medizinischen Poliklinik Ultraschallseminare in Zusammenarbeit mit der Bayerischen Landesärztekammer durchgeführt. Aus den Manuskripten der Vorträge sind bereits 1989 Begleittexte über den Grundkurs sowie den Aufbau- und Abschlußkurs entstanden, die rasch vergriffen waren. Das vorliegende Buch baut auf dem Konzept dieser Hefte auf.

Im Angebot der deutschsprachigen Lehrbücher über die Ultraschalldiagnostik fehlte bisher ein Buch, welches kurze, konzentrierte und wissenschaftlich zuverlässige Texte mit umfangreichem und technisch aktuellem Bildmaterial verknüpft. Diese Lücke wollen wir mit diesem Buch schließen.

Die Gliederung orientiert sich am Wissens- und Erfahrungszuwachs junger sonographisch tätiger Kollegen. Nach den Grundlagen der Ultraschalldiagnostik, die für das Verständnis der Methode unerläßlich sind, werden die abdominellen Organe umfassend abgehandelt. Kapitel über die urologische und gynäkologische Sonographie sowie über Schilddrüse, Weichteile und Gelenke und Notfalldiagnostik vervollständigen das Buch. Um dem didaktischen Ziel gerecht zu werden, haben wir bestes und eindeutiges Bildmaterial ausgewählt. Abgerundet wird das Buch durch ein Kapitel über die Ultraschalldiagnostik in der kassenärztlichen Praxis von Dr. O. Schlosser, Vorstandsvorsitzende der Sonographiekommission der Kassenärztlichen Vereinigung Bayern.

Das Buch ist sowohl als Einstiegshilfe für sonographisch Ungeübte wie auch als Nachschlagewerk für Fortgeschrittene gedacht. Die inhaltliche und didaktische Konzeption macht es für Studenten, Ärzte in der Weiterbildung und niedergelassene Ärzte, vor allem der Fachrichtungen Innere Medizin, Allgemeinmedizin und Chirurgie gleichermaßen interessant. Den Autoren dieses Buches, in der Mehrzahl Kolleginnen und Kollegen der Medizinischen Poliklinik München, sei herzlich für ihre Mitarbeit gedankt.

Frau E. Merz und Frau S. Reidinger, Fotolabor der Augenklinik der Universität München sowie Frau R. Wildenauer, Grafik, haben in hervorragender Weise die Abbildungen – das Kernstück eines Ultraschallbuches – verwirklicht. Ihnen gebührt ebenfalls unser Dank.

Unser besonderer Dank gilt dem S. Karger-Verlag, Herrn Dr. h.c. Thomas Karger, Steven Karger und Herrn M. Just für die Verwirklichung dieses Buchprojektes und die stets sehr gute Zusammenarbeit. Mit ihnen hat Herr Bruch mit großem Einsatz in der termingerechten Herstellung zum Gelingen dieses Buches beigetragen.

München im Juni 1991 *W. G. Zoller, U. Gresser, N. Zöllner*

Autoren

Dr. Johannes R. Bogner
Priv.-Doz. Dr. Hermann S. Füeßl
Priv.-Doz. Dr. Ursula Gresser
Dr. Bernhard Heinrich
Dr. Irmingard Kamilli
Dr. Herbert Kellner
Dr. Günther Rau
Dr. Susanna Späthling
Dr. Claudia Stautner-Brückmann
Dr. Federico Tatò
Dr. Karl Westermeier
Dipl.-Phys. Joachim Zentner
Priv.-Doz. Dr. Wolfram G. Zoller
Prof. Dr. Nepomuk Zöllner

Medizinische Poliklinik der Universität München
Pettenkoferstraße 8a
D-8000 München 2

Dr. Beatrice Kaess

Diagnostische Radiologie der
Medizinischen Hochschule Hannover
Konstanty-Gutschow-Straße 8
D-3000 Hannover 61

Dr. med. Otto Schloßer

Salinstraße 10
D-8200 Rosenheim

Dr. Thomas Schramm
Dr. Cornelia Schweighart

I. Frauenklinik der Universität
Maistraße 11
D-8000 München 2

Prof. Dr. Roland Tauber
Dr. Thomas Fröhlich

Urologische Abteilung
Allgemeines Krankenhaus Barmbeck
Rübenkamp 148
D-2000 Hamburg 60

I. Wertigkeit der Sonographie unter den bildgebenden Verfahren

I. Wertigkeit der Sonographie unter den bildgebenden Verfahren

N. Zöllner

Wir sehen unsere Welt als eine Abfolge von Bildern – Bilder, die auch von Malern oder Fotografen erzeugt werden können. Das menschliche Auge erkennt diese Bilder ohne Mühe, weil sie auf der Reflexion sichtbaren Lichtes beruhen.

Viele Dinge reflektieren nicht nur das sichtbare Licht. Sie reflektieren auch die Wellen außerhalb des Sichtbarkeitsbereiches, von der Oberfläche ebenso wie von tieferen Strukturen. Darauf basiert die Darstellung des Körperinneren mittels Ultraschall. Die verschiedenen Organe sind gegenüber anderen Wellen unterschiedlich durchlässig, z. B. in der Radiologie. Sie strahlen ihrerseits Wellen aus und ermöglichen so die Thermographie, oder sie können zur Ausstrahlung von Signalen gebracht werden, wie in der Kernspinresonanztomographie oder in der Nuklearmedizin. Mit all den genannten Methoden können Abbilder produziert werden – Darstellungen, die von den gewohnten Bildern des Alltags meist weit abweichen. Mittels der allgemeinen ärztlichen Erfahrung können diese Bilder nicht ausreichend gedeutet werden; ihre Interpretation ist nur mit Hilfe speziellen Wissens und zusätzlicher Erfahrung möglich.

Jede Methode der Darstellung führt zu ihr eigentümlichen Befunden bzw. Darstellungen, die von den physikalischen Grundlagen der Methode bestimmt werden. Weil die physikalischen Grundlagen von Methode zu Methode verschieden sind, können die Darstellungen nicht deckungsgleich sein, und aus diesem Grunde ist auch keine Methode als Vergleichsstandard für eine andere anzusehen. Die Daten der Sonographie und der Röntgenologie sind unvoreingenommen betrachtet, physikalisch gesehen, gleich «hart». Unterschiede liegen im Anwendungsbereich und in der Erfahrung des Anwenders.

Die gleiche umfassende Erfahrung vorausgesetzt, ergibt sich die Wertigkeit bildgebender Verfahren aus den Anwendungsbereichen und bei gleichen Anwendungsbereichen aus der Auflösungsfähigkeit und der Spezifität der Darstellung. Im Röntgenbild z. B. ist die Form der Niere wirklichkeitsnäher auszumachen (nimmt man den Anatomieatlas als Standard) als im Ultraschall, aber die Nephrolithiasis oder die Nephrokalzinose sieht der Ultraschall besser, und selbst bei Anwendung von Kontrastmittel bleibt die Radiologie dem Ultraschall bei den meisten nephrologischen Fragestellungen deutlich unterlegen.

Weiterhin gehen Natur und die Lage der zu untersuchenden Strukturen in die Beurteilung der Wertigkeit ein, ebenso die klinische Fragestellung, aber auch der Wunsch, ohne Kontrastmittel auszukommen und vor allem auch Zeit und Geld, mit denen eine diagnostisch adäquate Darstellung erzielt werden kann.

Können bildgebende Verfahren aus physikalischen Gründen nicht miteinander verglichen werden und ist dementsprechend kein Verfahren der Goldstandard für andere, so gibt es bei richtiger Anwendung doch ein strenges Maß für die Wertigkeit, nämlich die Klinik und in ihrer Verlängerung Biopsie und Autopsie. Jeder Befund bedarf der Korrelation mit Anatomie und Physiologie, ebenso mit den klinischen Befunden, von der Anamnese bis zur Laboranalyse, von der Biopsie bis zur Sektion.

Der Wert bildgebender Verfahren für die klinische Diagnose kann nicht von heute auf morgen festgestellt werden. Diese Wahrheit wird oft übersehen, weil im Studium ein unvernünftiges Vertrauen zu den angeblich objektiven Untersuchungen gelehrt und der fotokopierbare Befund vor das klinische Bild gestellt wird. Die Älteren unter uns erinnern sich noch gut an Probleme der Evaluation, die den Anfang der Radiologie begleitet haben – Probleme, denen sie bei den neuen bildgebenden Verfahren wieder begegnet sind. Der folgende Fall der Medizinischen Poliklinik erläutert dies drastisch.

Im Herbst 1987 kommt ein 67jähriger Mann wegen Arthralgien zur Durchuntersuchung. Im Sonogramm findet man multiple, scharf begrenzte, solide Bezirke in beiden Leberlappen; diese Bezirke haben einen echoreichen Randsaum (Abb. 1). Im Computertomogramm kann mit und ohne Kontrastmittel kein auffälliger Befund erhoben werden (Abb. 2). Alle gängigen Leberfunktionsproben fallen normal aus, und auch sonst ergeben sich keine Hinweise auf eine Leberkrankheit oder auf einen Primärtumor, der in die Leber metastasiert ist. Mit Hilfe ultraschallgezielter Punktionen läßt sich eine Fettverteilungsstörung diagnostizieren, Metastasen werden nicht gefunden, der ursprüngliche Verdacht, daß die Arthralgien paraneoplastisch zu erklären wären, entfällt damit. In den folgenden Jahren wird der Patient, wenngleich in unregelmäßigen Abständen, mit nichtsteroidalen Antirheumatika behandelt. 3 1/2 Jahre nach der Erstuntersuchung kommt der Patient erneut zur Durchuntersuchung, weil die Gelenkbeschwerden nicht

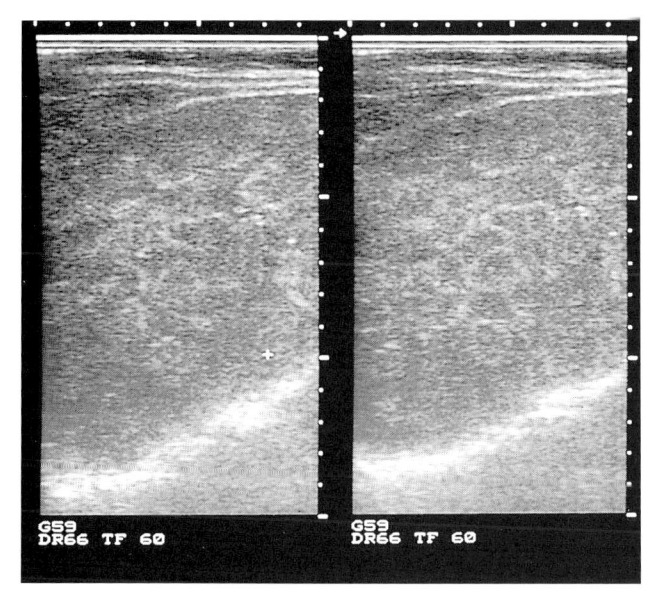

Abb. 1. Subkostalschnitt rechts. Multiple, scharf begrenzte Bezirke im rechten wie linken Leberlappen. Echoreicher Randsaum.

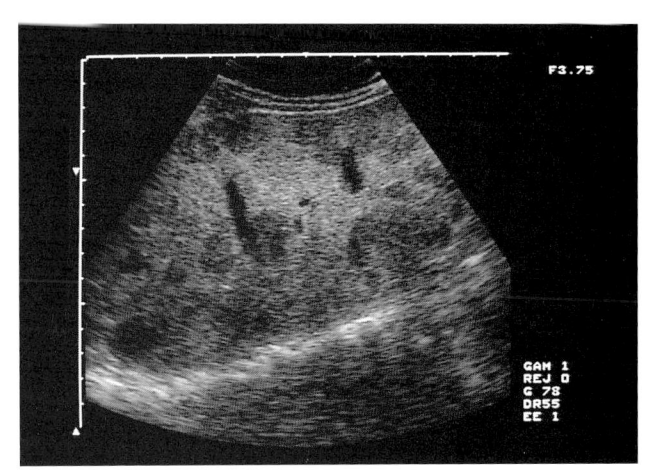

Abb. 3 Subkostalschnitt rechts. Gleicher Patient 4 Jahre später. Die ehemals scharf begrenzten echoreichen Strukturen kommen jetzt echoarm zur Darstellung; dringender Verdacht auf Lebermetastasen.

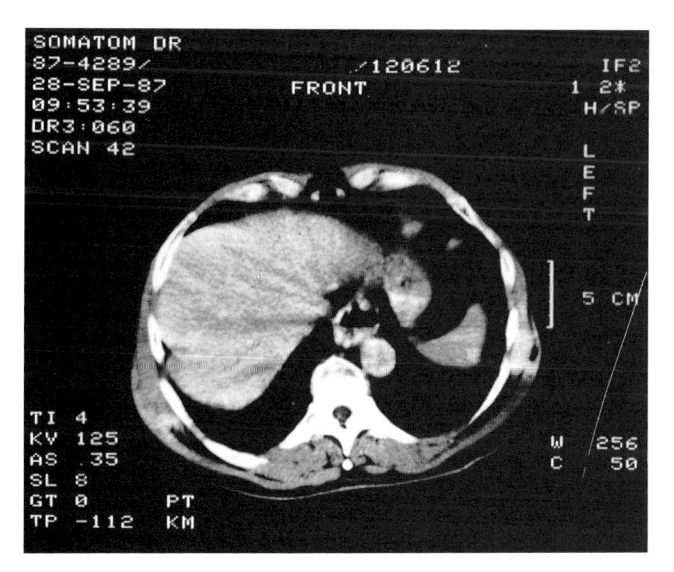

Abb. 2. CT mit Kontrastmittel: regelrechter Befund.*

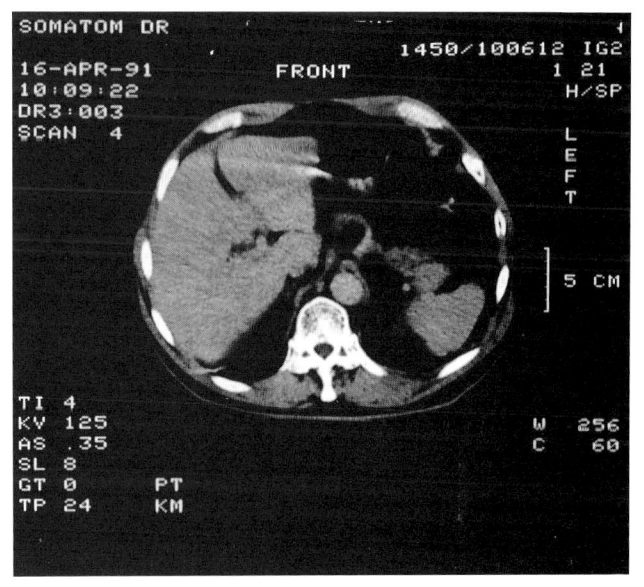

Abb. 4. CT mit Kontrastmittel 4 Jahre später: regelrechter Befund.*

besser sondern eher schlechter werden. In der Sonographie findet man wiederum scharf begrenzte Strukturen, doch sind sie nicht mehr echoreich sondern echoarm, und das Bild ist gut vereinbar mit Metastasen (Abb. 3). Das Computertomogramm ist erneut unauffällig (Abb. 4). Die ultraschallgezielte Punktion beweist wiederum eine Umverteilung von Fett in der Leber, Hinweise auf Metastasen finden sich nicht. Alle klinischen Untersuchungen einschließlich der Laborparameter ergeben Normalwerte.

Es ist die Aufgabe des Beurteilenden, zu einer Bewertung der geschilderten Befunde zu kommen. Man kann sagen, daß die Computertomographie einen Befund übersehen hat, der im Ultraschall deutlich herausgekommen ist, man kann auch sagen, daß der Ultraschall einen klinisch bedeutungslosen Befund (mit der Möglichkeit der Fehlinterpretation) erhoben hat, den die Computertomographie negiert. Die erste Stellungnahme ist die fruchtbarere. Ein Befund wird sauber erhoben, seine Deutung obliegt aber dem Kliniker. Die zweite Interpretation ist die von weniger erfahrenen Kollegen bevorzugte, weil sie von technischen Untersuchungen die Deutung verlangen, was von dem Fall zu halten sei, eine Deutung, die ein Apparat nie liefern kann.

Daß beide bildgebenden Methoden gemeinsam irren können, zeigt ein weiterer Fall (der nicht bildlich darge-

---

* Für die Überlassung der Abbildungen danken wir Herrn Prof. Dr. D. Hahn, Zentrale Röntgenabteilung der Poliklinik, Pettenkoferstr. 8a, 8000 München 2.

stellt wird) einer 72jährigen Frau mit dem klinisch-biochemisch eindeutigen Befund der intrahepatischen Cholestase bei unauffälligen Ultraschall- und computertomographischen Befunden. Im Hinblick auf die klinisch-chemisch eindeutigen Befunde werden die bildgebenden Verfahren wiederholt ohne ein anderes Ergebnis. Kurz darauf stirbt die Patientin, und die Sektion ergibt die multiple Metastasierung eines kleinen Pankreastumors in der Leber. Zugegeben, dies ist eine seltene Beobachtung, aber sie zeigt, daß zwei bildgebende Verfahren, die sich unterschiedlicher physikalischer Prinzipien bedienen, durchaus auch einmal gleichzeitig versagen können. Der Goldstandard ist die Klinik!

Die Ultraschalldiagnostik gehört in die Hand des niedergelassenen Arztes, der sich heute noch in mehreren Kursen weiterbilden, in Zukunft die notwendigen Kenntnisse während des Studiums erwerben muß. In der Praxis muß die Ultraschalluntersuchung ebenso selbstverständlich werden und ebenso häufig erfolgen wie ein Elektrokardiogramm. Die Sonographie des Bauches liefert eine Bestätigung und Vertiefung der Palpationsbefunde. Auch der weniger Erfahrene kann in wenigen Minuten Struktur und Größe der Leber und der Nieren, die Größe der Milz und bei voller Blase die Größe der Prostata beurteilen, und er kann bei entsprechendem Verdacht auch kleine Ergüsse im Pleura-, Perikard- und Bauchraum feststellen oder ausschließen. Damit ist viel gewonnen, auch an diagnostischer Sicherheit, und die Frage, ob teurere, langsamere und nicht ganz so harmlose Verfahren anschließend angewendet werden müssen, erhält eine einfache und sichere Grundlage.

Weitere Untersuchungen können gleich oder später angeschlossen werden, je nach Indikation und nach Erfahrung des Untersuchers, z. B. die Feststellung von Steinen in der Gallenblase oder in einem Nierenbecken, die Feststellung eines Harnstaus, die Feststellung einer pathologischen Kokarde. Auch einfache echokardiographische Feststellungen gehören noch in die Hand des Praktikers. Es muß jedoch jeder gewarnt werden, die Grenzen seines Wissens und seiner Fähigkeiten zu überschreiten. Schwierige und seltene Befunde sind die Sache von Kollegen, welche die schwierigen und seltenen Befunde häufig sehen.

Eine besondere Bedeutung kommt dem Ultraschall für spezielle Organe zu. Ophthalmologen, Laryngologen, Gynäkologen, Orthopäden, Kinderorthopäden haben für ihre speziellen Fragestellungen den Ultraschall längst zu einem Mittel der alltäglichen Diagnostik gemacht. Im Bereich der inneren Medizin sind es neben Bauch und Herz speziell die Schilddrüse und die Gelenke, wo mit Hilfe des Ultraschalls wichtige Befunde erhoben werden können, von der Frage des Aufbaus einer vergrößerten Schilddrüse (Entzündung, Zysten, Tumor) bis zur Feststellung einer Bakerzyste in oder unterhalb der Kniekehle.

Viel zu oft werden mehrere bildgebende Verfahren kombiniert. Aus Gründen, die eingangs dargestellt wurden, kann kein bildgebendes Verfahren die Ergebnisse eines anderen bestätigen. Es ist allerdings oft möglich, mit mehreren bildgebenden Verfahren zum klinisch gleichen Ergebnis zu gelangen. Dies ist aber Zeit- und Geldverschwendung und nur berechtigt, nur manchmal erwünscht, wenn der Interpret einer Methode sich seiner Sache nicht sicher ist bzw. nicht sicher sein kann. Dagegen ist es peinlich, wenn zur «Sicherung eines Ergusses» nach dem Röntgenbild eine Computertomographie durchgeführt wird, von der Zeit und Geldverschwendung zu schweigen. Hier gilt es, von Anfang an die Methode auszuwählen.

Die bildgebenden Verfahren befinden sich in einem lebhaften Aufschwung, sie stehen, wie die Kollegen, die sie betreiben, in lebhafter Konkurrenz zueinander. Sie werden zu Fortschritten in der Diagnostik beitragen. Ihre Wertigkeit vergleichend heute schon endgültig zu beurteilen ist unmöglich. Viele angeblichen Unterschiede in der Wertigkeit beruhen auf Unterschieden in der Qualifikation der Untersucher. Die bildgebenden Verfahren haben verschiedene physikalische Grundlagen, die zu untersuchenden Organe und pathologischen Veränderungen verschiedene physikalische Eigenschaften. Es kommt darauf an, zur Analyse einer Struktur die passende physikalische Methode auszuwählen.

II. Grundlagen der Ultraschalldiagnostik

II.1. Physikalische und technische Grundlagen der Ultraschalldiagnostik

J. Zentner

II.1.1. Zusammenfassung

Die Ultraschalldiagnostik beruht auf dem Reflexionsverhalten von Ultraschallimpulsen im Bereich von 1–10 MHz. Für deren Erzeugung und Empfang wird der piezoelektrische Effekt bestimmter Kristalle ausgenutzt. Je nach Verfahren und Untersuchungszweck werden die Ultraschallwellen dabei im Dauerschall oder gepulst beim Impulsechoverfahren ausgesandt. Die zurückkehrenden Schallwellen enthalten neben der Lageinformation auch Aussagen über die Echogenität der beschallten Strukturen. Diese Echointensitäten werden im A-Bild amplitudenmoduliert und im B-Bild helligkeitsmoduliert auf dem Bildschirm wiedergegeben. Für den Aufbau des zweidimensionalen B-Bildes steht das Real-Time-Verfahren zur Verfügung, das das langsame Compound-Contact-Verfahren verdrängt hat. Mit Hilfe von Parallelscannern wird dabei ein rechteckiger Bildausschnitt erfaßt, Sektorscanner tasten hingegen einen Kreissektor ab. Für die angiologische Ultraschalldiagnostik spielt der Dopplereffekt die entscheidende Rolle. Während im Continuous-Wave-Doppler-Verfahren alle Blutströmungssignale längs des Schallstrahles ohne Lokalisationsangabe detektiert werden, gelingt mit der gepulsten Doppler-Technik durch eine gleichzeitige B-Bild-Kontrolle die Aufnahme von Dopplerfrequenzen in einem gewünschten Gefäßgebiet. Konventionelle und farbkodierte Duplexsonographie stellen dazu Neuerungen dar.

II.1.2. Physikalische Grundlagen

II.1.2.1. Möglichkeiten der Ultraschalldiagnostik

Für das Verständnis der Ultraschalldiagnostik sind folgende physikalischen Kenntnisse wichtig:
a) Ultraschall bezeichnet Schall mit einer Frequenz von über 20 kHz, d. h. oberhalb der Hörgrenze. Er breitet sich im Gewebe in Form von Longitudinalwellen aus, und das um so besser, je fester und unelastischer die einzelnen Materieteilchen miteinander verbunden sind.

Da, wie in Tab. 1 ersichtlich, bis auf Knochen und Luft die Ausbreitungsgeschwindigkeit v in den übrigen Geweben annähernd 1540 m/s beträgt, kann man mit Hilfe der *Laufzeit t* gemäß der Formel:

$$t = 2s/v$$

auf die einfache Entfernung s der reflektierenden Grenzfläche von der Ultraschallquelle zurückschließen.

b) Je größer der Härteunterschied zwischen den schalleitenden Medien ist, an deren Grenzfläche das Echo entsteht, desto höher ist der reflektierte Anteil der ausgesandten Schallwelle und damit die Intensität des zurücklaufenden Echos (Abb. 1). Als Maß für die

Tab. 1. Werte für Schallausbreitungsgeschwindigkeit v und Impedanz Z verschiedener Medien im menschlichen Körper

Medium	v [m/sec]	Z [g/(cm^2×sec)]
Luft	330	41,3 *10^{-5}
Fett	1476	1,39
Wasser	1496	1,49
Muskel	1568	1,66
Leber	1570	1,66
Knochen	3360	6,2

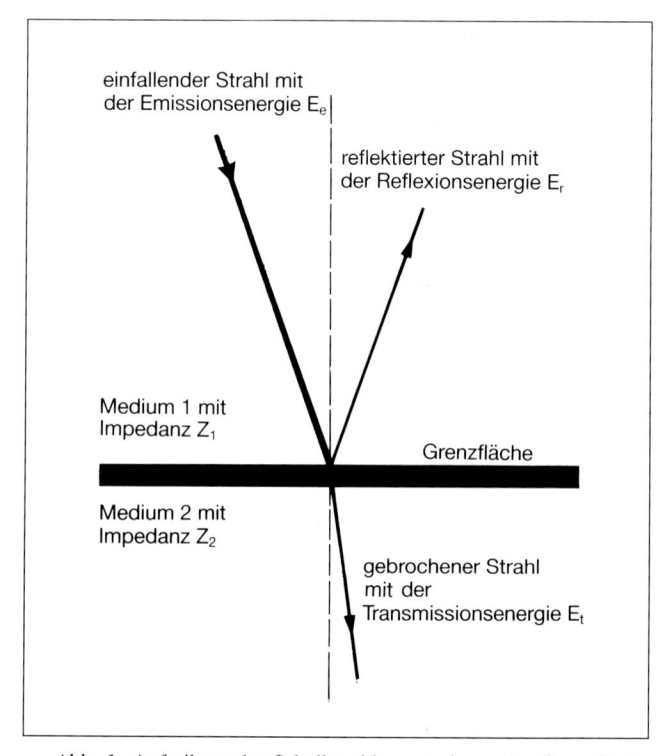

Abb. 1. Aufteilung der Schallstrahlenenergie an der Grenzfläche zweier Medien mit unterschiedlichen Impedanzen.

Härte eines Mediums dient die *Impedanz Z (= akustischer Widerstand)*. Sie ist direkt proportional der Dichte ϱ und der Schallausbreitungsgeschwindigkeit v dieses Mediums (Tab. 1). Die Echointensität an der Grenzfläche zweier verschiedener Medien, die das Verhältnis zwischen Reflexionsenergie E_r und Emissionsenergie E_e beschreibt, ist nun über folgende Formel mit den beiden Impedanzen Z_1 des Mediums 1 und Z_2 des Mediums 2 verknüpft:

Echointensität $I = E_r/E_e \sim [(Z_2-Z_1)/Z_2+Z_1)]^2$, wobei $Z = \varrho \times v$.

In der Praxis bedeutet dies, daß Knochen und gasgefüllte Darmschlingen ebenso wie eine ungenügende Ankopplung des Schallkopfes auf der Haut des Patienten durch fehlendes Kontaktgel zu einer hohen Reflexion und Echointensität führen, so daß darunterliegende Strukturen aufgrund fehlender Schallenergie E_t ($=E_e-E_r$) nicht mehr zur Darstellung kommen (Abb. 1.). Absorptionsvorgänge sind dabei noch nicht berücksichtigt.

c) Für die angiologische Ultraschalldiagnostik spielt ein weiteres Schallphänomen eine herausragende Rolle: der *Dopplereffekt*. Er besagt, daß Schallwellen, wenn sie an sich bewegenden Objekten wie den Erythrozyten reflektiert werden, Frequenzänderungen erfahren, die in direkter Beziehung zur Bewegungsrichtung und Bewegungsgeschwindigkeit der angeschallten Objekte stehen (Abb. 2). Je höher nun die Blutströmungsgeschwindigkeit v_b, die sich auf die Sonde zubewegt, und je größer die Sendefrequenz f_o und der Kosinus des Winkels zwischen Dopplersonde und Gefäßachse, desto größer ist auch die positive Frequenzänderung Δf (= Dopplerfrequenz) zwischen Sende- und Reflexionsfrequenz:

$$\Delta f \sim v_b \times f_o \times \cos \alpha$$

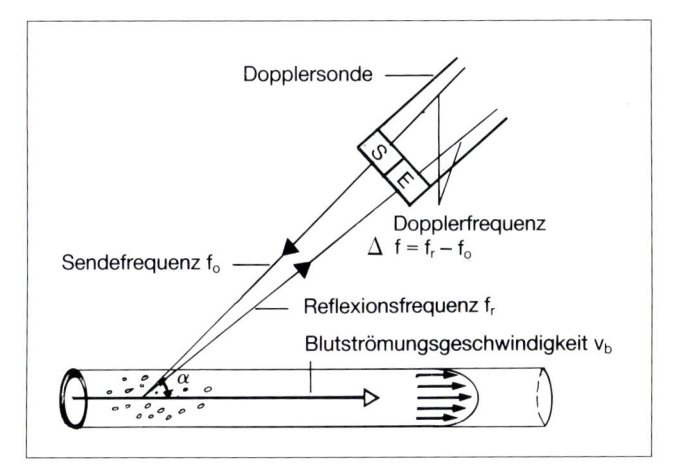

Abb. 2. Prinzip der Ultraschall-Dopplermethode: Der an den Erythrozyten reflektierte Ultraschall zeigt gegenüber dem von der Schallquelle ausgesandten eine von der Blutströmungsgeschwindigkeit abhängige Frequenzverschiebung (= Dopplerfrequenz). In diesem Falle cw-Doppler mit getrenntem Sende- und Empfangskristall.

Für ein gutes Dopplersignal werden daher je nach gewünschter Eindringtiefe eine Arbeitsfrequenz von 1–10 MHz und ein Aufsetzwinkel von kleiner als 60° gewählt.

II.1.2.2. Grenzen der Ultraschalldiagnostik

Die folgenden Ausführungen spielen insbesondere im B-Bildverfahren (s. unten) eine wichtige Rolle.

a) Axiale Auflösung

Unter axialer Auflösung versteht man den kleinsten Abstand zwischen zwei Objektpunkten in Richtung des Schallstrahls, die noch als getrennte Punkte wiedergegeben werden. Der bestimmende Parameter des axialen Auflösungsvermögens ist dabei die Echoimpulsdauer, die technisch bedingt mindestens das 2fache der Wellenlänge λ beträgt. Zur Vermeidung von Überlagerungen muß daher für die axiale Auflösung Δ s folgende Beziehung Gültigkeit haben:

$$2 \Delta s > 2 \lambda \text{ bzw. } s > \lambda = v/f$$

Diese Ungleichung hat für die Praxis zwei weitreichende Konsequenzen:

1. Bei einer angenommenen konstanten Ausbreitungsgeschwindigkeit von v = 1540 m/s im Gewebe ergibt sich, daß die axiale Auflösung mit zunehmender Schallfrequenz f besser wird. Sie liegt dann unterhalb der 1 mm-Marke. Allerdings wird dieser Vorteil mit einer starken Absorption und Streuung erkauft, so daß bei hohen Frequenzen die Eindringtiefe abnimmt. Demnach stellen die üblichen, in der Sonographie verwendeten Frequenzen einen Kompromiß zwischen besserer Auflösung, aber geringerer Eindringtiefe bei höheren Frequenzen (Schilddrüsen-, Mammadiagnostik mit 5–7,5 MHz) und schlechterer Auflösung, aber höherer Eindringtiefe bei niedrigeren Frequenzen (Sonographie des Abdomens mit 3,5 MHz) dar.

2. Die Echoimpulsdauer sollte so kurz wie möglich gehalten werden. Da aber ein Sendekristall nicht in einer Reinfrequenz ausstrahlen kann, sondern stets benachbarte Frequenzen miterregt werden, ergibt sich eine Gauß'sche Frequenzverteilung mit der stärksten Frequenz in der Mitte *(= Nennfrequenz)*. Die Differenz der beiden Frequenzen oberhalb und unterhalb der Nennfrequenz, die gerade mit halb so starker Intensität wie die Nennfrequenz ausgestrahlt werden, nennt man *Bandbreite*. Je größer nun die Bandbreite des Ultraschallkopfes ist, desto eher folgt eine gegenseitige Dämpfung der störenden, miterzeugten Frequenzen. Dies führt zu der erwünschten, zeitlichen Begrenzung des Ultraschallimpulses.

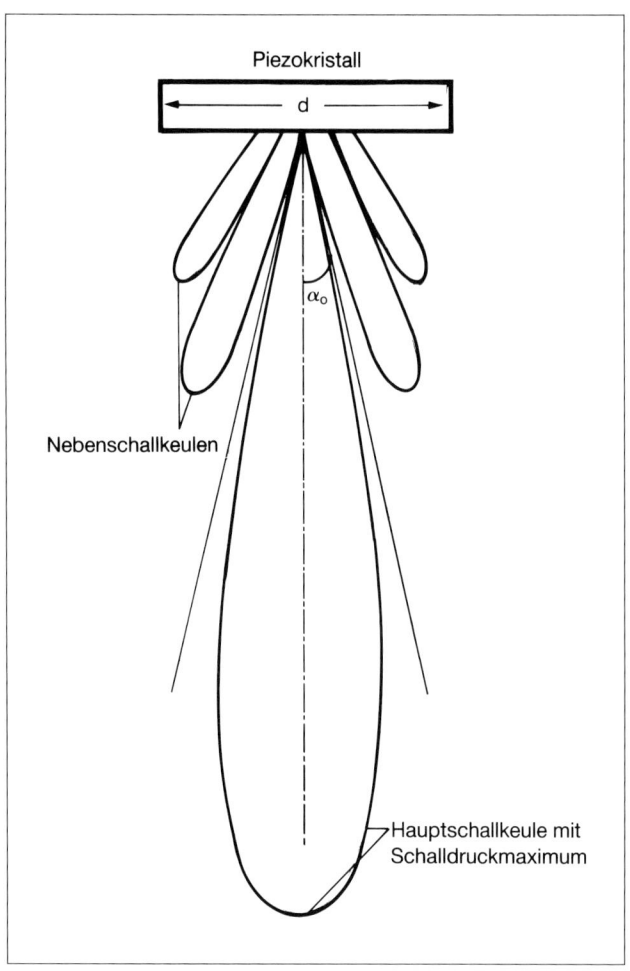

Abb. 3. Schematische Darstellung der Schalldruckverteilung im Fernfeld mit Haupt- und Nebenschallkeulen.

b) *Laterale Auflösung*

Sie beschreibt das Auflösungsvermögen quer zur Ausbreitungsrichtung des Ultraschalls und ist mit ca. 4 mm etwa um den Faktor 4 größer als die axiale Auflösung. Zwei Kriterien beeinflussen die laterale Auflösung:

1. Die Breite der abgestrahlten *Hauptschallkeule im Fernfeld* (Abb. 3). Jene wird zu beiden Seiten vom Divergenzwinkel α_0 eingefaßt, einer Raumrichtung, in der kein Schalldruck aufgrund einer gegenseitigen Schallwellenauslöschung entstehen kann. Je kleiner nun der Winkel α_0, desto schmäler die Hauptschallkeule und desto besser die laterale Auflösung. Da der Winkel α_0 über

$$\sin \alpha_0 = \lambda / d$$

mit der Wellenlänge λ und dem Durchmesser d des Sendekristalls in Beziehung steht, müßten eine Frequenzerhöhung und ein großer Sendekristall zu einer Verbesserung der lateralen Auflösung führen.

Hier treten jedoch die *Probleme des Nahfeldes* in Form von schallkopfnahen Schalldruckschwankungen mit unbefriedigender Aussagekraft zu Tage. Gerade die Vergrößerung des Sendekristalls läßt jedoch das Nahfeld anwachsen. Daher wurden verschiedene Strategien entwickelt, um die Störfaktoren des Nahfeldes weitgehend einzudämmen (*«nahfeldfreie» Untersuchung*):

Zum einen durch Zwischenschalten einer Vorlaufstrecke, sei es aus Wasser oder anderem geeigneten Material, so daß das Nahfeld außerhalb des Patienten zu liegen kommt; zum anderen durch Gebrauch von möglichst breitbandigen Schallköpfen, wo es durch gegenseitige Frequenzüberlagerungen zu einer annähernd gleichmäßigen Schalldruckverteilung im Nahfeld kommt; ebenso durch die Schallstrahlfokussierung (s. unten), die neben einer Schallbündelung auch zu einer Verkürzung des Nahfeldes führt.

2. Die *Bildzeilendichte*, d. h. die Anzahl von Bildzeilen pro cm, die für den lückenlosen Aufbau des rasterförmigen Schnittbildes zur Verfügung steht. Da zumindest im Real-Time-Verfahren (s. unten) andere Parameter wie die Bildfolgefrequenz fest vorgegeben sind, läßt sich aus zeitlichen Erfordernissen die Bildzeilendichte und damit die laterale Auflösung nicht beliebig steigern, auch wenn noch so schmale Schallkeulen konstruiert werden könnten.

II.1.3. Technische Umsetzung

II.1.3.1. *Ultraschallerzeugung und Ultraschallempfang*

Bestimmte polar gebaute Kristalle, wie Bariumtitanat, zeigen den von dem Ehepaar Curie bereits 1880 entdeckten *piezoelektrischen Effekt*. Dieser erlaubt durch Anlegen einer geeigneten Wechselspannung derartige Verformungen der Kristalloberfläche auszulösen, daß jene in Form von Ultraschallwellen an das angrenzende Gewebe weitergeleitet werden. Analog können die zurücklaufenden Schallwellen aufgrund von mechanischen Veränderungen mit konsekutiven Ladungsverschiebungen im Kristall als Wechselspannung abgegriffen werden. Der Piezokristall wird daher auch *Transducer* genannt.

II.1.3.1.1. Dauerschallverfahren

Im *Dauerschallverfahren*, das der *continuous-wave* (=cw)-*Dopplertechnik* zugrunde liegt, werden zwei getrennte Piezokristalle, einerseits für die kontinuierliche Aussendung von Schallwellen, andererseits für den fortlaufenden Empfang der Reflexionswellen, eingesetzt (Abb. 2 und 4). Die einfachsten cw-Dopplergeräte («nichtdirektionaler Doppler») weisen dabei lediglich Blutströmung nach, bessere Geräte («direktionaler

Physikalische und technische Grundlagen der Ultraschalldiagnostik

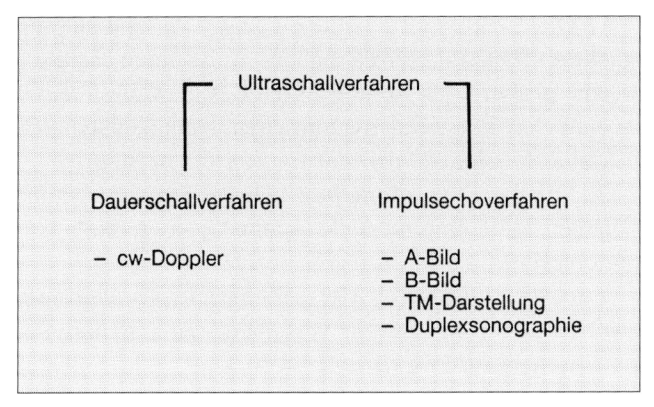

Abb. 4. Verschiedene Verfahren in der Ultraschalldiagnostik.

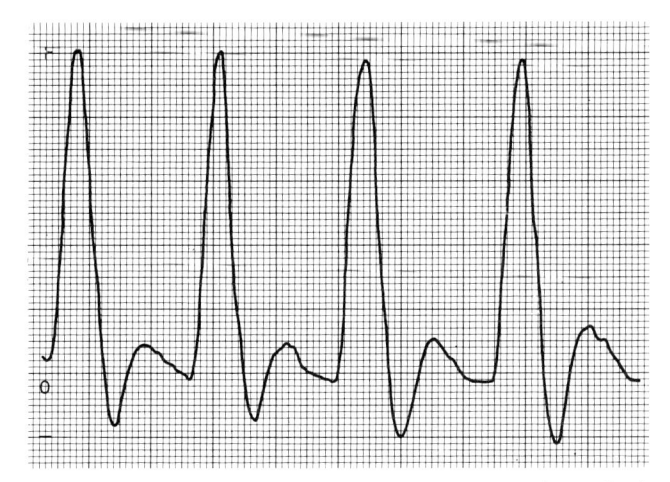

Abb. 5. Normales Hämotachygramm der rechten A. femoralis eines 30jährigen Mannes in cw-Dopplertechnik.

Doppler») ermöglichen die Dokumentation der Blutströmungsrichtung und der momentanen mittleren Blutströmunggeschwindigkeit in Form eines Hämatogramms oder gar die Wiedergabe des Dopplerfrequenzspektrums und seiner Weiterverarbeitung («Spektrumanalyse»). Hauptanwendungsgebiet ist daher die nichtinvasive Diagnostik von Gefäßerkrankungen in anatomisch eindeutig zuordbaren Gefäßgebieten («Halsdoppler», «Extremitätendoppler»; Abb. 5).

II.1.3.1.2. Impulsechoverfahren

Im Gegensatz zum Dauerschallverfahren wirkt hier ein Transducer gleichzeitig als Erzeuger eines kurzen Ultraschallimpulses und nach Umschalten als Empfänger des dazugehörigen Echos. Innerhalb des *Impulsechoverfahrens* ergeben sich nunmehr verschiedene Darstellungs- und Untersuchungsmöglichkeiten («A-Bild», «B-Bild», «TM-Darstellung», «Duplexsonographie»; Abb. 4).

II.1.3.2. Signalverarbeitung und Signalwiedergabe

Die Signalwiedergabe erfolgt anschließend entweder akustisch und optisch beim cw-Dopplerverfahren oder rein optisch bei den übrigen Ultraschallverfahren mit Hilfe einer *Oszillographenröhre*. Dabei wandert aufgrund einer vorgegebenen Sägezahnspannung der Kathodenstrahl konstant von links nach rechts, mit den entsprechenden Lichtpunkten auf dem Oszillographenschirm (= Bildschirm). Die vertikale Kathodenstrahlablenkung entspricht der vom Piezokristall abgegriffenen, verstärkten Wechselspannung nach Eintreffen eines reflektierten Ultraschallimpulses. Sie ist daher proportional der Echointensität und wird je nach Verfahren verschieden dargestellt.

II.1.3.2.1. A-Bild-Darstellung

Bei dieser Methode werden die eintreffenden Echos in folgender Weise abgebildet: Die horizontale Achse zeigt die Laufzeit und damit die Entfernung des Echos vom Schallkopf an, die vertikale Achse gibt die Echointensität proportional zur Höhe einer Ablenkungsamplitude wieder (Abb. 6). Daher auch der Name «amplitudenmodulierte» oder abgekürzt «A-Bild-Darstellung». Ihre Indikation liegt insbesonderen in der ophthalmologischen und der HNO-ärztlichen Diagnostik (Abb. 6).

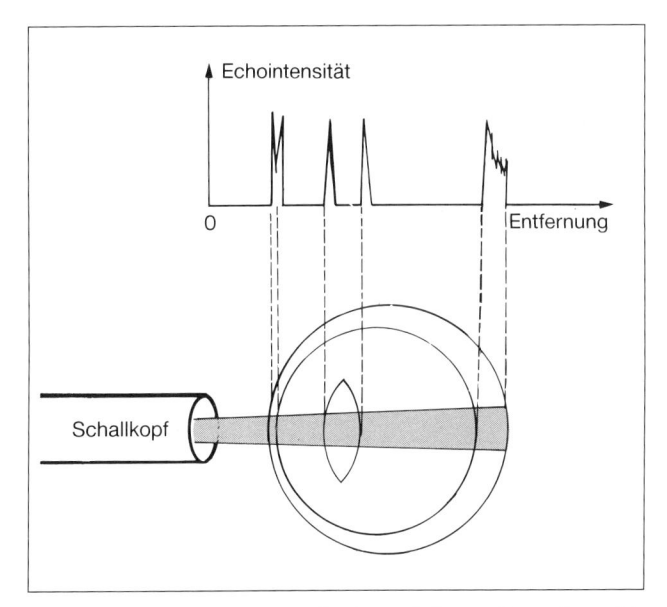

Abb. 6. Schema einer amplitudenmodulierten Darstellung (A-Bild) einer Ultraschalluntersuchung am Auge.

II.1.3.2.2. B-Bild Darstellung

Diesem Verfahren kommt in der gesamten Medizin, insbesondere in der Organ- und Gefäßdarstellung, eine überragende Bedeutung zu. Hierbei dient die horizontale Ablenkung des Kathodenstrahls der zweidimensionalen Wiedergabe des abgetasteten Untersuchungsfeldes.

Auch die vertikale Ablenkung, spricht Echostärke, wird nicht wie im A-Bild amplitudenmoduliert, sondern durch den Helligkeitswert des zugehörigen Lichtpunktes auf dem Monitor repräsentiert (Abb. 7). Deswegen nennt sich diese Methode «Brightness (= Helligkeits)-scan-» bzw. «B-Bild-Darstellung». Da den Echointensitäten ein bestimmter Helligkeitswert einer Grauskala zugeordnet wird, bedeutet dies für die Praxis:

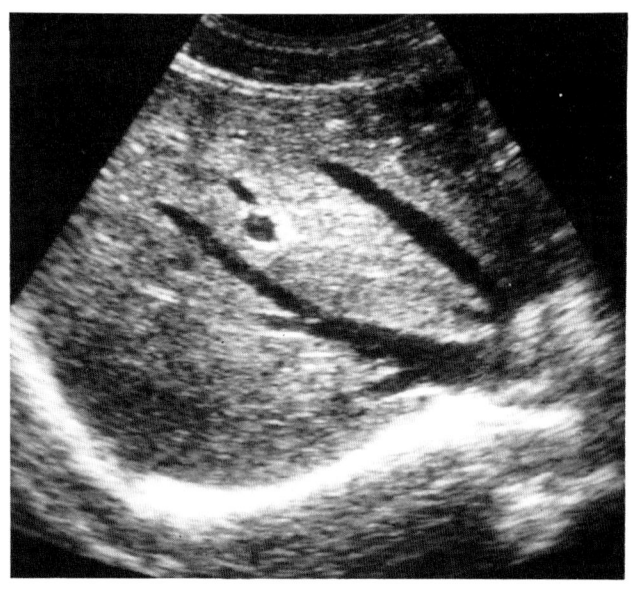

Abb. 7 B-Bild eines Subkostalschnittes durch eine gesunde Leber mit Darstellung des (dunklen) echoarmen Lebervenensterns und des (hellen) echoreichen Zwerchfells.

1. Das B-Bild-Gerät sollte einen großen und gut verstärkten *Dynamikbereich* haben, d. h. einen Bereich, wo die größeren Echointensitäten des Gewebes (ca. 60 dB) in den kleineren dynamischen Helligkeitsbereich des Monitors (ca. 20 dB) gut transferiert werden.

2. Für die Darstellung von kleinen Echointensitätsnuancen sollte eine möglichst große *Grauwertskala* vorhanden sein.

Zur Abtastung des Untersuchungsfeldes stehen nun zwei Verfahren mit jeweils verschiedenen Schallköpfen (= Scanner) zur Disposition (Abb. 8):

1. *Compound-Contact-Verfahren* («Langsames B-Bild-Verfahren»)

1952 durch Howry und Wild vorgestellt, war dieses Verfahren lange Zeit vor allem in angloamerikanischen Ländern beliebt. Da sich aber ein vernünftiges zweidimensionales Schnittbild erst nach der Zusammensetzung (= to compound) aus mehreren manuell geführten, sektorförmigen Abtastungen mit Hilfe eines schmalen Schallapplikators ergibt, braucht der Bildaufbau seine Zeit. Der Vorteil liegt in der fehlenden Ankopplungsschwierigkeit aufgrund des kleinen Schallkopfes, der hauptsächliche Nachteil ist der langsame B-Bild-Aufbau, so daß heutzutage dem «Real-Time-Verfahren» eindeutig der Vorzug gegeben wird.

2. *Real-Time-Verfahren* («Echtzeitverfahren», «Schnelles B-Bild-Verfahren»)

Die Entdeckung des Echtzeitverfahrens durch Krause und Soldner 1965 revolutionierte die Ultraschalldiagnostik. Erstmals gelang es in der Sonographie, durch Erstellung von mehr als 18 Bildern pro Sekunde den Eindruck bewegter Bilder zu vermitteln und damit atem- und pulssynchrone Bewegungen von Körpergewebe nahezu zeitgetreu dem Untersucher darzubieten. Um eine derartig schnelle Bildsequenz zu erhalten, wurden mittlerweile eine Vielzahl verschiedener Schallkopftypen entwickelt (Abb. 8):

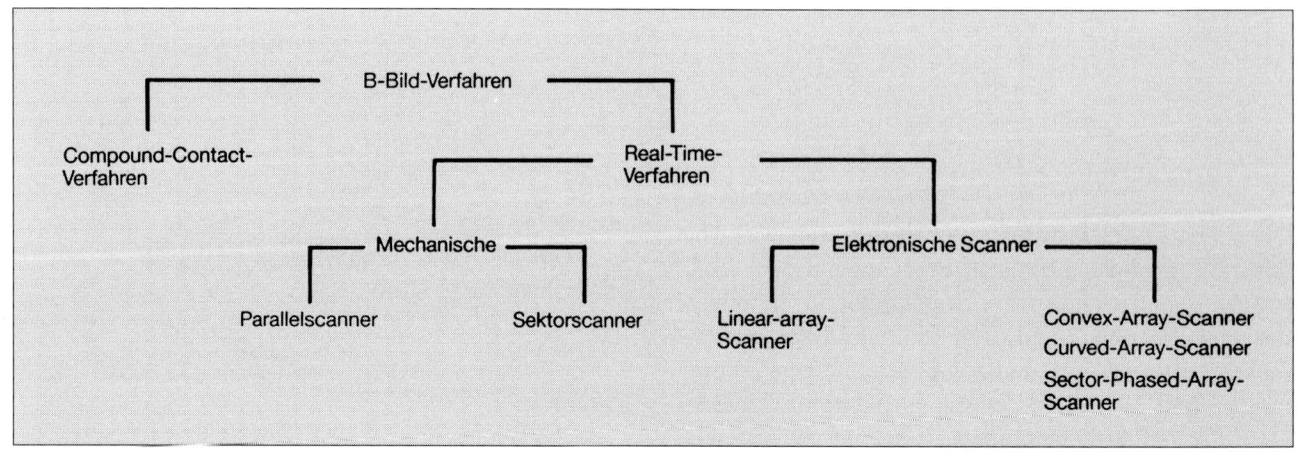

Abb. 8. Verfahren und Schallköpfe (= Scanner) für die Erstellung eines B-Bildes.

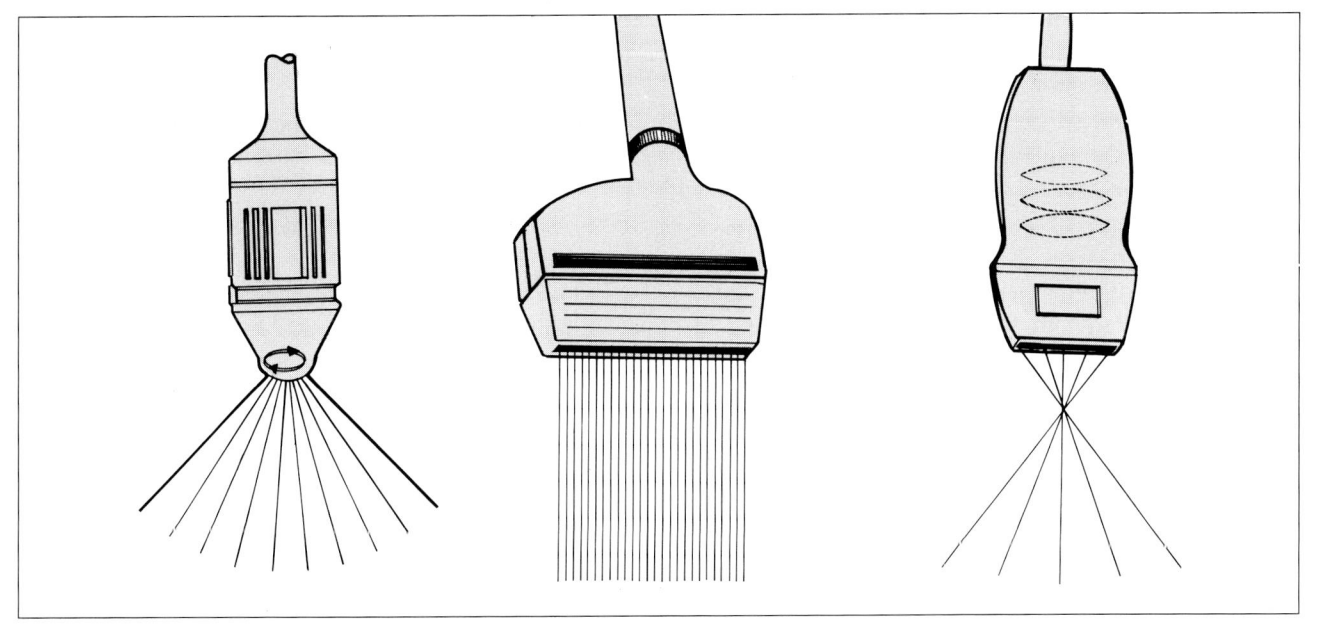

Abb. 9a. Schema einer parallelen Abtastung, hier durch einen elektronischen Linear-Array-Scanner.

Abb. 9b. Schema einer sektorförmigen Abtastung durch rotierende Transducer eines mechanischen Sektorschallkopfes.

Abb. 9c. Schema eines Sector-phased-Array-Scanners, der trotz linearer Einzelkristallanordnung einen Kreissektor abtastet.

a) *Mechanische Schallköpfe*

Man unterscheidet *Parallel-* und *Sectorscanner*. Bei den Parallelscannern wird das Untersuchungsfeld durch parallel auslaufende Schallimpulse abgetastet (Abb. 9a), bei den Sectorscannern erfolgt eine radiäre Aussendung mit Überstreichung eines Kreissektors von 90° bis zu 360° in der Endosonographie. Hierbei rotieren ein oder mehrere Transducer um eine zentrale Achse (Abb. 9b).

b) *Elektronische Schallköpfe*

Im Gegensatz zu den mobilen Transducern bei den mechanischen Scannern sind bei den elektronischen Schallköpfen mehrere kleine Piezokristalle (= «multielement»-Köpfe) in einer bestimmten Weise fix nebeneinander angeordnet (= «array»). Durch elektronische Ansteuerung geben sie einzeln oder in Gruppen Ultraschallimpulse aus und nach Empfang der dazugehörigen Echos wird das Nachbarelement bzw. die Nachbargruppe aktiviert.

In einem *Linear-array-Scanner* (Abb. 9a) sind die Transducerelemente nun in einer Reihe angeordnet, so daß die Schallimpulse parallel austreten und dadurch im Endeffekt einen Parallelscanner darstellen. Für einen sektorförmigen Bildaufbau müssen die Einzelelemente dagegen in einer mehr oder weniger gebogenen Kurve (*«Convex-array»* oder *«Curved-array-Scanner»*) angebracht sein oder nach dem *Sector-phased-array-Prinzip* arbeiten. Hierbei sind die Einzelkristalle zwar linear angeordnet, sie werden aber durch eine elektronische Verzögerungsschaltung kurz nacheinander angesteuert, so daß Schallwellen unter verschiedenen, von der Verzögerung abhängigen Winkeln abgestrahlt werden und einen Kreissektor bis zu 90° abtasten (Abb. 9c).

Allgemein läßt sich folgendes feststellen:

1. Elektronische Schallköpfe haben eine größere Bedeutung gewonnen, insbesondere was die Ablösung der mechanischen Parallelscanner anbelangt, wohingegen bei den Sectorscannern mechanische Schallköpfe weiterhin repräsentiert sind. Von Vorteil bei mechanischen Scannern ist der günstigere Anschaffungspreis, von Nachteil die erhöhte Störanfälligkeit ihrer bewegten Teile.

2. Parallelscanner haben den Vorteil, daß sie schallkopfnahe Strukturen in einer größeren Zirkumferenz abbilden und ihrer Schnittbilddarstellung vom Anfänger leichter nachvollziehbar ist. Hingegen ergeben sich Probleme bei Thorax- und hohen Oberbauchuntersuchungen durch Ankopplungsschwierigkeiten über dem prominenten Rippenbogen und störende Rippenschatten. Hier liegt die Domäne des Sectorscanners, da schallkopfnah ein kleines «akustisches Fenster», wie der Interkostalraum, für die Erfassung tiefer gelegener Strukturen genügt. Der größere Bildausschnitt in der Tiefe wird allerdings wegen der Divergenz der Schallimpulse mit einer schlechteren lateralen Auflösung erkauft.

3. Das transkutane Realtime-B-Bild-Verfahren wird durch Schallbarrieren wie Fett, Knochen und Luft in ihrer Anwendung limitiert. Die intrakavitäre Anwendung von Ultraschall vermag hier eine diagnostische Lücke zu schließen. Die raschen Fortschritte auch auf endoso-

nographischem Gebiet haben bereits dazu geführt, daß für einige Bereiche die intrakavitäre Sonographie zum bildgebenden Verfahren der Wahl avanciert ist und in vielen Institutionen Eingang in die Routinediagnostik gefunden hat. Dies gilt insbesondere für die Vaginalsonographie, die transrektale Prostatasonographie und die transösophageale Echokardiographie.

4. Für verschiedene Körperregionen gibt es Präferenzen für bestimmte Schallkopftypen und Schallfrequenzen. Eine Zusammenfassung gibt die Tabelle 2.

Tab. 2. Geeignete Schallkopftypen und Schallfrequenzen für verschiedene Körperregionen

Schallköpfe	Untersuchungszweck
1–5 MHz Sektorscanner, im Abdominalbereich auch Linearscanner	Herz, Abdomen im B-Bild bzw. duplexsonographisch
1–10 MHz Dopplersonden	Gefäße im cw-Doppler bzw. gepulsten Doppler (für oberflächliche Gefäße > 7,5 MHz, für tiefergelegene Gefäße 3–5 MHz, transkraniell < 2 MHz)
vornehmlich 5–7,5 MHz Linearscanner	Schilddrüse, Mamma, Hoden und Nebenhoden, orthopädische Sonographie
vornehmlich 5–10 MHz Sectorscanner	Endosonographie (transösophageal, gastrointestinal, transrektal, transvaginal, intraabdominal)

Bei den bisherigen Ausführungen über Abtastung und Signalwiedergabe dürfen wesentliche Bausteine der Signalverarbeitung nicht unerwähnt bleiben:

a) Die *Schallstrahlfokussierung*, die mittels einer elektronischen Verzögerungsschaltung bewerkstelligt wird, indem die äußeren Transducerelemente vor den zentralen Elementen angesteuert werden *(«elektronische Fokussierung»)*. Umgekehrt kann natürlich auch eine Fokussierung beim Signalempfang stattfinden, da mit dem gleichen Prinzip zentrale Echos verstärkt und seitliche Echos abgeschwächt werden können. Gleichzeitig kann eine *dynamische Fokussierung* in der Weise erfolgen, daß bei aufeinanderfolgenden Bilddurchläufen die Fokuszone zwischen Nah- und Fernbereich wandert, so daß beide Bereiche gleichermaßen gut aufgelöst werden.

b) Der *Tiefenausgleich*, der bewirkt, daß Echos aus tieferen Schichten gegenüber Echos mit kürzeren Laufzeiten etwas verstärkt werden, da erstere eine größere Abschwächung durch ihren längeren Weg im Gewebe erfahren.

c) Die *digitale Signalverarbeitung*, bei der bei der Umwandlung der eintreffenden analogen in digitale Signale vor der Abspeicherung (= «Preprocessing») und nach Abruf des Speichers bei der umgekehrten Umwandlung für die Bildschirmdarstellung (= «Postprocessing») Möglichkeiten der Einflußnahme auf die Intensität und Darstellungsweise der Echos bestehen.

II.1.3.2.3. TM-Darstellung («M-Mode»)

Beim *Time-Motion-Verfahren* registriert ein ortsfester Schallkopf die Echos von sich bewegenden Oberflächen. Deren Darstellung erfolgt in Form von B-modulierten Lichtpunkten, die zugleich mit konstanter Geschwindigkeit auf dem Bildschirm von links nach rechts bewegt werden und daher als Wellenlinien erscheinen. Dieses Verfahren spielt eine gewichtige Rolle in der Echokardiographie zur Diagnostik von Herzklappenerkrankungen (Abb. 10).

II.1.3.2.4. Duplexsonographie

Dieses jüngere Verfahren basiert auf der Kombination eines Real-Time-Ultraschallsystems und einer *gepulsten Dopplereinheit* und wird zunehmend in der kardiologischen und angiologischen Diagnostik eingesetzt. Im Unterschied zur cw-Doppler-Technik (s. oben), bei der es zu einer Aufsummation aller Blutströmungssignale längs des Ultraschallstrahles kommt, gelingt es mit der gepulsten Doppler-Technik unter sonographischer Sichtkontrolle, Dopplersignale gezielt aus einem gewünschten Areal mit Hilfe eines im Blutstrom positionierten Meßvolumens (= «Sample-volume») aufzunehmen. Auf dem Monitor erscheint dann gleichzeitig das Realtime-B-Bild und das *Dopplerfrequenzspektrum* des

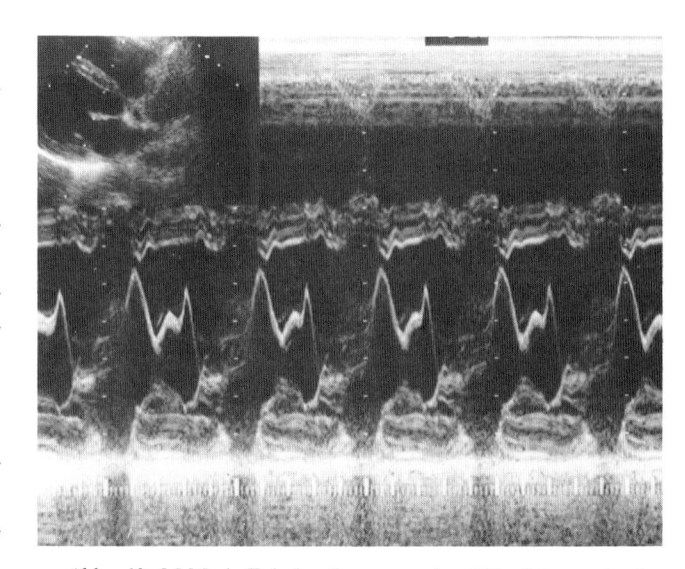

Abb. 10. M-Mode-Echokardiogramm der Mitralklappe in der Schnittebene der linksparasternalen Achse bei einem 30jährigen gesunden Mann.

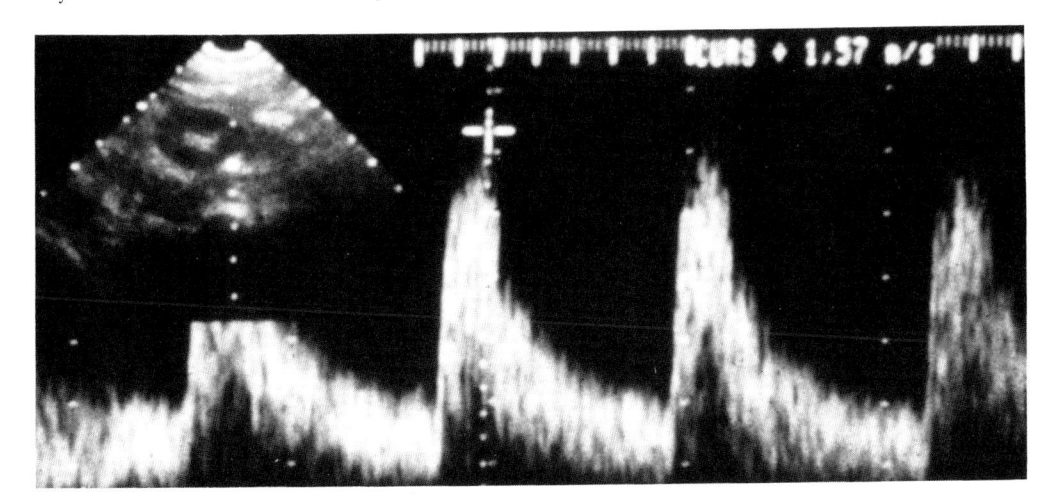

Abb. 11. Sonographischer Querschnitt des rechten Nierenhilus mit Positionierung des Meßvolumens in die rechte Nierenarterie (Bild links oben). Unauffälliges Frequenzspektrum bei einem 56jährigen Mann.

beschallten Gefäßabschnittes (Abb. 11). Dabei ist bei einem am Scanner fixgekoppelten Dopplertransducer der Untersuchungswinkel vorgegeben, bei nicht-fixgekoppeltem dagegen frei wählbar. Durch diese technische Entwicklung mit der Möglichkeit, tiefergelegene Gefäße kombiniert sonographisch wie dopplermäßig zu erfassen, gewinnt die Duplexsonographie neben der Anwendung als Dopplerechokardiographie auch in der angiologischen und abdominellen Ultraschalldiagnostik zunehmend an Bedeutung.

Als neuere Entwicklung kommt die *farbkodierte Duplexsonographie* hinzu, bei der Dopplerfrequenzen aus mehreren Meßvolumina parallel verarbeitet («multigate-doppler») und als Farbsignal innerhalb des betreffenden Gefäßabschnittes wiedergegeben werden. Per definitionem werden dabei Blutströmungen, die auf den Schallkopf gerichtet sind, rot, die vom Schallkopf weg gerichtet sind, blau dargestellt. Mit zunehmender Strömungsgeschwindigkeit, sprich Dopplerfrequenz, wird die entsprechende Farbe heller.

Literatur

1 Hill C: Physical Principles of Medical Ultrasonic. Chichester, Ellis Horwood, 1986.
2 Hussey M: Basic Physics and Technology of Medical Diagnostic Ultrasound. New York, Elsevier, 1985.
3 Krestel E: Bildgebende Systeme für die medizinische Diagnostik. Grundlagen und technische Lösungen. Röntgendiagnostik, Computertomographie, Nuklearmedizinische Diagnostik, Kernspintomographie, Sonographie. Siemens AG/VCH, 1988.
4 Morgenstern B, Rübel M: Ultraschall-Diagnosegeräte. TÜV Rheinland, 1987.

II.2. Artefakte

J. R. Bogner

II.2.1. Zusammenfassung

Artefakte sind «Kunstprodukte» am Ultraschallmonitor ohne anatomisches Korrelat. Die Kenntnis von Artefakten schützt vor Fehlinterpretationen. Die Entstehung von Artefakten geht auf Diskrepanzen zwischen idealisierten Annahmen der Bildverarbeitung und wellenmechanischen Gegebenheiten zurück. Durch Reflexionen entstehen beispielsweise Wiederholungsechos hinter luftgefüllten Darmschlingen und Spiegelartefakte als Projektion intrahepatischer Strukturen kranial des Zwerchfells. Die dorsale Schallauslösung basiert auf einer kompletten Reflexion an Grenzflächen hohen Dichteunterschieds. Eine Schallverstärkung tritt hingegen hinter Bezirken ohne Reflexion und Absorption auf, beispielsweise hinter Flüssigkeiten. Bei Zystenrandschatten treten zusätzlich Streuungs- und Beugungsphänomene auf. Nebenkeuleneffekte ziehen Doppelbild- und Bogenartefakte nach sich, während die endliche Dicke von Schallkeulen zu Schichtdickenartefakten an schräg getroffenen Grenzflächen führt. Helle, kometenschweifartige Resonanzartefakte haben ihre Ursache in Eigenschwingungen, die Ultraschallimpulse an bestimmten Strukturen verursachen. Laufzeitartefakte können zur scheinbaren Konturunterbrechung führen. Streuungsphänomene, Beugung und Laufzeitunterschiede werden (üblicherweise unsystematisch) entweder nach der Morphologie oder nach dem Entstehungsmechanismus benannt. Im Fall von dorsalem Schallschatten und dorsaler Schallverstärkung geben Artefakte auch wichtige diagnostische Hinweise auf Konkremente beziehungsweise Zysten.

II.2.2. Allgemeines zu Artefakten: Entstehung und Vermeidung

Die *Fehldeutung* eines Artefakts ist potentiell an der Entstehung einer Fehldiagnose beteiligt. Umgekehrt ist das Nichterkennen einer vorhandenen pathologischen Struktur hinter einem Artefakt denkbar. Neben der Fehlbewertung besteht aber auch die Gelegenheit zur Erlangung zusätzlicher *diagnostischer Information* durch Artefakte, insbesondere zur Zystendiagnostik. Eine Gegenüberstellung der *Einteilungskriterien* ist in Tabelle 1 wiedergegeben. Prinzipiell entstehen Artefakte immer dort, wo idealisierte Annahmen zur Wellenmechanik und elektronischen Bildverarbeitung von den realen Gegebenheiten abweichen.

Tab. 1. Einteilung von Artefakten. Erste Spalte: Übliche Bezeichnung (entweder nach Entstehung oder nach Morphologie). Zweite Spalte: Echogenität. Dritte Spalte: Physikalische Erklärung

Artefakt	Bildschirm	Strahlenmechanik
Wiederholungsechos	echoreich	Reflexion
Spiegelartefakte	echoreich	Reflexion
Schallverstärkung	echoreich	Reflexion
Schallschatten	echofrei	Reflexion
Zystenrandschatten	echofrei	Beugung, Streuung
Rauschen	echoreich	Verstärkung
Doppelbilder	isoechogen	Beugung, Streuung
Resonanzartefakte	sehr echoreich	Resonanzerzeugung
Nebenkeulenartefakte	mäßig echogen	Schallkeulen
Schichtdickenartefakte	mäßig echogen	Schallkeulen
Laufzeitartefakte	isoechogen	Laufzeit

Wellenmechanische Gesetzmäßigkeiten, die zur *Artefaktentstehung* beitragen, sind Reflexion, Brechung, Streuung und Laufzeitunterschiede. *Verstärkungseinstellung* und Fokussierung können auf die Artefaktentstehung Einfluß nehmen. Eine wichtige Grundregel zur Erkennung und Vermeidung von Artefakten ist es, alle pathologischen Strukturen in *zwei Ebenen* darzustellen. Tritt in einer Ebene eine nicht klar zu diagnostizierende Struktur auf, die in der zweiten Ebene nicht reproduzierbar ist, so ist von vornherein ein Artefakt wahrscheinlich.

II.2.3. Wiederholungsechos

Wiederholungsechos zeigen sich am Bildschirm als regelmäßige Abfolge von streifenförmigen, sehr hellen Echos, die in gleichbleibend regelmäßigem Abstand von schallkopfnah nach schallkopffern auftreten (Abb. 1). Zwischen diesen einzelnen Streifen befinden sich einheitlich echoarme Bezirke. Insgesamt entsteht das Bild einer «leiterförmigen» oder «treppenförmigen» Struktur. Mit zunehmendem Abstand vom Schallkopf werden die Streifen immer echoärmer.

Die Entstehung von Wiederholungsechos erklärt sich durch *Reflexion* von Ultraschallwellen zwischen zwei Grenzflächen mit hohen Impedanzunterschieden (Abb. 2). Der Abstand zwischen den einzelnen hellen

Artefakte

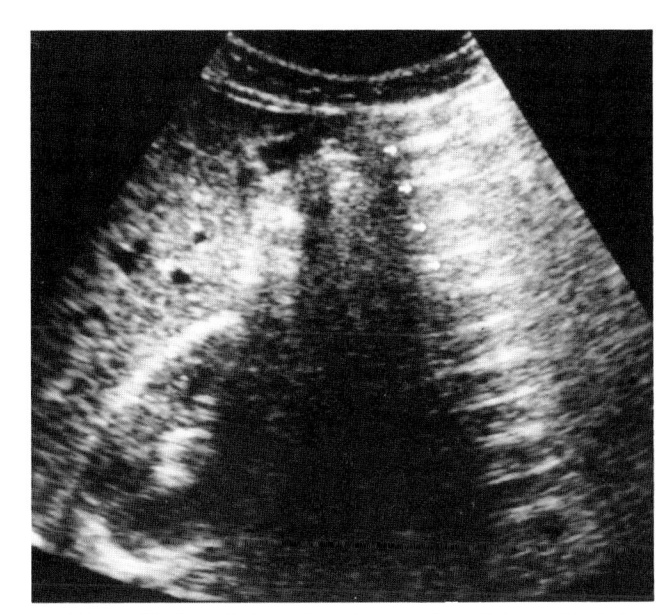

Abb. 1. Flankenschnitt rechts. Dargestellt sind der rechte Leberlappen und der kraniale Pol der rechten Niere. 36 Jahre, weiblich. «Strickleiterartige» Wiederholungsechos in der rechten Bildhälfte.

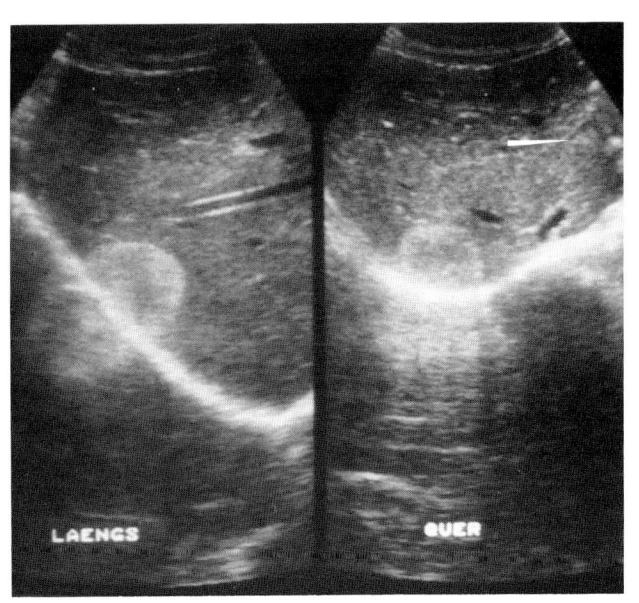

Abb. 3. Flankenschnitt rechts (linke Bildhälfte) und subkostaler Querschnitt (rechts). Rechter Leberlappen und Zwerchfell. 46 Jahre, weiblich; homogen-echoreiche, direkt der Leberkapsel anliegende, glatt begrenzte (hämangiomtypische) Struktur; jenseits des Zwerchfells spiegelbildliche Abbildung derselben Struktur, etwas echoärmer und vergrößert: Spiegelartefakt.

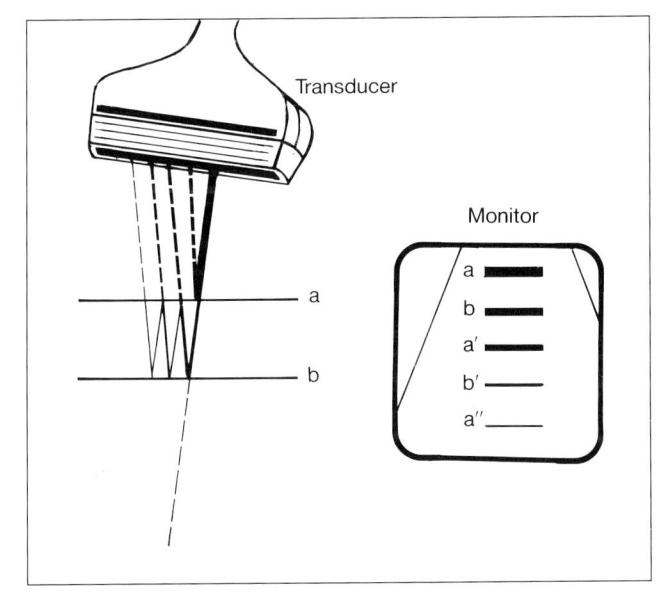

Abb. 2. Wiederholungsechos schematisch: Die Entstehung von Wiederholungsechos erklärt sich durch Reflexion von Ultraschallwellen zwischen zwei Grenzflächen a und b. Der Abstand zwischen den einzelnen hellen Echos entspricht der Laufzeit zwischen den beiden reflektierenden Grenzflächen. Durch Mehrfachreflexion entstehen weitere Echos mit doppelter, dreifacher usw. Laufzeit, die im doppelten, dreifachen usw. Abstand vom Schallkopf abgebildet werden.

Echos entspricht der Laufzeit zwischen den beiden reflektierenden Grenzflächen. Durch *Mehrfachreflexion* entstehen weitere Echos mit doppelter, dreifacher usw. Laufzeit, die im doppelten, dreifachen usw. Abstand vom Schallkopf abgebildet werden.

Wiederholungsechos entstehen beispielsweise bei mangelnder *Ankopplung* des Schallkopfes oder an der

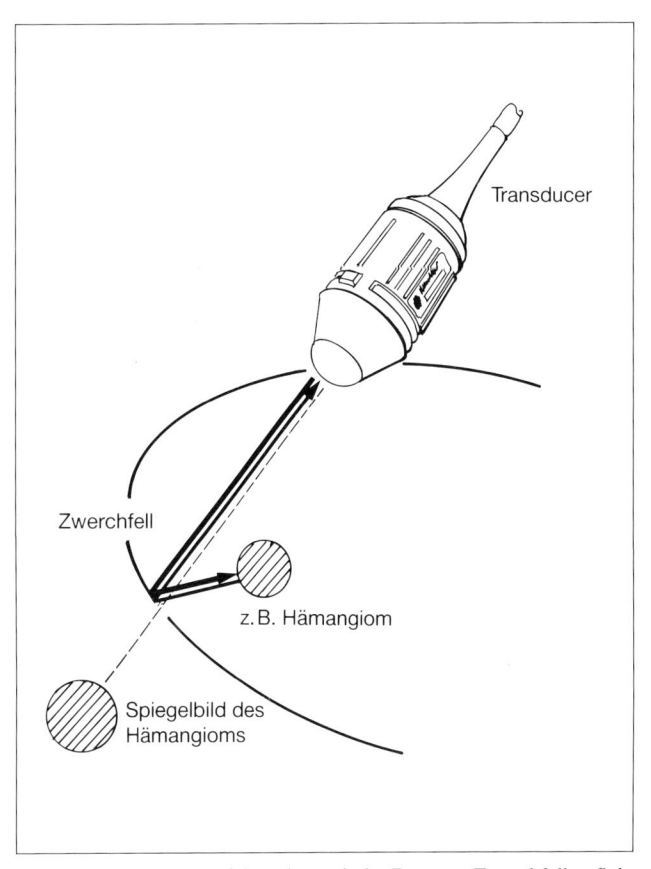

Abb. 4. Spiegelartefakt schematisch: Der am Zwerchfell reflektierte Ultraschallimpuls erreicht die abzubildende Struktur auf einem «Umweg», wird hier nochmals reflektiert und gelangt erst nach erneuter Reflexion am Zwerchfell als Echo zurück zum Transducer.

Grenzfläche zwischen einer Zyste (flüssigkeitsgefüllt) und angrenzendem *Darm* (gasgefüllt).

II.2.4. Spiegelartefakte

Das Spiegelbild eines sonographischen Bildes entspricht in Struktur und Echogenität dem abgebildeten Original (häufig Leberstruktur mit allen zugehörigen Formmerkmalen). Spiegelartefakte sind von geringerer Intensität als das gespiegelte Objekt (Abb. 3). Im Gegensatz zur typischen Organlokalisation tritt ein Echomuster *an anatomisch «unmöglicher» Stelle* auf, etwa in Form von Leberstruktur kranial des Zwerchfells.

Spiegelartefakte entstehen durch reflexionsbedingte *Veränderung der Schallrichtung* und *doppelte Laufzeit* (Abb. 4). Wenn eine stark reflektierende Grenzschicht (Zwerchfell) bogenförmig verläuft, kann durch den sogenannten *Hohlspiegeleffekt* sogar eine Vergrößerung vorgetäuscht werden. Der am Zwerchfell reflektierte Ultraschallimpuls erreicht die abzubildende Struktur auf einem «Umweg», wird hier nochmals reflektiert, und gelangt erst nach erneuter Reflexion am Zwerchfell als Echo zurück zum Transducer. Die dadurch entstehende doppelte Laufzeit täuscht eine *schallkopffernere Abbildung* des Spiegelbildes vor. Die impulsverarbeitende Elektronik geht von einer geradlinien Schallausbreitung aus und projiziert das entstehende Spiegelbild in Richtung des ursprünglichen Schallstrahls: Das imaginäre Bild kommt jenseits der spiegelnden Grenzfläche zu liegen.

Spiegelartefakte treten am häufigsten bei parenchymösen Organen zwerchfellnahe im *Subkostalschnitt* auf (Leber, Milz). Bei der Frage nach echodichtem Material im Pleuraspalt (organisiertes Hämatom) ist die Kenntnis des Spiegelartefakts erforderlich. Erkennt man Leberbinnenstruktur kranial des Diaphragmas, so liegt ein solches Artefakt vor.

II.2.5. Dorsale Schallverstärkung

Hinter echoarmen oder echofreien Strukturen bildet sich häufig ein *bandförmiger Bezirk* größerer Echodichte ab. Dies ist das typische morphologische Merkmal einer dorsalen (distalen) Schallverstärkung (Abb. 5). In Flüssigkeiten und Geweben geringer Dichte findet keine oder nur eine unwesentliche Schallreflexion statt. Die von der bildverarbeitenden Elektronik regelhaft durchgeführte *Verstärkung* führt deshalb schallkopfferner zu einer helleren Abbildung des Gewebes hinter einer *echofreien Struktur*. Diese Art der Schallverstärkung kann als *diagnostisches Kriterium* bei der Beurteilung von flüssigkeitsreichen oder zystischen Strukturen herangezogen werden. Zu beachten ist, daß die dorsale Schallverstärkung prinzipiell nicht nur hinter Flüssigkeiten, sondern auch hinter sehr echoarmem, zellhaltigem Material auftreten kann (z. B. bei zentraler Einschmelzung). Generell gilt, daß für die *Zystendiagnostik* eine dorsale Schallverstärkung gefordert wird.

Umgekehrt darf die relativ stärkere Echodichte nicht mit einer Strukturverdichtung verwechselt werden. Ne-

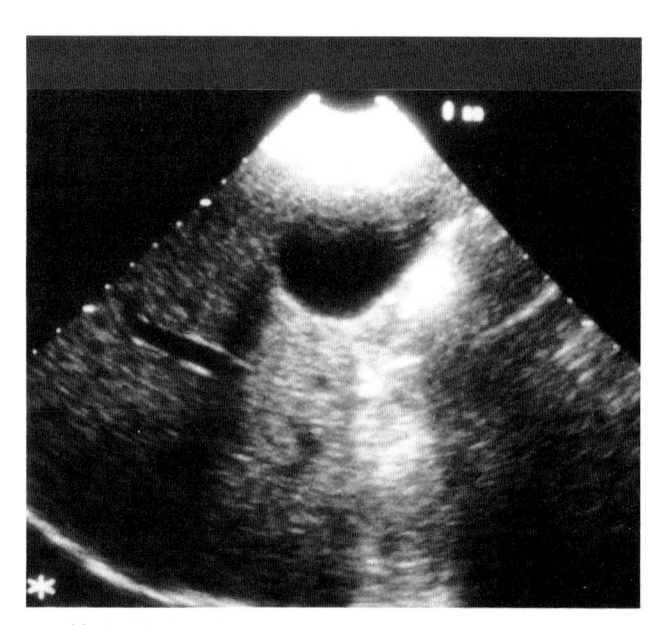

Abb. 5. Flankenschnitt rechts mit Darstellung von rechtem Leberlappen und Gallenblase. 57 Jahre, männlich. Homogen-echoreicher Bezirk dorsal der Gallenblase: dorsale Schallverstärkung. Zusätzlich in Fortsetzung der tangential getroffenen kranialen Gallenblasenwand ein keilförmig-echoarmer Bezirk: Zystenrandschatten.

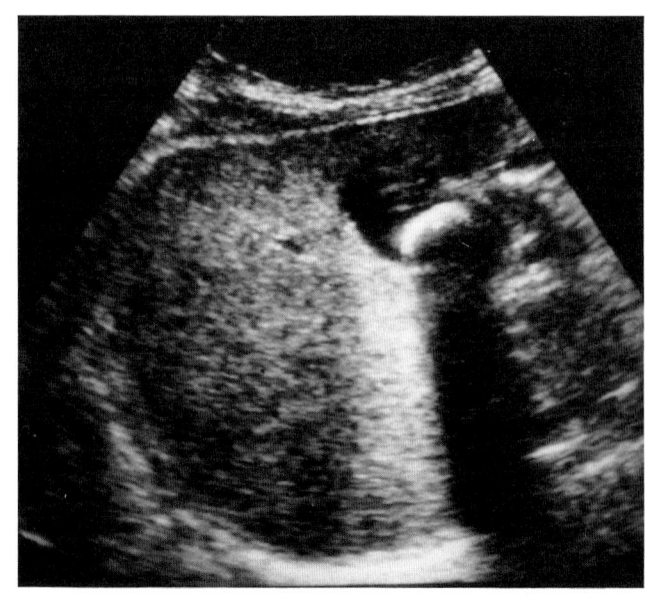

Abb. 6. Subkostaler Querschnitt: rechter Leberlappen und Gallenblase. 60 Jahre, weiblich, Diabetes mellitus. Strukturverdichtete Leber, großes Gallenblasenkonkrement. Dorsale Schallauslöschung hinter dem Konkrement. Links daneben zusätzlich dorsale Schallverstärkung hinter der Gallenblase.

ben klassischen Zysten können auch Abszesse, Lymphome und Metastasen mit zentraler Einschmelzung eine dorsale Schallverstärkung aufweisen.

II.2.6. Dorsale Schallauslöschung

Am Monitor zeigt sich hinter einem sehr hellen Echo ein bandförmiger *echofreier Bereich* (Abb. 6, 7).

Die physikalische Voraussetzung hierfür ist, daß aufgrund des hohen Dichteunterschiedes an einer akustischen Grenzfläche sämtliche Ultraschallimpulse reflektiert werden. Solche hohen Impedanzunterschiede entstehen etwa an einer Grenzfläche Gewebe/Konkrement, Luft/Darmwand und Muskel/Knochen. Durch die *absolute Reflexion aller Impulse* an dieser Grenzfläche besteht für die Darstellung der distal gelegenen Strukturen keine Möglichkeit mehr.

Das Phänomen der dorsalen Schallauslöschung kann einerseits als *hilfreich*, andererseits als *störend* imponieren. Tritt es an Rippen oder an gasgefüllten Darmschlingen auf, so wird die Darstellung der dahinterliegenden Strukturen behindert. Anderseits kann die dorsale Schallauslöschung zur Identifizierung von *Verkalkungen*, *Konkrementen* und *Gas* benützt werden. Zu beachten ist, daß über längere Strecken tangential getroffene Bindegewebs- und Narbenanteile ebenfalls zu einem Schallschatten führen können (z. B. Bindegewebsanteile in der Leberpforte, Lig. teres hepatis). Die Schnittebenen, in welchen dorsale Schallauslöschung eine vollständige Untersuchung verhindert, müssen durch parallele und senkrechte Ebenen ergänzt werden. Hierzu kann der Gefahr entgangen werden, schallkopfnern der schallauslöschenden Struktur einen pathologischen Befund zu übersehen.

II.2.7. Zystenrandschatten

Am Bildschirm entstehen in der Fortsetzung einer tangential getroffenen Zystenwand schmale, echoarme oder echofreie «Ränder». Diese können eine in *spitzem Winkel divergierende* Form annehmen (Abb. 5, 8).

Physikalisch entstehen Zystenrandschatten vorwiegend durch *Streuung und Brechung* an der Zystenwand. Andererseits spielen aber auch Schallabschwächung und -auslöschung beim Durchlaufen der bindegewebsreichen Wand eine Rolle. Dies trifft mehr auf zystische Organe (Gallenblase) als auch dysontogenetische Zysten zu. Eine Brechung der Schallwellen führt zur Ablenkung des Schallstrahls aus der ursprünglichen Richtung. Hierdurch wird die divergierende Erscheinung des Zystenrandschattens erklärt. Durch Streuung und Schallabschwächung ist die relativ verminderte Echodichte zu erklären. Der hierdurch entstehende *Schallschatten* darf nicht zu Verwechslung mit wandständigen Konkrementen Anlaß geben. Die Darstellung eines Zystenrandschattens ist ebenso wie die dorsale Schallverstärkung ein wichtiges Diagnostisches Kriterium für die *Erkennung von Zysten*. Unsicherheiten können im Bereich des Gallenblasenfundus auftreten, wo dorsale Schallverstärkung und Zystenrandschatten ein *Konkrement vortäuschen* können (Abb. 8).

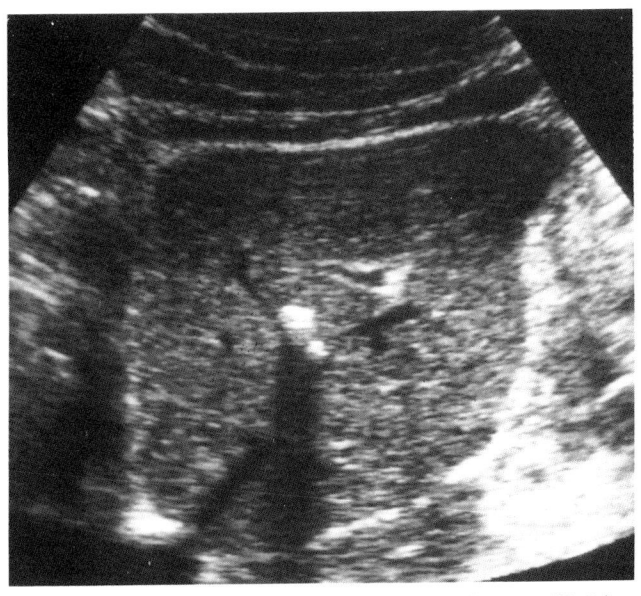

Abb. 7. Flankenschnitt rechts: rechter Leberlappen. 57 Jahre, männlich. Leberparenchymschaden; Verkalkung in der Leber mit dorsaler Schallauslöschung.

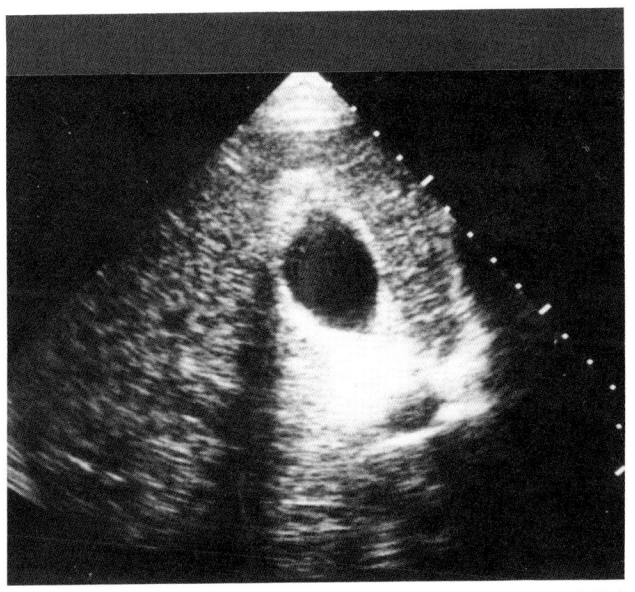

Abb. 8. Subkostaler Querschnitt: rechter Leberlappen und Gallenblase. 45 Jahre, männlich. Schallauslöschung hinter der tangential getroffenen Gallenblasenwand: Zystenrandschatten.

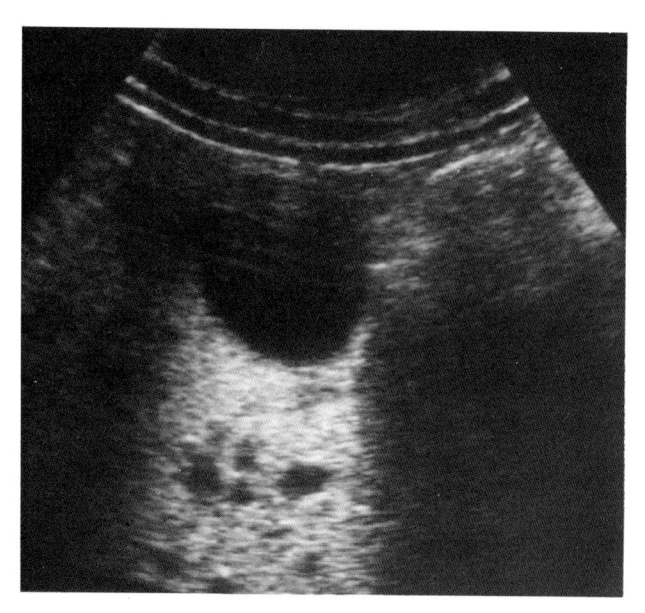

Abb. 9. Subkostaler Querschnitt. Rechter Leberlappen und Gallenblase nüchtern. 63 Jahre, männlich. Schallkopfnahes Rauschen.

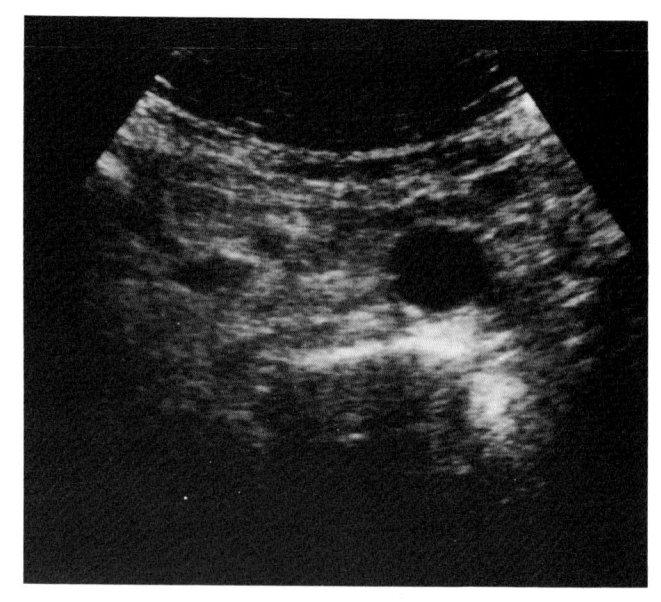

Abb. 10. Mittelbauch-Querschnitt. Aorta quer und Wirbelsäule. 35 Jahre, männlich. Das helle Echo der Wirbelsäule zeigt im linken Bildabschnitt nach ventral eine leicht konvexe Form und entspricht einer Totalreflexion an der vorderen Wirbelkante. Im rechten Teil des Bildes, dorsal der Aorta, wiederholt sich die Konvexität, welche mit der Aorta über eine dorsale Schallverstärkung scheinbar verbunden ist und etwas weiter ventral zu liegen kommt: Doppelbildartefakt.

II.2.8. Rauschen

Beim Phänomen des Rauschens (auch *«schallkopfnahes Rauschen»*) tritt eine Wolke feiner, gleichmäßig über das Bild verteilter, heller Echos auf. Dieses Artefakt ist besonders bei *oberflächennahe* gelegenen, echoarmen oder echofreien Strukturen zu beobachten (Gallenblase, Harnblase, Abb. 9).

Physikalisch erklärt sich das schallkopfnahe Rauschen durch eine *Verstärkung* der schallkopfnahen Abbildungsschichten. Durch Verringerung der Verstärkungsleistung oder Veränderung der Fokussierung hin zu tieferen Gewebsschichten kann das Rauschen verhindert oder abgeschwächt werden.

Für die Beurteilung der schallkopfnahen Binnenstruktur und Zystenwand kann das Rauschen hinderlich sein. In diesem Fall muß durch eine Veränderung der *Geräteeinstellung* Abhilfe geschaffen werden (Abb. 9).

II.2.9. Doppelbilder

Wenn am Bildschirm zwei identische Echomuster nahe nebeneinander auftauchen, kann es sich um ein Doppelbild-Artefakt handeln (Abb. 10).

Ultraschallwellen unterliegen den Gesetzen von *Beugung* und *Brechung*. Anatomische Strukturen können als *akustische Linsen* zu Doppelbildartefakten führen, wenn beispielsweise eine bikonvexe, ovale oder runde Struktur zur Beugung der durchlaufenden Ultraschallwellen führt. Als akustische Linse wirkt – neben Zysten – auch der *Musculus rectus abdominis*. Die weiter distal reflektierten Anteile solcher gebrochener Wellen werden vom Transducer aufgenommen, als kämen sie geradlinig und ohne Laufzeitunterschied auf diesen zurück. Es resultiert eine Doppeldarstellung zweier horizontal nebeneinanderliegender identischer Strukturen. In der praktischen Ultraschalldiagnostik spielt diese Art von Artefakt eine untergeordnete Rolle.

II.2.10. Resonanzartefakte

Relativ häufig imponieren am Bildschirm sehr *helle Lichtstreifen*, die in Schallausbreitungsrichtung verlaufen und eine Darstellung anatomischer Strukturen in diesem Bereich ebenso verhindern, wie dies bei Schallschatten der Fall ist (Abb. 11 und 12). Diese Erscheinungen werden nach dem Entstehungsmechanismus unter dem Begriff Resonanzartefakte zusammengefaßt. In der Literatur sind auch Bezeichnungen wie *Kometenschweifartefakt* und *Ring-down-Artefakt* gebräuchlich. Die wellenmechanische Ursache liegt in der Entstehung von Resonanzschwingungen. Die Energie eines Ultraschallimpulses wird nicht mittels Reflexion in ein Echo verwandelt, sondern von einer geeigneten Struktur (kleine *Luftbläschen*, metalldichte Fremdkörper, Zwerchfellanteile) aufgenommen. Dies führt zu einer Eigenschwingung der getroffenen Struktur, wodurch

Artefakte

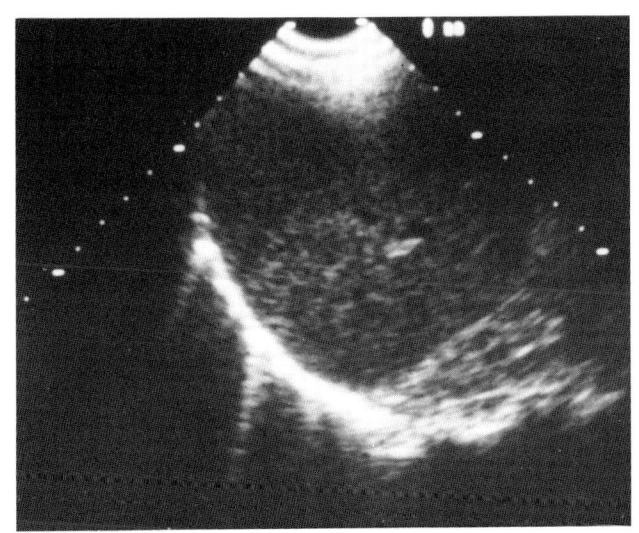

Abb. 11. Flankenschnitt. Rechter Leberlappen und Zwerchfell. 50 Jahre, männlich. Strukturverdichtete Leber. Vom Diaphragma ausgehend zwei hell leuchtende Echostreifen: Resonanzartefakte in der Form eines Kometenschweifs.

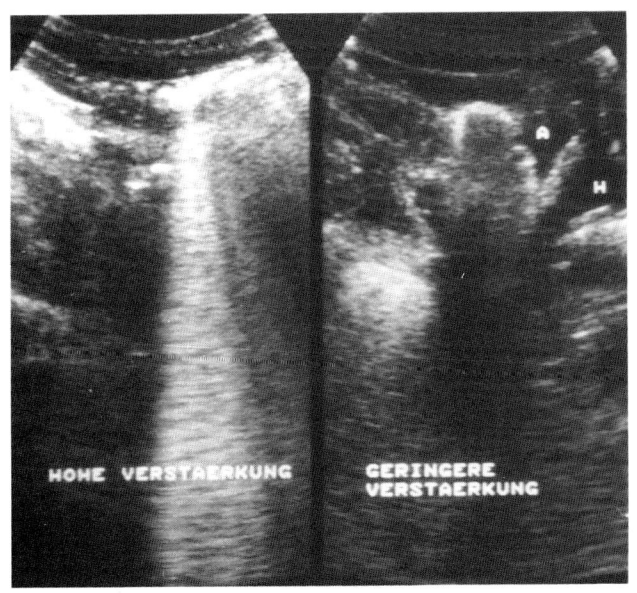

Abb. 12. Unterbauch-Längsschnitt. 72 Jahre, weiblich. Kometenschweifartefakt, am Darm entstehend (linke Bildhälfte). bei geringer Verstärkung in derselben Ebene Verhinderung des Resonanzartefakts. Jetzt ist die Diagnose eines Aszites (A) direkt neben der Harnblase (H) möglich.

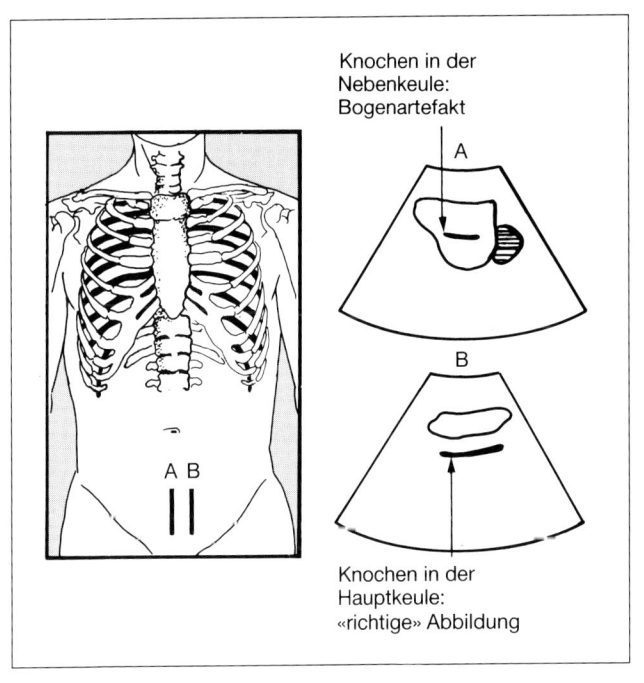

Abb. 13. Schallkeulenartefakte schematisch: Liegt neben der in der Hauptkeule dargestellten Harnblase ein sehr starker Reflektor (hier z. B. Beckenknochen), so kann die in der Nebenkeule erfaßte, reflektierte Energie ausreichend sein, um die zugehörige (meist bogenförmige) Kontur in die aktuelle Hauptkeule der untersuchten Ebene zu projizieren.

der ursprüngliche Impuls sogar verstärkt werden kann. Die Ausbreitung dieser Echos erfolgt unter anderem in Richtung auf den Transducer. Die hierdurch und durch Reflexion an der nächsten Grenzfläche zum Transducer zurückgelangenden Echos sind dementsprechend *heller* als die der umliegenden anatomischen Strukturen.

Resonanzartefakte werden am häufigsten am *Zwerchfell* (Abb. 11) und hinter *Darmschlingen* (Abb. 12) beobachtet. Zusammen mit der Schallauslöschung an gasgefülltem Darm können sie zu einer erheblichen Minderung der Beurteilbarkeit bei der abdominellen Sonographie führen. Abbildung 12 veranschaulicht, daß auch dieses Artefakt von der Verstärkungsleistung abhängig ist.

Im Falle von metalldichten Fremdkörpern können Reflexionsartefakte die diagnostische Sicherheit erhöhen: Typischerweise läßt sich ein *Intrauterinpessar* aufgrund des beschriebenen Effekts sicher diagnostizieren (Abbildung 11, Kapitel 12).

II.2.11. Bogenartefakte

Auch dieses Artefakt ist entsprechend der morphologischen Erscheinungsform benannt. Am Bildschirm tritt eine, *bogenförmige Linie* auf, meist in echofreien, zystischen Strukturen, aber auch im echoärmeren Parenchym.

Zu erklären ist das Bogenartefakt durch die räumliche Ausdehnung von Ultraschallimpulsen in Form von *Schallkeulen* (Abb. 13 und Abb. 3 in Kapitel II.1.). Die Ausbreitung erfolgt üblicherweise in einem interferenzreichen Schallfeld, bestehend aus Hauptkeulen und *Nebenkeulen*, so daß ein zwar gedämpftes, aber doch bildgebendes Echo aus einer Nebenkeule in die Abbildung der benachbarten Hauptkeule projiziert werden kann (Abb. 13, 14). Liegt beispielsweise neben der in der

Hauptkeule befindlichen Leberstruktur ein sehr starker Reflektor in Form einer luftgefüllten Darmschlinge oder eines Konkrements, so kann die in der Nebenkeule erfaßte reflektierte Energie ausreichend sein, um die zugehörige (meist bogenförmige) Kontur in die aktuelle Hauptkeule der untersuchten Ebene zu projizieren.

Bogenartefakte können besonders dem Unerfahrenen nicht vorhandene anatomische *Strukturen vortäuschen* und sind insbesondere bei der Zystendiagnostik nicht selten mit vermeintlichen Binnenechos zu verwechseln (Abb. 14). Entsprechend des Entstehungsmechanismus verschwindet ein Bogenartefakt bei einer *Parallelveschiebung der Schnittebene*. Im Gegensatz zu tatsächlich vorhandenen Binnenstrukturen eines zystischen Organs verschwinden Bogenartefakte bei Umlagerung und geänderter Schallrichtung: Während Gallenblasenschlick in allen Ebenen auftritt, ist ein Bogenartefakt nur in einer Ebene darzustellen.

II.2.12. Schichtdickenartefakte

Man versteht unter Schichtdickenartefakten *feine, linear angeordnete Reflexstreifen*, die meist an Grenzflächen hoher akustischer Impedanz (etwa Übergang Flüssigkeit/Bindegewebe) auftreten (Abb. 15). Wie beim Bogenartefakt besteht die Erklärung des Schichtdickenartefakts in der räumlichen Ausdehnung von Schallwellen in Schallkeulen. Durch die Breite der Hauptkeule entsteht eine *limitierte räumliche Auflösung*. Es kann der Fall eintreten, daß sich innerhalb einer Schallkeulendicke sowohl Anteile des Zystenlumens, wie auch Anteile der stark reflektierenden Zystenwand befinden. Transducer und informationsverarbeitende Elektronik bilden alle Echos, die innerhalb einer Schallkeulen-Schicht registriert werden, mit einem *Mittelwert* ab. Zystenwandnah stellen sich Echos dar, die aus der Wand

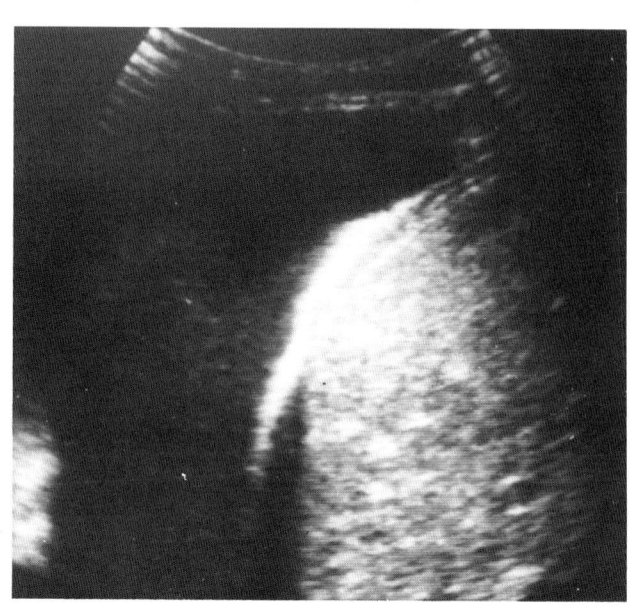

Abb. 15. Flankenschnitt links: Aszites, Zwerchfell und Milz. 47 Jahre weiblich. Scheinbare Verdickung des Diaphragmas, durch Schichtdickenartefakt hervorgerufen.

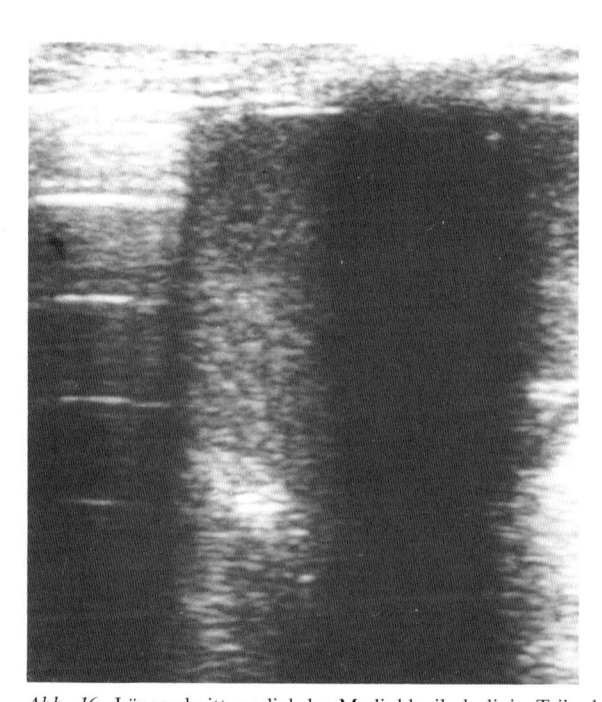

Abb. 16. Längsschnitt medial der Medioklavikularlinie: Teile des rechten Leberlappens und des Diaphragmas. 27 Jahre, männlich. Im linken Bildabschnitt Wiederholungsartefakte durch lufthaltige Lungenanteile. Im rechten Bildteil angedeutete Konturunterbrechung der ventralen Leberkontur durch ein Laufzeitartefakt. Die kürzere Laufzeit durch Knorpelgewebe bedingt eine scheinbare Konturvorwölbung nach ventral.

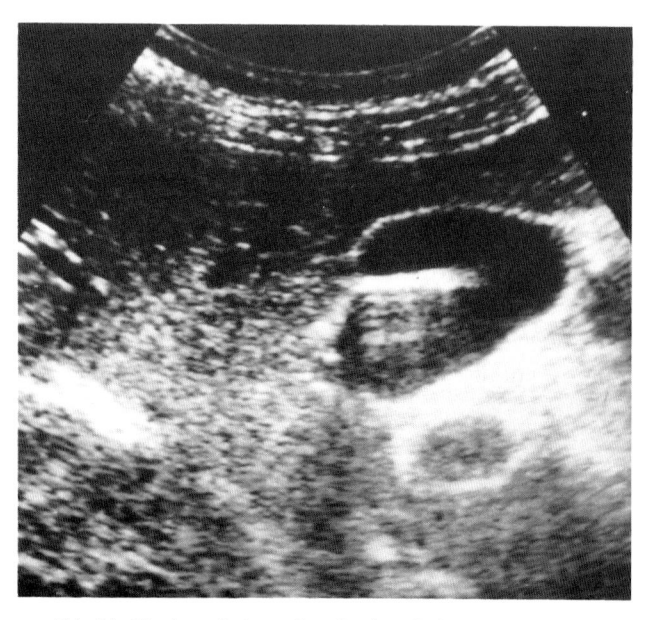

Abb. 14. Flankenschnitt rechts: Rechter Leberlappen und Gallenblase. 52 Jahre, männlich. Helles Echo in der Gallenblase: Bogenartefakte als Nebenkeuleneffekt durch eine Darmschlinge in der Nachbarschaft hervorgerufen.

oder dem benachbarten Organ stammen. Dadurch entsteht eine scheinbare Binnenstruktur, die z. B. bei der Gallenblase mit Schlick verwechselt werden kann.

II.2.13. Laufzeitartefakte

Eine Vorwölbung der Organstruktur kann durch Laufzeitunterschiede vorgetäuscht werden. Die kürzere Laufzeit der Ultraschallimpulse durch den schneller leitenden Rippenknorpel führt dazu, daß alle distal gelegenen Bildabschnitte schallkopfnäher abgebildet werden (Abb. 16). Umgekehrt können Zwerchfellkonturen hinter Zysten verbreitert erscheinen, da ein Teil der Schallenergie in gleicher Zeit einen weiteren Weg zurücklegt. Die Summe aus mittelwertig geleiteten und beschleunigt geleiteten Impulsen führt zur verbreiterten Darstellung in «richtiger» und scheinbar verlängerter Linie. Die Kenntnis des Phänomens ist ausreichend zur Vermeidung einer Fehlinterpretation.

Literatur

1 Bönhof JA, Kremer H, Bönhof B, Stapff M, Zöllner N: Bedeutung der Schallkeulendicke in der Real-time Sonographie. CT-Sonographie 1983;3:38–41.
2 Goldstein A, Madrazo BL: Slice-thickness artifacts in grayscale ultrasound. J Clin Ultrasound 1981;9:365–379.
3 Kremer H, Dobrinski W: Artefakte, in Kremer H, Dobrinski W (eds): Sonographische Diagnostik. Innere Medizin und angrenzende Gebiete. München, Urban & Schwarzenberg, 3. Auflage 1988, pp 27–36.
4 Stapff M: Artefakte. Bildgebung/Imaging 1989; 56, Suppl 2: 80–84.
5 Richmann TS, Taylor KJW, Kremkau FW: Propagation speed artifact in a fatty tumor (Myolipoma). Significance for tissue differential diagnosis. J Ultrasound Med 1983;5:70–73.

II.3. Nomenklatur und Befundbeschreibung

U. Gresser, B. Kaess

II.3.1. Zusammenfassung

Die *Dokumentation* des sonographischen Befundes kann nur zum Teil mit Hilfe von Fotos oder Video erfolgen, die überwiegende Mehrzahl der gewonnenen Informationen muß im schriftlichen Befundbericht des Untersuchers niedergelegt werden. Der *Befundbericht* sollte alle bei der Untersuchung gewonnenen Informationen enthalten, sowohl von der Norm abweichende Befunde als auch alle erfaßten Normalbefunde. Stets muß das *Ausmaß der Untersuchung* dokumentiert werden. Man darf niemals ein Organ als Normalbefund beschreiben, welches man nicht sicher gesehen hat. Eine *einheitliche Nomenklatur* für Echomuster, Struktur und Form von Geweben ermöglicht die Wiederholung der Untersuchung auch durch einen anderen Untersucher.

Einige Schallphänomene, wie die dorsale Schallverstärkung, der Zystenrandschatten oder der dorsale Schallschatten, haben diagnostische Bedeutung.

Der Befundbericht enthält primär *Befunde*, keine Diagnosen. Die Ergebnisse technischer Untersuchungen, also auch der Sonographie, sind allein für sich diagnostisch nicht beweisend, sondern können nur im Gesamtzusammenhang bewertet werden.

II.3.2. Einleitung

Beschreibung und Dokumentation der Ergebnisse einer sonographischen Untersuchung unterliegen einer besonderen Problematik. Während bei einer Röntgenaufnahme die einzelnen Organe und Strukturen sich aufeinander projizieren und ein Summationsbild ergeben, besteht die sonographische Untersuchung aus vielen Schittbildern, die jedes für sich interpretiert werden müssen. Die Dokumentation der Befunde einer sonographischen Untersuchung kann nur zum Teil mit Hilfe von Fotos oder Video erfolgen, die überwiegende Mehrzahl der gewonnenen Informationen muß im schriftlichen Befundbericht des Untersuchers niedergelegt werden.

Bei der Computertomographie oder der Magnetresonanztomographie werden die Schnittbilder vom Computer gespeichert und sind beliebig abrufbar und auf Folie ausdruckbar. Dies ist für die Sonographie noch im Versuchsstadium.

II.3.3. Inhalt des Befundberichtes

Der Befundbericht sollte alle bei der Untersuchung gewonnenen Informationen enthalten (Tab. 1). Dies bedeutet, daß sowohl von der Norm abweichende Befunde als auch alle erfaßten Normalbefunde beschrieben werden müssen.

Immer muß über das *Ausmaß der Untersuchung* berichtet werden. Wurden einzelne Bereiche bewußt nicht untersucht, zum Beispiel aus Zeitgründen, oder konnten sie nicht eingesehen werden, zum Beispiel wegen Überlagerung durch Luft, weil die Harnblase leer war oder weil der Patient nicht ausreichend zur Mitarbeit fähig war? Man darf niemals ein Organ als Normalbefund beschreiben, welches man nicht sicher gesehen hat.

Der Befundbericht enthält primär *Befunde*, keine Diagnosen. Die Ergebnisse technischer Untersuchungen, also auch der Sonographie, sind allein für sich diagnostisch nicht beweisend, sondern können nur im Gesamtzusammenhang bewertet werden. Eine erhebliche Zahl von Krankheiten ist jedoch mit der Sonographie so

Tab. 1. Gliederung und Inhalt des Befundberichtes einer sonographischen Untersuchung sowie die Untersuchung erschwerende Faktoren

Gliederung
– Beschreibung des erhobenen Befundes
– Wertung des beschriebenen Befundes und differentialdiagnostische Überlegungen

Befundbeschreibung
– Größe, Form, Lage
– Echomuster, Binnenstruktur
– Abgrenzbarkeit bzw. Beziehung zur Umgebung
– Verschieblichkeit, Verformbarkeit, Konsistenz
– Schmerzhaftigkeit bei gezielter Palpation
– Bewegungsablauf
– Berechnung bzw. Schätzung von Volumina (Restharn, Aszites, Hämatom)
– Dokumentation und Begründung eingeschränkter Beurteilbarkeit

Erschwerende Faktoren für die sonographische Untersuchung
– Adipositas
– Meteorismus
– Nahrungsaufnahme vor der Untersuchung
– mangelnde Mitarbeit des Patienten (Verständnisschwierigkeiten, körperliche Behinderung, beatmeter Patient)
– ungewöhnliche anatomische Verhältnisse (starke Torsionsskoliose, Trichterbrust, geringer Rippenbogen-Beckenkamm-Abstand, Zustand nach großen Operationen)

Nomenklatur und Befundbeschreibung

klar zu erfassen, daß der sonographische Befund direkt zur Diagnose führt. Beispiele hierfür sind Cholelithiasis, Hydronephrose, Nierensteine, Harnblasensteine oder Schwangerschaft.

Abbildung 1 zeigt den an der Medizinischen Poliklinik der Universität München verwendeten Befunddokumentationsbogen. Zur Vereinfachung wurden die wichtigsten und häufigsten Befunde standardisiert, für ergänzende Mitteilungen steht ausreichend Platz zur Verfügung.

Medizinische Poliklinik der Universität München. Vorstand: Prof. Dr. med. N. Zöllner
Pettenkoferstr. 8 a, 8000 München 2, Telefon 51 60/35 49

ZIMMER 117

Datum _____

Klebeetikette
oder
Name
Vorname
Geb.-Datum
Aufnahmenummer
Kab./Stat.

ULTRASCHALLUNTERSUCHUNG

☐ Erste Untersuchung   ☐ Verlaufsuntersuchung

☐ INTERNISTISCHE DURCHUNTERSUCHUNG
☐ OBERBAUCHSYMPTOMATIK

☐ Gezielte FRAGESTELLUNG, KLINISCHE ANGABEN:
_____
_____
_____
_____

PANKREAS
V. portae u. V. lienalis
☐ gut beurteilbar
☐ angedeutet sichtbar
☐ nicht sichtbar

Organkontur
☐ glatt und bogenförmig
☐ unregelmäßig
☐ angedeutet sichtbar
☐ nicht abgrenzbar

Pankreasgröße
Caput
☐ Sagittaldurchmesser < 2,5 cm
☐ Sagittaldurchmesser > 2,5 cm
☐ angedeutet sichtbar
☐ nicht sichtbar

Corpus
☐ Sagittaldurchmesser < 2,0 cm
☐ Sagittaldurchmesser > 2,0 cm
☐ angedeutet sichtbar
☐ nicht sichtbar

Cauda
☐ Sagittaldurchmesser < 2,5 cm
☐ Sagittaldurchmesser > 2,5 cm
☐ angedeutet sichtbar
☐ nicht sichtbar

Binnenstruktur
☐ grob, gleichmäßig verteilt
☐ verdichtet, ungleichmäßig
☐ verdichtet mit Schallschatten
☐ auffallend echoarm
☐ umschrieben echoarm
☐ umschrieben echofrei
☐ Bei Palpation druckschmerzhaft
☐ Ductus pancreaticus erweitert

Beurteilung
☐ Normalbefund
☐ Zeichen für chron. Pankreatitis
☐ Zeichen für akute Pankreatitis
☐ Zyste
☐ solide Gewebsvermehrung

MAGEN-DARM
☐ unauffällig
☐ pathologische Kokarde
☐ bei Palpation druckschmerzhaft

LEBER
Größe in MCL
☐ bis 9 cm
☐ bis 12 cm
☐ >12 cm _____ cm in MCL

Organkontur
Rechter Leberlappen
☐ spitz
☐ keilförmig
☐ abgerundet

Linker Leberlappen
☐ spitz
☐ keilförmig
☐ abgerundet

Ventralkontur
☐ flach
☐ konvex
☐ uneben

Intrahepat. Gefäße und Gänge
☐ bis in die Peripherie sichtbar
☐ rarefizierte Gefäßzeichnung
☐ nur zentral sichtbar
☐ auch zentral nicht sichtbar
☐ erweiterte Lebervenen

Schall-Leitung
☐ normal
☐ vermehrte Absorption
☐ verminderte Absorption

Binnenstrukturechos
☐ normal (fein bis mittelgrob)
☐ grob (auffallend echoreich)
☐ vermindert (echoarm)
☐ regelmäßig verteilt
☐ unregelmäßig verteilt

Umschriebene Strukturveränd.
☐ echofreie(r) Bezirk(e) mit dorsaler Schallverstärkung
☐ solide(r) echoreiche(r) Bezirk(e)
☐ solide(r) echoarme(r) Bezirk(e)

Beurteilung
☐ Normalbefund
☐ diffuser Parenchymschaden
☐ Hepatomegalie
☐ V. a. Fettleber
☐ V. a. Leberzirrhose
☐ V. a. Stauungsleber
☐ Zyste(n)
☐ solider umschriebener Bezirk
☐ Metastasen nicht auszuschließen
☐ Lebermetastase(n)

GALLENBLASE/GALLENWEGE
☐ typ. lokalisiert, Größe _____ cm
☐ Kontur scharf
☐ Gallenblasenwand unauffällig
☐ Gallenblasenwand verdickt
☐ Binnenstruktur echofrei
☐ Echo(s) mit dors. Schallsch.
☐ Lageänderung d. Echo(s) möglich
☐ bei Palpat. druckschmerzhaft
☐ Ductus chol. erweitert
☐ erweiterte intrahepat. Gallengänge

Beurteilung
☐ Normalbefund
☐ solitäres Konkrement
☐ multiple Konkremente
☐ Steingallenblase
☐ Gallenblasenschlick
☐ V. a. akute Cholecystitis
☐ V. a. chron. Cholecystitis
☐ V. a. Gallenblasenempyem
☐ V. a. Gallenblasenpolyp
☐ V. a. Gallenblasenneoplasma
☐ V. a. Choledocholithiasis
☐ erweiterte Gallenwege

MILZ
☐ Milzgröße bis 11 cm
☐ vergrößert auf ___ x ___ x ___
☐ Kontur normal
☐ Kontur verplumpt
☐ Binnenstruktur fein
☐ Binnenstruktur grob
☐ umschrieb. Strukturveränderung

ERGÜSSE
☐ Pleuraerguß rechts
☐ Pleuraerguß links
☐ Perikarderguß
☐ Aszites

NIEREN   Rechts / Links
Größe in cm _____
☐ Kontur glatt begrenzt ☐
☐ Kontur uneben, Vorwölbung ☐
☐ Parenchym unauffällig ☐
☐ Parenchym verschmälert ☐
☐ Parenchym verbreitert ☐
☐ echoreiches Parenchym ☐
☐ zentrale Echos unauffällig ☐
☐ echofreie Struktur im Zentrum ☐
☐ echofreie Struktur im Parenchym ☐
☐ helle Echos mit Schallschatten ☐
☐ Schmerz bei gezielter Palpation ☐
☐ solide Gewebsvermehrung ☐

Beurteilung
☐ Normalbefund ☐
☐ Parenchymverschmälerung ☐
☐ Schrumpfniere DD hypopl. Niere ☐
☐ chron. Nierenerkrankung ☐
☐ Nierenzyste im Parenchymsaum ☐
☐ Zystennieren ☐
☐ zentrale Zyste (Harnstau nicht ausgeschlossen) ☐
☐ akuter Harnstau ☐
☐ chronischer Harnstau ☐
☐ V. a. Konkrement(e) ☐
☐ solider Tumor ☐

GROSSE GEFÄSSE
☐ Bauchaorta normal weit (bis 2,5 cm)
☐ Ektasie
☐ Bauchaortenaneur. ___ x ___ x ___ cm
☐ Verkalkungen der Aorta
☐ Vena cava normal
☐ Vena cava erweitert
☐ Paravasale Lymphknotenvergrößerungen

UNTERBAUCH
☐ Harnblase unauff., gut gefüllt
☐ Harnblase nicht gefüllt
☐ Blasenkonkrement
☐ Blasendivertikel
☐ Hinweis auf Blasentumor
☐ Prostatavergrößerung
☐ Uterus unauffällig
☐ V. a. Uterus myomatosus
☐ V. a. Uterustumor
☐ Z. n. Hysterektomie
☐ V. a. Ovarialzyste
☐ V. a. soliden Ovarialtumor

Abb. 1. An der Medizinischen Poliklinik der Universität München entwickelter Befunddokumentationsbogen für die Ultraschalluntersuchung des Abdomens.

II.3.4. Beschreibung des sonographischen Befundes

Bei Auswertung und Dokumentation von Ultraschallbildern ist die Verwendung einer einheitlichen Nomenklatur sinnvoll. Mit ihrer Hilfe lassen sich Echomuster, Struktur und Form von Geweben nachvollziehbar beschreiben.

Das *Echomuster* ist eine spezifische akustische Eigenschaft des Gewebes (Tab. 2). Unterschiedliche Gewebe lassen sich aufgrund ihres unterschiedlichen Echomusters voneinander abgrenzen. Je größer der Unterschied in der Echodichte ist, desto leichter fällt die Abgrenzung. Flüssigkeiten sind echofrei, solide Gewebe weisen ein mehr oder weniger dichtes Echomuster auf, sind also echoreich bis echoarm.

Die Abbildungen 2–5 zeigen Beispiele für echofreie Strukturen, die Abbildung 6 zeigt ein Beispiel für echoarme Strukturen, die Abbildung 7 für echogleiche Strukturen und die Abbildungen 8–11 und 13 zeigen Beispiele für echoreiche Strukturen.

Tab. 2. Klinische Beispiele für Strukturen verschiedener Echodichte

Echodichte	Substanz
Echofrei	Flüssigkeit: Frisches Blut, Harn, Galle, Aszites, Pleuraerguß
Sehr echoarm	Lymphome, Stauungsleber, Pankreatitis, Abszeß
Mäßig echoarm bis echoreich	Milz, Leber, Nieren, Pankreas, Uterus
Sehr echoreich	Bindegewebe, Zwerchfell, Hämangiome, Angiomyolipome, Verkalkungen, Konkremente, Knochen, Luft

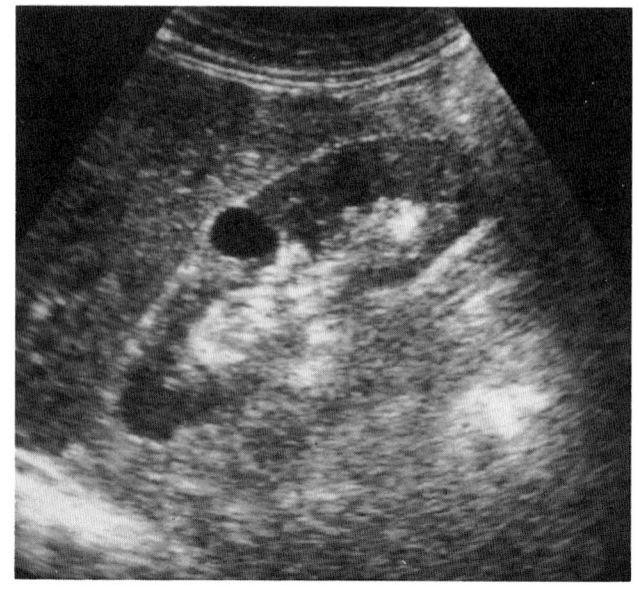

Abb. 3. Flankenschnitt rechts bei einem 46jährigen Arbeiter. Im Parenchym der längs dargestellten rechten Niere findet sich eine runde scharf begrenzte Struktur mit echofreiem Lumen ohne Zystenrandschatten und ohne dorsale Schallverstärkung. Die Nierenkapsel wird etwas vorgewölbt. Diagnose: kleine Nierenparenchymzyste.

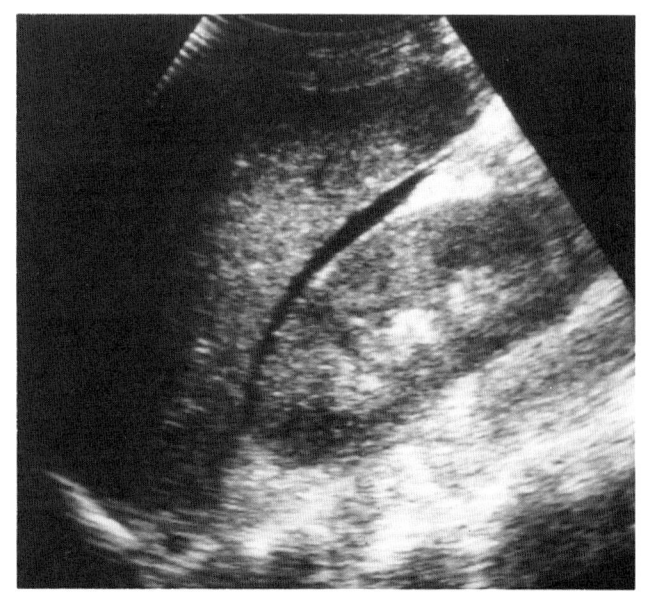

Abb. 2. Flankenschnitt rechts bei einem 28jährigen Patienten mit Aszites bei AIDS. Zwischen der längs dargestellten rechten Niere und der Leber findet sich im Bereich der Morrison'schen Tasche ein schmaler echofreier Streifen, der den Organkonturen folgt. Diagnose: freie Flüssigkeit in der Morrison'schen Tasche.

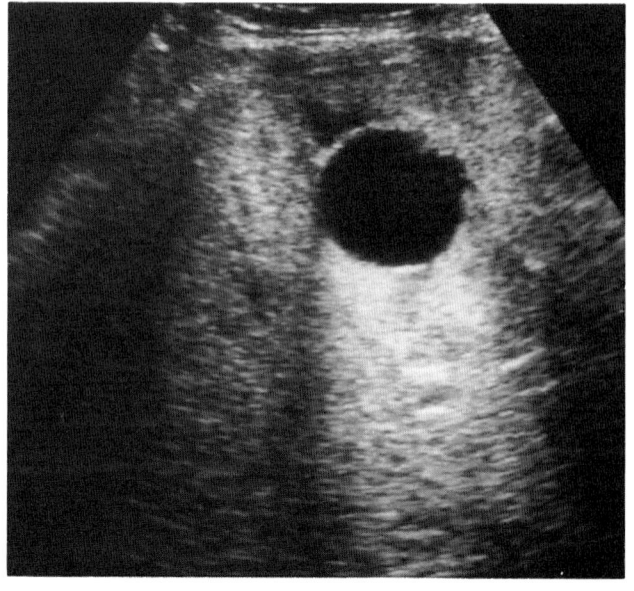

Abb. 4. Subkostalschnitt rechts bei einer 64jährigen Patientin mit Adipositas. Im Zentrum des rechten Leberlappens findet sich eine runde scharf begrenzte Struktur mit echofreiem Lumen, deutlicher dorsaler Schallverstärkung und Zystenrandschatten beidseits. Diagnose: große Leberzyste.

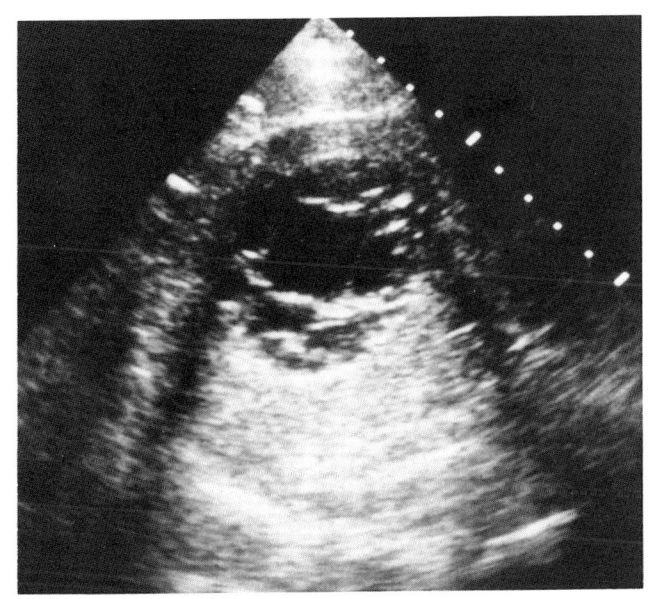

Abb. 5. Subkostalschnitt rechts des Epigastriums bei einer 54jährigen Patientin mit Druckgefühl im Oberbauch. Im linken Leberlappen sieht man eine rundliche Struktur mit echofreiem Lumen, welches von echoreichen Strukturen septenartig durchzogen wird. Dorsal dieser Struktur sieht man eine deutliche dorsale Schallverstärkung als Hinweis auf flüssigen Inhalt der Struktur, beidseits der Struktur einen schmalen Schallschatten (Zystenrandschatten) als Hinweis auf eine bindegewebige Kapsel. Diagnose: gekammerte Echinokokkuszyste der Leber.

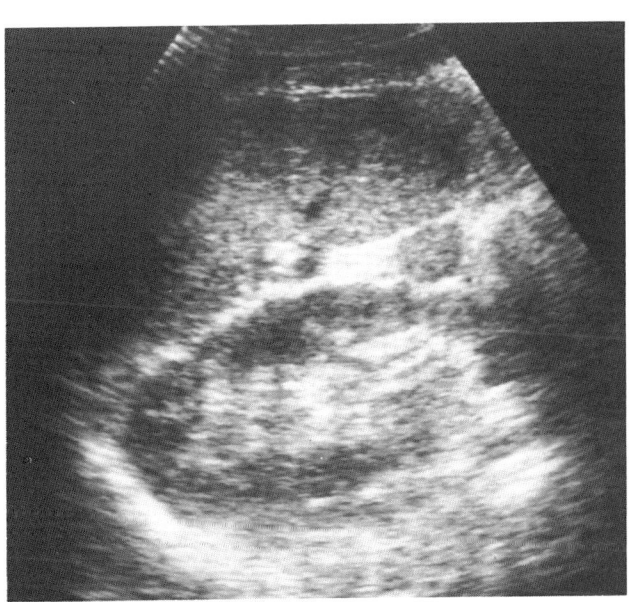

Abb. 7. Flankenschnitt links mit Darstellung des kaudalen Anteils der Milz und der linken Niere bei einem 42jährigen gesunden Mann. Zwischen kaudalem Milzpol und kaudalem Anteil der linken Niere sieht man eine scharf begrenzte rundliche homogene Struktur, deren Binnenmuster dem der Milz echogleich ist. Diagnose: Nebenmilz.

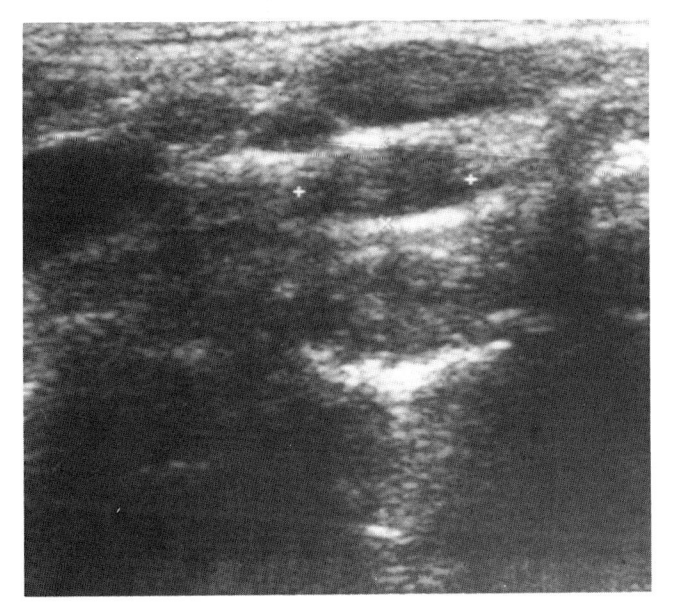

Abb. 6. Längsschnitt in Richtung der großen Gefäße an der linken Halsseite bei einem 38jährigen Patienten mit Burkitt-Lymphom. Im Bereich der Halsweichteile zeigen sich mehrere perlschnurartig aneinandergereihte ovaläre echoarme Gebilde. Diagnose: vergrößerte Lymphknoten.

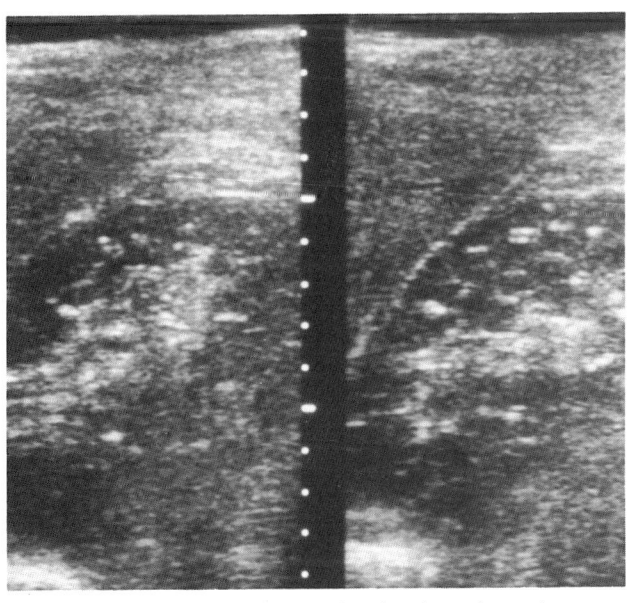

Abb. 8. Querschnitt durch die linke Niere in zwei etwa 1 cm voneinander entfernten Ebenen bei einer 51jährigen Patientin mit Pseudoxanthoma elasticum. Im Parenchym der Niere stellen sich multiple kleine echoreiche Strukturen ohne Schallschatten dar. Diagnose: multiple winzige Verkalkungen.

Ein weiteres wichtiges Befundkriterium ist die *Struktur* des Gewebes (Tab. 3). Normales Parenchym ist homogen (fein strukturiert) bis gering heterogen (mittelgrob strukturiert). Eine deutlich heterogene (grobe) Binnenstruktur sieht man zum Beispiel bei der Leberzirrhose.

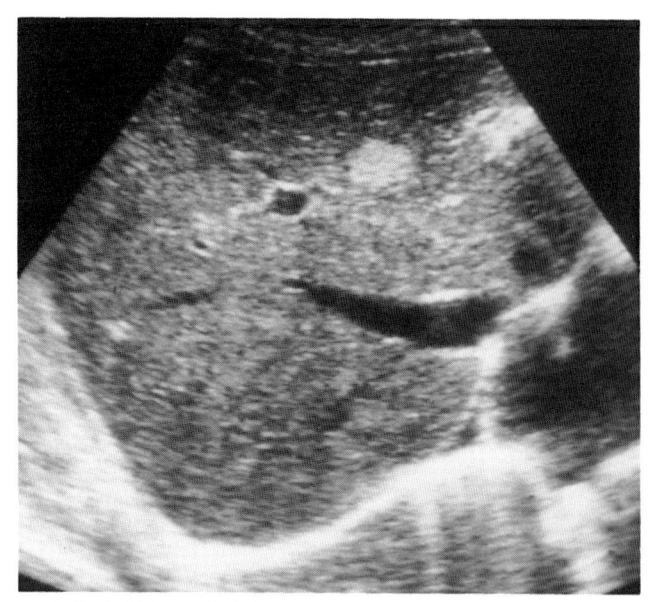

Abb. 9. Subkostalschnitt rechts bei einer gesunden 56jährigen Hausfrau. Der Schnitt durch den rechten Leberlappen zeigt eine der zum Lebervenenstern gehörenden drei großen Lebervenen und ventral davon eine scharf begrenzte homogene echoreiche Struktur ohne dorsalen Schallschatten. Diagnose: Hämangiom.

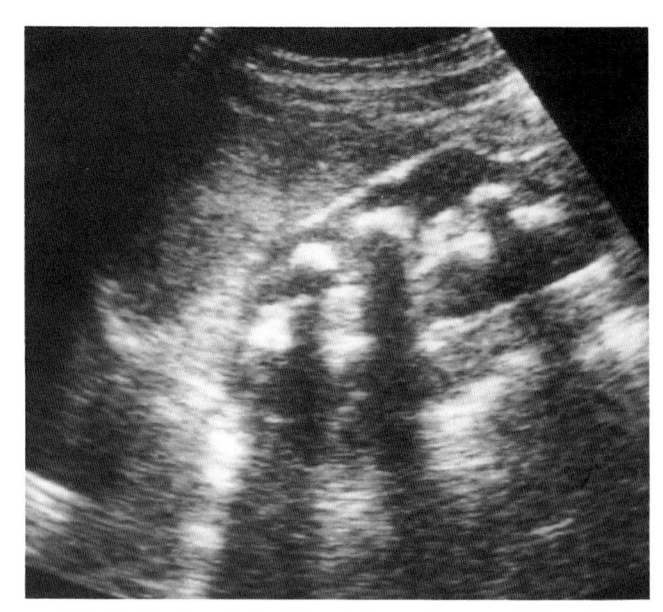

Abb. 11. Flankenschnitt links mit Darstellung von Milz und linker Niere bei einem 14jährigen Schüler mit komplettem APRTase-Mangel. Die linke Niere ist im Längsschnitt dargestellt. Im Bereich der Nierenkelche sieht man mehrere sichelförmige echoreiche Strukturen mit dorsalem Schallschatten. Diagnose: Nierensteine.

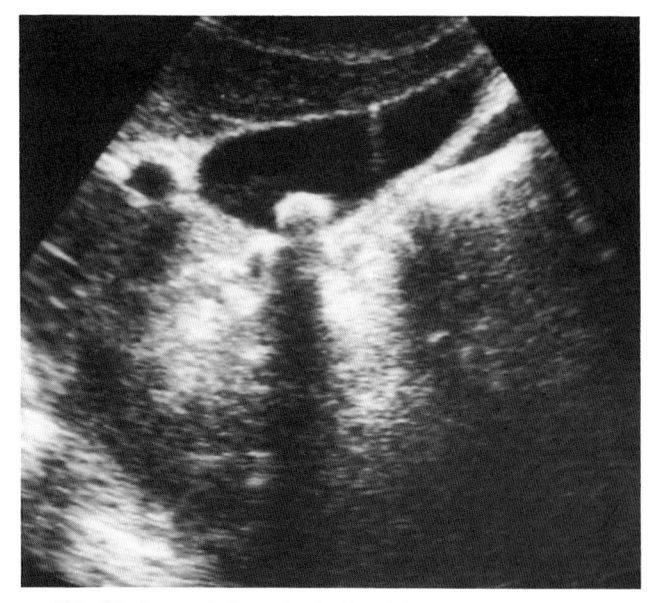

Abb. 10. Längsschnitt rechts im Bereich der Medioklavikularlinie bei einem 48jährigen Patienten mit Adipositas und Hyperlipidämie. Die Gallenblase ist in ihrer Längsachse dargestellt. Im echofreien Lumen findet sich an der untersten Stelle eine echoreiche sichelförmige Struktur mit dorsalem Schallschatten, die sich bei Umlagerung des Patienten entsprechend der Schwerkraft bewegt. Diagnose: solitärer Gallenblasenstein.

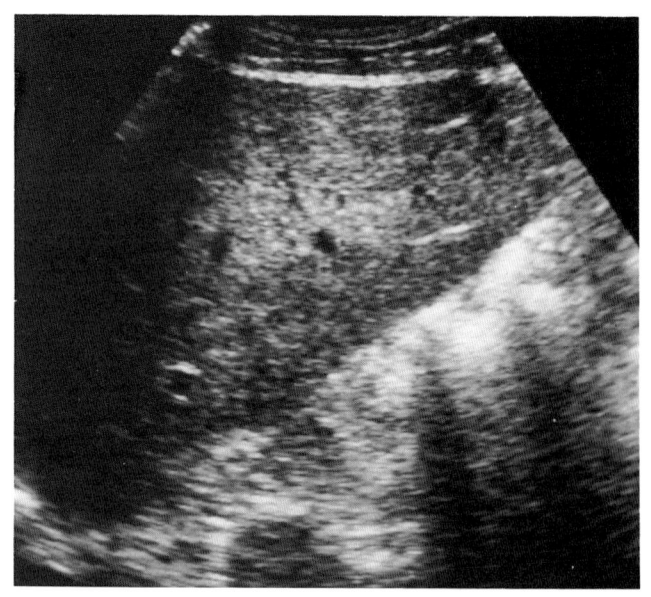

Abb. 12. Längsschnitt rechts im Bereich der Medioklavikularlinie bei einem 28jährigen Drogensüchtigen nach Hepatitis B. Das Leberparenchym ist vermehrt echoreich, die Gefäße sind rarefiziert und nur noch zentral sichtbar. Diagnose: Leberparenchymschaden.

Die Abbildungen 12–14 zeigen die sonographischen Befunde bei zunehmender Veränderung des Leberparenchyms, den Leberparenchymschaden, die Fettleber und die fortgeschrittene Leberzirrhose.

Die *Kontur* des Gewebes muß bei der Dokumentation des sonographischen Befundes ebenfalls beschrieben werden. Gesunde Gewebe haben eine glatte Oberfläche. Eine wellige oder höckrige Oberfläche weist auf

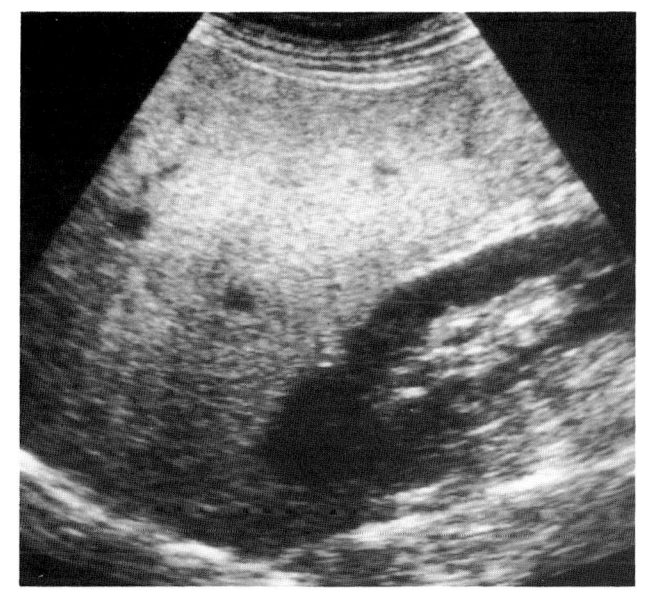

Nomenklatur und Befundbeschreibung

Abb. 13. Flankenschnitt rechts bei einem 57jährigen Brauereiarbeiter. Das Leberparenchym ist deutlich echoreicher als das Nierenparenchym, Gefäße sind nur noch angedeutet zu erkennen, die Leberkonturen (nicht mitdargestellt) sind abgerundet. Das Bild entspricht einer sogenannten weißen Leber. Diagnose: ausgeprägte Fettleber.

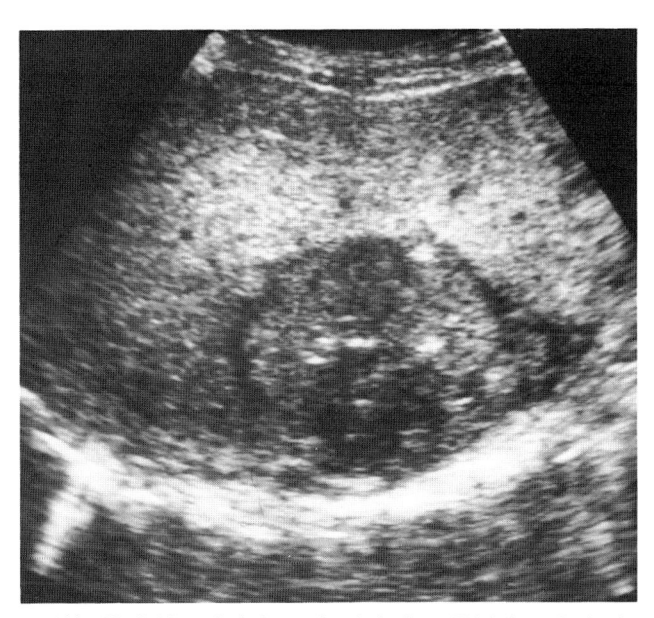

Abb. 15. Subkostalschnitt rechts bei einer 72jährigen Patientin drei Jahre nach operativer Entfernung eines Kolonkarzinoms. Inmitten des insgesamt strukturverdichteten Leberparenchyms findet sich eine große rundliche, inhomogene, teils echoarme, teils echoreiche Struktur mit echoarmem Randsaum und einer kleinen Tochterstruktur (rechts im Bild). Diagnose: Lebermetastase.

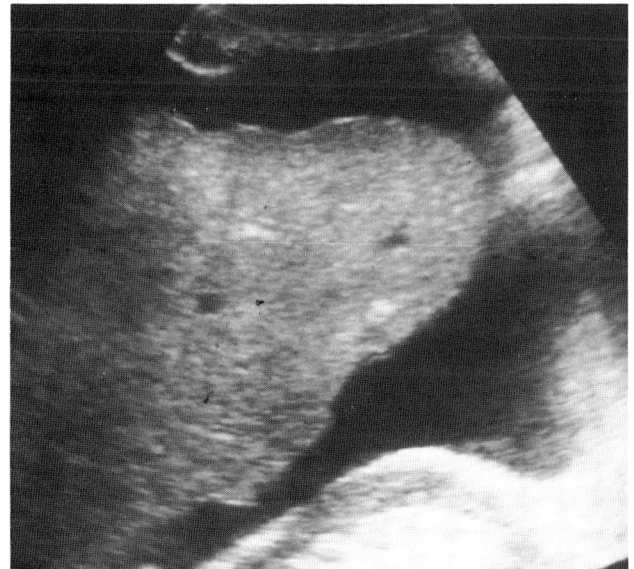

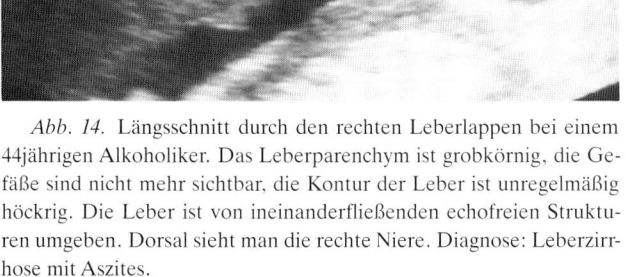

Abb. 14. Längsschnitt durch den rechten Leberlappen bei einem 44jährigen Alkoholiker. Das Leberparenchym ist grobkörnig, die Gefäße sind nicht mehr sichtbar, die Kontur der Leber ist unregelmäßig höckrig. Die Leber ist von ineinanderfließenden echofreien Strukturen umgeben. Dorsal sieht man die rechte Niere. Diagnose: Leberzirrhose mit Aszites.

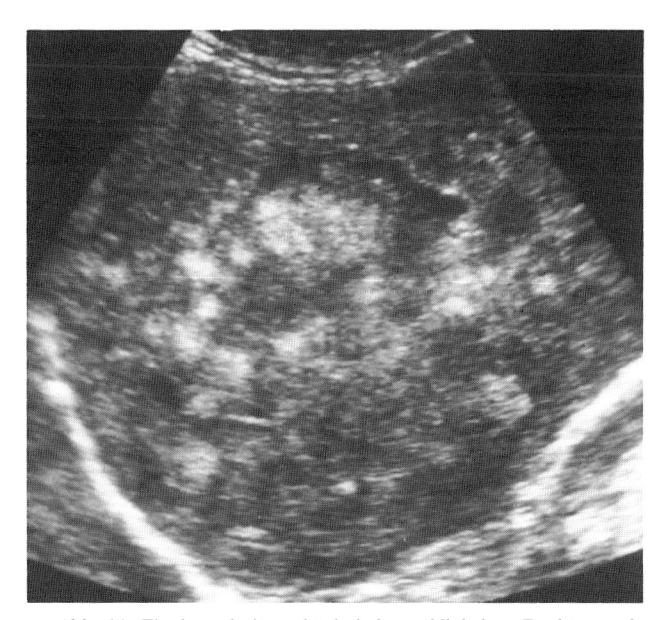

Abb. 16. Flankenschnitt rechts bei einem 66jährigen Rechtsanwalt mit allgemeiner Abgeschlagenheit und Druckgefühl im Oberbauch. Das gesamte Leberparenchym ist von inhomogenen rundlichen, teils echoarmen, teils echogleichen, teils echoreichen Strukturen durchsetzt. Normales Leberparenchym ist nur noch an wenigen Stellen erkennbar. Ventral sieht man ein verlagertes und infiltriertes Gefäß. Diagnose: Metastasenleber bei unbekanntem Primärtumor.

Gewebsumbau hin. Typisches Beispiel ist die höckrige Leberoberfläche bei grobknotiger Leberzirrhose. Abbildung 14 zeigt den sonographischen Befund einer Leberzirrhose mit welliger Leberkontur und vergröberter Leberbinnenstruktur.

Isolierte *Vorwölbungen* oder *Konturunterbrechungen* sind Folge eines infiltrierenden Prozesses (Malignome, Metastasen) oder benigner Raumforderungen (Zysten, Pseudozysten, Myome, Hämangiome).

Tab. 3. Klinische Beispiele für homogene bzw. heterogene Strukturen

Struktur	Gewebe
Homogen	Milz, Pankreas, Leber, Nierenparenchym, Lymphome
Mäßig inhomogen	Leberzirrhose, diffuse Lebermetastasierung, Fettumverteilung in der Leber, Abszeß
Sehr inhomogen	Metastasenleber, nekrotisierende Pankreatitis, Uterus myomatosus

Inhomogene Strukturen sind stets verdächtig auf einen Abszeß oder maligne Veränderungen (Abb. 15 und 16).

Tabelle 4 gibt Beispiele für typische sonographische Befunde.

Einige Schallphänomene haben diagnostische Bedeutung. Strukturen mit flüssigem Inhalt zeigen, wenn sie groß genug sind, eine *dorsale Schallverstärkung*. Die Flüssigkeit leitet den Schall besser und mit einem geringeren Energieverlust als umgebende solide Gewebe. Schallkopffern flüssigkeitsgefüllter Strukturen kommt der Schall mit höherer Energie an als hinter soliden Strukturen gleicher Dicke. Im Ultraschallbild zeigt sich dies durch vermehrte Echointensität dorsal der Flüssigkeit, der dorsalen Schallverstärkung (kleine flüssigkeitsgefüllte Strukturen ohne dorsale Schallverstärkung: Abbildungen 2 und 3; große flüssigkeitsgefüllte Strukturen mit dorsaler Schallverstärkung: Abbildungen 4 und 5). Substanzen, die Schall sehr schlecht leiten, bewirken einen *dorsalen Schallschatten* (= dorsale Schallauslöschung). Extrem schallschluckend sind Luft, Knochen, Konkremente und Verkalkungen. Da sie die Schallenergie schon an ihrer Oberfläche aufbrauchen bzw. den Schall reflektieren, sieht man – außer bei winzigen Verkalkungen (Abb. 8) – nur noch eine sichelförmige weiße Struktur und schallkopffern davon einen schwarzen Streifen, den dorsalen Schallschatten (Abb. 10 und 11). Der *Zystenrandschatten* kennzeichnet Strukturen mit kräftiger Wand. An der Biegung der Gefäß- oder Zystenwand trifft der Schall auf ein vergleichsweise langes Stück bindegewebiger Strukturen. Diese kosten ihm so viel Energie, daß ein schmaler Schallschatten entsteht, der Zystenrandschatten (Abb. 4 und 5)

II.3.5. Bilddokumentation des sonographischen Befundes

Neben dem schriftlichen Befundbericht des Untersuchers ist die Bilddokumentation von sonographischen Befunden unerläßlich. Jedes Bild muß mit einer genauen Beschreibung der *Schnittebene* versehen werden, um die Wiederholbarkeit der Aufnahme an gleicher Stelle, auch durch einen anderen Untersucher, zu ge-

Tab. 4. Beispiele für typische sonographische Befunde

Freie Flüssigkeit: Echofreie Struktur, die in ihrer Form den Konturen der umgebenden Organe (z. B. Zwerchfell, Leber, Milz, Uterus, Darm) folgt und sich bei Umlagerung des Patienten entsprechend der Schwerkraft verlagert (Abb. 2)

Kleine Zyste: Scharf begrenzte rundliche Struktur mit echofreiem Lumen, meist in Leber oder Niere (Abb. 3)

Größere Zyste: Scharf begrenzte rundliche Struktur mit echofreiem Lumen, dorsaler Schallverstärkung und Zystenrandschatten (Abb. 4)

Septierte Zyste: Scharf begrenzte rundliche Struktur mit echofreiem Lumen, welches von echoreichen Septen durchzogen wird, dorsaler Schallverstärkung und Zystenrandschatten (Abb. 5)

Lymphome: Scharf begrenzte oväläre Strukturen mit homogenem echoarmem Binnenmuster, entlang den Gefäßen perlschnurartig aneinandergereiht, gelegentlich in großen Konglomeraten (Abb. 6)

Nebenmilz: Scharf begrenzte rundliche homogene Struktur im Bereich der Milz, im Vergleich zum Parenchym der Milz echogleich, einzeln oder mehrere (Abb. 7)

Kleine Verkalkung: Kleine echoreiche Struktur (Abb. 8)

Hämangiom oder Angiomyolipom: Scharf begrenzte homogene echoreiche Struktur, einzeln oder mehrere (Abb. 9)

Konkrement oder größere Verkalkung: Sichelförmige sehr echoreiche (weiße) Struktur mit dorsalem Schallschatten (schallkopffener Schallauslöschung); Konkremente verlagern sich bei Umlagerung des Patienten entsprechend der Schwerkraft, ortsgebundene Verkalkungen bleiben an der gleichen Stelle; einzeln oder mehrere (Abb. 10 und 11)

Leberparenchymschaden: Vermehrt echoreiches homogenes Leberparenchym mit Rarefizierung der Gefäße (Abb. 12)

Fettleber: Sehr echoreiches Leberparenchym (weiße Leber), Gefäße stark rarefiziert, nur noch zentral sichtbar, Leberkonturen abgerundet (Abb. 13)

Leberzirrhose: Grobkörniges Leberparenchym mittlerer Echodichte, kleine Leber, höckrige Oberfläche, vermehrt Bindegewebe im Bereich von Gallenblasenlager, Lobus caudatus und Ligamentum teres hepatis (Abb. 14)

Metastase: Inhomogene rundliche, scharf oder unscharf begrenzte Struktur, echoarm oder echogleich oder echoreich (Abb. 15)

Metastasenleber: Deutlich inhomogenes Leberparenchym bei großer Leber mit unregelmäßiger Oberfläche, Infiltration der Lebergefäße (Abb. 16)

währleisten. Nur so ist die Beobachtung eines Befundes im zeitlichen Verlauf möglich.

Prinzipiell stehen zwei Möglichkeiten der optischen Dokumentation zur Wahl: Die Momentaufnahme einer Schnittebene (Dia, Polaroid, Hardcopy, Videoprinter), oder das bewegte Bild (Video), das heißt viele verschiedene Schnittebenen im zeitlichen Ablauf.

Die *Momentaufnahme* ist in der Mehrzahl der Fälle zur Dokumentation völlig ausreichend. Ob Dia, Polaroid, Hardcopy oder Videoprinter verwendet werden, ist eine Frage des Preises und der persönlichen Vorliebe. Qualitativ gibt es bei modernen Geräten kaum noch Unterschiede. Papierbilder kann man sofort dem Befundbericht beilegen. Dias bieten eine etwas höhere Auflösung und lassen sich bei Fortbildungsvorträgen oder Veröffentlichungen verwenden.

Das *bewegte Bild* ermöglicht die Dokumentation einer Untersuchung in mehreren Schnittebenen und im Zeitablauf. Indikationen sind vor allem Befunde im Bereich der Echokardiographie (zum Beispiel Bewegungsstörungen von Herzklappen und -wänden) sowie die Darstellung großer pathologischer Befunde im topographischen Zusammenhang (zum Beispiel zur Operationsvorbereitung). Die Dokumentation auf Video ist umfassender als auf Einzelbildern, aber aufwendiger in Auswertung und Archivierung. Hier wird die Einführung von Video auf Computerchips oder kleinen Bildplatten in den kommenden Jahren vieles vereinfachen.

Literatur

Dobrinski W, Kremer H: Beschreibung, Interpretation und Dokumentation von Ultraschallbefunden, in Kremer H, Dobrinski W (eds): Sonographische Diagnostik. 3. Auflage. München, Urban & Schwarzenberg, 1988, pp 45–52.
Glombik W: Dokumentation von Ultraschallbildern, in Braun B, Günther R, Schwerk W (eds): Ultraschalldiagnostik. Landsberg, Ecomed, 1987, Teil II.3.

II.4. Systematische Untersuchung und anatomische Schnittbilder[1]

S. Späthling, W. G. Zoller

II.4.1. Zusammenfassung

Bildgebende Verfahren in der Medizin, insbesondere die Sonographie, aber auch radiologische Untersuchungsmethoden wie Computertomographie oder Kernspintomographie haben in den letzten Jahren eine stürmische Entwicklung genommen. Alle drei Untersuchungstechniken gehören zu den sogenannten *Schnittbildverfahren*, im Unterschied zu den herkömmlichen Röntgenaufnahmen, bei denen durch das Übereinanderprojizieren von Organen ein Summationsbild entsteht.

Wie bei einer Salami, die aufgeschnitten wird, zerteilt die Schnittbildtechnik den Körper in Quer- und Längsschnitte, ohne seine innere Struktur zu berücksichtigen (Abb. 1). Die dabei entstehenden Bilder bereiten unserer räumlich geprägten Vorstellungskraft große Schwierigkeiten.

Gerade hier bietet die Sonographie gegenüber den beiden anderen Schnittbildverfahren zwei entscheidende Vorteile. Durch Verschieben, Drehen und Kippen des Schallkopfes sind jegliche sich den inneren Strukturen anpassende Schnittführungen möglich. Durch diese Vielzahl an Informationen kann der Untersucher ein genaues Bild von Größe, Form und Lage der untersuchten Organe gewinnen.

Der zweite Vorteil besteht in der sogenannten *«Realtime-Technik»*. Aktive oder passive Bewegungsabläufe (zum Beispiel Pulsationen, Peristaltik, die Atemverschieblichkeit, Palpationen der Organe) können filmartig dargestellt werden.

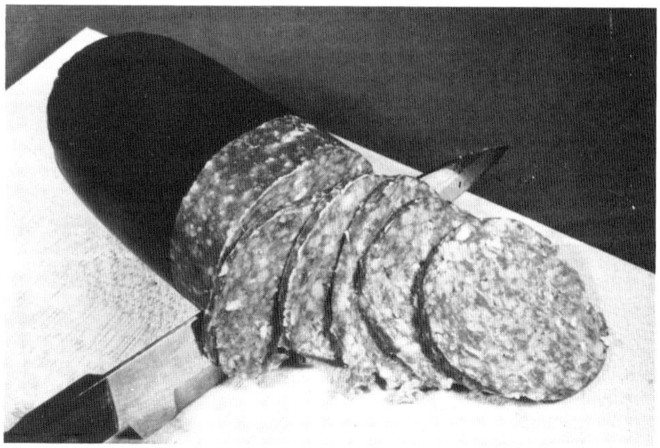

Abb. 1. Das Schnittbildverfahren teilt den Körper in Quer- und Längsschnitte in «Salamitechnik» auf.

Für jeden Untersucher ist es also sinnvoll, sich nicht nur an den typischen, in der Folge beschriebenen Längs- und Querschnitten zu orientieren, sondern seine Informationen zusätzlich aus einer *organoptimierten Darstellungsweise* durch Drehen und Kippen des Schallkopfes, also aus dem sogenannten «bewegten» Bild zu gewinnen.

Im Laufe der letzten Jahre ist es zu vielen Neuerungen auf dem Gebiet der Schallkopfentwicklung gekommen. Heute kommt insbesondere der Konvexschallkopf (Curved-Array) zur Anwendung, der viele Vorteile des Linear- und Sektorschallkopfes auf sich vereint und damit einen guten Kompromiß darstellt.

II.4.2. Vorbereitung zur sonographischen Untersuchung des Abdomens

Nach Anamnese und klinischer Untersuchung, wie Inspektion, Palpation, Perkussion oder Auskultation ist die Sonographie die erste apparative Untersuchungsmethode. Vor Beginn jeder Untersuchung ist es sehr wichtig, den Patienten über die Harmlosigkeit und Schmerzlosigkeit des Verfahrens aufzuklären.

Im allgemeinen sind besondere Vorbereitungen des Patienten vor einer sonographischen Untersuchung nicht notwendig.

Eine Ausnahme bildet die Untersuchung der Gallenblase, die nur beim *nüchternen* Patienten eindeutig und ausreichend beurteilt werden kann.

Intestinale Gasansammlungen können insbesondere die Darstellung des Pankreas und intraabdomineller Lymphknoten erschweren. Bei diesen Untersuchungen ist es oft günstig, sie an nüchternen Patienten durchzuführen. Gegebenenfalls ist es sogar zweckmäßig, ausreichende Zeit vor der Untersuchung entblähende Medikamente zu verabreichen.

Die Untersuchung des Beckens und seiner Organe sollte mit *gefüllter Harnblase* erfolgen. Die Harnblase dient dann als «*akustisches Fenster*» und läßt erst eine Abgrenzung und Beurteilbarkeit der Beckenorgane zu. In Ausnahmefällen kann es deshalb sogar gerechtfertigt

---

[1] Die Abbildungen 3, 6, 12, 16, 20, 23, 26 stammen aus Swobodnik W, Herrmann M, Altwein JE, Basting R (eds): Atlas of Ultrasound Anatomy. Stuttgart, Thieme, 1991. Sie wurden uns freundlicherweise zur Verfügung gestellt.

sein, den Patienten zu katheterisieren und die Harnblase retrograd zu füllen.

Um eine gute Ankopplung des Schallkopfes zu gewährleisten und somit eine totale Reflexion der Luftschicht zu vermeiden, die sich normalerweise zwischen Haut und Schallkopf befindet, muß vor Beginn der Untersuchung ein Kontaktgel auf die zu untersuchenden Flächen aufgetragen werden. Man kann sich vom Apotheker das Gel nach untenstehendem Rezept selbst herstellen lassen (Tab. 1).

II.4.3. Lagerung und Mitarbeit des Patienten

Die Untersuchung des Abdomens erfolgt in *Rückenlage*, Niere und Milz werden zusätzlich in *Rechts- bzw. Linksseitenlage* untersucht. Die Nieren können in bestimmten Fällen auch von dorsal geschallt werden.

Werden die entsprechenden Organe von interkostal beschallt, so ist es zweckmäßig, den Patienten zu bitten, den jeweiligen Arm über den Kopf zu heben. Dadurch werden die Zwischenrippenräume soweit als möglich aufgespreizt und störende Rippenschatten weitgehend vermieden.

Damit die großen Oberbauchorgane weiter nach kaudal aus dem knöchernen Thorax hervortreten und eine mangelnde Beurteilung durch störende Rippenschatten vermieden wird, ist es zweckmäßig, den Patienten zu bitten, in Inspiration den Bauch möglichst weit nach vorne zu wölben. Zur Beurteilung von Parenchymveränderungen sollte der Patient den Atem anhalten. Die entsprechenden Organe können dann intensiv durchgemustert werden.

Die atemabhängige Verschieblichkeit einzelner Organe dagegen kann nur durch tiefe In- und Exspiration überprüft werden. Dabei bleibt der Schallkopf an einer Stelle fixiert und wird nicht bewegt. Das gleiche gilt für die Darstellung von Bewegungsabläufen, wie Pulsation etc. Auch hier wird der Schallkopf an einer Stelle fixiert, um entsprechende Phänomene beobachten zu können.

Besteht der Verdacht auf geringe Mengen eines Pleuraergusses, so sollte die Ultraschalluntersuchung am sitzenden oder stehenden Patienten durchgeführt werden. Bei aufgerichtetem Oberkörper sammeln sich kleinste Ergußmengen im dorsalen Sinus phrenicocostalis und können hier sonographisch leicht nachgewiesen werden.

In bestimmten Fällen ist es zweckmäßig, den Patienten während der Untersuchung mehrfach *umzulagern*, zum Beispiel wenn zwischen einem Gallenstein oder einem wandständigen Prozeß der Gallenblase unterschieden werden muß. Der Gallenstein ändert nach dem Gesetz der Schwerkraft bei Umlagerung jeweils seine Position, bei einem wandständigen Prozeß dagegen ist keine Lageänderung zu beobachten.

II.4.4. Systematik des Untersuchungsganges

Bei der Oberbauchsonographie muß systematisch das gesamte Abdomen durchgemustert werden. Der Anfänger sollte sich dabei möglichst an ein Untersuchungsschema halten, um keine Befunde zu übersehen. Standardschnittebenen sind *Längsschnitte, Querschnitte, modifizierte Querschnitte*, wie der Pankreasschnitt oder Subkostalschnitt und *Flankenschnitte*, wobei manche Organe wie Nieren oder Pleura sowohl von ventral als auch von dorsal untersucht werden können (Tab. 2). Zusätzlich zu diesen standardisierten Schnittebenen ist es allerdings von großer Wichtigkeit, durch Verschiebung, Drehung und Kippung des Schallkopfes eine *organoptimierte Darstellung* zu erhalten und somit eine Vielzahl weiterer Informationen über Form und Lage der untersuchten Organe zu gewinnen.

Für die Darstellung der Schnittbilder auf dem Monitor gilt, daß bei Längsschnitten links der kraniale Körperanteil, rechts der kaudale dargestellt wird. Oben im Bild ist der ventrale und unten der dorsale Körperanteil zu sehen.

Bei Querschnitten kommt auf dem Monitor links die rechte Patientenseite und rechts die linke Patientenseite zur Darstellung. Man betrachtet also den Patienten, genauso wie bei den anderen Schnittbildverfahren, von seinen Füßen aus (Tab. 3).

Tab. 1. Zusammensetzung des Ultraschallgels

Carbopol 940®	15 g
Aqua conservans	4180 g
Glycerin D.A.B.	750 g
Triäthanolamin	60 g
	5005 g

Tab. 2. Sonographische Schnitte

Längsschnitte
Querschnitte
Modifizierte Querschnitte
– Pankreasschnitte
– Subkostalschnitte
Interkostalschnitte
Flankenschnitte
Längs- und Querschnitte von dorsal

Tab. 3. Orientierung am Monitor

Längsschnitt
Links am Monitor = Kranial am Patienten
Rechts am Monitor = Kaudal am Patienten
Querschnitt
Links am Monitor = Rechts am Patienten
Rechts am Monitor = Links am Patienten

Bei einem normalen Untersuchungsgang beginnt man zweckmäßigerweise mit einem Längsschnitt in der Medianebene.

II.4.4.1. Längsschnitte

Bei der Untersuchung des Oberbauches ist es besonders einfach und günstig, sich an den *Leitstrukturen der großen Gefäße* zu orientieren.

Etwa 1 cm paramedian links kommt der linke Leberlappen kranial zur Darstellung. Weiter kaudal erscheint

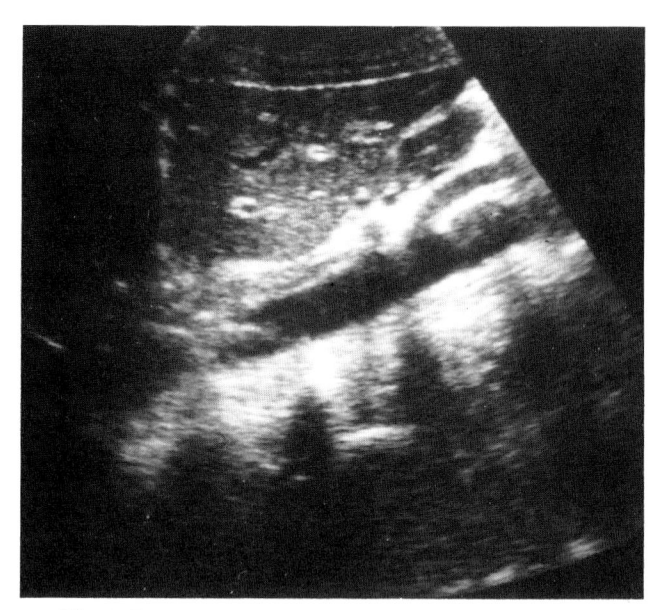

Abb. 4. Entsprechendes sonographisches Bild zu Abb. 2 und 3: Aorta im Längsschnitt, proximal Abgang des Truncus coeliacus, etwas distal davon spitzwinkeliger Abgang der Arteria mesenterica superior. Linker Leberlappen angeschnitten.

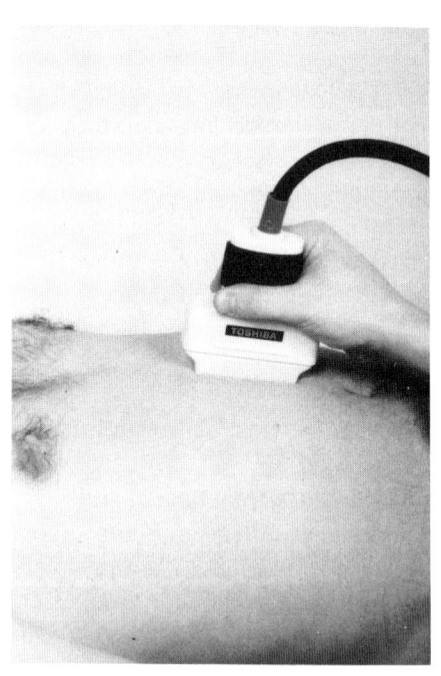

Abb. 2. Schallkopfführung bei medianem Oberbauchlängsschnitt: Vorgewölbtes Abdomen.

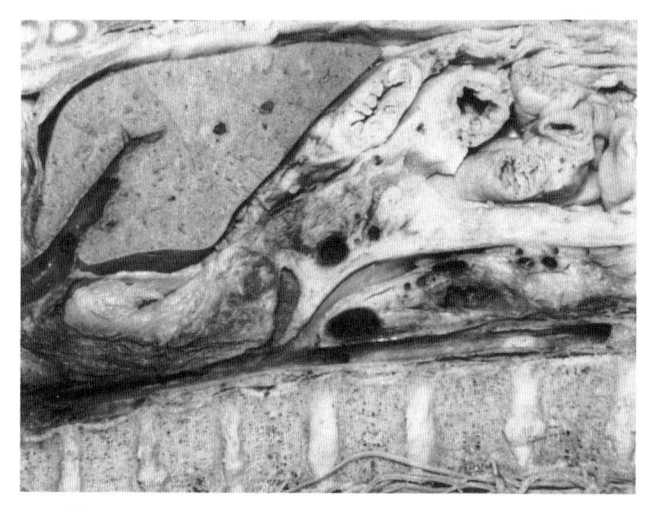

Abb. 3. Anatomisches Schnittbild zu Abb. 2: Die Aorta und ihre Abzweigungen. Linker Leberlappen angeschnitten.

die Aorta mit ihrer typischen Einfachpulsation, den bogenförmig echoreichen Wirbelkörpern aufliegend. Zwischen Leberrand und Aorta liegt der Abgang der Arteria mesenterica superior, weiter kranial davon der Abgang des Truncus coeliacus. Unmittelbar ventral der Arteria mesenterica superior erscheint das Pankreas quer getroffen (Abb. 2, 3, 4).

Schiebt man den Schallkopf weiter nach rechts, erscheint die *Vena cava inferior* als breites echofreies Reflexband mit typischem Doppelschlag (Abb. 5, 6, 7). Beide Gefäße, Aorta und Vena cava inferior, versucht man in ihrem Verlauf bis zur Teilungsstelle in die Iliakalgefäße ungefähr auf Nabelhöhe zu verfolgen. Verschiebt man den Schallkopf noch weiter nach kaudal, erreicht man das kleine Becken, das stets bei gut gefüllter Harnblase untersucht werden sollte. Das kleine Becken wird sowohl im Längs- als auch im Querschnitt durchgemustert, so daß alle Beckenorgane ausreichend beurteilt werden können (Abb. 8, 9, 10).

Wenn man den Schallkopf im kranialen Längsschnitt weiter nach rechts parallel über den Oberbauch führt, passiert man oberhalb der Vena cava inferior den Übergang vom linken in den rechten Leberlappen (Abb. 11, 12, 13). Am Leberunterrand im Bereich des rechten Leberlappens kommt die Gallenblase als echofreie zystische Struktur zur Darstellung (Abb. 14). Noch weiter rechts bildet der laterale Anteil des rechten Leberlappens ein gutes Schallfenster zur Darstellung der rechten Niere.

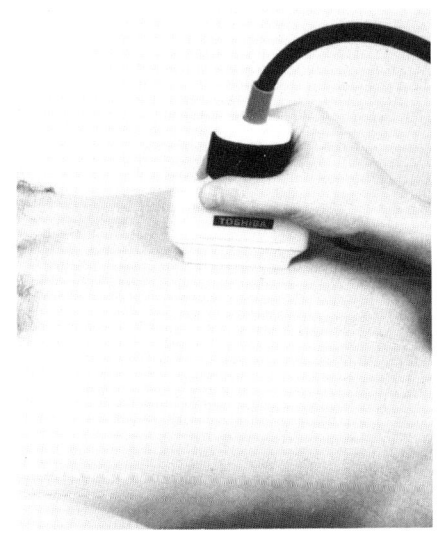

Abb. 5. Schallkopfführung beim rechtsparamedianen Oberbauchlängsschnitt.

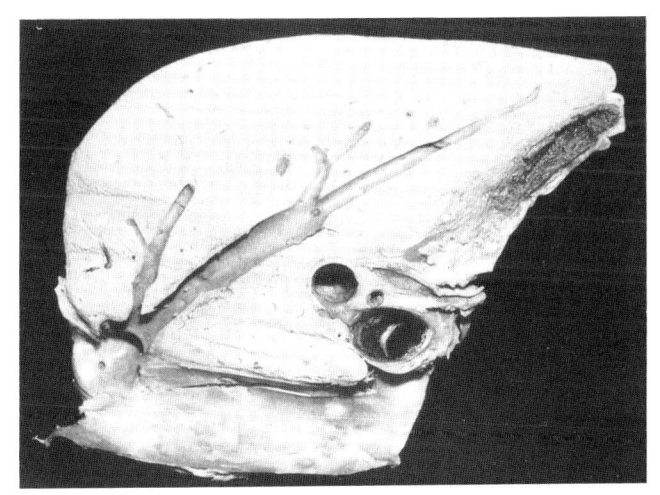

Abb. 6. Anatomisches Schnittbild zu Abb. 5: Vena cava inferior im Längsschnitt mit Lebervenen. Quer angeschnittene Vena cava inferior, Vena portae.

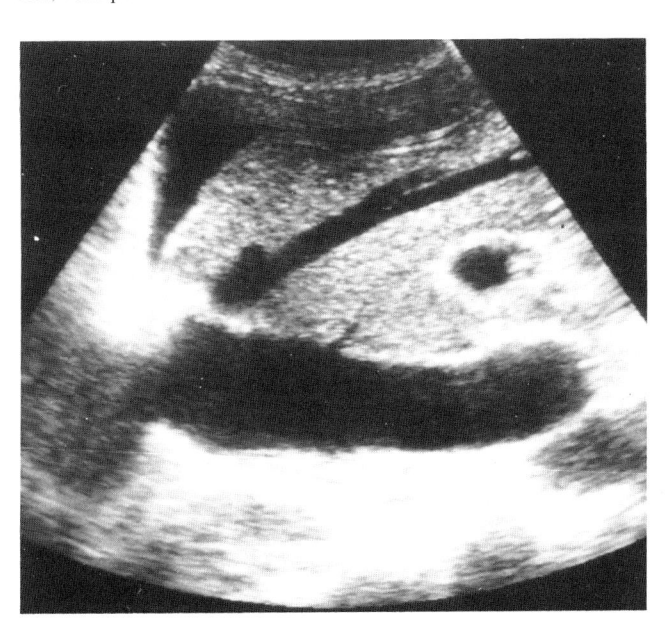

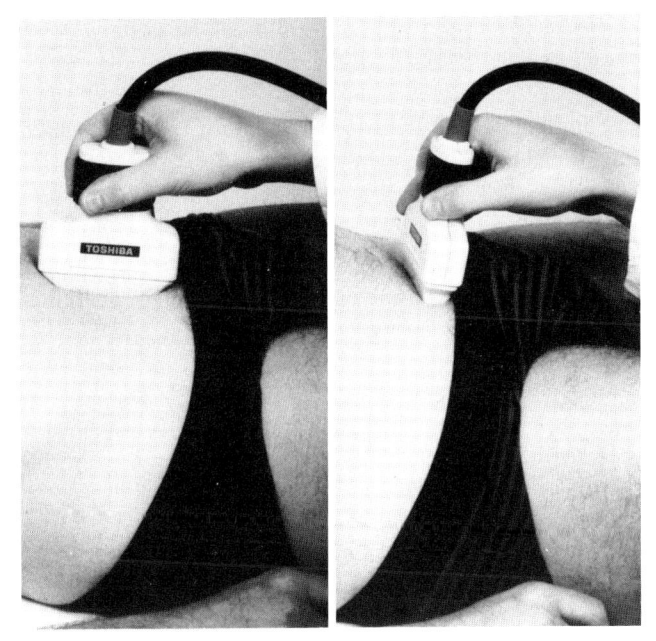

Abb. 8. Schallkopfführung beim Unterbauchlängsschnitt: Darstellung der Harnblase im Längsschnitt (links).

Abb. 9. Schallkopfführung beim Unterbauchquerschnitt: Darstellung der Harnblase im Querschnitt (rechts).

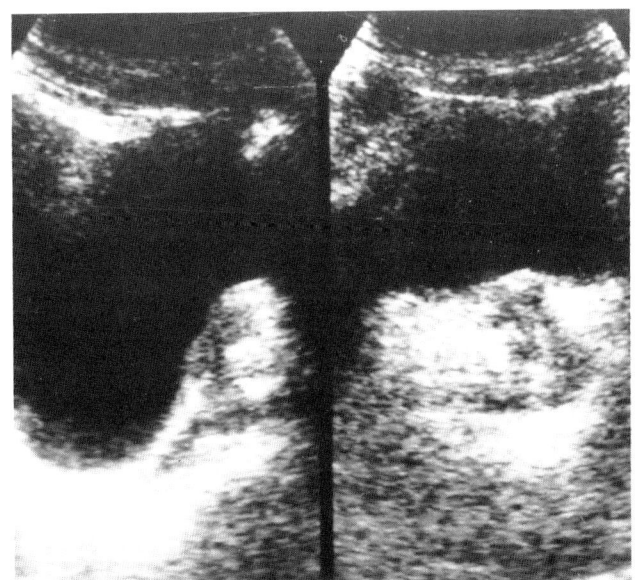

Abb. 10. Harnblasenlängs- (links) und -querschnitt (rechts), die Prostata hebt den Blasenboden leicht an (sonographische Darstellung zu Abb. 8 und 9).

◀ *Abb. 7.* Entsprechendes sonographisches Bild zu Abb. 5 und 6: Vena cava inferior im Längsschnitt mit Lebervenen, darüber Vena portae quergeschnitten. Ventral des rechten Leberlappens kleiner dreiecksförmiger Pleuraerguß.

II.4.4.2. Querschnitte, Subkostalschnitte und Interkostalschnitte

Sämtliche Organe müssen sowohl im Längs- als auch im Querschnitt durchgemustert werden. Zur Untersuchung der Leber verwendet man hierfür einen modifizierten Querschnitt, den sogenannten *Subkostalschnitt*. Dabei wird der Schallkopf unter dem rechten Rippenbogen parallel zu diesem aufgesetzt und leicht nach kranial gekippt (Abb. 15).

Zur Durchmusterung der Leber werden zwei verschiedene Techniken verwendet. Bei der einen kann durch Kippen des Schallkopfes nach kranial und kaudal bei fixierter Atemlage des Patienten die gesamte Leber eingesehen werden, bei der anderen gleitet die Leber bei fixiertem Schallkopf durch tiefes Ein- und Ausatmen des Patienten durch das Gesichtsfeld.

Ganz generell gilt, daß die Untersuchung spezieller Leberstrukturen am besten in Inspiration mit *vorgewölbtem Abdomen* erfolgt, da dann die Leber aus der knöchernen Thoraxapertur hervortritt und die Rippen die Schallausbreitung nicht mehr stören können. Kippt man den Schallkopf stark nach kranial, wird eine Beurteilung der infradiaphragmal gelegenen Leberab-

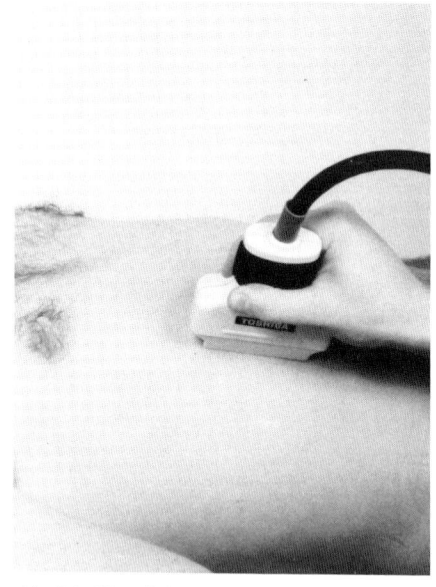

Abb. 11. Schallkopfführung beim lateralen Oberbauchlängsschnitt: Darstellung des Überganges vom rechten in den linken Leberlappen.

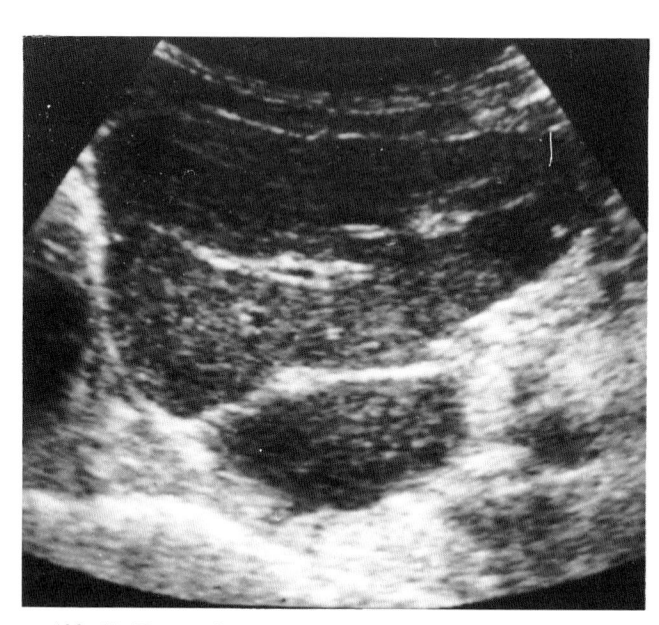

Abb. 13. Entsprechendes sonographisches Bild zu Abb. 11 und 12: Linker Leberlappen mit Lobus caudatus.

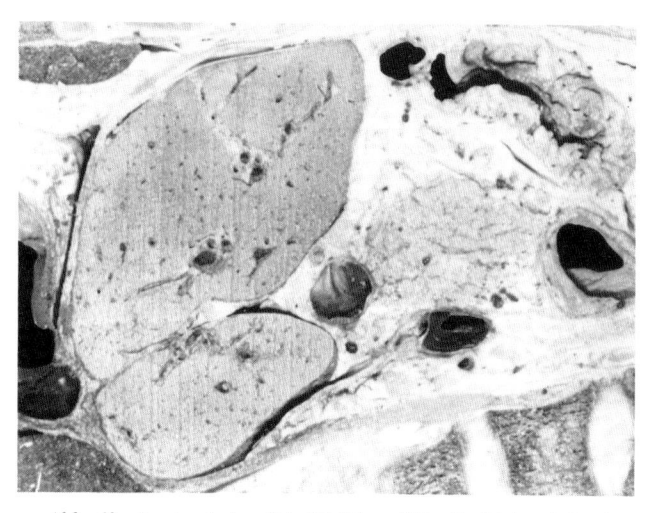

Abb. 12. Anatomisches Schnittbild zu Abb. 11: Linker Leberlappen mit Lobus caudatus.

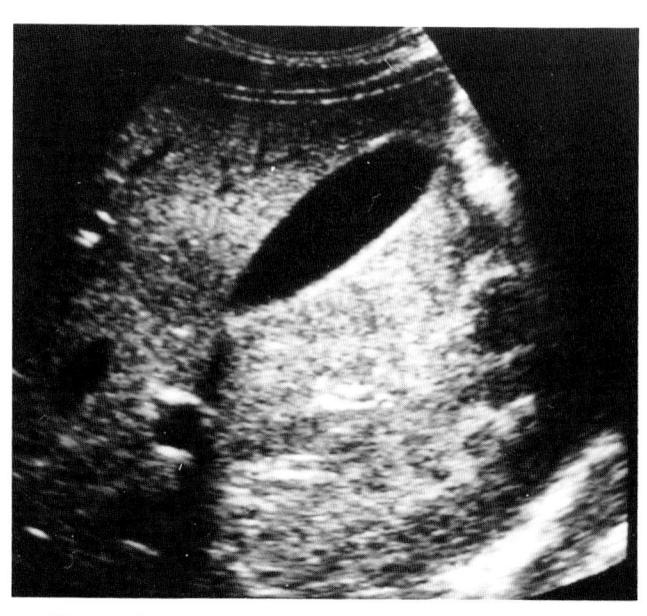

Abb. 14. Gallenblase im Längsschnitt, birnenförmige zystische Struktur.

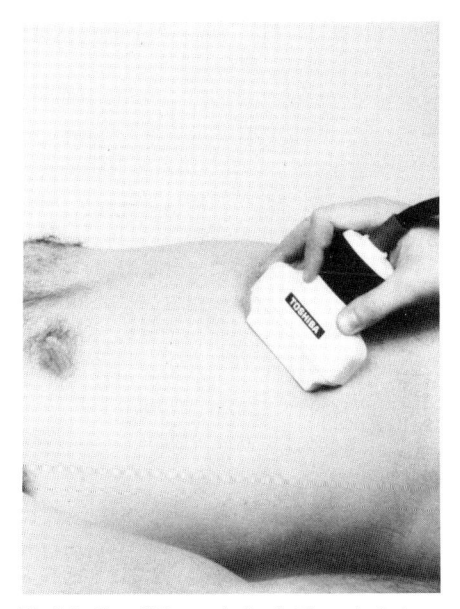

Systematische Untersuchung und anatomische Schnittbilder

Abb. 15. Schallkopfführung beim Subkostalschnitt.

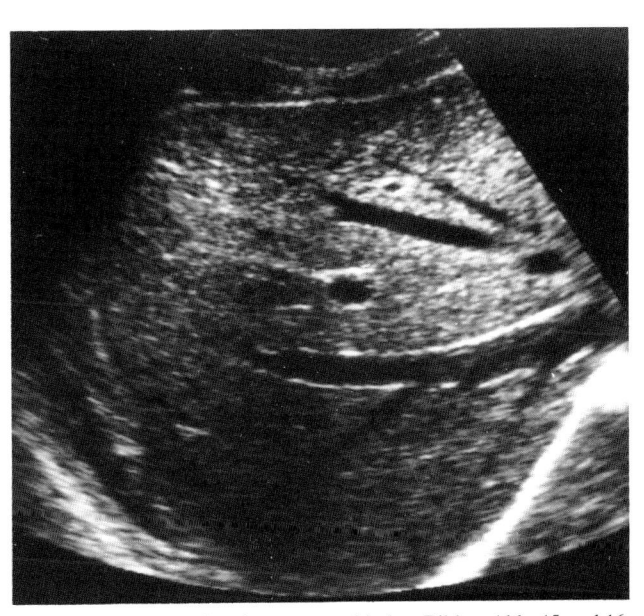

Abb. 17. Entsprechendes sonographisches Bild zu Abb. 15 und 16: Lebervenenstern mit Darstellung der drei Lebervenen.

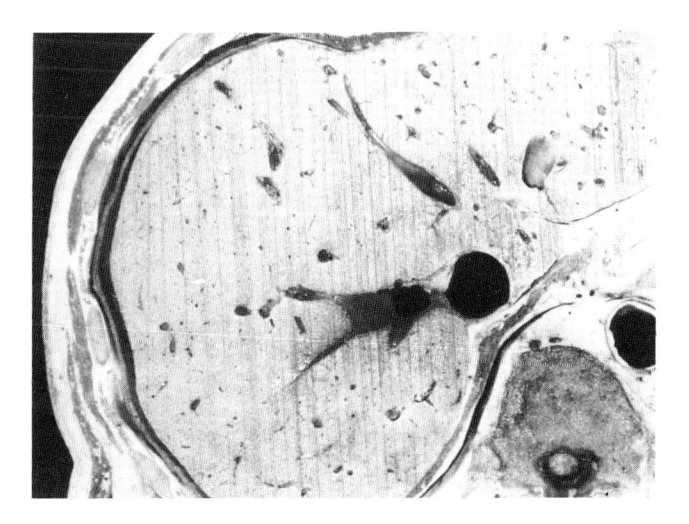

Abb. 16. Anatomisches Schnittbild zu Abb. 15: Zusammenlaufende Lebervenen mit quer angeschnittener Vena cava inferior.

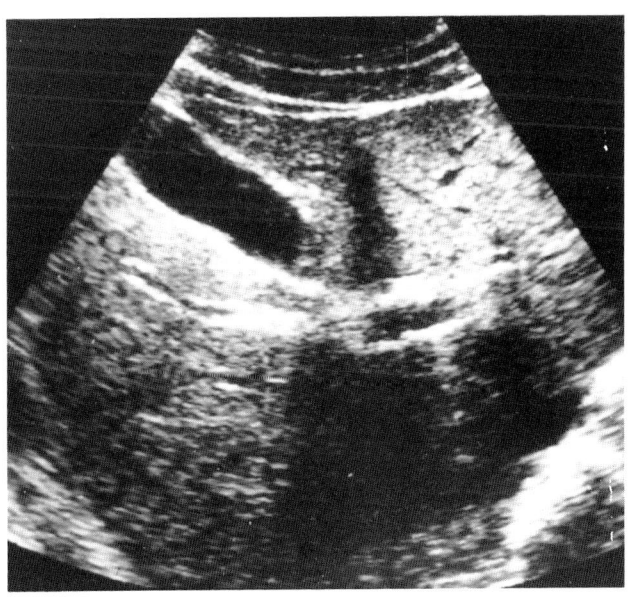

Abb. 18. Subkostalschnitt rechts. Ventral der Pfortader liegt der Ductus hepatocholedochus, bei «11 Uhr» erscheint die Gallenblase.

schnitte möglich. In dieser Ebene sind auch die Lebervenen, die sternförmig zusammenfließen, um in die Vena cava zu münden, gut darzustellen (Abb. 16, 17).

Der Schallkopf wird nun weiter nach kaudal gekippt, bis die Pfortader im Bild erscheint, die sich intrahepatisch in einen rechten und linken Ast teilt. Ventral der Pfortader liegt der proximale Anteil der ableitenden Gallenwege, der *Ductus hepatocholedochus*. Bei «11 Uhr» kommt die Gallenblase zur Darstellung (Abb. 18).

Zur vollständigen Beurteilung von Leber und Gallenblase gehören insbesondere bei einer sehr kleinen Leber, bei Zwerchfellhochstand, Kurzatmigkeit, mangelnder Kooperationsfähigkeit des Patienten oder Chilaiditi-Syndrom die Untersuchung im Interkostalschnitt.

Dabei wird der Schallkopf in die Interkostalräume parallel zu den Rippen plaziert. Damit die Zwischenrippenräume möglichst weit aufgespreizt werden, wird der Patient gebeten, den rechten Arm über die Horizontale hinaus zu heben. Durch Verschieben des Schallkopfes von Interkostalraum zu Interkostalraum können große Anteile des Leberparenchyms durchgemustert werden, vor allem die rechts und subphrenisch gelegenen. Auch die Gallenblase kann in dieser Schnittebene zusätzlich zu Längs- und subkostalem Querschnitt gut beurteilt werden.

II.4.4.3. Pankreasschnitt

Das Pankreas ist am besten in einem modifizierten *Oberbauchquerschnitt* darzustellen. Dabei wird der Schallkopf aus der Horizontalebene etwas gegen den Uhrzeigersinn gedreht, da der Pankreasschwanz anatomisch kranialer gelegen ist als der Pankreaskopf. Wichtige Leitstrukturen für das Auffinden des Pankreas sind die Wirbelsäule, ventral davon die quergeschnittene Aorta und Vena cava inferior. Oberhalb der Aorta findet sich die ebenfalls quer angeschnittene Arteria mesenterica superior, über die sich wie die Augenbraue über das Auge die Vena lienalis schwingt. Ventral der Vena lienalis liegt das Pankreas. Kaput und Korpus sind jeweils gut darstellbar. Der Pankreasschwanz ist häufig luftüberlagert (Abb. 19, 20, 21).

II.4.4.4. Flankenschnitte

Die Untersuchung der rechten Niere ist meist problemlos, da der rechte Leberlappen ein gutes Schallfenster darstellt. Sie erfolgt in *Rückenlage*, sehr selten bei Darmgasüberlagerung muß der Patient in Linksseitenlage umgelagert werden. In dieser Position erlaubt der Flankenschnitt, den größten Längsdurchmesser der Niere unterhalb des rechten Leberlappens darzustellen (Abb. 22, 23, 24). Bei fixiertem Schallkopf und tiefer In- und Exspiration des Patienten kann die atemabhängige Lageverschieblichkeit der Niere auf dem Musculus ileopsoas überprüft werden.

Wie bei allen Organen sollte die Untersuchung der Niere auch im Querschnitt erfolgen. Wird die Schnittebene um 90 Grad entgegen den Uhrzeigersinn gedreht, so stellt sich die Niere hufeisenförmig dar (Abb. 25, 26, 27). Die Darstellung der linken Niere und der Milz erfolgt am einfachsten in Rechtsseitenlage des Patienten (Abb. 28). Durch leichtes Drehen des Schallkopfes gegen den Uhrzeigersinn ist auch hier eine Darstellung der linken Niere in ihrer größten Längsachse möglich. In seltenen Fällen bei massiver Darmgasüberlagerung wird eine Darstellung der Niere von dorsal notwendig

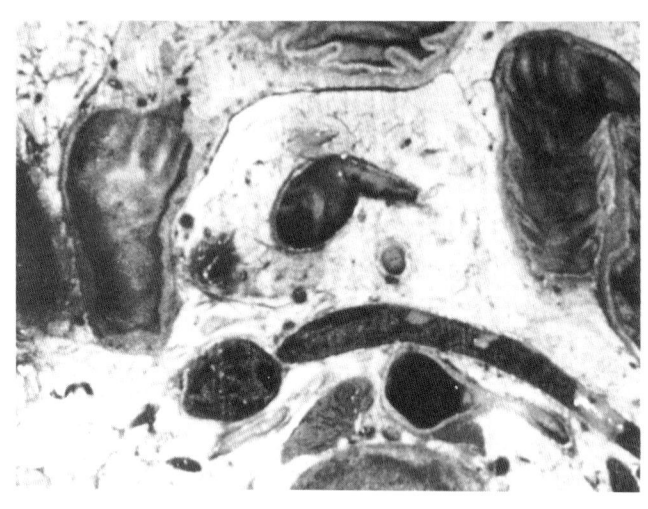

Abb. 20. Anatomisches Schnittbild zu Abb. 19: Die «Leitstrukturen» mit Pankreaskopf und Pankreaskorpus.

Abb. 19. Schallkopfführung beim modifizierten Oberbauch-Querschnitt: Darstellung des Pankreas, vorgewölbtes Abdomen.

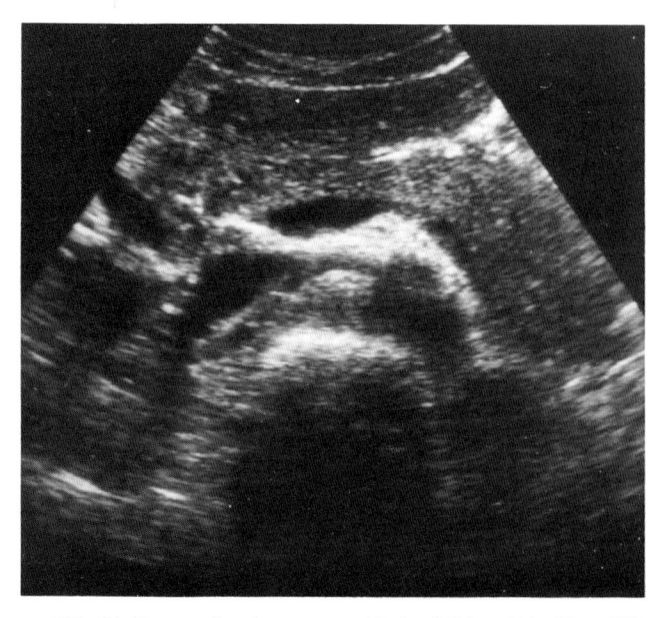

Abb. 21. Entsprechendes sonographisches Bild zu Abb. 19 und 20: Oberbauchlängsschnitt: Pankreaskaput, -korpus und -kauda oberhalb der Vena lienalis. Vena cava inferior quer und Aorta abdominalis quer angeschnitten.

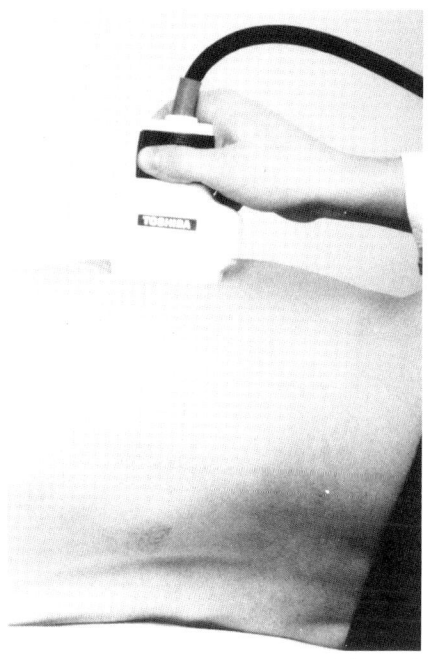

Abb. 22. Schallkopfführung beim rechtsseitigen Flankenschnitt; in Linksseitenlage des Patienten.

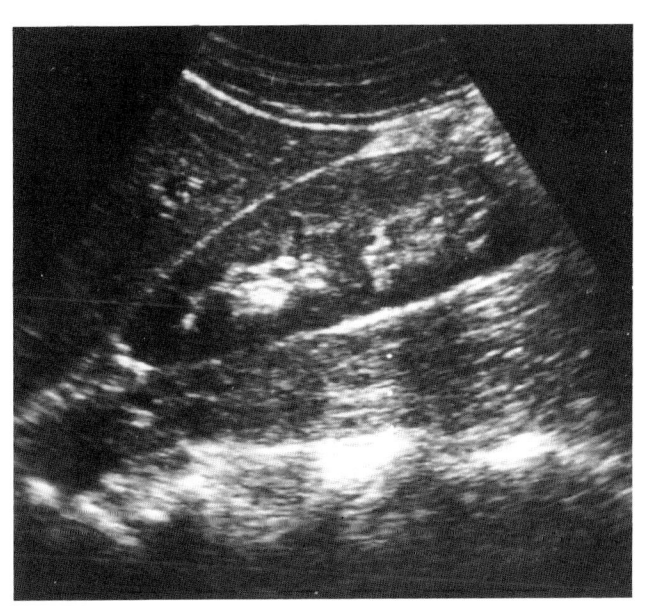

Abb. 24. Entsprechendes sonographisches Bild zu Abb. 22 und 23: Unterhalb des rechten Leberlappens liegt die rechte Niere im Längsschnitt, darunter der M. psoas.

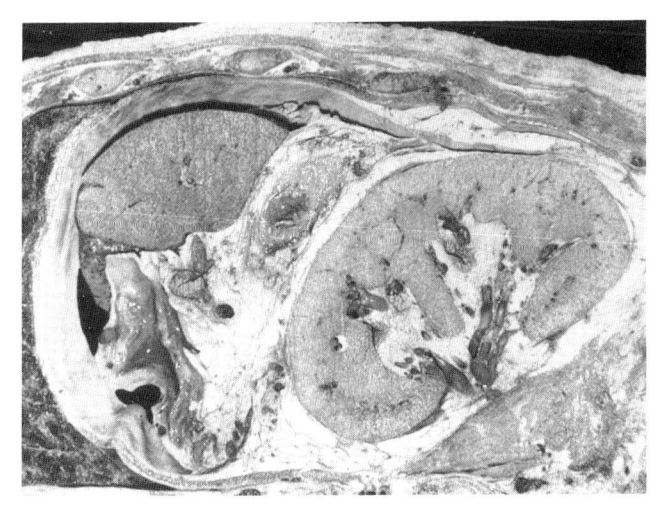

Abb. 23. Anatomisches Schnittbild: Rechtsseitiger Nierenlängsschnitt, rechter Leberlappen angeschnitten.

Kranial der linken Niere liegt die *Milz*, die sich im Längsschnitt wie eine Orangenscheibe darstellt. Die normal große Milz muß dabei von interkostal beschallt werden. Um bei der Abmessung der Milz reproduzierbare Maß zu erhalten, sollte beim Längsschnitt der Milzhilus mitabgebildet werden (Abb. 28, 29).

Ergänzend zum Längsschnitt erfolgt die Untersuchung der linken Niere und Milz im Querschnitt durch Drehung des Schallkopfes um 90 Grad gegen den Uhrzeigersinn.

II.4.4.5. Schnittführung zur Darstellung von Pleuraergüssen

Pleuraergüsse können sowohl beim liegenden Patienten im Subkostal- bzw. Interkostalschnitt nachgewiesen werden als auch, insbesondere bei kleinen Ergußmengen, im paravertebralen bzw. lateralen Längsschnitt am Patienten mit aufgerichtetem Oberkörper, sofern der klinische Zustand dies zuläßt (Abb. 30, 31).

II.4.5. Grenzen und Wertigkeit des Verfahrens

Adipositas und Meteorismus können die Qualität der Untersuchung erheblich beeinträchtigen. Gelegentlich ist es möglich, luftgefüllte Darmschlingen durch sanften Druck des Schallkopfes zur Seite zu drücken oder durch Umlagerung des Patienten eine bessere Beschallbarkeit zu erreichen.

Für eine gründliche aussagekräftige Untersuchung des Abdomens ist die *Kooperationsfähigkeit* des Patienten, insbesondere bezüglich Lagerung und Atmung, von entscheidender Bedeutung. Besonders deutlich wird dies bei der sonographischen Untersuchung bewußtloser oder schwerkranker Patienten. Hier ist die Aussagefähigkeit der Untersuchung meist erheblich eingeschränkt. Das Gleiche gilt für Patienten mit offenen Wunden oder Verbänden. In diesen Fällen muß ein steriles Kontaktgel oder Schallköpfe mit besonders kleiner

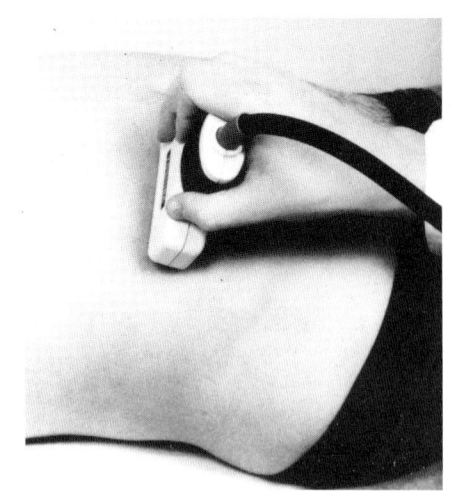

Abb. 25. Schallkopfführung beim rechtsseitigen Nierenquerschnitt: Darstellung der Niere und des Nierenhilus im Querschnitt.

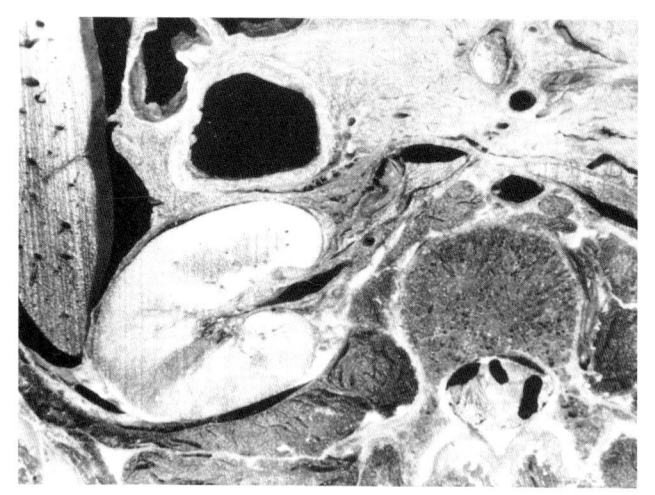

Abb. 26. Anatomisches Schnittbild zu Abb. 25: Rechtsseitiger Nierenquerschnitt mit Darstellung des Nierenhilus.

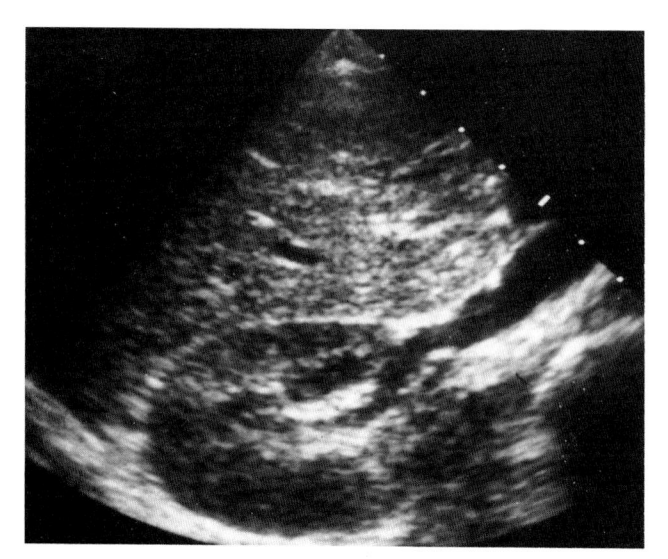

Abb. 27. Entsprechendes sonographisches Bild zu Abb. 25 und 26: Querschnitt der rechten Niere: Darstellung des Nierenhilus mit Vena renalis ventral der Arteria renalis.

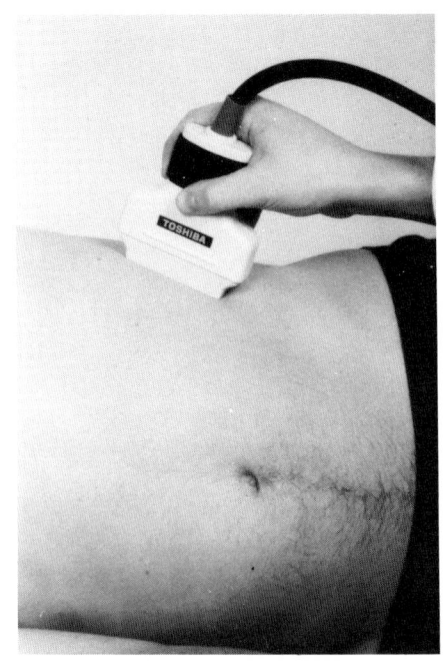

Abb. 28. Schallkopfführung bei linksseitigem Flankenschnitt: Darstellung der linken Niere im Längsschnitt sowie der Milz.

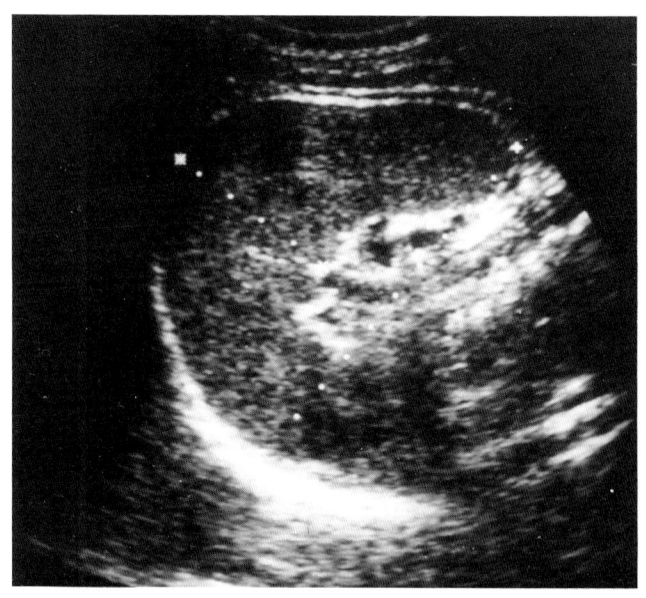

Abb. 29. Entsprechendes sonographisches Bild zu Abb. 28: Die Milz im Längsschnitt, Ausmessung der Milz in zwei Ebenen.

Auflagefläche verwendet werden (siehe Kapitel Notfalldiagnostik).

Die Sonographie ist ein bildgebendes Verfahren, das viele Vorteile gegenüber anderen Untersuchungsmethoden aufweist. Sie ist harmlos und nichtinvasiv. Die Belastung für den Patienten ist gering. Die Untersuchung kann jederzeit wiederholt werden und eignet sich damit sehr gut für Verlaufskontrollen. Das Verfahren läßt eine

Systematische Untersuchung und anatomische Schnittbilder

gigkeit der Methode vom Erfahrungsstand des Untersuchers, der entscheidend für den Qualitätsstandard der Methode verantwortlich ist. Befunde können übersehen oder fehlinterpretiert werden und unter Umständen zu weiteren, den Patienten möglicherweise gefährdenden invasiven Untersuchungen führen. Mit fortschreitender Erfahrung des Untersuchers allerdings wird die Sonographie einen immer größeren Stellenwert in der Diagnostik einnehmen.

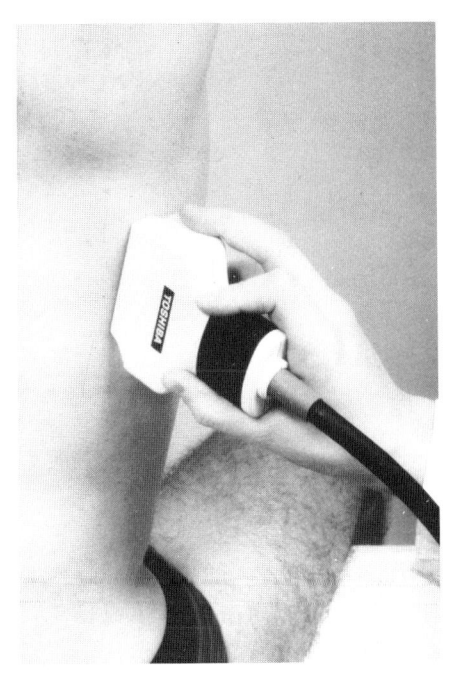

Abb. 30. Schallkopfführung zur Darstellung eines rechtsseitigen Pleuraergusses beim sitzenden Patienten (Flankenschnitt rechts).

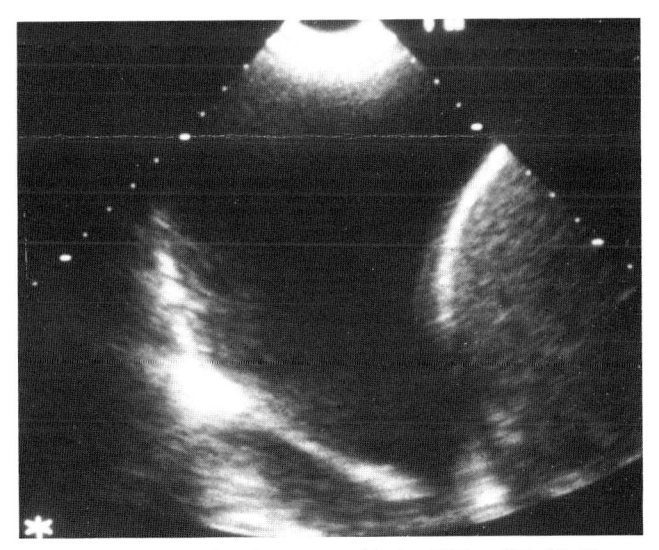

Abb. 31. Entsprechendes sonographisches Bild zu Abb. 30: Pleuraerguß im rechtsseitigen lateralen Längsschnitt beim sitzenden Patienten.

organoptimierte Darstellungsweise zu und kann dadurch im Vergleich zu anderen bildgebenden Verfahren, noch genauere Informationen über Form und Lage der untersuchten Organe liefern. Mit Hilfe der «Real-time-Technik» können Bewegungsabläufe dargestellt werden, z. B. die atemabhängige Verschieblichkeit einzelner Organe.

Andererseits darf die Sonographie nicht überbewertet werden und braucht wie jede andere Methode kritische Distanz. Dies gilt insbesondere für die Abhän-

III. Abdomen

III.1. Leber

W. G. Zoller

III.1.1. Zusammenfassung

Seit der Einführung der Ultraschalldiagnostik hat sich die Stufenleiter der Diagnostik von Lebererkrankungen sehr geändert. Unter Berücksichtigung von *Anamnese, klinischem Befund* und *laborchemischen Ergebnissen* ermöglicht die nichtinvasive Ultraschalluntersuchung in vielen Fällen eine definitive Klärung pathologischer Untersuchungsergebnisse, oder aber zumindest die Einengung der Differentialdiagnose. Die Sonographie wird heute bei Verdacht auf Lebererkrankungen als *erstes bildgebendes Verfahren* eingesetzt. Sie stellt eine einfach und schnell durchzuführende, kostengünstige Untersuchungsmethode dar.

Der Ultraschall findet Anwendung in der sonomorphologischen Beschreibung der Lebergröße, der Organkonturen sowie der Parenchymstruktur. An Hand einiger wichtiger Kriterien ist eine sonomorphologische Einteilung in Normalbefund-Leberparechymschaden-Fettleber und Leberzirrhose möglich. Den größten Stellenwert hat die Sonographie in der Erkennung *umschriebener Leberveränderungen*. Dazu gehören Befunde wie Leberzysten, Hämangiome aber auch maligne Tumore und Metastasen.

III.1.2. Indikationen

Die Indikationen zur Lebersonographie sind in Tabelle 1 zusammengefaßt. Dabei kommt der sonographischen Untersuchung der Leber *routinemäßig* eine Beurteilung der Lebergröße, -kontur, -parenchymstruktur und der Lebergefäße als Mithilfe zur Diagnostik von diffusen und herdförmigen Lebererkrankungen zuteil.

Die Sonographie ermöglicht eine Differenzierung intrahepatischer Raumforderungen ebenso wie eine Diagnostik der intra- bzw. extrahepatischen Cholestase. Die *ultraschallgezielte Feinnadelpunktion* stellt eine elegante Weiterentwicklung der Menghini-Punktion dar; eine Drainage-Behandlung von subhepatischen Abszessen oder eine palliative Galleableitung ist mit Einsatz der Sonographie erheblich leichter geworden. Die Indikation zu weiterführenden diagnostischen Maßnahmen wie Leberblindpunktion, Computertomographie, Leberszintigraphie, Laparoskopie und Angiographie wird wesentlich durch das Ergebnis der Ultraschalluntersuchung beeinflußt. Der generell zu beobachtende *Rückgang invasiver Maßnahmen* zeigt den hohen Stellenwert der nichtinvasiven, bildgebenden Verfahren in der Diagnostik von Lebererkrankungen.

III.1.3. Anatomische Grundlagen

Die Leber stellt das größte parenchymatöse Organ des Bauchraumes dar. Der größte Teil der Leber liegt unter dem rechten Zwerchfell. Die Leber erstreckt sich nach links bis etwa in die Medioclavicularlinie. Ihr unte-

Tab. 1. Indikationen zur Sonographie der Leber

Fragestellung	Beispiele sonographischer Befunde
Beurteilung der Lebergröße	
Lebervergrößerung	Fettleber, Stauungsleber, Zystenleber, Metastasenleber, Infiltration der Leber durch einen Nachbartumor
Leberverkleinerung	Zirrhose
Pathologische Leberwerte	Leberparenchymschaden, Fettleber, Hepatomegalie (bei Hepatitis oft Normalbefund) Hinweise für Zirrhose, Differenzierung der Cholestase
Ikterus	Intrahepatische Cholestase (diffuser Leberschaden), extrahepatische Cholestase (mechanisches Abflußhindernis, Konkrement, Tumor)
Rechtsseitige Oberbauchschmerzen	Cholelithiasis, Choledocholithiasis, Echinokokkuszyste
Oberbauchschmerz und Fieber	Cholezystitis, Pneumobilie bei Cholangitis und operativen Eingriffen, Abszeß, Hämatom (postoperativ)
Rechtsherzinsuffizienz	Hepatomegalie, Stauungsleber, erweiterte Lebervenen, evtl. Aszites
Tumorsuche-Tumorstaging	Lebermetastasen, Veränderung der Lebermetastasen unter Chemotherapie, Lebertumor (benigne und maligne), Infiltration bei malignen Lymphomen
Trauma	Leberruptur, Einblutung einer vorbestehenden Zyste, freie Flüssigkeit, Hämaton
Leberblindpunktion	Wahl des besten Punktionsortes, Drainagebehandlung von Abszessen, palliative Galleableitungen

rer Rand verläuft vom Schnittpunkt der rechten Medioclavicularlinie über die Mitte der Linie Xyphoid-Nabel bis zur linken Medioclavicularlinie. Anatomisch wird die Leber, von ventral gesehen, durch das Ligamentum falciforme in den kleineren linken und größeren rechten Leberlappen unterteilt (Abb. 1).

Klinisch wird heute jedoch die *funktionelle Unterteilung aufgrund der Blutversorgung* bevorzugt. Bei ihr bildet die mittlere Lebervene die Grenzlinie zwischen links und rechts. Der links davon liegende Leberteil wird an der Leberoberfläche durch das Ligamentum falciforme und in der Tiefe durch die linke Lebervene in ein mediales und laterales Segment unterteilt. Da das *Ligamentum falciforme* auf Oberbauchschnitten gut erkannt werden kann, bildet es eine wichtige Markierungslinie zur Beschreibung intrahepatischer Lokalisationen bestimmter Leberprozesse. Der rechte Lappen wird durch die rechte Lebervene in ein anteriores und posteriores Segment unterteilt.

Der *Lobus caudatus* ist der kleinste Leberlappen. Er liegt an der Unterfläche der Leber hinter der Leberpforte zwischen der Vena cava und der Fissur für das Ligamentum venosum. Der Lobus caudatus erhält eine gesonderte Blutversorgung; dies ist die Ursache für seine Vergrößerung bei der Leberzirrhose und beim *Budd-Chiari-Syndrom*. Der *Lobus quadratus* entspricht bei Verwendung der funktionellen Lebereinteilung einem Teil des medialen Segmentes, des linken Leberlappens. Er liegt vor dem Lobus caudatus medial vor der Gallenblase.

Die Form der Leber ist sehr unterschiedlich. Der Teil des linken Leberlappens, welcher links vom Ligamentum falciforme liegt, kann verkleinert oder auch vergrößert sein. Unter dem sogenannten Riedel'schen Lappen versteht man eine zungenförmige Vergrößerung des rechten Leberlappens, der weit nach kaudal reichen kann.

III.1.4. Untersuchungstechnik

Zur Untersuchung der Leber werden Linear-, Konvex- oder Sektorschallköpfe mit einer Frequenz von 3,0 bis 3,75 MHz verwendet. Die Leber ist der sonographischen Untersuchung in der Regel sehr gut zugänglich. Die Mitarbeit des Patienten ist von außerordentlicher Bedeutung. Damit die Leber vollständig untersucht und in ihrer Struktur beurteilt werden kann, muß der Patient zur Bauchatmung angehalten werden (Abb. 2). Die großen Oberbauchorgane treten dann weiter nach kaudal, damit sie ohne störende Schallschatten untersucht werden können. Außerdem werden dadurch Darmschlingen nach kaudal verschoben, die die sonographische Untersuchung beeinträchtigen.

Der Patient sollte tief einatmen und dabei das Abdomen leicht vorwölben. Um das Organ systematisch durchzumustern, sollte man konsequent nach einem bestimmten Untersuchungsschema vorgehen und standardisierte Schnitte verwenden (Abb. 3). Man beginnt mit einem medialen Oberbauchlängsschnitt, der den linken Leberlappen ventral der Aorta zeigt (Abb. 4).

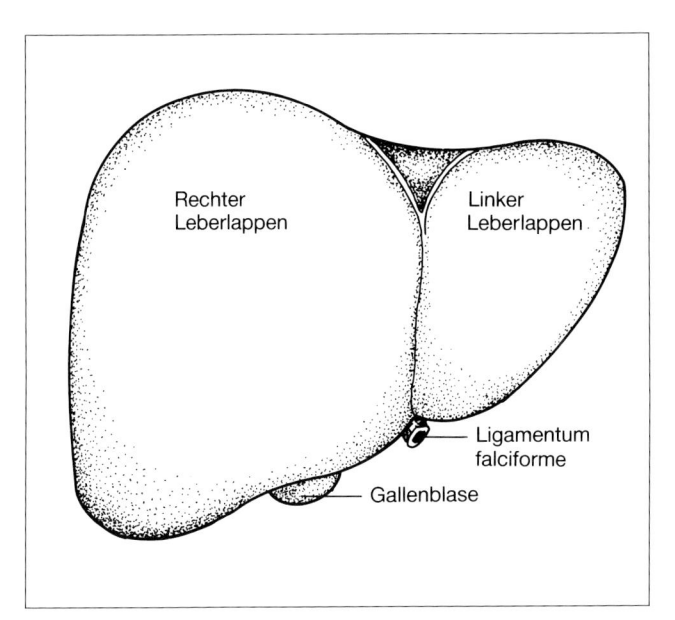

Abb. 1. Schematische Zeichnung der Ventralansicht der Leber.

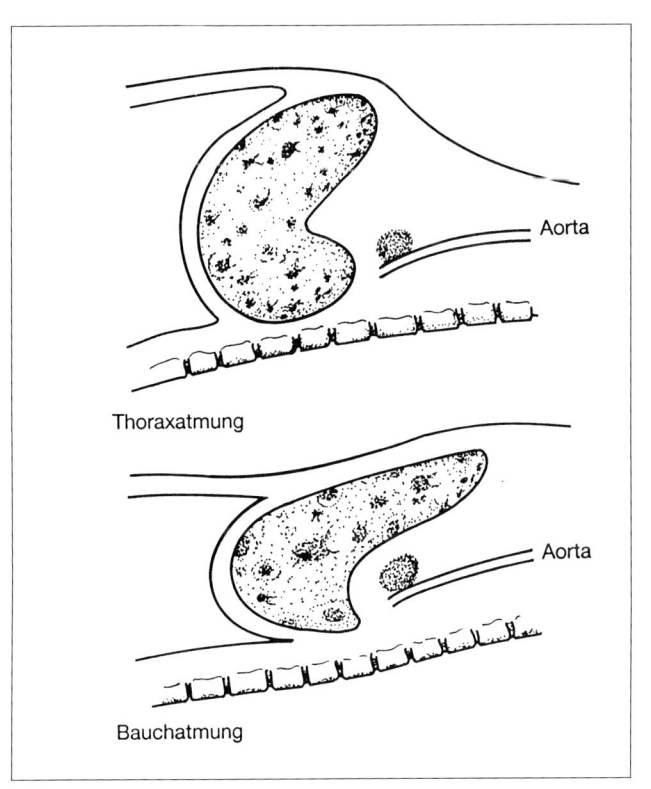

Abb. 2. Schematische Darstellung der Bauchorgane und der Einfluß der Atmung auf ihre Lage.

Der Schallkopf wird dann kontinuierlich nach rechts verschoben, wobei nacheinander das echoreiche Ligamentum teres hepatis im Längsschnitt, der rechte Leberlappen vor der Gallenblase und der Vena cava und die lateralen Anteile des rechten Leberlappens ventral der Niere sichtbar werden (Abb. 5).

Die lateralen und vor allem latero-kranialen Anteile des rechten Leberlappens werden im Flankenschnitt oder Interkostalschnitt dargestellt. Der Patient wird nun in leichte Linksseitenlage gebracht und hebt den rechten Arm über den Kopf, um die Interkostalräume maximal zu erweitern und den Abstand zwischen Rippenbogen und Beckenkamm zu vergrößern. Im Flankenschnitt blickt man zwischen den Rippen hindurch auf die Leber; diese Schallrichtung ermöglicht die Untersuchung der subphrenischen Anteile des rechten Leberlappens und bietet somit die einzige Möglichkeit, eine kleine, sehr hoch stehende Leber ausreichend darzustellen. Der dritte Schnitt wird als Subkostalschnitt bezeichnet; der Schallkopf wird parallel zum rechten Rippenbogen angesetzt und zunächst nach kranial, dann langsam von kranial nach kaudal gekippt. In dieser Ebene erkennt man die Einteilung im linken Leber-

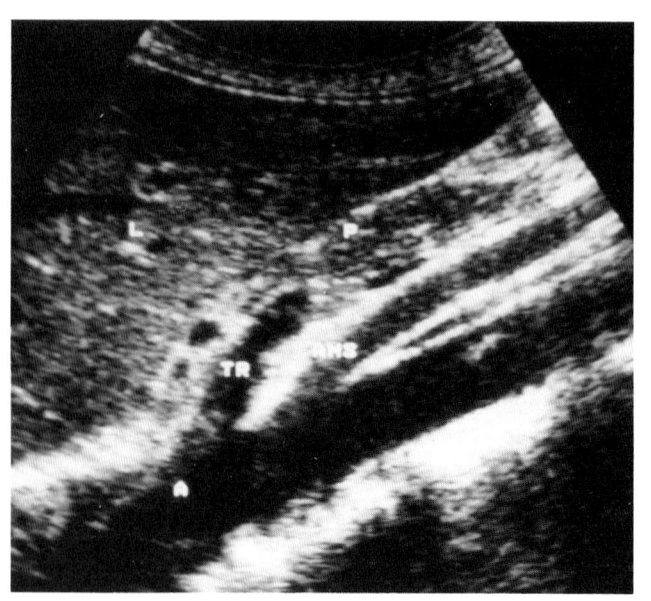

Abb. 4. Oberbauchlängsschnitt. Linker Leberlappen. Spitzwinkeliger Rand. Glatte Ventral- und Dorsalfläche; kaudal davon Aorta abdominalis mit Aufzweigungen in Truncus coeliacus (TR), Arteria mesenterica superior (AM). Der Pankreaskopf wird längs angeschnitten dargestellt. 25jähriger Patient

Tab. 2. Sonographische Kriterien und Normmaße zur Beurteilung der Leber

---

Lebergröße (≤ 12 cm in der Medioclavicularlinie)
Leberstruktur
Gefäße (Lebervenen: < 1 cm zentral
        Pfortader: < 1,2 cm)
Gallenwege (normalerweise nicht abgrenzbar)
Schallabsorption
Leberbinnenstruktur
Umschriebene Veränderungen der Leber

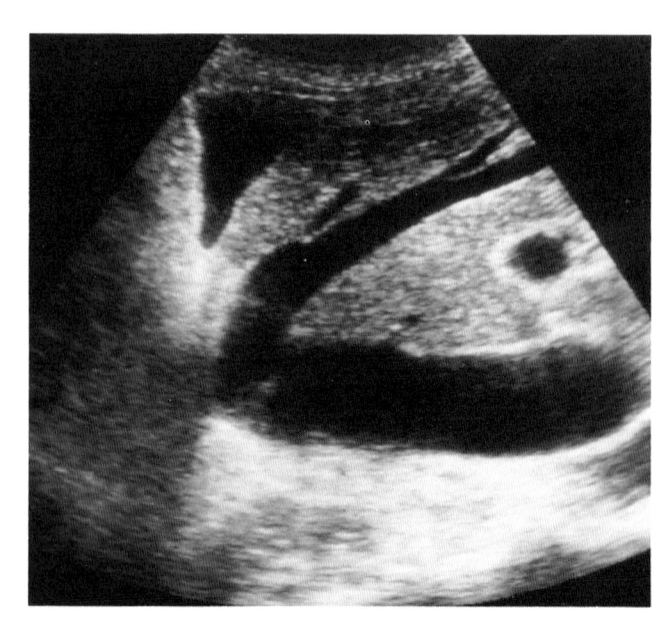

Abb. 5. Paramedianer Längsschnitt rechter Oberbauch. Darstellung der Vena cava inferior im Längsschnitt mit Einmündung einer Lebervene. Angeschnittener Pfortaderast. Kleiner Pleurawinkelerguß links kranial der Leberoberfläche bei Herzinsuffizienz. 73jähriger Patient.

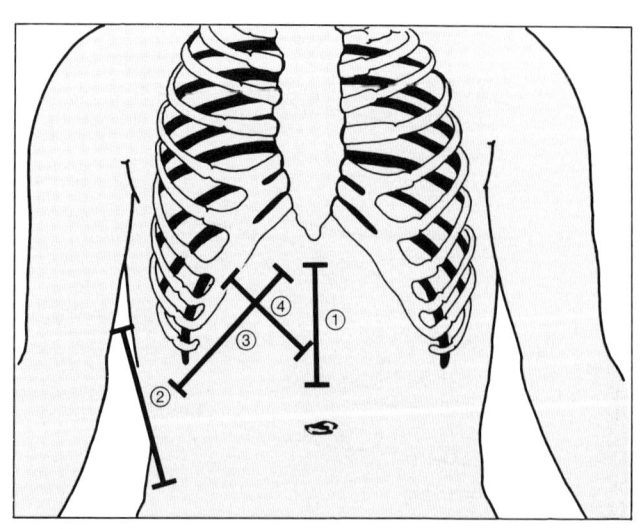

Abb. 3. Schematische Darstellung der vier Schnittebenen bei der Ultraschalluntersuchung der Leber (1. Längsschnitt; 2. Flankenschnitt [Interkostalschnitt]; 3. Subkostalschnitt; 4. CPC-Schnitt).

lappen, Lobus quadratus, Lobus caudatus und rechten Leberlappen. Das sogenannte «Leber-H» erleichtert die Orientierung der einzelnen Strukturen (Abb. 6, 7). Die vierte Schnittebene dient der optimalen Beurteilung der Leberhilusregion; sie steht auf dem subkostalen Schnitt senkrecht und ermöglicht die Einstellung der sogenann-

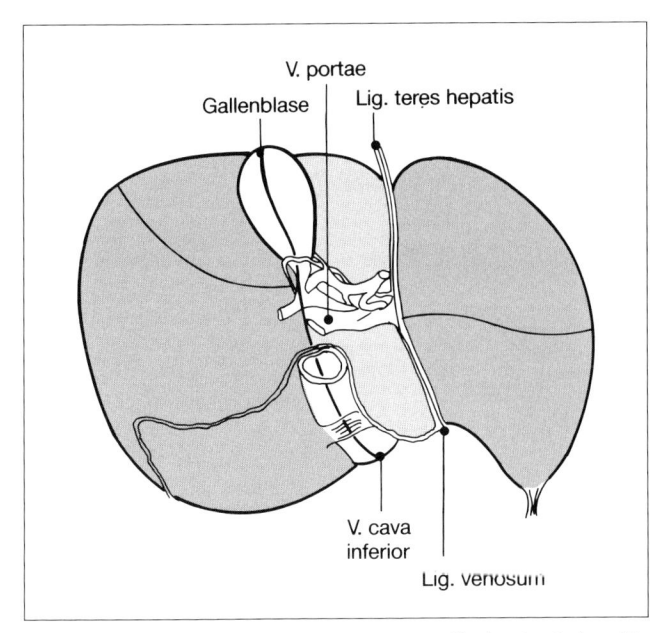

Abb. 6. Anatomisches Präparat der Dorsalfläche der Leber, Facies visceralis hepatis. Darstellung des sogenannten «Leber H». Der linke obere Arm entspricht der Gallenblase bei «11 Uhr», der rechte obere Arm dem Ligamentum teres hepatis, der linke untere Arm der angeschnittenen Vena cava inferior und der rechte untere Arm dem Ligamentum venosum. Die Querverbindung entspricht dem Pfortaderhauptast.

III.1.5. Normalbefunde und Normvarianten

Tabelle 2 zeigt die sonomorphologischen Kriterien zur Beurteilung der Leber.

III.1.5.1. Lebergröße

Bei Gesunden ist die Leber reich an Formvarianten, so daß zur genauen Größenbestimmung starke Grenzwertangaben nicht sinnvoll sind. In der Regel wird die Lebergröße in der *rechten Medioclavicularlinie* gemessen und soll nicht mehr als 12 cm betragen. Bei asthenischen Patienten kann eine flache, langgestreckte Leber dieses Maß durchaus überschreiten, ohne daß ein vergrößertes Organvolumen besteht. Andererseits ist eine plumpe Leber mit großem Sagittaldurchmesser auch bei einem Durchmesser unter 12 cm bereits vergrößert. Die *Ventralkontur* der Leber ist im Längsschnitt *flach*, im Querschnitt konkav. Die *Dorsalkontur* ist *gestreckt*, die Leberoberfläche glatt und ohne Hinweise auf umschriebene Vorwölbungen oder Einziehungen (Abb. 8).

Der Leberunterrand ist spitz bis keilförmig und scharfrandig, wobei der kaudale Winkel des linken Lappens 30–45 Grad beträgt; der Leberunterrand im Bereich des rechten Lappens weist im Normalfall einen Winkel von 45 Grad bis 75 Grad auf. Die genannten Winkel werden im medialen Oberbauchlängsschnitt bzw. im Flankenschnitt bestimmt.

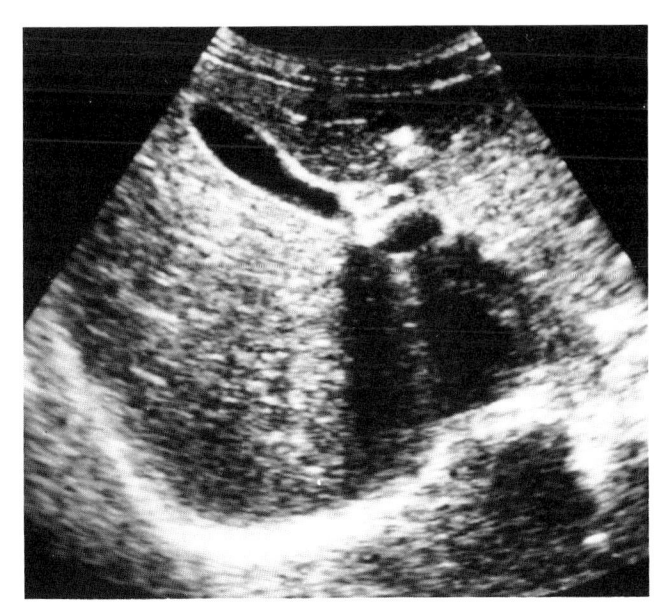

Abb. 7. Entsprechendes sonographisches Bild zu Abb. 6 mit Darstellung des Leber-«H» im Subkostalschnitt rechts.

ten CPC-Linie, die hintereinander den Ductus hepatocholedochus, die Pfortader und die Vena cava erkennen läßt. Die Arteria hepatica communis, die ebenfalls ventral der Pfortader liegt, kann durch Verfolgung bis zu ihrem Ursprung aus dem Truncus coeliacus identifiziert werden.

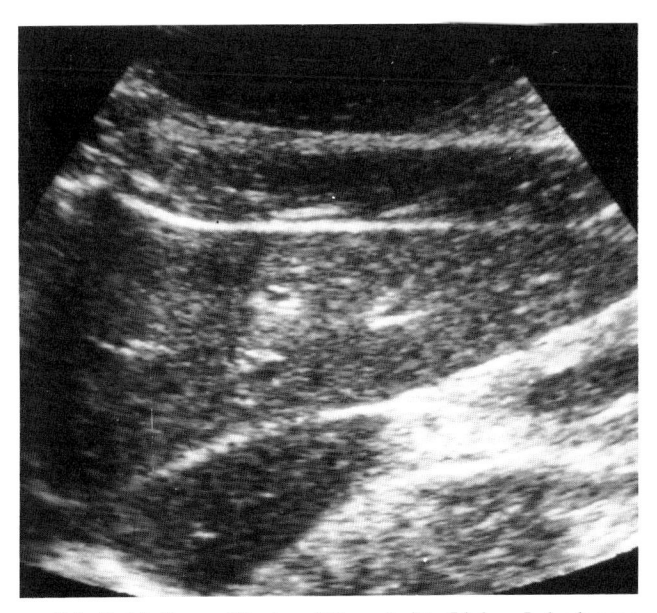

Abb. 8. Medianer Oberbauchlängsschnitt. Linker Leberlappen mit spitzwinkeligem Leberrand, regelrechtes Parenchymmuster der Leber. Angedeutet Lobus caudatus kaudal sichtbar.

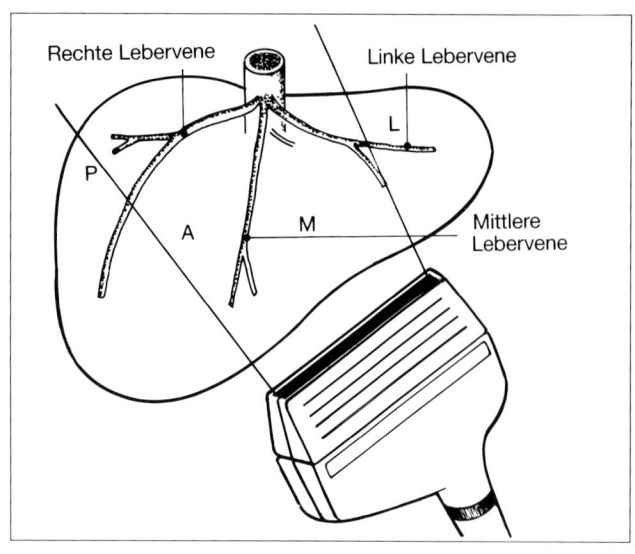

Abb. 9a. Schematische Zeichnung der Lebersegmente. A = anteriores Segment rechter Lappen, P = posteriores Segment rechter Lappen, M = mediales Segment linker Lappen, L = laterales Segment linker Lappen.

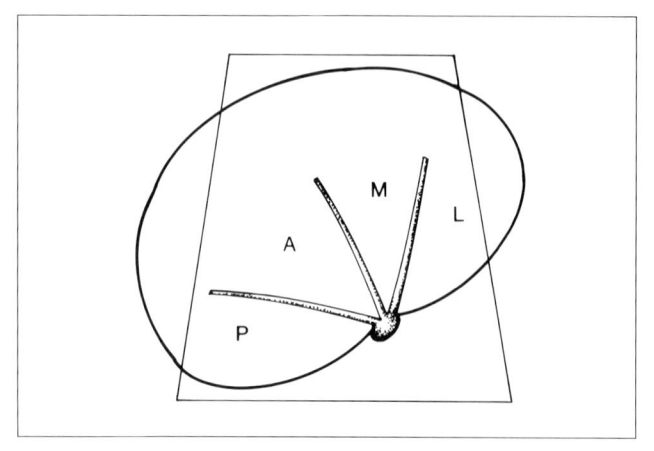

Abb. 9b. Schematische Darstellung der Lebersegmente im Subkostalschnitt.

Tab. 3. Sonographische Unterscheidungsmerkmale zwischen Pfortaderästen und Lebervenen

Kriterium	Pfortaderast	Lebervene
Größter Gefäßdurchmesser	zentral im Leberhilus	dorsal vor der Einmündung in die Vena cava
Intrahepatischer Verlauf	stark verzweigt, nur segmental sichtbar	geradlinig, langgestreckt «Lebervenenstern»
Wandreflexe	sehr echoreich («Uferbefestigungen»)	kaum sichtbar (außer bei orthograder Beschallung der rechten Lebervene)
Respiratorische Lumenschwankungen	nicht vorhanden	ausgeprägt

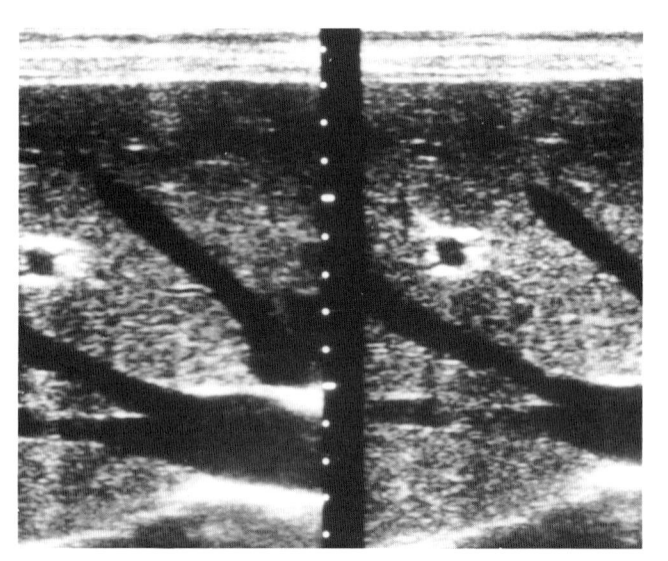

Abb. 10. Subkostalschnitt rechts. Darstellung der drei Lebervenen, angeschnittene Pfortaderäste, regelrechte Leberparenchymstruktur.

III.1.5.2. Leberstruktur

Das Parenchym der gesunden Leber besteht aus feinen, mittelstarken Echos, die gleichmäßig das gesamte Organ ausfüllen. Im Vergleich zur Echogenität des normalen Nierenparenchyms ist die Echogenität der gesunden Leber geringgradig höher.

III.1.5.3. Lebervenen

Lebervenen, Pfortader, Pfortaderäste und Gallenwege sind an Hand typischer sonographischer Kriterien und aus ihrem intrahepatischen Verlauf gut voneinander zu differenzieren (Tab. 3).

Durch die *Lebervenen* wird die Leber in *vier Segmente* unterteilt. Der rechte Leberlappen liegt rechts von der mittleren Lebervene und hat ein anteriores und posteriores Segment. Der linke Lappen wird andererseits durch die linke Lebervene in ein mediales und ein laterales Segment unterteilt (Abb. 9a, 9b).

Eine weitere Unterteilung der vier Segmente in jeweils ein oberes und unteres Segment ist für die Segmentresektion bei der Leberchirurgie von größter Wichtigkeit. Die geradlinig zur Vena cava verlaufenden Lebervenen, die im Subkostalschnitt die typische Sternfigur *«Lebervenenstern»* bilden, sind an ihren deutlichen atemabhängigen Lumenschwankungen erkennbar, die sie mit der Vena cava gemein haben (Abb. 10, 11).

Leber

III.1.5.4. Pfortader

Die Pfortader verläuft im Ligamentum hepatoduodenale über der Vena cava inferior zum Leberhilus. Aufgrund ihres verästelten Verlaufs der immer nur abschnittsweise sichtbaren Pfortaderäste weisen sie auffallend echoreiche Begrenzungen, die sogenannte «*Uferbefestigung*» auf und sind bis weit in die Peripherie darstellbar (Abb. 12). Die sonographische Bestimmung der Pfortaderweite ist einfach; 1,2 cm wird als obere Norm angegeben, wobei diese Angaben nach der Literatur schwanken.

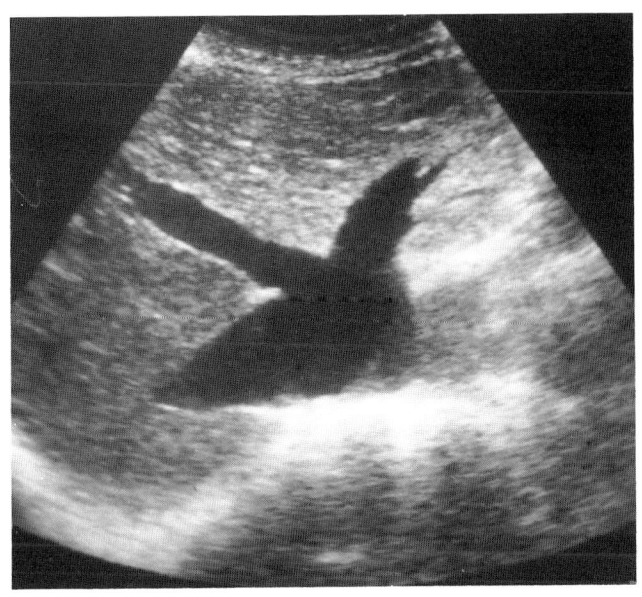

Abb. 11. Subkostalschnitt rechts. Sogenannter Lebervenenstern mit Einmündung aller drei Lebervenen in die Vena cava inferior.

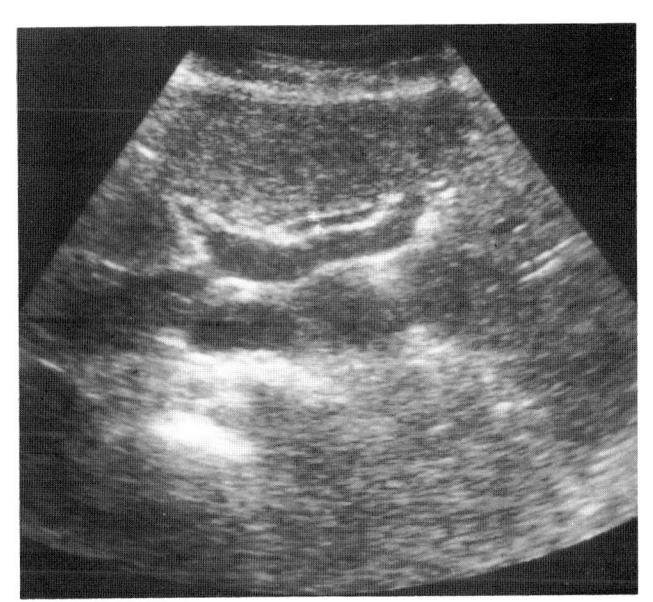

Abb. 13. Sogenannte CPC-Linie: In Linksseitenlage des Patienten wird die Vena cava inferior quer oval dargestellt, ventral davon die Vena portae und ventral hiervon wieder der Ductus hepatocholedochus (mit 2 Kreuzen markiert). Diese Schnittebene erlaubt in den meisten Fällen eine gute Darstellung des Ductus choledochus.

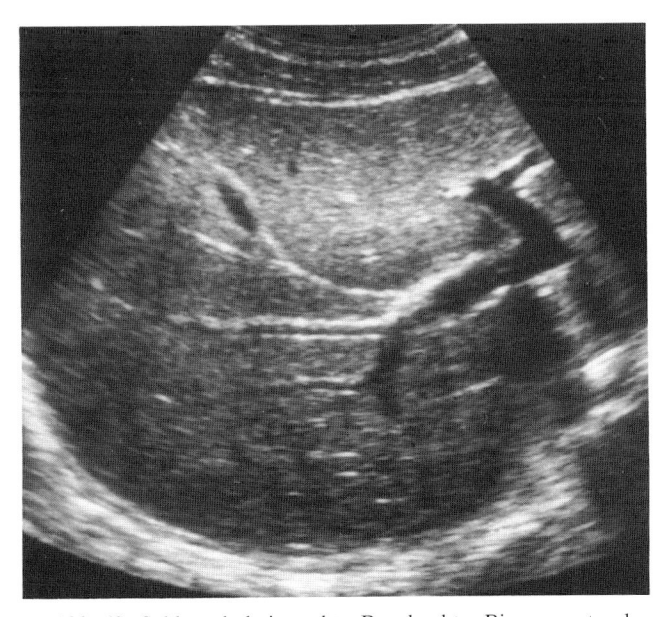

Abb. 12. Subkostalschnitt rechts. Regelrechtes Binnenmuster der Leber. Pfortader und angeschnittene Portaläste mit kräftiger Uferbefestigung. Querangeschnittene Vena cava inferior. Bei «11 Uhr» im Bild angedeutet die Gallenblase. Regelrechter Befund.

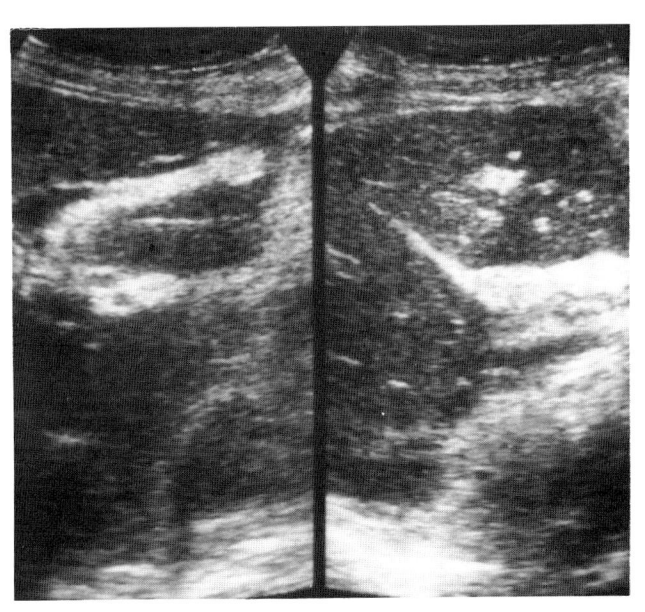

Abb. 14. Links: Paramedianer Längsschnitt. Ligamentum teres hepatis im Längsschnitt. Rechts: Querschnitt rechter Oberbauch. Ligamentum teres hepatis im Querschnitt.

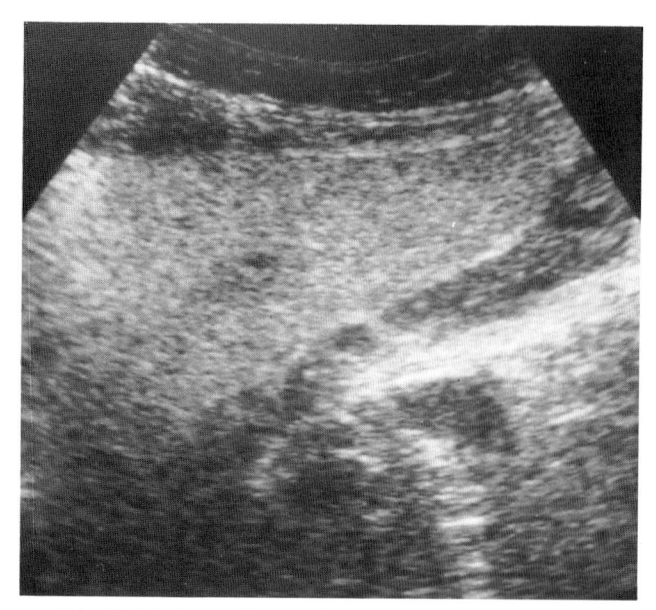

Abb. 15. Medianer Oberbauchlängsschnitt. Abgerundete Ventral- und Dorsalkontur des linken Leberlappen. Homogene, echoreiche Strukturverdichtung der Leber. Gefäßrarefizierung. Ausgeprägter Leberparenchymschaden. 45jähriger Patient.

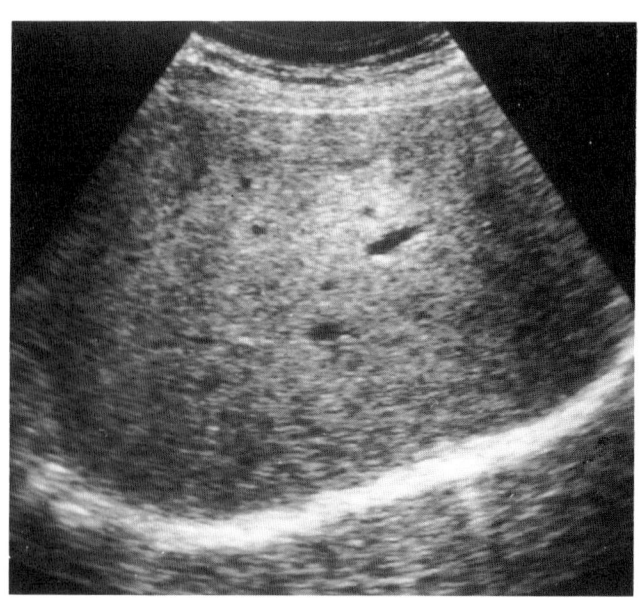

Abb. 17. Subkostalschnitt rechts. Strukturverdichtete Binnenmuster der Leber mit Gefäßrarefizierung bei diffusem Leberparenchymschaden. 45jähriger Patient mit Diabetes mellitus.

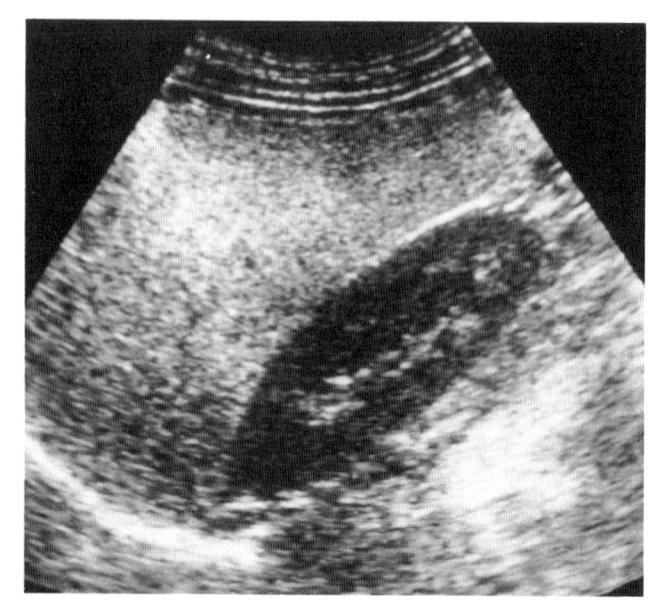

Abb. 16. Gleicher Patient wie in Abb. 15. Längsschnitt durch den rechten Leberlappen. Im Vergleich zur Echogenität der rechten Niere deutliche Parenchymveränderung der Leber, ausgeprägte Gefäßrarefizierung.

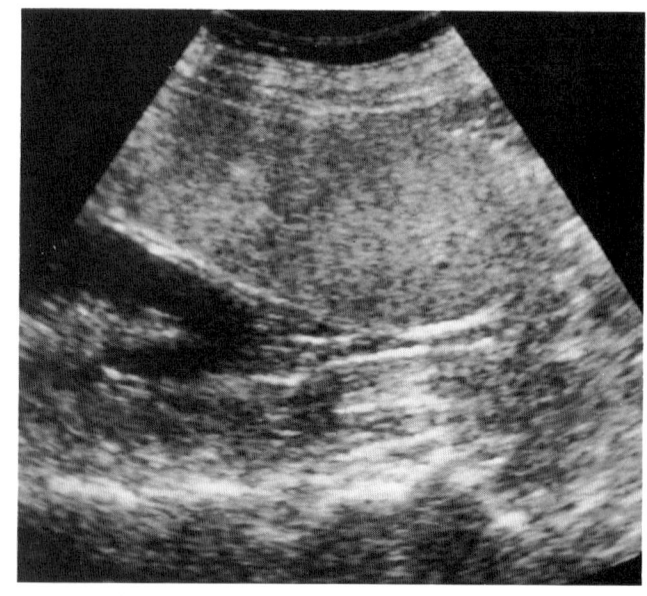

Abb. 18. Paramedianer Längsschnitt. Ausgeprägte Hepatomegalie; der rechte Leberlappen ragt 6 cm weit kaudal über den unteren Pol der rechten Niere. 56jährige Patientin.

III.1.5.5. Gallengänge

Die intrahepatischen Gallenwege sind normalerweise nicht abgrenzbar. Nur der Ductus hepatocholedochus kommt ventral der Pfortader als *echoarmes Band* mit echoreicher Begrenzung zur Darstellung und sollte nicht mit der Arteria hepatica, die ventral der Vena portae zwischen Ductus choledochus und Pfortader liegt, verwechselt werden (Abb. 13).

Das *Ligamentum teres hepatis* zeigt die Grenze zwischen rechtem und linkem Leberlappen an und imponiert als rundliche bis ovale scharf umschriebene, echoreiche Strukturveränderung. Je mehr Fettgewebe das Ligamentum teres hepatis umgibt, desto besser kommt es zur Darstellung (Abb. 14).

III.1.6. Pathologische Befunde

III.1.6.1. Diffuse Leberveränderungen

Eine Reihe von Erkrankungen führen zu einem sogenannten diffusen Leberparenchymschaden mit völlig *unspezifischen sonographischen* Merkmalen. Das sonographische Bild läßt dabei keinerlei Rückschlüsse auf die Ätiologie der Erkrankung zu (Abb. 15). So können sich hinter ein und demselben Ultraschallbild so verschiedene Erkrankungen wie ein nutritiv-toxischer Leberparenchymschaden, eine Leberfibrose, eine Stoffwechselerkrankung oder eine diffuse Infiltration der Leber bei hämatologischen Systemerkrankungen verbergen.

Der Begriff diffuser Leberparenchymschaden ist oft sehr unglücklich gewählt, da sich diese Diagnose immer aus der Kombination mehrerer Punkte wie Hepatomegalie, veränderter Organkonturen, abgerundeter Leberunterrand, Rarefizierung der Pfortaderäste in der Peripherie und Vergröberung der Binnenstrukturmuster zusammensetzt (Abb. 16). Diese Kriterien können in unterschiedlicher Kombination und Ausprägung vorliegen. Die sonographische Beurteilung des diffusen Leberparenchymschadens ergibt sich aus der Kombination von

1. Organgröße und Kontur
2. Echotextur (echodichte, strukturelle Verteilungsmuster der Parenchymechos)
3. Veränderung der Schalleitung (erhöhte Absorption durch Verfettung)
4. Veränderung der Gefäßarchitektur (Rarefizierung) der Gallenwege (Abb. 17).

III.1.6.2. Fettleber

Die Leberverfettung ist die *häufigste Leberparenchymerkrankung*, meist auf dem Boden *vermehrten Alkoholkonsums*. In der Regel ist das gesamte Organ von der Verfettung betroffen. Die sonomorphologischen Befunde bei der Fettleber sind in Tabelle 4 wiedergegeben. Die diffuse Leberverfettung geht bei stärkerer Ausprägung oft mit einer Organvergrößerung und deutlicher Verrundung der Konturen einher (Abb. 18).

Bei starker Verfettung sind die Pfortaderäste nur noch zentral sichtbar. Zahl und Intensität der Einzelechos nehmen zu und führen dann zum Bild der «weißen» Leber, die nur schwer von der Umgebung abzugrenzen ist (Abb. 19). Vergleicht man das Parenchym der Leber mit der Niere, so wird der Kontrast sehr deutlich (Abb. 16).

Durch vermehrte Schallabsorbtion erscheinen die dorsal gelegenen Leberanteile echoarm. Neben der *homogenen Verfettung* der Leber werden zunehmend mehr *regionale Leberverfettungen* beobachtet. Dies kann dann erhebliche Probleme bereiten, da diese Zonen der regionalen Leberverfettung oft fehlinterpretiert werden können (Abb. 20).

Die regionale Leberverfettung ist gekennzeichnet durch eine regional unterschiedliche Fettspeicherung,

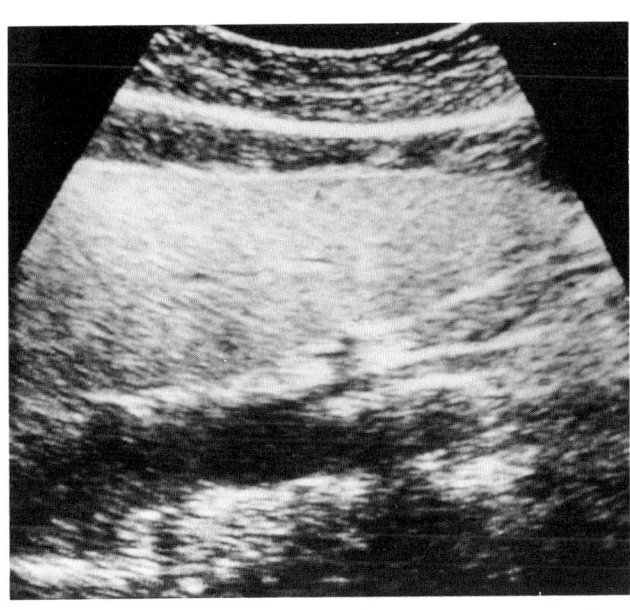

Abb. 19. Paramedianer Längsschnitt rechts. Homogene Strukturverdichtung des Leberparenchyms mit ausgeprägten Fetteinlagerungen als Ausdruck einer massiven Lebersteatose, sogenannte «weiße Leber». 41jähriger Patient.

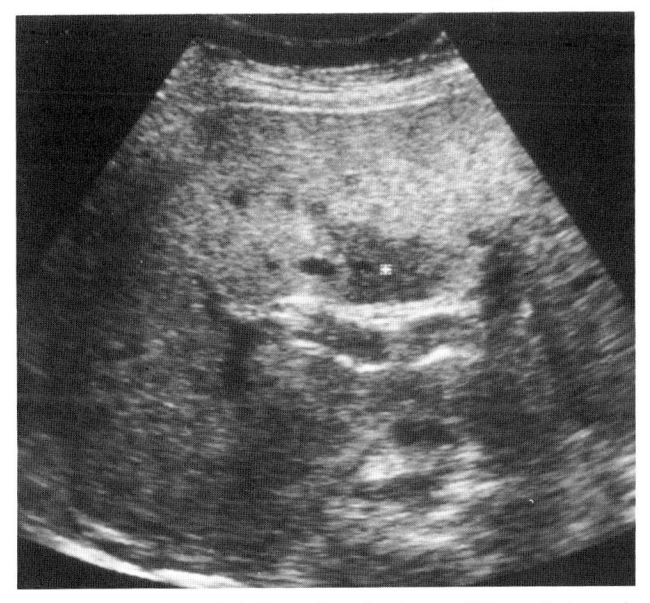

Abb. 20. Subkostalschnitt rechts. Strukturverdichtete Leber mit ausgeprägter Rarefizierung der Gefäße. Ventral der Vena portae, im Lobus quadratus, ovaläre echoarme Struktur als Ausdruck einer Fettumverteilung (fokale Minderverfettung). 45jährige adipöse Patientin.

Tab. 4. Sonographische Kriterien der Fettleber

Lebergröße	verschieden, meist jedoch vergrößert
Organkontur	verplumpt, verrundet
Parenchym	Zunahme der Echogenität, «weiße Leber»
	Hohe Schallabsorption mit Schallabschwächung in der Tiefe
Gefäße	Rarefizierung

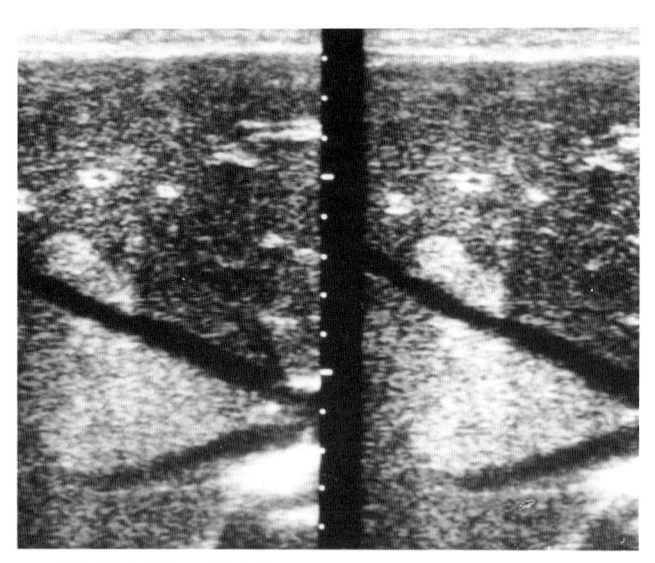

Abb. 21. Subkostalschnitt rechts. Darstellung des Lebervenensterns. Landkartenartige Leberparenchymveränderungen zwischen medialer und posteriorer Lebervene. Das CT mit Kontrastmittel zeigte einen unauffälligen Befund. Die ultraschallgezielte Punktion ergab eine Fettumverteilung. 68jährige Patientin mit Diabetes mellitus.

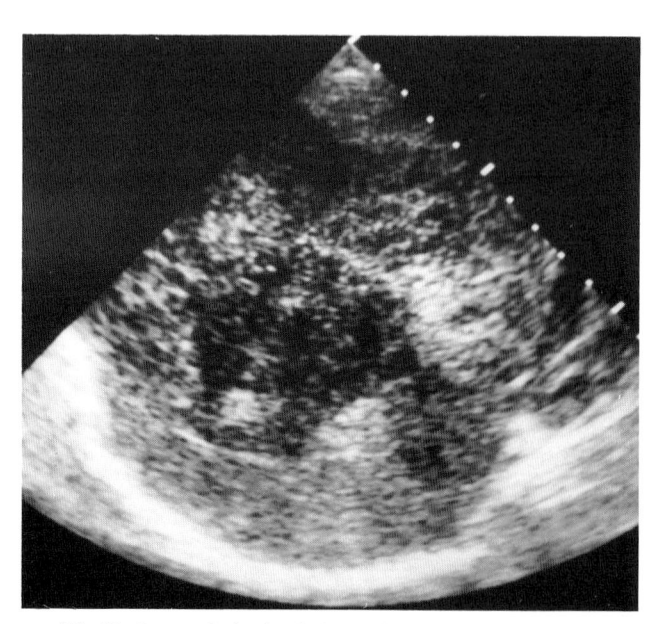

Abb. 22. Längsschnitt durch den rechten Leberlappen. Miteinander konfluierende multiple, echoarme Läsionen bei insgesamt strukturverdichteter Leber. Sonographischer Verdacht auf Lebermetastasen. CT mit Kontrastmittel: Zeichen der Fettleber. Ultraschallgezielte Punktion: Keine Metastasen, Fettumverteilungsstörung. 34jähriger Patient mit familiärer Hypercholesterinämie unter langjähriger Ronicol-Einnahme (Nikotinsäurederivat).

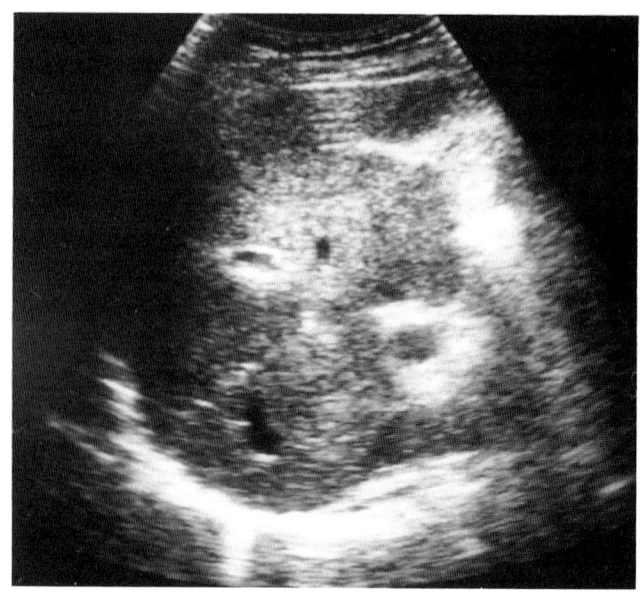

Abb. 23. Gleicher Patient wie in Abb. 22, ein Jahr später. Längsschnitt durch den rechten Leberlappen. Nach Absetzen des Medikamentes homogene Leberbinnenstruktur ohne Zeichen umschriebener Veränderungen; vollständige Rückbildung der hepatischen Veränderungen.

möglicherweise bedingt durch eine unterschiedliche Vaskularisation. Das sonographische Bild ist sehr variabel (Abb. 21). Für eine zonale Leberverfettung und gegen einen Tumor sprechen, wenn die Lebervenen durch den echoreichen Bezirk hindurchziehen, ohne Zeichen der Verdrängung oder Pellotierung.

Medikamentös bedingte Fettumverteilungen werden zunehmend häufiger gefunden und können dann – wenn sie polyzyklisch angeordnet sind, metastasenähnlich imponieren.

Nach Absetzen der Substanz können sie dann völlig rückbildungsfähig sein (Abb. 22, 23).

III.1.6.3. Regionale Minderverfettung

Nicht selten findet sich bei generalisierter ausgeprägter Leberverfettung, am häufigsten *ventral der Vena portae* im *Lobus quadratus* oder neben der Gallenblase, ein ovalärer, scharf begrenzter Bezirk mit verminderter Echodichte. Dieser Prozeß kann aber auch an einer anderen Stelle lokalisiert sein.

Hierbei handelt es sich wie in vielen Untersuchungen bioptisch bewiesen, um eine zonale Minderverfettung oder regionale Minderverfettung des Leberparenchyms, die nicht als neoplastische Läsion fehlgedeutet werden darf (Abb. 24). Als Ursache dieser Minderfettung kann eine umschriebene Gewebeminderdurchblutung beteiligt sein.

Im Einzelfall ist die Unterscheidung zu neoplastischen Veränderungen jedoch sehr schwierig. Findet man

Leber

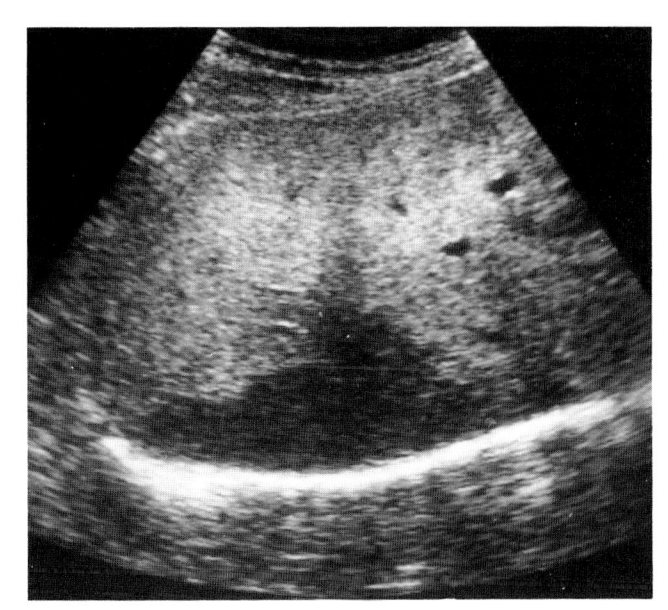

Abb. 24. Subkostalschnitt rechts. Strukturverdichtetes Leberparenchym. Unmittelbar unterhalb des Diaphragmas ovaläre, echoarme Struktur. Ultraschallgezielte Feinnadelpunktion: Fokale Minderverfettung. 52jähriger Patient.

aber in einer verfetteten Leber diese echoarmen Areale an typischer Stelle, kann unter sonographischer Verlaufskontrolle auf eine weitere Abklärung verzichtet werden, vorausgesetzt, daß keine Hinweise für ein Tumorleiden bestehen.

Im Zweifelsfall empfiehlt sich die Durchführung eines Computertomogramms mit Kontrastmittel, bzw. einer *ultraschallgezielten Feinnadelbiopsie*.

III.1.6.4. Leberzirrhose

Die Leberzirrhose ist eine chronische Lebererkrankung, die mit einem Verlust von Leberzellen, einer Fibrose der retikulären Fasern und nodulärer Regeneration der verbleibenden Zellen einhergeht. Die beiden häufigsten Ursachen sind ein chronischer Alkoholismus und eine chronisch persistierende, aktive Hepatitis. Das *sonographische Bild* der Leberzirrhose ist *uneinheitlich*, da offenbar verschiedene Komponenten des zirrhotischen Umbaus unterschiedlich die Echostruktur beeinflussen. So ist die Sonomorphologie der Leberzirrhose abhängig von Schweregrad und Ursache der Erkrankung in der Ausprägung makropathologischer Veränderungen (fein-, mittel- und grobknotiger Umbau). Die Organgröße ist variabel, die Konturen sind häufig konvex und verplumpt (Abb. 25).

Bei grobknotiger Zirrhose kann die Leberoberfläche wellig und höckerig erscheinen. Es fällt oft eine Organasymmetrie mit einem vergrößerten, plumpen sehr echoarmen Lobus caudatus auf, der deutlich vom übrigen Lebergewebe abgesetzt ist (Abb. 26). Vor allem bei beginnender portaler Hypertension sind die zentralen Pfortaderäste weit, während sie in der Peripherie nicht mehr abgrenzbar sind. Durch vermehrte periportale Bindegewebseinlagerung entsteht die für die Zirrhose typischen verbreiterten Uferbefestigungen.

Die Lebervenen selbst sind eher schmal und unregelmäßig konturiert. Das Echomuster der Leber ist mehr

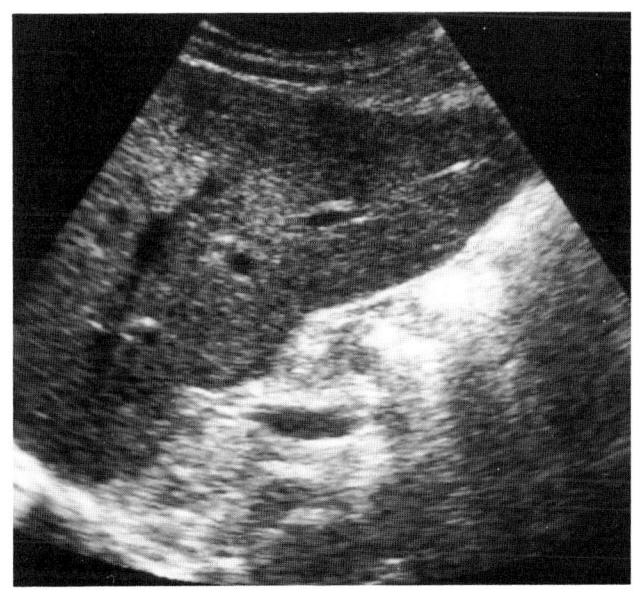

Abb. 25. Paramedianer Längsschnitt rechter Oberbauch. Strukturverdichtetes Leberparenchym, wellige höckerige Dorsalkontur des linken Leberlappens. Verdacht auf Leberzirrhose. 51jähriger Patient.

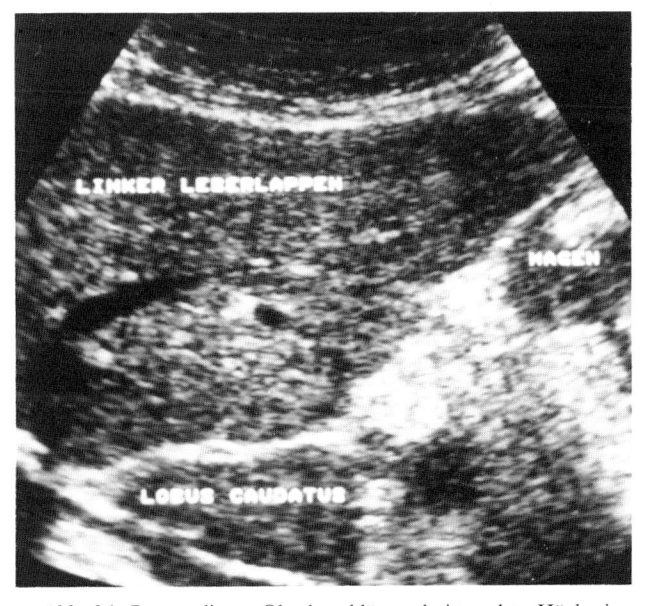

Abb. 26. Paramedianer Oberbauchlängsschnitt rechts. Höckerige Dorsalkontur des linken Leberlappens, abgerundeter Winkel. Deutlich septierter Lobus caudatus. Sonographische Hinweise für eine Leberzirrhose. 44jähriger Patient.

oder weniger echoreich, häufig unruhig und sehr inhomogen (Abb. 27).

Mehr noch als durch Verfettung entsteht durch zunehmende Bindegewebseinlagerung eine vermehrte Schallabsorption aufgrund der schlechteren Schalleitung. Die genannten Merkmale können in unterschiedlicher Kombination und Ausprägung vorliegen. Einerseits kann eine kleinknotige Leberzirrhose sonographisch nahezu unauffällig erscheinen, andererseits kann sich im Falle einer grobknotigen Zirrhose ein extrem inhomogenes, grobscheckiges Bild darstellen, das unter Umständen nicht sicher von einer diffusen Metastasenleber abzugrenzen ist.

Sekundäre Befunde der Leberzirrhose sind dann die Folgen der portalen Hypertension: Aszites, Milzvergrößerung und die Ausbildung von Kollateralen (Abb. 28). Ein leicht festzustellender Befund ist der Nachweis einer *rekanalisierten Paraumbilikalvene* im Ligamentum teres hepatis.

Geringe Aszitesmengen sammeln sich zunächst als schmaler echofreier Saum in der sogenannten Morisson-Tasche zwischen Leberrückfläche und lateralem Nierenparenchymsaum. Bei größeren Aszitesmengen ist die Leber allseits von freier Flüssigkeit umgeben (Abb. 27). Es gibt einige typische sonographische Kriterien für das Vorliegen einer *portalen Hypertension*; erhärtet wird die sonographische Diagnose durch Einsatz der *Duplexsonographie*, da hierbei nicht nur Kollateralen eindeutig identifiziert werden können, sondern auch die Strömungsrichtung des Blutes angegeben werden kann (Abb. 29a, 29b).

Tabelle 5 zeigt die sonographischen Hinweise für das Vorliegen einer portalen Hypertension.

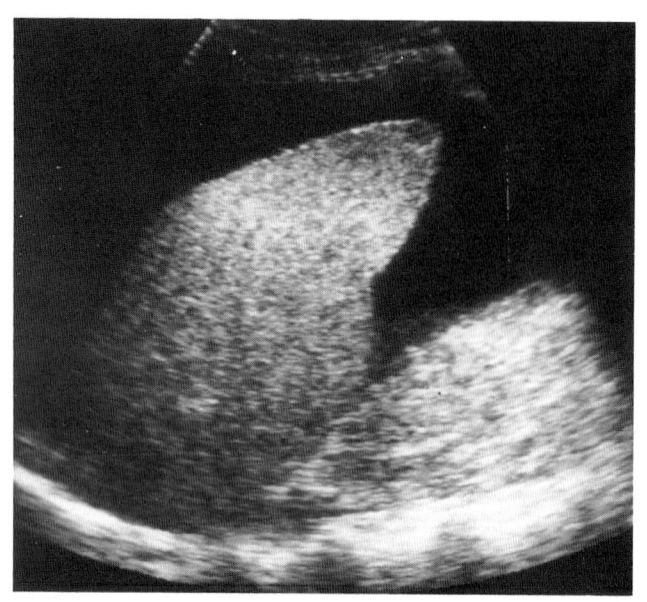

Abb. 27. Längsschnitt durch den linken Leberlappen. Kleiner höckeriger linker Leberlappen. Völlige Rarefizierung der Gefäße. Inhomogene Binnenstruktur der Leber. Ausgeprägter Aszites. Sonographische Zeichen einer dekompensierten Leberzirrhose. 67jähriger Patient.

III.1.6.5. Stauungsleber

Die akute Stauungsleber ist einfach zu diagnostizieren. Das typische sonographische Bild besteht aus einer deutlich vergrößerten, druckempfindlichen und echoarmen Leber. Die *Lebervenen sind sehr erweitert*, die Lumenweite ist größer als 0,5 cm, die Lebervenen sind bis in die Peripherie verfolgbar. Die Vena cava ist im Längsschnitt über 2 cm im Durchmesser erweitert und hat im Querschnitt nicht mehr die ovale sondern eine runde Form. Die Komprimierbarkeit ist vermindert bzw. bei zunehmendem Schweregrad vollständig aufgehoben. Atemabhängige Kaliberschwankungen und Wandpulsationen werden nicht mehr sichtbar. Ein Pleuraerguß oder Aszites wird manchmal ebenfalls sichtbar.

Tab. 5. Sonographische Hinweise für das Vorliegen einer portalen Hypertonie

- Pfortaderdurchmesser größer 1,5 cm
- Aszites
- Fehlende respiratorische Kaliberschwankungen von Vena mesenterica superior und Vena lienalis
- Rekanalisierte Umbilikalvene im Ligamentum teres hepatis, andere porto-systemische Kollateralen
- Splenomegalie

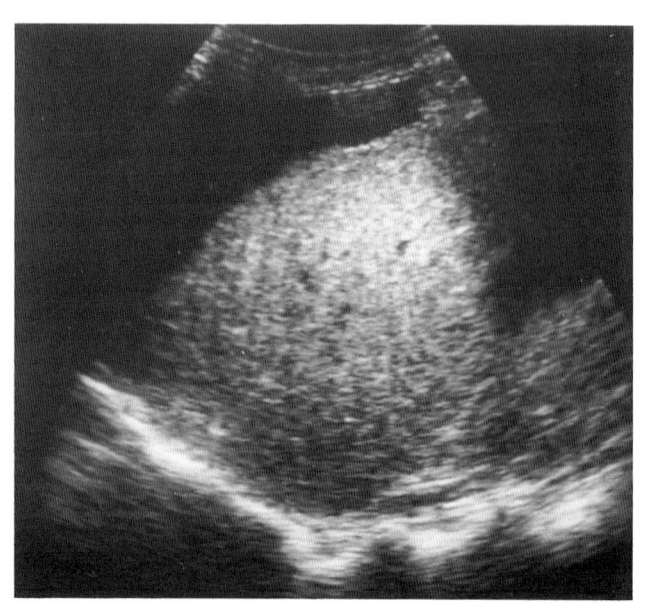

Abb. 28. Gleicher Patient wie in Abb. 27. Subkostalschnitt rechts. Wellige, höckerige Leberoberfläche. Ausgeprägter Aszites, dekompensierte Leberzirrhose.

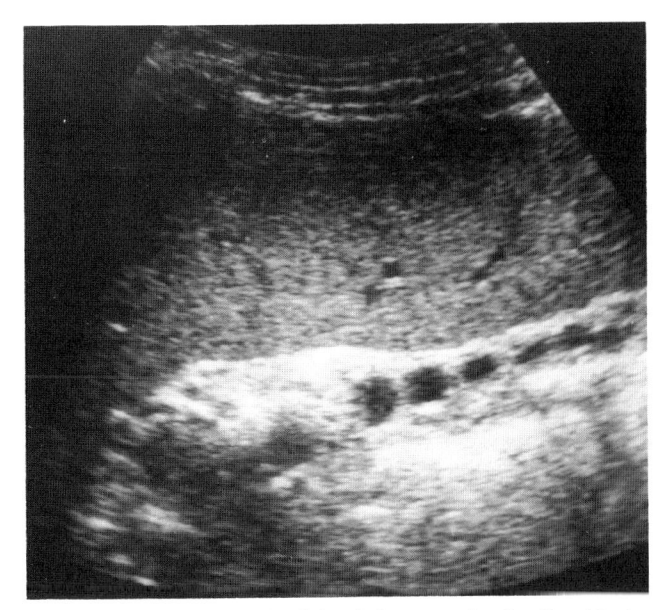

Abb. 29a. Flankenschnitt links. Splenomegalie. Im Bereich des Milzhilus variköse Gefäßerweiterungen als Ausdruck eines Kollateralkreislaufes bei portaler Hypertension. 34jähriger Patient mit dekompensierter Leberzirrhose (Child C).

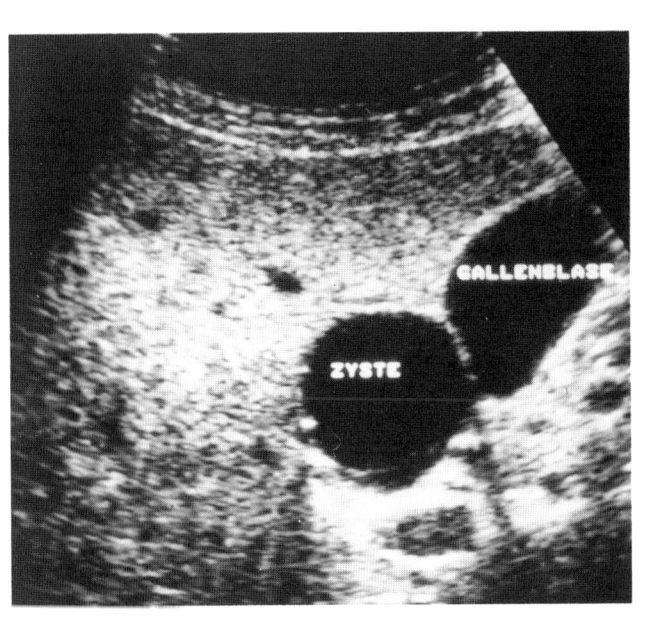

Abb. 30. Paramedianer Längsschnitt rechter Oberbauch. Lateral der Gallenblase scharf begrenzte zystische Struktur mit Zystenrandschatten und dorsaler Schallverstärkung. Typischer Befund einer solitären Leberzyste. 31jährige Patientin.

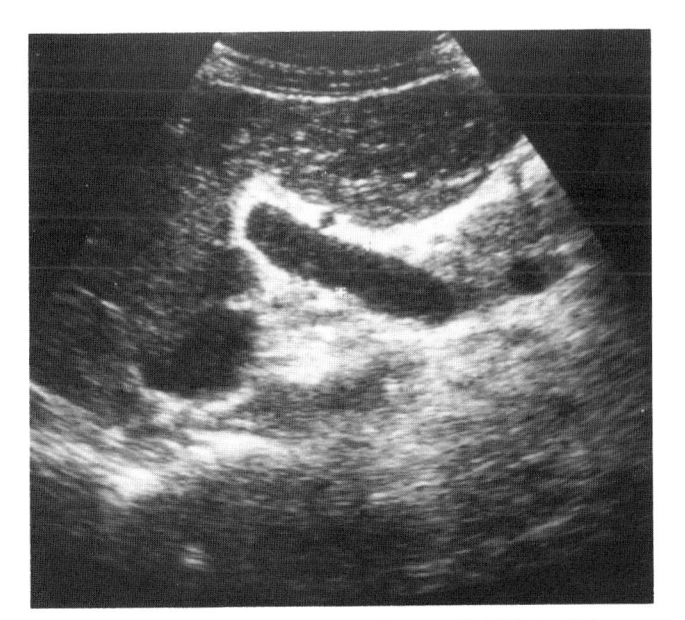

Abb. 29b. Linksseitenlage des Patienten. CPC-Linie. Bekannte Leberzirrhose mit sonographischen Zeichen der portalen Hypertension (Vena portae 1,8 cm weit mit 2 Kreuzen markiert). Ductus hepatocholedochus angeschnitten, ebenso Vena cava inferior.

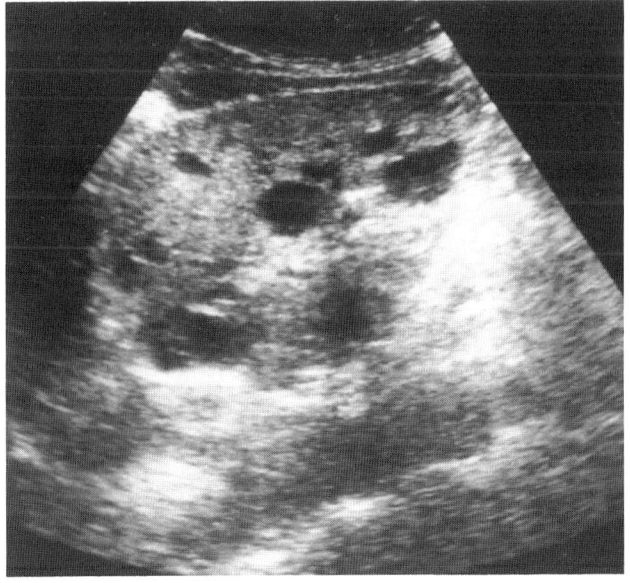

Abb. 31. Längsschnitt durch den linken Leberlappen. Im Bereich des gesamten Leberlappens multiple, echofreie zystische Strukturen, scharf begrenzt, z.T. mit dorsaler Schallverstärkung. 45jähriger Patient.

III.1.6.6. Umschriebene Veränderungen der Leber

Neben der sonographischen Diagnostik diffuser Lebererkrankungen kommt der Sonographie in der Erkennung und Differenzierung fokaler Leberveränderungen die *größte Bedeutung* zu. Man spricht von herdförmigen Strukturveränderungen, wenn sich das Echomuster nur an umschriebenen Stellen vom übrigen Lebergewebe unterscheidet. Wir unterscheiden sonomorphologisch echofreie, zystische von soliden echoarmen oder echoreichen Strukturen, welche immer mit dem übrigen Lebergewebe verglichen werden. Läsionen, die zystische und solide Anteile aufweisen, werden als komplex, semisolide oder semiliquide bezeichnet.

Tab. 6. Umschriebene Veränderungen der Leber

Fehlbildungen	Solitäre Zysten, multiple Zysten, hereditäre Zysten
Traumafolgen, Infektionen	Hämatome, Abszesse, Parasitosen, (Echinococcus cysticus; Echinococcus alveolaris)
Leberneoplasien	Hämangiom, Adenom, fokal-noduläre Hyperplasie, Malignome (hepatozelluläres Karzinom; cholangio-zelluläres Karzinom)
Metastasen	
Sonstige Veränderungen	Regionale Verfettung, fokale Minderverfettung, Regeneratknoten bei Zirrhose, Verkalkungen, Pneumobilie

Tabelle 6 zeigt zusammengefaßt die wichtigsten Erkrankungen, die zu umschriebenen Leberveränderungen führen können.

III.1.6.6.1. Echofreie Strukturveränderungen

Eine echofreie Struktur in der Leber kann einem Gefäß, der Gallenblase oder einer Zyste entsprechen. Die meisten kleineren echofreien Bezirke lassen sich rasch als Gefäß identifizieren, da sie sich bei Drehung des Schallkopfes um 90 Grad bandförmig auflösen lassen und Verbindung zu einem größeren Gefäß bekommen. Die Gallenblase kann aufgrund ihrer bekannten Lagebeziehung zur Leber leicht erkannt werden. Dysontogenetische *Leberzysten* stellen einen häufigen *Zufallsbefund* dar und verursachen in der Regel keine klinischen Symptome. Leberzysten haben die gleiche Eigenschaft wie die Zysten anderer Organe. Sie sind rund bis oval, meist glatt begrenzt und weisen in typischen Fällen keine Binnenstrukturechos auf. Sie können solitär oder multipel auftreten (Abb. 30). Bei entsprechender Größe wird hinter dem echofreien Zystenlumen eine dorsale Schallverstärkung sichtbar. Zysten können sonographisch ab einem Durchmesser von 0,5 cm erkannt werden. Die Leber – meist vergrößert – ist durchsetzt mit verschiedenen großen, zum Teil mehrkammerigen Zysten, ohne daß diesen eine klinische Relevanz zukommt (Abb. 31).

Die *angeborene Zystenleber* mit multiplen Leberzysten ist ein seltenes Krankheitsbild (Abb. 32). Es liegt eine familiäre Häufung vor, und bei ca. 50% der Patienten mit einer Zystenleber werden auch Zysten in anderen Organen gefunden.

Schmerzen im rechten Oberbauch bei bekannten Leberzysten lassen auch an eine Einblutung denken. Sonographisch finden sich als Folge der Einblutung Binnenechos, die pseudopolypös angeordnet sein können, oder das Lumen der gesamten Zyste ausfüllen wie bei einer Tamponade. Im Computertomogramm hat die *eingeblutete Zyste* eine höhere Dichte im Vergleich mit einer normalen Zyste und kann dadurch leicht mit einem *Abszeß verwechselt* werden. Leberzysten können auch als Folge einer Entzündung insbesondere durch Parasiten entstehen. Von diesen Zysten sind die *Echinokokkuszysten* klinisch am bedeutsamsten. Findet man Septen innerhalb einer Leberzyste, so sollte man differentialdiagnostisch

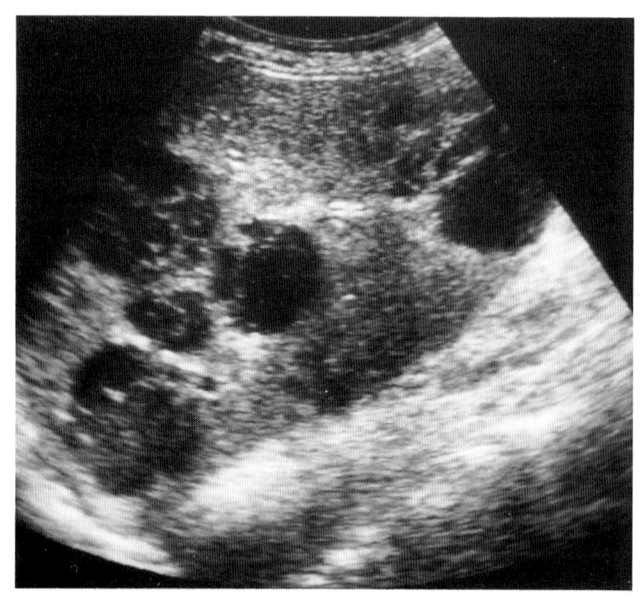

Abb. 32. Längsschnitt durch den rechten Leberlappen. Hepatomegalie. Multiple, zystische Strukturen mit dorsaler Schallverstärkung. Sonographisches Bild einer ausgeprägten Zystenleber. 54jähriger Patient.

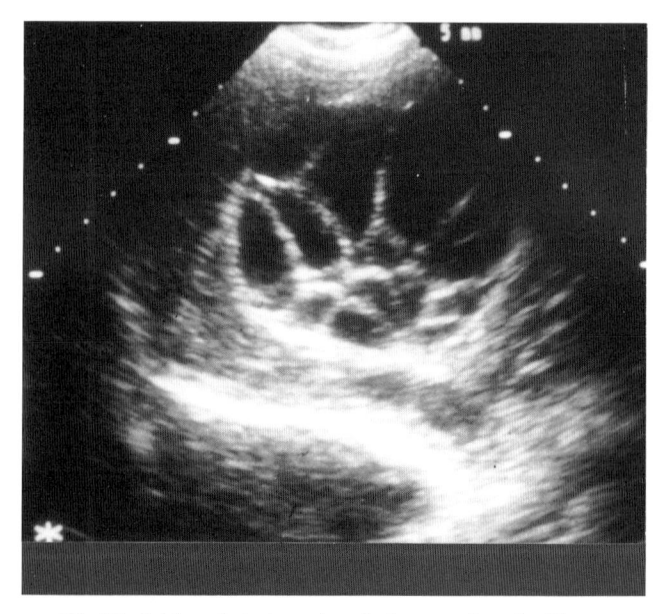

Abb. 33. Subkostalschnitt rechts. 7×8 cm große, scharf begrenzte echofreie Läsion mit echoreichen Septierungen. Zystenrandschatten mit dorsaler Schallverstärkung. Befund der «Zysten in der Zyste». Typisches sonographisches Bild eines Echinococcus cysticus. 31jähriger Patient.

Leber

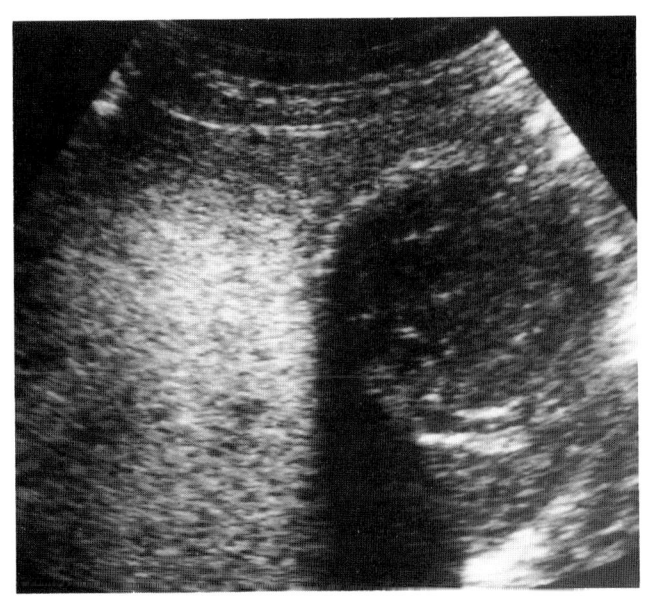

Abb. 34. Längsschnitt durch den linken Leberlappen. Solide, echoarme Struktur mit echoreichem Randsaum und ausgeprägtem Randschatten. Ventral keine echofreien Strukturen sichtbar, jedoch vermehrt echoreiche bandförmige Septierungen. Sonographischer Befund eines verkalkten Echinococcus cysticus. 45jähriger Patient.

III.1.6.6.3. Solide umschriebene Strukturveränderungen

Den größten Anteil solider umschriebener Veränderungen nehmen maligne Prozesse wie *Metastasen* und *primäre Leberneoplasien* ein. Aber auch benigne Erkrankungen der Leber wie *Hämangiome, Adenome* und die fokale noduläre Hyperplasie können ein ähnliches sonographisches Bild verursachen. Im Einzelfall kann

an eine Echinokokkuszyste denken (Abb. 33). Beim Echinococcus cysticus erkennt man bei der Ultraschalluntersuchung typische, glatt begrenzte Zysten, die nicht selten kleinere Tochterzysten am inneren Rand der Zyste aufweisen – sogenannte «Zysten in der Zyste».

Die Zysten sind häufig septiert und die Zystenwände zeigen als Folge von Verkalkungen helle Echos mit dorsalem Schallschatten, jedoch ist das sonographische Bild nicht immer einheitlich (Abb. 34).

III.1.6.6.2. Abszesse, Hämatome

Das sonographische Bild von Leberabszessen ist sehr variabel und reicht von liquiden Prozessen über semiliquide Strukturen bis zu echogenen, solide erscheinenden Veränderungen (Abb. 35, 36). Häufig findet man deutliche Binnenechos. Die dorsale Schallverstärkung ist nicht so ausgeprägt, wie bei einer typischen Zyste. Adhäsionen und narbige Veränderungen führen gelegentlich zu einer unregelmäßigen Form. Frische Hämatome stellen sich zunächst als echoarme, unregelmäßig begrenzte Bezirke mit deutlichen Binnenechos dar. Kommt es nicht zur Resorption sondern zur Verflüssigung, so werden die sonographischen Merkmale des Hämatoms denen einer Zyste zunehmend ähnlicher (Abb. 37). Umgekehrt kann die fortschreitende Organisation des Hämatoms aber auch zu einem zunehmenden Echoreichtum führen.

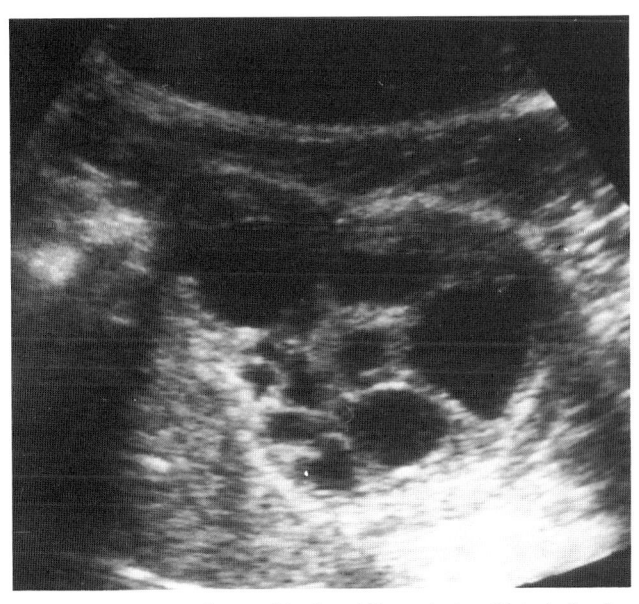

Abb. 35. Paramedianer Oberbauchlängsschnitt. Unterhalb des linken Leberlappens solide, inhomogene zentrale echofreie Struktur. Ausgeprägter Druckschmerz und Abwehrspannung. Die ultraschallgezielte Punktion ergab einen Staphylococcus aureus-Abszeß. 43jähriger Patient.

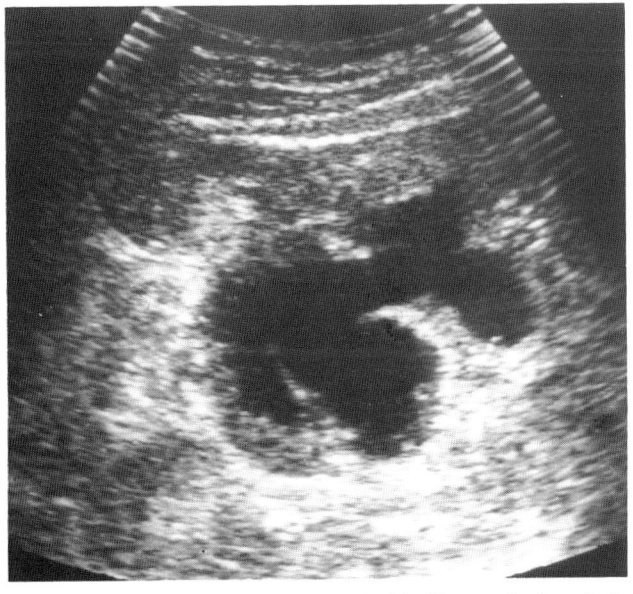

Abb. 36. Gleicher Patient wie in Abb. 35. 4 Tage nach ultraschallgezielter Punktion und Drainage; deutliche Verkleinerung.

man nicht immer entscheiden, ob eine umschriebene Läsion der Leber benigne oder maligne ist. Daher sollte der Untersucher nicht nur die fokale Strukturveränderung genau beschreiben, sondern auch alle übrigen Organe des Bauchraumes nach einem Primärtumor oder Lymphknotenvergrößerungen immer absuchen. Gutartige Lebertumoren sind klinisch meist stumm und werden zufällig entdeckt. Der häufigste gutartige Lebertumor, das Hämangiom, tritt meist solitär, in ca. 10% der Fälle aber auch multipel auf (Abb. 38).

Hämangiome zeigen sonomorphologisch recht typische Merkmale: bedingt durch die vielen akustischen Grenzflächen der Gefäßwände und kavernösen Bluträume ist die Struktur sehr *echoreich und scharf begrenzt*. Gelegentlich kann ein in den Tumor ziehendes Gefäß dargestellt werden (Abb. 39)

Im typischen Fall eines solitären echoreichen, wie ausgestanzt wirkenden Rundherdes kann auf eine weiterführende Diagnostik wie das Computertomogramm verzichtet werden, wenn keine Hinweise auf ein Tumorleiden bestehen; sonographische Verlaufsbeobachtungen sind ausreichend. Bei größeren Hämangiomen mit zystischen Anteilen, Fibrosen, Thrombosierung oder Einblutungen sind echoärmere Anteile vorhanden, eine relative Schallverstärkung wird dann oft beobachtet. Differentialdiagnostisch muß bei entsprechender Anamnese in erster Linie an reflexreiche Metastasen mit zentral nekrotisierenden Anteilen gedacht werden (Abb. 40). Eine weiterführende Diagnostik sollte in diesen Fällen immer durchgeführt werden (Tab. 7).

III.1.6.6.4. Benigne Lebertumoren

Leberadenome und insbesondere die *fokale noduläre Hyperplasie* werden in den letzten Jahren zunehmend häufiger gefunden (Abb. 41). Betroffen sind in der Regel Frauen im gebärfähigen Alter, die *orale Antikonzeptiva* einnehmen. Diese Veränderungen sind meist echoärmer als das übrige Lebergewebe und gut abgrenz-

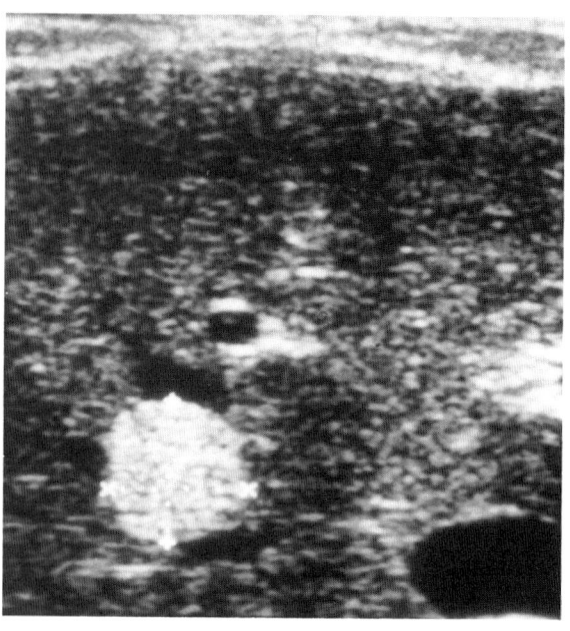

Abb. 38. Ausschnittvergrößerung Subkostalschnitt rechts. Scharf begrenzte, echoreiche, ausgestanzte Struktur. Typisches Bild eines Leberhämangioms. 32jähriger Patient.

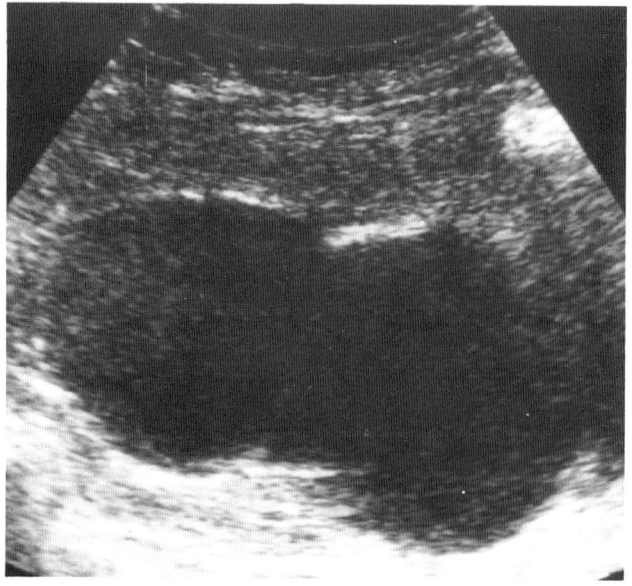

Abb. 37. Subkostalschnitt rechts. Z.n. Hemihepatektomie. Unterhalb der Resektionsstelle echofreie zystische Strukturen, scharf begrenzt. Dringender V.a. frisches Hämatom. 44jährige Patientin mit metastasierendem Mamma-karzinom.

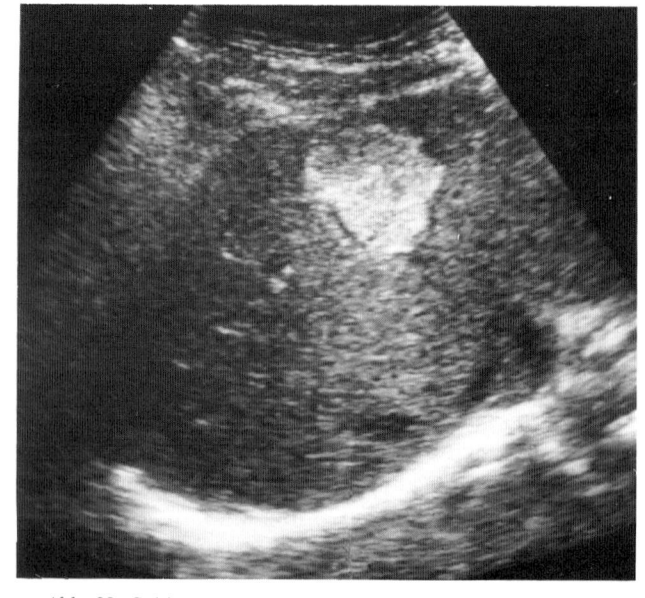

Abb. 39. Subkostalschnitt rechts. Scharf begrenzte, echoreiche Struktur. Sonographischer Befund eines Leberhämangioms im rechten Leberlappen. 24jähriger Patient.

Tab. 7. Weitere Abklärung von sonographisch festgestellten fokalen Veränderungen

Typische Leberzyste	Keine weitere Abklärung erforderlich
V.a. Echinokokkuszyste	Serologie, CT, *keine* Punktion
Hämangiom	Eventuell CT mit Kontrastmittelapplikation im Bolus
Fettverteilungsstörungen	Dichtemessung mittels CT, Punktion
Fokal noduläre Hyperplasie	Leberfunktionsszintigraphie, Angiographie, Punktion
V.a. primären Lebertumor	CT mit Kontrastmittel, Angiographie, Punktion
V.a. Metastasen	CT mit Kontrastmittel, Punktion

bar. Die fokal noduläre Hyperplasie kann aber auch die gleiche Echogenität wie das übrige Lebergewebe oder ein komplexes Reflexmuster aufweisen. Die ultraschallgezielte Biopsie bringt dann die histologische Klärung.

III.1.6.6.5. Primäre maligne Lebertumoren

Dazu zählen die *hepatozellulären Karzinome*, cholangiozelluläre Karzinome und seltene Sarkome wie das Hämangiosarkom. Das hepatozelluläre Karzinom, meist auf dem Boden einer *bekannten Leberzirrhose*, kann solitär oder multilokulär wachsend auftreten (Abb. 42).

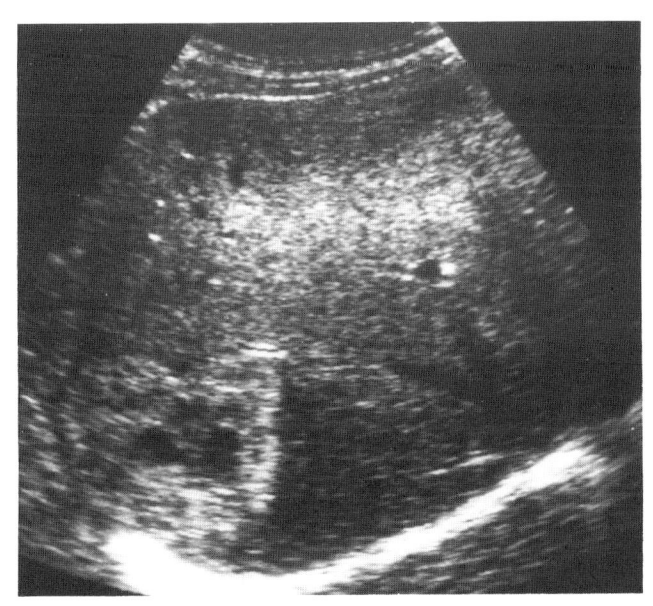

Abb. 40. Subkostalschnitt rechts. Unmittelbar vor dem Diaphragma gelegene, echoreiche 3×4 cm große Struktur, im Zentrum echofrei. Bei entsprechender Tumoranamnese DD: Hämangiom, solitäre Filiae. Das CT mit Kontrastmittel bestätigte den Befund eines Hämangioms. 55jähriger Patient.

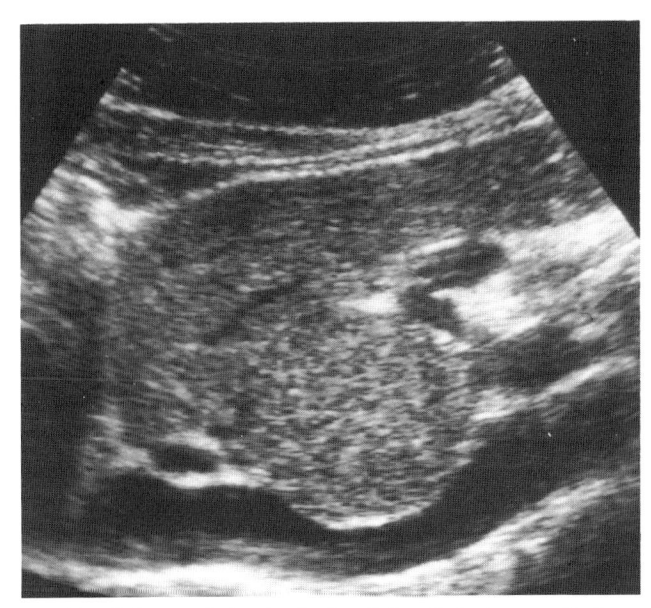

Abb. 41. Längsschnitt durch den linken Leberlappen. 3×3 cm kugelige echoreiche Struktur innerhalb des linken Leberlappens, gleiches Binnenmuster wie das übrige Leberparenchym. Kompression der Vena cava interior. Ultraschallgezielte Punktion ergab eine fokale noduläre Hyperplasie. 34jährige Patientin bei Z.n. langjähriger Einnahme von Kontrazeptiva.

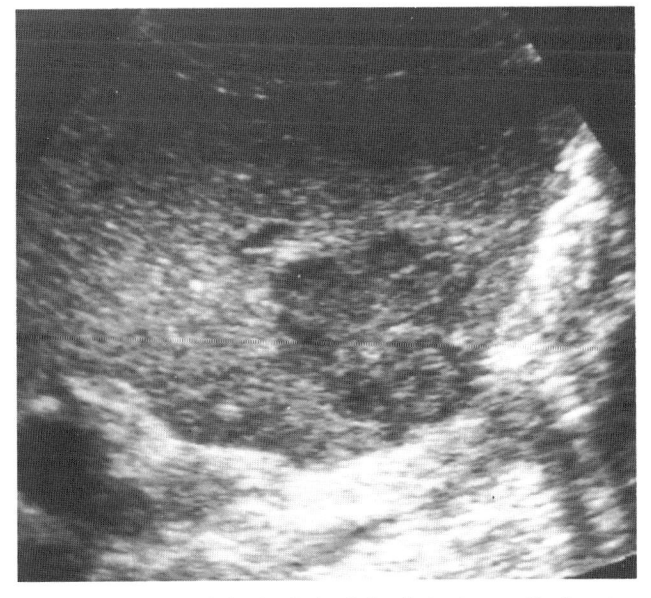

Abb. 42. Längsschnitt durch den linken Leberlappen. Im dorsalen Abschnitt unruhige, echoarme solide Struktur. Dringender V.a. primäres Leberzellkarzinom. 54jähriger Patient.

Sonographisch findet man komplexe Veränderungen im Sinne von echoarmen bis echoreichen Arealen. Das von den Gallengangepitelien ausgehende cholangiozelluläre Karzinom ist eine Erkrankung des alten Menschen. Ikterus und Juckreiz sind häufig die ersten klinischen Zeichen. Sonographisch findet man einen unregelmäßigen, girlandenförmig begrenzten Tumor in der Leber, der durch einen echoarmen Randsaum vom übrigen Lebergewebe abgegrenzt ist.

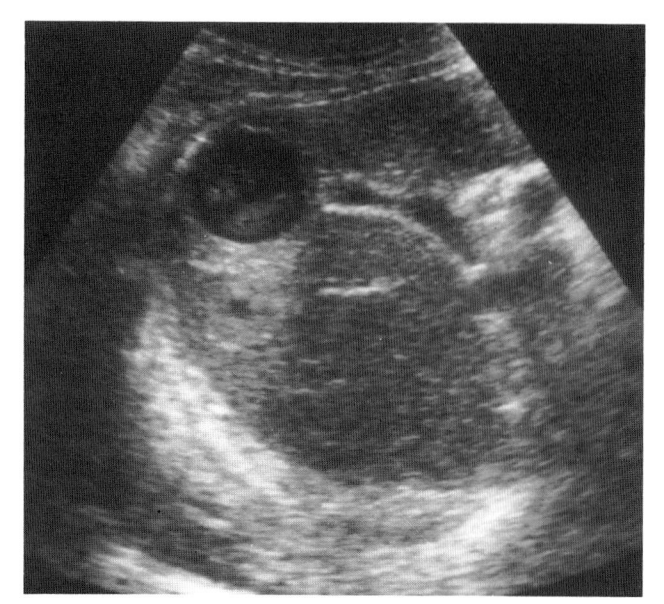

Abb. 43. Längsschnitt linker Leberlappen. Solider 3×4 cm messender echoarmer Bezirk mit Halozeichen. V.a. solitäre Lebermetastase.

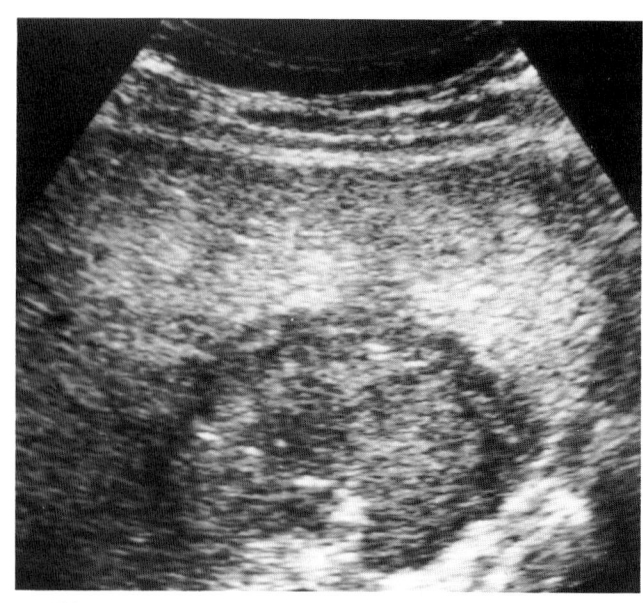

Abb. 45. Paramedianer Oberbauchlängsschnitt. Im linken Leberlappen, kaudal gelegen, solide echoarme Struktur, bizarr konfiguriert, V.a. solitäre Lebermetastase. Bioptisch gesichert. 64jähriger Patient.

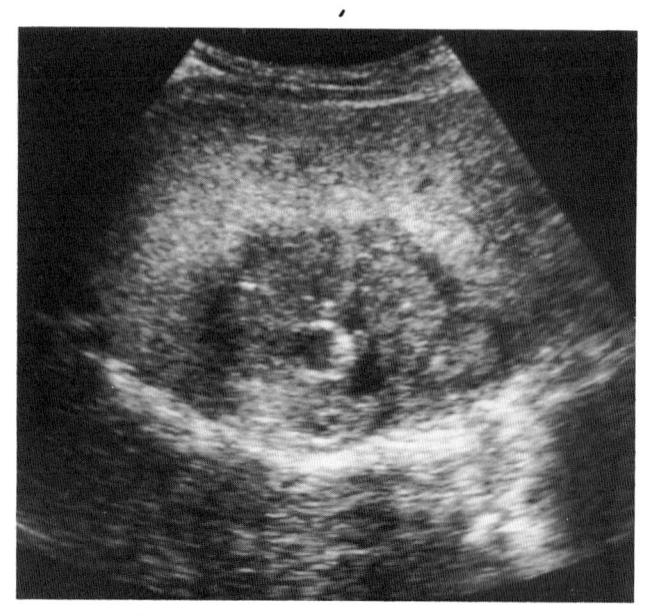

Abb. 44. Subkostalschnitt rechts. 2×3 cm große, solide, echoarme Struktur. Dringender V.a. solitäre Lebermetastase bei metastasierendem Bronchialkarzinom. 54jähriger Patient.

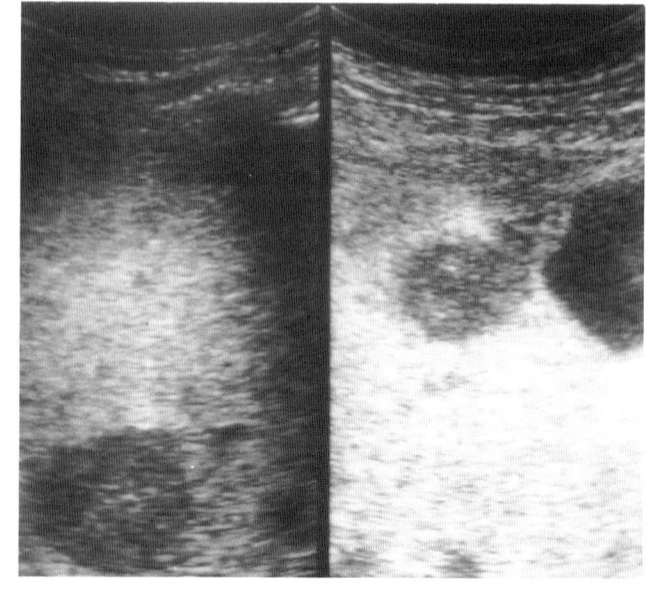

Abb. 46. Längsschnitt bzw. Subkostalschnitt durch den rechten Leberlappen. Multiple, echoreiche solide Strukturen bei bekanntem Adenokarzinom des Magens. Sonographischer Befund einer Metastasenleber. 55jähriger Patient.

III.1.6.6.6. Metastasen

Lebermetastasen treten *meist multipel* auf; einzelne umschriebene Läsionen sind dagegen selten (Abb. 43). Gelegentlich sind die Metastasen so klein, daß sie nicht zu einer umschriebenen Strukturveränderung der Leber führen, sondern größere Anteile der Leber diffus infiltrieren. Die sonographischen Kennzeichen von Lebermetastasen basieren im wesentlichen auf *Änderung* der Form und der *Binnenstruktur* (Abb. 44, 45). Oberflächlich gelegene Metastasen führen zu einer umschriebenen Vorwölbung der Leberkontur. Dabei darf man physiologische Vorwölbungen wie z. B. den Lobus caudatus nicht mit pathologischen Veränderungen verwechseln. Die meisten oberflächlich gelegenen Metastasen zeigen auch eine deutlich veränderte Struktur. Lebermetastasen sind neben der veränderten Binnenstruktur auch durch die Verdrängung von Gefäßen und Gallenwegen zu erkennen (Abb. 46).

Echoarme Lebermetastasen lassen sich innerhalb einer verdichteten, echoreichen Leber leichter erkennen, als in einer normalen Leber. *Echoreiche Metastasen* sind andererseits in einer verdichteten Leber weniger gut abzugrenzen als in einer normalen echoarmen Leber. Das Echomuster von Lebermetastasen ist sehr variabel und hängt vom Gefäßreichtum der Metastasen ab. Die Frage, ob echoarme oder echoreiche Lebermetastasen häufiger vorkommen, wird unterschiedlich beantwortet. Letztendlich ist diese Frage müßig, da die Sonographie einen deskriptiven Befund erhebt und keine histologischen Diagnosen stellen kann.

Wichtig ist, daß Metastasen ihren Echocharakter bei zunehmendem Wachstum sowie unter dem Einfluß einer Chemotherapie und Radiotherapie verändern können. So werden echoreiche Metastasen unter der Chemotherapie echoarm oder als Folge von zentraler Nekrose sogar echofrei (Abb. 47).

Zystische Bezirke entstehen in Folge einer *Nekrose* der zentralen Tumoranteile. Dies führt zu einem unregelmäßigen Tumorrandsaum unterschiedlicher Dicke. Gelegentlich kann eine metastatische Läsion auch ganz zystisch erscheinen.

Die Entwicklung zentraler Nekrosen wird bei Metastasen von Sarkomen häufiger beobachtet als bei Metastasen von Karzinomen. Infiltrationen (Non-Hodgkin-Lymphome der Leber) können ebenfalls metastasenähnlich imponieren (Abb. 48).

Ein echoarmer Randsaum ist ein Hinweis auf rasches Metastasenwachstum. Das typische Bild einer *Metastasenleber* kann differentialdiagnostisch große Schwierigkeiten bereiten, insbesondere wenn eine kleinknotige Leberzirrhose vorliegt.

Ausgeprägte Metastasen können auch die Vena portae infiltrieren und zu einer Pfortaderthrombose führen (Abb. 49).

III.1.6.7. Sonstige fokale Leberveränderungen

Häufig können diese Veränderungen mit Metastasen verwechselt werden. Die *regionale Leberverfettung* bereitet häufig dann Probleme in der Abgrenzung von neoplastischen Veränderungen, wenn die Strukturen scharf begrenzte Formen annehmen (Abb. 50, 51). Dies kann sowohl bedingt sein durch medikamentöse Beeinflussungen, die dann vollständig reversibel sind nach Absetzen des Präparates.

Letztendlich kann zur Klärung solcher Veränderungen das Gewebe *ultraschallgezielt punktiert* und histologisch untersucht werden, wenn weiterführende bildgebende Verfahren keine eindeutigen Ergebnisse zeigen. Einen Überblick über weiterführende diagnostische Verfahren bei sonographisch festgestellten umschriebenen intrahepatischen Läsionen zeigt Tabelle 7.

Verkalkungen, Fremdkörper und gasgefüllte Gallengänge zeichnen sich durch auffallend helle Echos aus, die einen dorsalen Schallschatten aufweisen (Abb. 51). Verkalkungen und Fremdkörper sind allein am sonographischen Bild nicht mit Sicherheit zu unterscheiden.

Gasgefüllte Gallenwege findet man als Folge operativer Eingriffe oder bei durch Anaerobier bedingter eitriger Cholangitis.

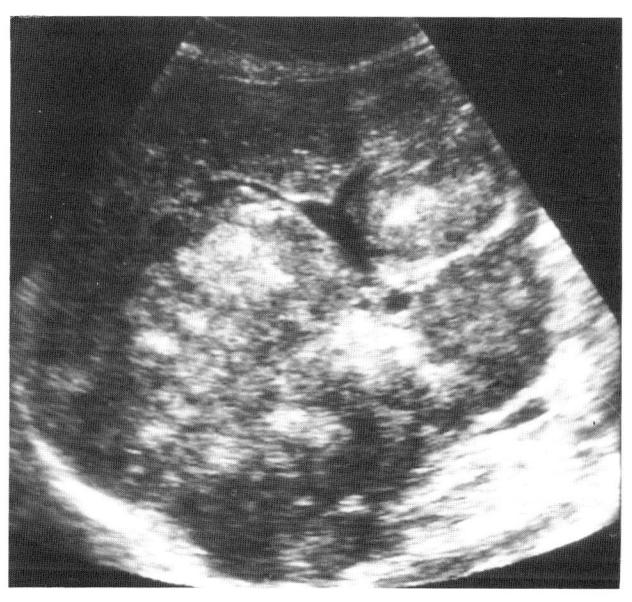

Abb. 47. Subkostalschnitt rechts. Z.n. Chemotherapie eines Adenokarzinoms des Colon ascendens. Es zeigt sich konfluierend ein solider, echoreicher, z.T. echoarmer Prozeß. Gefäßverdrängender Prozeß. Dringender V.a. multiple Lebermetastasen.

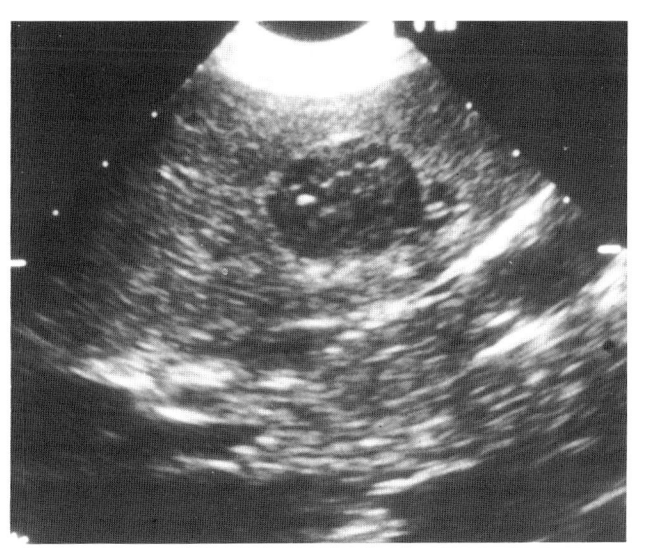

Abb. 48. Längsschnitt durch den linken Leberlappen. Solide, echoarme, scharf begrenzte Struktur. 34jähriger Patient mit AIDS und klinischem V.a. ein Non-Hodgkin-Lymphom. Die ultraschallgezielte Punktion ergab eine Lymphom-Infiltration der Leber.

Bei gasgefüllten Gallengängen *(Pneumobilie)* erkennt man bandförmige helle Echos, die oft nur zentral von dorsalen Schallschatten gefolgt sind. In der Peripherie sind häufig nur noch helle Echos ohne Schallschatten zu sehen, entsprechend der geringeren Menge an Gas in den peripheren Gallenwegen.

Seltene Befunde stellen Pneumocystis carinii Infektionen der Leber bei HIV-infizierten Patienten dar. Sonographisch findet man echoreiche, stippchenförmige Verkalkungen, die homogen über die gesamte Leber verteilt sind (Abb. 52).

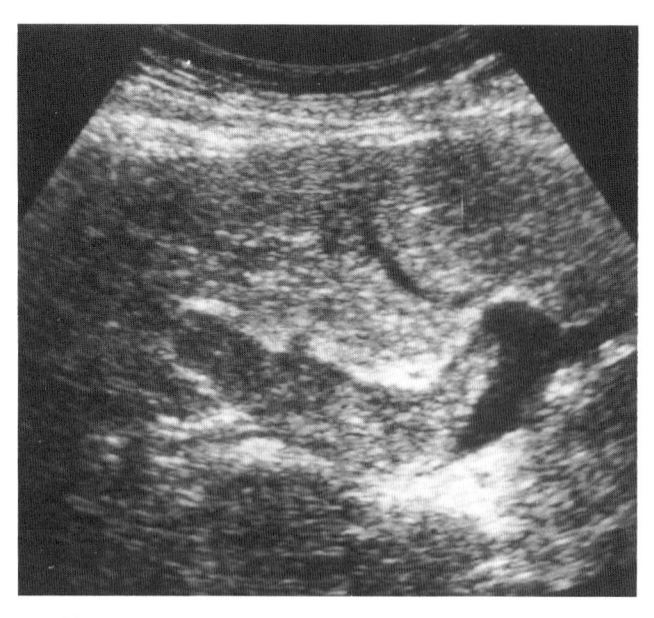

Abb. 49. Subkostalschnitt rechts. Solide echoreiche Strukturen im Lumen der Pfortader. Gleiche Echogenität wie das übrige Lebergewebe. Dringender V.a. Pfortaderthrombose. Duplexsonographische Bestätigung. 64jähriger Patient mit metastasierendem kleinzelligem Bronchialkarzinom.

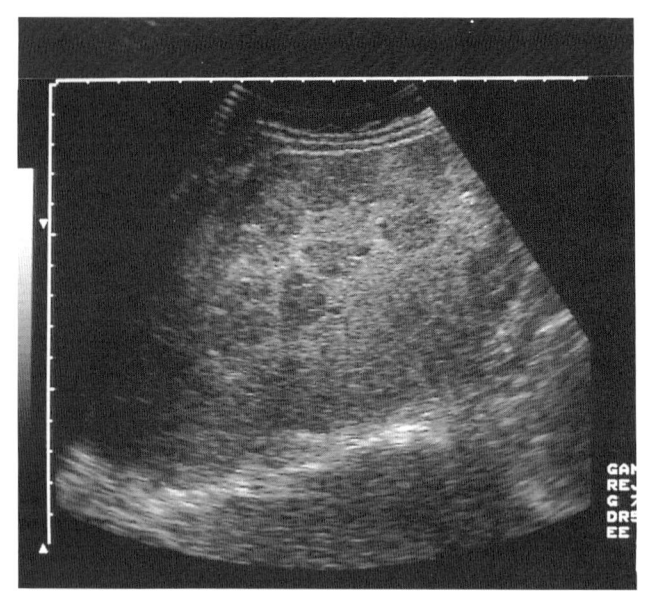

Abb. 51. Gleicher Patient wie Abb. 50, 4 Jahre später: Subkostalschnitt rechts. Die vormals echoreichen Läsionen in der Leber kommen echoreich zur Darstellung; CT mit Kontrastmittel erneut unauffällig. Ultraschallgezielte Feinnadelpunktion zeigte unverändert eine Fettumverteilungsstörung.

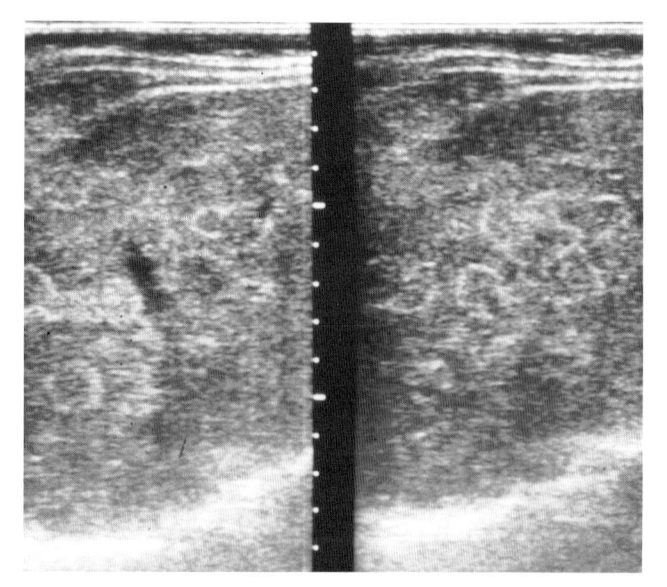

Abb. 50. Modifizierter Subkostalschnitt rechts. Multiple, scharf begrenzte, solide, echoreiche Strukturen, polyzyklisch angeordnet. Sonographisch dringender Verdacht auf Lebermetastasen. Das CT mit Kontrastmittel war unauffällig. Ultraschallgezielte Feinnadelpunktion: Fettumverteilungsstörung.

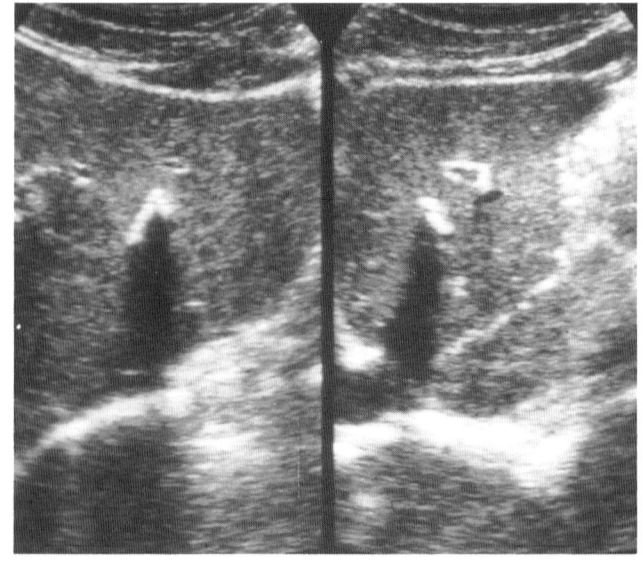

Abb. 52. Längsschnitt rechter bzw. linker Leberlappen. Es kommt je eine kleine Verkalkung mit dorsalem Schallschatten zur Darstellung. 62jähriger Patient.

Leber

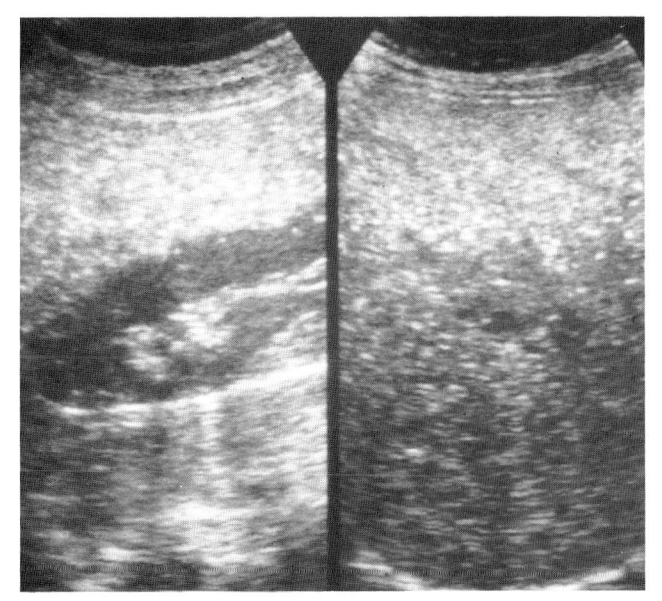

Abb. 53. Längsschnitt rechter Leberlappen bzw. Subkostalschnitt. Multiple, punktförmige, echoreiche stippchenartige Läsionen im Leberparenchym, homogen verteilt. 24jähriger Patient mit AIDS und Pneumocystis-carinii-Infektion der Leber.

III.1.6.8. Vaskuläre Lebererkrankungen

III.1.6.8.1. Budd-Chiari-Syndrom
(Lebervenenverschluß-Syndrom)

Darunter versteht man einen Verschluß der großen Lebervenen. Als Ursache wird eine membranöse oder segmentale *Obstruktion* der retrohepatischen *Vena cava* mit Übergreifen auf die großen Lebervenen, Thrombosen in den Lebervenen bei Polyzythämie oder Kompression der Lebervenen durch tumoröse Prozesse in der Leber angenommen. Sonographisch zeigt sich die Leber vergrößert und echoarm. Diagnostisch führend ist die fehlende Darstellung bzw. Thrombosierung der großen Lebervenen. Der Lobus caudatus ist dann hypertrophiert und echoarm.

III.1.6.8.2. Morbus Osler

Es handelt sich um eine autosomal dominant vererbbare Systemerkrankung, der eine *Fehlbildung der Kapillaren*, Venolen und Arteriolen zugrundeliegt. Auch die Leber kann davon betroffen sein.

III.1.6.8.3. Peliosis hepatis

Die Peliosis hepatis ist ein sehr seltenes Krankheitsbild mit multiplen blutgefüllten Strukturen in der Leber, die mit den Sinusoiden oder Zentralvenen kommunizieren. Sonographisch kann sich das Bild einer diffusen Metastasenleber zeigen, die Gefahr besteht in einer *fulminanten Blutung* aus der Leber bei einer *Leberblindpunktion*.

III.1.7. Wertigkeit der Sonographie im Vergleich mit anderen bildgebenden Verfahren

Die Möglichkeit, diffuse und umschriebene Strukturveränderungen der Leber mit Hilfe der Sonographie zunehmend sicherer zu erkennen, hat dazu geführt, daß die Ultraschalluntersuchung die erste Methode der Wahl in der bildgebenden Diagnostik der Leber geworden ist.

Während die *Ultraschallmethode* die *Impedanzunterschiede* der verschiedenen Gewebestrukturen zur Diagnostik verwendet, benutzt die *Röntgenologie* die *Strahlenabsorption*, das *Computertomogramm* die *Dichtegradmessung*, die *Angiographie* und das *Angio-CT* die *Vaskularisation* als Diagnoseparameter und die *Szintigraphie* die *Speicherungsfähigkeit* der Leber. Bei der *Kernspintomographie* sind es die natürliche *Dichtegradverteilung* der *Protonen* oder das örtliche *magnetische Kernrelaxationsverhalten*. Daraus wird ersichtlich, daß die verschiedenen Verfahren der bildgebenden Technik auf völlig unterschiedlichen physikalischen Gesetzmäßigkeiten beruhen und somit nicht als konkurrierende Methoden sondern als *ergänzende bildgebende Verfahren* bei der entsprechenden klinischen Fragestellung angesehen werden sollten.

Beim Einsatz der verschiedenen Verfahren müssen immer berücksichtigt werden:
1. Die Verfügbarkeit.
2. Die Invasivität bzw. die Strahlenbelastung für den Patienten.
3. Die Dringlichkeit zu einer sicheren Abschlußdiagnose zu kommen und
4. die Kosten.

Damit steht die *Sonographie* als *bildgebendes Verfahren* an *erster Stelle*; die Methode ist nicht invasiv, für den Patienten nicht belastbar und kann im Gegensatz zu allen anderen bildgebenden Verfahren *zum Patienten gebracht werden*, wenn es die entsprechende Situation erfordert. Allen Verfahren ist gemein, daß sie einen Befund beschreiben, jedoch nur in seltenen Fällen eindeutig sichern. Die *Sicherung einer Diagnose* erfolgt in der Regel durch eine *zytologische oder histologische Diagnose*, hier kommt die ultraschallgezielte Feinnadelpunktion mit verschiedenen Punktionsnadeln (Chiba-Nadel, Schneidebiopsienadel) zum Einsatz.

Für den Patienten und auch die Kostenentwicklung in der Medizin betrachtend ist es in den meisten Fällen sicherlich sinnvoll, vor dem Einsatz eines weiteren bildgebenden Verfahren den Befund von einem sonographisch versierteren Kollegen kontrollieren zu lassen und dann erneut unter Abwägung der Anamnese, des klinischen Befundes und der bekannten Laborparameter zu entscheiden.

Literatur

1 Harjung H, Tenbieg W: Differentialdiagnose in der Abdominalsonographie. Stuttgart, Hippokrates Verlag, 1990.
2 Altwein JE, Basting RF, Herrmann M, Swobodnik W: Atlas of Ultrasound Anatomy. Stuttgart, Thieme, 1991.
3 Gebel M, Majewski A, Brunkhorst R: Sonographie in der Gastroenterologie. Berlin, Springer, 1988.
4 Sutten D, Young JWR: A Short Textbook of Clinical Imaging. Berlin, Springer, 1990.
5 Schwerk WB: Sonographie in der Diagnose der Leberzirrhose und ihrer Komplikationen. Internist 1987;28:477–488.
6 Zoller WG, Weigold B, Gresser U: Abdominelle Ultraschalldiagnostik Grundkurs. Bildgebung/Imaging 1989; 56, Suppl 1: 1–64.

III.2. Gallenblase und Gallenwege

H. Kellner

III.2.1 Zusammenfassung

Durch die Sonographie wurde die Diagnostik von Erkrankungen der Gallenblase und -wege wesentlich vereinfacht. Die hohe diagnostische Aussagekraft verbunden mit der einfachen und jederzeit wiederholbaren Durchführbarkeit haben die Sonographie zur *wichtigsten bildgebenden Methode* in der Beurteilung des *biliären Systems* werden lassen. Im Falle einer *Cholelithiasis* beruht die Diagnose heute fast ausschließlich auf dem sonographischen Befund. Bei *Raumforderungen* im Bereich der Gallenblase bzw. -wege oder aber auch bei einer *Cholezystitis* können diagnostisch wegweisende Befunde erhoben werden. Die Sonographie kann bei einer *Cholestase* oft die Frage nach der Ursache beantworten bzw. bei der Planung invasiverer Untersuchungsverfahren (ERCP, PTC) hilfreich sein. Ultraschalluntersuchungen zur Therapieplanung und anschließenden -kontrolle sind bei der medikamentösen *Litholyse* ebenso nicht mehr wegzudenken wie bei der mechanischen *Lithotripsie*. Die *orale* bzw. *intravenöse Cholangiographie* ist praktisch vollständig aus der Diagnostik des biliären Systems verdrängt worden, aufwendigere Verfahren *(CT, MR)* sind nur wenigen speziellen Fragestellungen vorbehalten.

III.2.2. Indikationen

Die häufigste Indikation zur Sonographie stellt die Frage nach einer *Cholelithiasis* dar (Tab. 1). Dabei können die *Anzahl*, die *Größe* und *Lage* der Konkremente bestimmt werden. Auch *Gallengangskonkremente* lassen sich in der Regel sonographisch diagnostizieren. Bei einer *akuten* oder *chronischen Cholezystitis* kann ein sonographisches Korrelat für den entzündlichen Prozeß gefunden werden. *Gallenblasentumoren*, seltener auch *Raumforderungen* in den *Gallengängen* sind sonographisch meist faßbar. Die zuverlässigsten Ergebnisse können bei intraluminal wachsenden Tumoren erzielt werden. Die Sonographie kann durch regelmäßige Größenkontrolle von *Gallenblasenpolypen* bei Größenveränderung eine rechtzeitige Operationsindikation ermöglichen. Zur Differenzierung klinisch nicht eindeutig zuzuordnender *Schmerzen im rechten Oberbauch* sollte

Tab. 1. Indikationen zur Sonographie von Gallenblase und -wegen

Gallenblase	– Cholelithiasis
	– akute oder chronische Cholezystitis
	– Empyem/Hydrops
	– Gallenblasentumoren
	– Schmerzen/Tastbefund im rechten Oberbauch
	– Lagebestimmung vor Leberblindpunktion
	– Litholyse/Lithotripsie
	– Überprüfung der Gallenblasenfunktion
Gallenwege	– Choledocholithiasis
	– Gallengangstumoren
	– Abklärung einer Cholestase
	– Pneumo-/Hämobilie

die Sonographie ebenso eingesetzt werden wie zur Abklärung *tastbarer Resistenzen*. In jedem Falle ist vor Durchführung einer *Leberblindpunktion* eine sonographische Lagekontrolle der Gallenblase durchzuführen um ein versehentliches Anpunktieren mit der Folge einer galligen Peritonitis zu vermeiden. Routinemäßig wird zwischenzeitlich auch die Sonographie zur Therapieplanung und späteren -kontrolle bei medikamentöser *Litholyse* oder mechanischer *Lithotrypsie* eingesetzt. Zur Überprüfung der *Gallenblasenfunktion* genügt in der Regel eine sonographische Größenbestimmung vor und nach einer Reizmahlzeit. Einen entscheidenden Beitrag leistet die Sonographie bei der Differenzierung zwischen einem *intrahepatischen* und einem *mechanischen Ikterus*. Wenngleich dabei nicht in jedem Fall die Ursache der Cholestase gefunden werden kann, weisen oft erweiterte intrahepatische Gallengänge oder ein erweiterter Ductus hepatocholedochus auf ein mechanisches Abflußhindernis hin.

III.2.3. Anatomische Grundlagen und Untersuchungstechnik

Die Gallenblase liegt im *Gallenblasenbett* an der Unterseite des rechten Leberlappens. Sie ist dort meist zwischen der *vorderen Axillar-* und der *Medioklavikularlinie* auffindbar. An dem im Nüchternzustand birnenförmigen Hohlorgan unterscheidet man *Fundus, Corpus* und *Infundibulum*. Da sonographisch der Zusammenfluß zwischen Ductus cysticus und Ductus hepaticus communis nicht sicher dargestellt werden kann, wird der sichtbare Anteil des Hauptgallengangs (Ductus choledochus und Teile des Ductus hepaticus communis) als *Ductus hepatocholedochus* bezeichnet. Die sonographische Untersuchung der Gallenblase beginnt in *Rückenlage*. Durch *Einatmen* und *Vorwölbung der Bauchdecke* kann der Patient zu einem besseren Untersuchungsergebnis beitragen, da auf diese Weise Leber und Gallenblase unter dem rechten Rippenbogen hervortreten und störende Rippenschatten und luftgefüllte Darmschlingen die Untersuchung nicht weiter beeinträchtigen. Generell sollte die Gallenblase in drei Schnittebenen untersucht werden (Abb. 1). Zum Auffinden der Gallenblase hat sich der *Längsschnitt* (Abb. 2) bewährt. Der Schallkopf wird dazu im medianen Oberbauch parallel zur Körperlängsachse aufgesetzt. In Längsschnittebene wird dann der rechte Leberlappen zwischen der *Medianlinie* und der *Medioklavikularlinie*, maximal bis zur vorderen Axillarlinie, durchmustert. In diesem Leberabschnitt ist die Gallenblase dorsal des rechten Leberlappens sonographisch darstellbar. Bereits im Längsschnitt ist eine aussagekräftige Beurteilung möglich. Als nächster Untersuchungsschritt erfolgt der *subkostale Schrägschnitt* (Abb. 3). Dazu wird der Schallkopf aus der Längsachse gegen den Uhrzeigersinn gedreht bis er parallel zum rechten Rippenbogen zum Liegen kommt. Durch Kippbewegungen gelingt eine sichere Darstellung der Gallenblase. Kleine, nur schwer abgrenzbare Gallenblasen lassen sich so am einfachsten beurteilen. Die Leitstruktur für diese Schnittebene stellt der *rechte Pfortaderhauptast* dar, an dessen rechtem Ende man die Gallenblase bei *«11 Uhr»* sicher auffinden kann. Kommt die Gallenblase dabei bei *«13 Uhr»* zu liegen, so wurde der Schallkopf in die *verkehrte Richtung* gedreht. Der *subkostale Schrägschnitt* eignet sich auch im besonderen Maße zur Beurteilung des *Ductus hepatocholedochus*. Dieser findet sich ventral der V. portae bzw. des rechten Pfortaderhauptastes. Bei Cholestase sind in die-

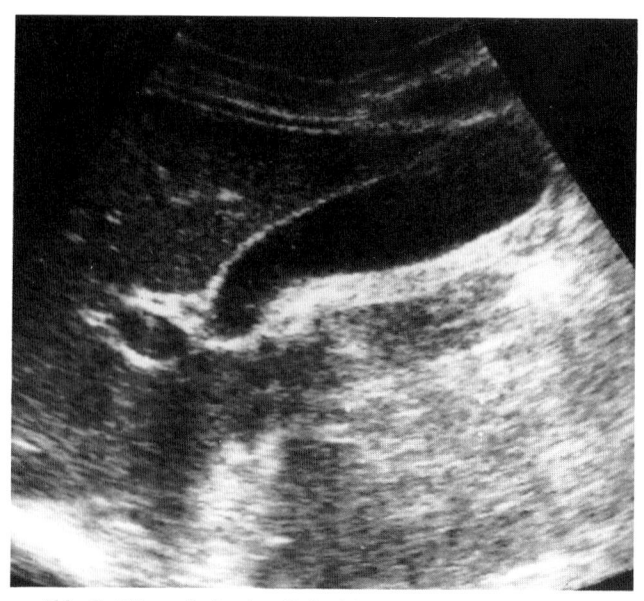

Abb. 2. Längsschnitt der Gallenblase: Normalbefund bei einem 25jährigen nüchternen Patienten. Die Gallenblase als birnenförmiges echofreies Organ.

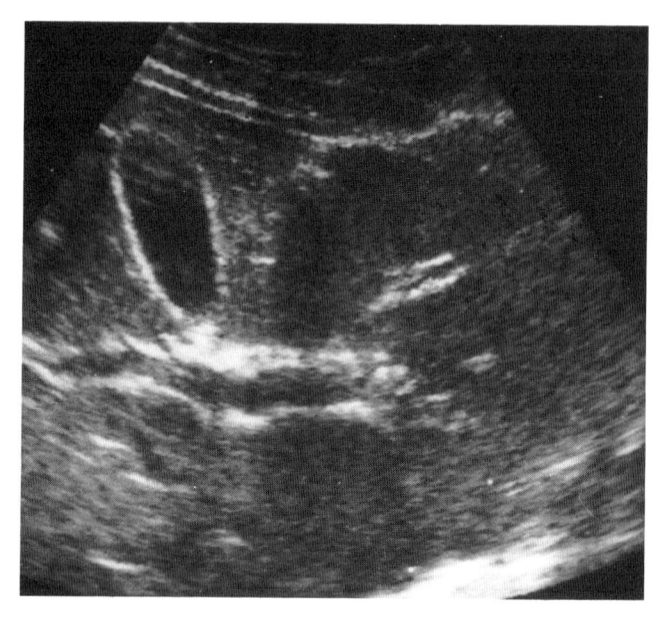

Abb. 3. Subkostaler Schrägschnitt der Gallenblase: Normalbefund bei einer 20jährigen Patientin. Die Gallenblase typischerweise bei «11 Uhr».

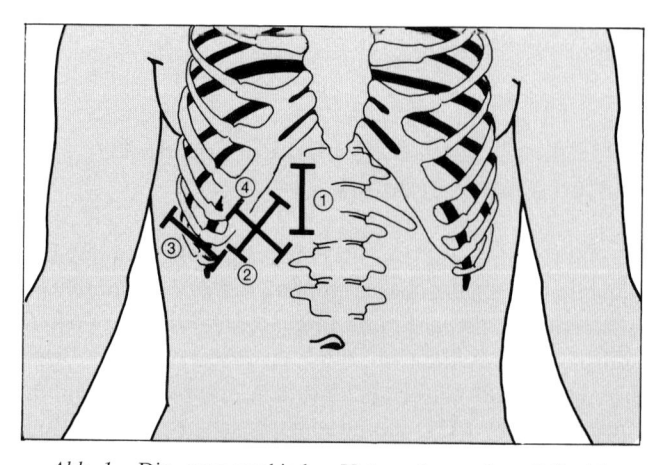

Abb. 1. Die sonographische Untersuchung der Gallenblase: Schnittebenen (1) Längsschnitt, (2) Subkostaler Schrägschnitt, (3) Interkostalschnitt, (4) CPC-Schnitt.

ser Projektion auch die gestauten Gallengänge sichtbar. Eine weitere Möglichkeit zur Gallengangssonographie bietet die Einstellung der *«CPC-Linie»* (Abb. 4). Dazu wird der Schallkopf aus dem subkostalen Schrägschnitt 90° im Uhrzeigersinn gedreht. Von ventral nach dorsal kommen so der Ductus hepatocholedochus, die Pfortader und die V. cava zur Darstellung. Zum *Flanken- bzw. Interkostalschnitt* (Abb. 5) wird der Patient auf die linke Seite umgelagert; die rechte Körperseite wird dabei um ca. *30°* angehoben. Durch das Anheben des

Gallenblase und Gallenwege

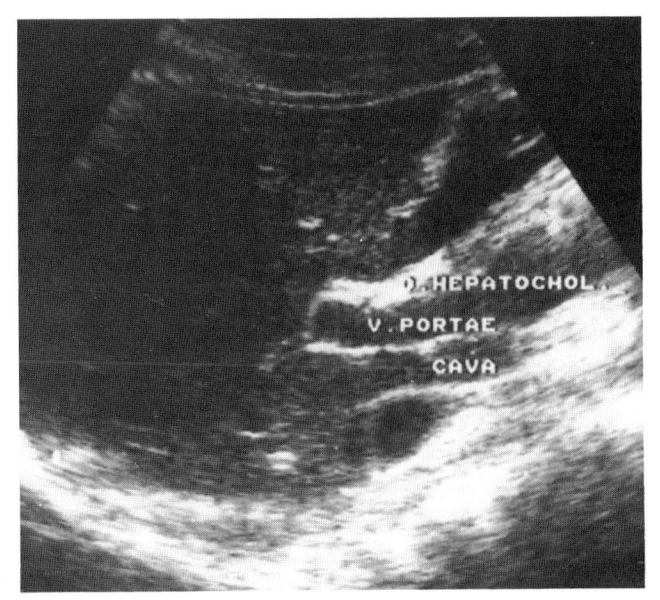

Abb. 4. «CPC»-Schnitt: Normalbefund einer 23jährigen Patientin. Der Ductus hepatocholedochus, die V. portae und die V. cava in typischer Weise übereinander angeordnet.

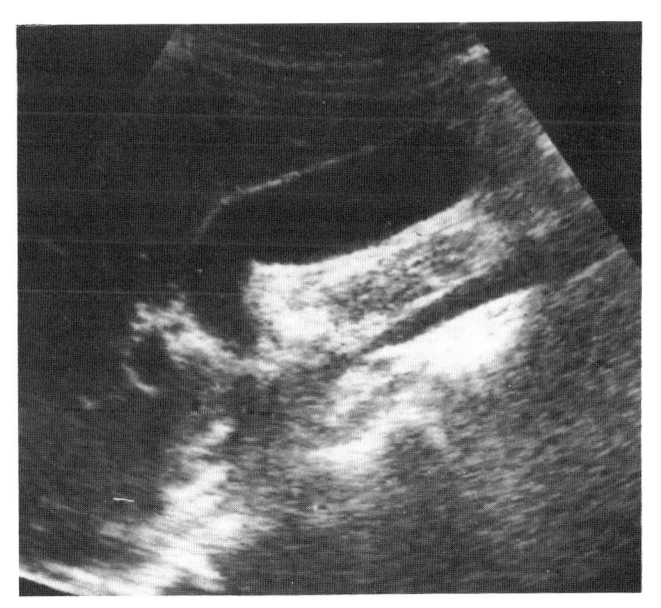

Abb. 5. Interkostal- bzw. Flankenschnitt der Gallenblase: Normalbefund bei einem 33jährigen Patienten.

rechten Armes über den Kopf kommt es zu einer Aufweitung der Interkostalräume bzw. zu einem größeren Beckenkamm/Rippenbogenabstand, womit die Untersuchungsbedingungen verbessert werden. Der Schallkopf wird parallel zum Rippenverlauf aufgesetzt. Diese Schnittebene eignet sich vor allem zur Beurteilung des *Infundibulums* und des *Ductus cysticus*. Die sonographische Untersuchung der Gallenblase ist erst vollständig, wenn mittels ultraschallgeführter *Einfingerpalpation* die Gallenblase auf *Druckschmerzhaftigkeit* bzw. *Verformbarkeit* überprüft wurde. Die Untersuchung der Gallenblase sollte *nüchtern*, d. h. ohne Nahrungs- bzw. Flüssigkeitsaufnahme sowie ohne Nikotingenuß durchgeführt werden. Bei ausgeprägtem *Meteorismus* ist in seltenen Fällen ein entblähendes Medikament notwendig.

III.2.4. Normalbefunde und Normvarianten

III.2.4.1. Gallenblase

Normalbefund. Die normale Gallenblase stellt sich sonographisch als *echofreies, birnenförmiges Organ* dar. Abhängig vom *Konstitutionstyp*, der *Lebergröße* und dem *Zwerchfellstand* läßt sie sich oberhalb oder unterhalb des Rippenbogens, im rechten Oberbauch und gelegentlich (bei Hepatomegalie, Organptosis) im rechten Unterbauch nachweisen. Dorsal des zystischen Organs kommt es zu einer typischen *Schallverstärkung*. Darüber hinaus sind an beiden Enden Zystenrandschatten zu beobachten, die mit Konkrementschatten verwechselt werden können. Die *Gallenblasenwand* läßt sich als echoreicher Saum gut abgrenzen. Im Nüchternzustand beträgt die *Wanddicke* 2–3 mm, postprandial maximal 4–5 mm (Abb. 6). Ein größerer Wanddurchmesser muß als pathologisch angesehen werden. Eine sichere Beurteilung der Wanddicke ist nur im Nüchternzustand möglich. Die *Größe* der Gallenblase weist erhebliche interindividuelle Unterschiede auf. Im Nüchternzustand beträgt ihr *Längsdurchmesser* meist zwischen 6 und 9 cm, der *Querdurchmesser* beläuft sich in der Regel auf 3–4 cm (Tab. 2). Bei langjährigem Diabetes mellitus, Hypothyreose oder parenteraler Ernährung finden sich häufig auffällig große Gallenblasen. Postprandial kann sich die Gallenblase nach völliger Entleerung dem sonographischen Nachweis entziehen. Die *Kontraktionsfähigkeit* der Gallenblase wird durch Gabe einer Reizmahlzeit geprüft. Die dafür notwendige Volumenbestimmung wird nach der vereinfachten Formel des *Rotationsellipsoids* berechnet. Bei einer funktionstüchtigen Gallenblase sollte das Volumen um mehr als *30%* abnehmen.

Tab. 2. Normalmaße der Gallenblase und Gallenwege (Nüchternzustand)

Länge	6–19 cm
Breite	3– 4 cm
Wanddicke	2– 3 mm (postprandial bis 5 mm)
Volumenbestimmung:	
Länge × Breite × Tiefe × 0,5 = Volumen	
Maximale Weite des Ductus hepatocholedochus: 6 mm	

Normvarianten. Am häufigsten sind *Formvarianten* der Gallenblase. Neben der typischen birnenförmigen Figur kommen auch abgerundete, imprimierte, geknickte oder septierte Gallenblasen zur Darstellung. Bei *rundlichen Formen* ist gelegentlich die Unterscheidung gegenüber *Leberzysten* schwierig; eine Untersuchung in allen drei Schnittebenen kann das Problem meistens lösen. Eine ein- oder mehrfache *Knickbildung* kann eine septierte Gallenblase vortäuschen (Abb. 7). Eine Knickbildung im Fundusbereich führt zu einer «phrygischen Mütze» (Abb. 8). Bei echter *Quer- oder Längsseptenbildung* sind die einzelnen Septen in allen Schnittebenen sichtbar (Abb. 9). Kleine wandadhärente Echos im Hals der Gallenblase entsprechen den spiralig angeordneten *Heister'schen Spiralklappen.* Diese können gelegentlich mit Zystikuskonkrementen verwechselt werden.

Artefakte. Normalerweise stellt sich die Gallenblase als zystisches Organ echofrei dar. Durch schräg auftreffende Schallwellen kann es jedoch an der Gallenblasenhinterwand zu hellen Binnenechos kommen (Abb. 10). Bei diesem Phänomen handelt es sich um das soge-

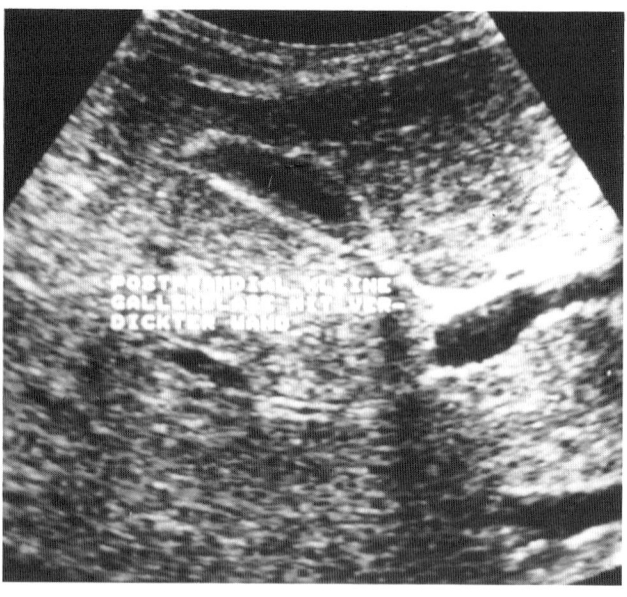

Abb. 6. Subkostaler Schrägschnitt: Postprandial kontrahierte Gallenblase mit verdickter Wand. 26jähriger Patient.

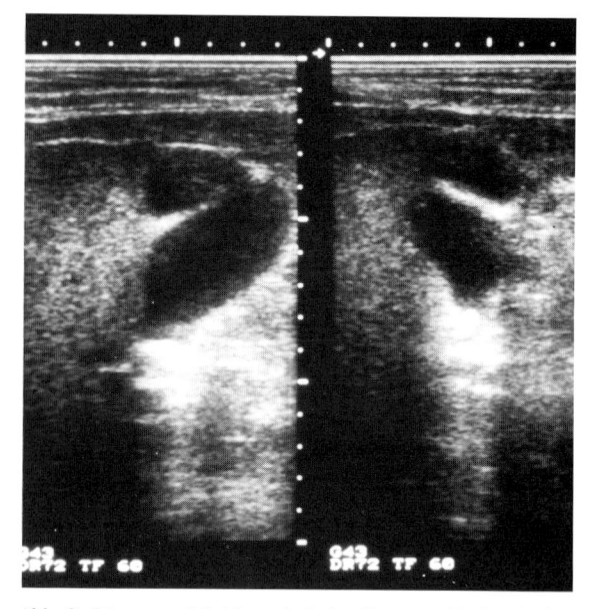

Abb. 8. Längs- und Subkostalschnitt: Sonographischer Befund einer «phrygischen Mütze». Normvariante bei einem 53jährigen Patienten.

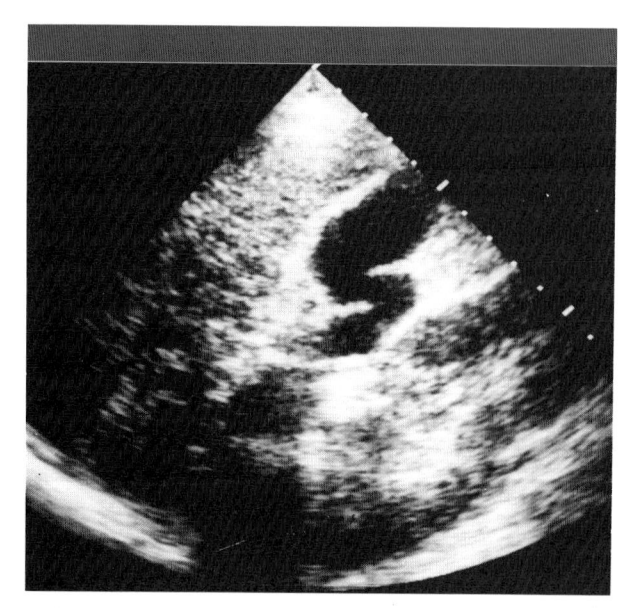

Abb. 7. Interkostalschnitt: 47jährige Patientin mit geknickter, sonst unauffälliger Gallenblase.

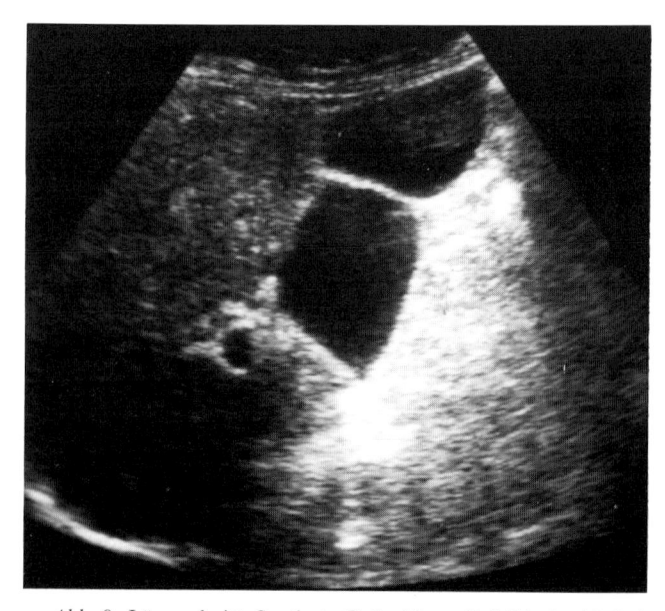

Abb. 9. Längsschnitt: Septierte Gallenblase. Zufallsbefund bei einem 34jährigen Patienten.

Gallenblase und Gallenwege

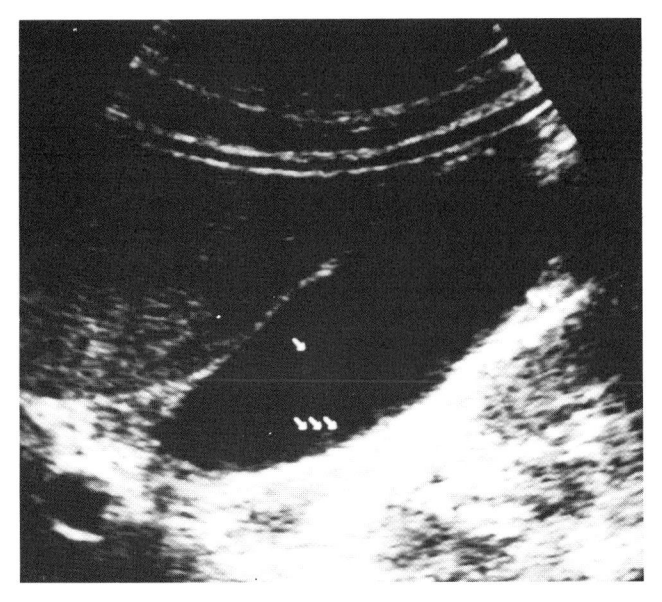

Abb. 10. Längsschnitt: Artefakte. Schichtdickenartefakt an der Gallenblasenhinterwand als echoreiche bogenförmige Struktur. Nebenkeulenecho.

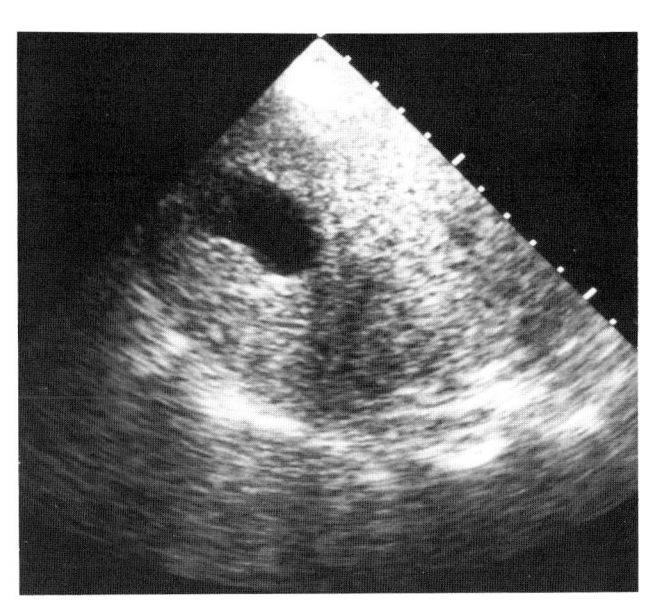

Abb. 12. Subkostalschnitt: Pseudogallenblase – an typischer Stelle bei «11 Uhr» Nachweis einer gallenblasenähnlichen Struktur: Leberzyste.

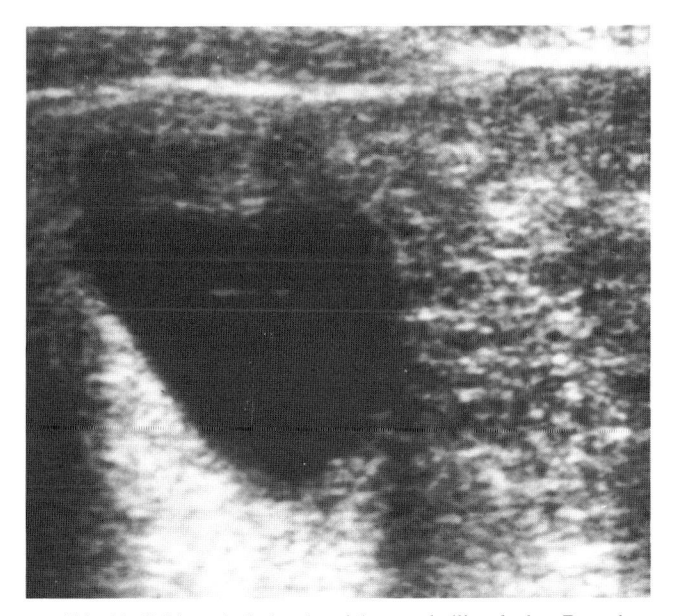

Abb. 11. Subkostalschnitt: Artefakte – schallkopfnahes Rauschen am Gallenblasenfundus.

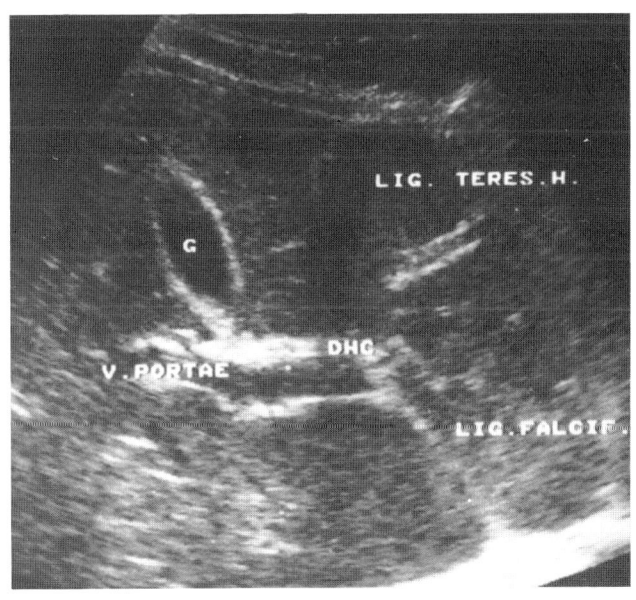

Abb. 13. Subkostalschnitt: «Leber-H» Normalbefund bei einem 16jährigen Patienten.

nannte *Schichtdickenartefakt*. Eine Verwechslung mit *Gallenblasensludge* ist möglich. Durch Veränderung der Schallkopfhaltung (Kipp- oder Drehbewegungen) können diese Binnenechos jedoch wieder zum Verschwinden gebracht werden, da die Schallwellen dann wieder senkrecht auf die Gallenblasenwand auftreffen. Als zweites gängiges Artefakt kann das *schallkopfnahe Rauschen* das Untersuchungsergebnis beeinträchtigen (Abb. 11). Vor allem im Subkostalschnitt kommt der Gallenblasenfundus schallkopfnahe zur Darstellung. Das schallkopfnahe Rauschen «verschleiert» dabei einen Teil der Gallenblase. In diesen Fällen muß der Gallenblasenfundus im Längs- oder Interkostalschnitt beurteilt werden.

Pseudogallenblasen. Bei chronischer Cholezystitis, Operationen an der Gallenblase oder extremem Kontraktionszustand ist die Gallenblase sonographisch oft nur schwer auffindbar. In diesen Fällen besteht leicht die Gefahr andere zystische Strukturen im rechten Oberbauch als die Gallenblase zu beschreiben. In solchen Fällen ist der Patient nach früheren Erkrankungen am biliären System oder etwaigen Voroperationen zu be-

Tab. 3. Pseudogallenblasen

Leberzyste
Flüssigkeitsgefülltes
– Duodenum
– Jejunumschlinge
– rechte Kolonflexur
Aszites
Hämatom
Serom
Gefäße

Tab. 4. Ursachen für eine fehlende sonographische Darstellbarkeit der Gallenblase

Postprandiale Gallenblasenkontraktion
Z.n. Gallenblasenoperation (z. B. Cholezystektomie)
Schrumpfung bei chronischer Cholezystitis
Steinvolle Gallenblase
Dystopie
Agenesie

fragen. *Leberzysten* (Abb. 12), *flüssigkeitsgefüllte Darmabschnitte, Aszites, Hämatome, Serome oder Gefäßstrukturen* können dabei zu Fehldiagnosen verleiten (Tab. 3).

Fehlende Darstellbarkeit. Läßt sich die Gallenblase trotz gründlicher sonographischer Untersuchung im *Nüchternzustand* nicht darstellen, so muß in erster Linie an eine chronische Cholezystitis mit *entzündlich geschrumpfter Gallenblase* gedacht werden. Im Falle einer steinvollen Gallenblase kann der ausgeprägte Schallschatten als *luftgefüllte Darmschlinge* fehlinterpretiert werden. Eine *Dystopie* oder *Agenesie* sind seltene Ursachen (Tab. 4).

III.2.4.2. Gallenwege

Normalbefund. Bei gesunden Patienten sind sonographisch nur die *extrahepatischen Gallengangsabschnitte* darstellbar. Die intrahepatischen Gallenwege werden erst bei Erweiterung sichtbar. Der *Ductus hepatocholedochus* kann als *echofreie, bandförmige Struktur* ventral des rechten Pfortaderhauptastes abgebildet werden. In einigen Fällen läßt sich auch der *Ductus cysticus* nachweisen. Am besten läßt sich der Ductus hepatocholedochus im *Subkostalschnitt* beurteilen. Zur Orientierung versucht man das sogenannte «*Leber-H*», bestehend aus Gallenblase und V. cava einerseits sowie dem Lig. teres hepatis und falciforme andererseits einzustellen. Pfortaderhauptast und Ductus hepatocholedochus bilden das Verbindungsstück (Abb. 13). Der Ductus hepatocholedochus kann bei guten Untersuchungsbedingungen über eine Strecke von 6–8 cm verfolgt werden. Die papillär retroduodenal gelegenen Abschnitte sind wegen Darmgasüberlagerung meist nicht einsehbar. Die *Weite* des normalen Ductus hepatocholedochus beträgt *4–6 mm*. Durchmesser zwischen *6 und 9 mm* bedürfen der klinischen Interpretation. Werte ab *10 mm* sind pathologisch und als Hinweis auf ein extrahepatisches Abflußhindernis zu werten. Bei Patienten mit *funktionsloser Gallenblase* und bei Z.n. *Cholezystektomie* ist häufig ein bis zu 9 mm weiter Ductus zu finden, ohne daß ein pathologischer Befund zu erheben ist. Bei ungünstigen Untersuchungsbedingungen oder mangelnder Erfahrung kann die benachbarte *A. hepatica communis* mit dem Ductus hepatocholedochus verwechselt werden. Verfolgt man jedoch die A. hepatica communis bis zu ihrem Ursprung am Truncus coeliacus zurück, so ist eine sichere Zuordnung möglich.

III.2.5. Pathologische Befunde

III.2.5.1. Gallenblase

III.2.5.1.1. Cholelithiasis

Durch die Sonographie wurde eine neue Ära in der Gallensteindiagnostik eingeleitet. Die nahezu *100%ige Treffsicherheit* der Methode, verbunden mit der einfachen und nichtinvasiven Durchführbarkeit, hat bisher gängige Untersuchungsverfahren erübrigt. Breite sonographische Feldstudien konnten alters- und geschlechtsabhängig bei bis zu *20%* der Bevölkerung Gallensteine nachweisen. Mehr als *80%* dieser Gallensteinträger

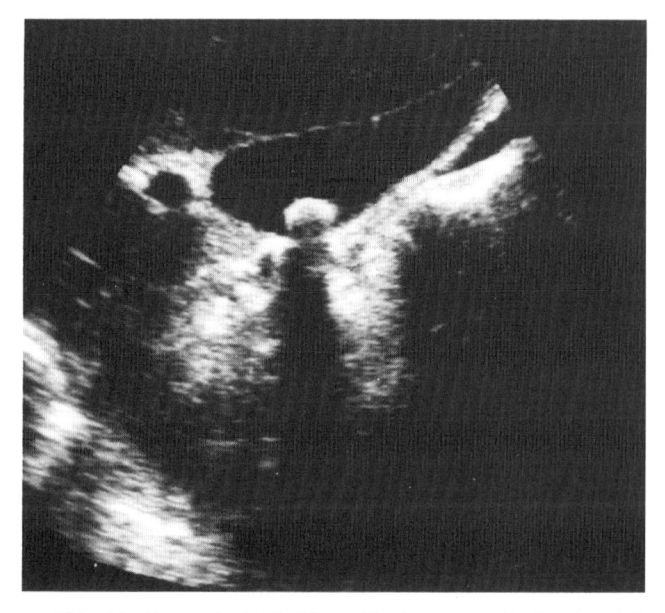

Abb. 14. Längsschnitt: Solitäres Konkrement mit charakteristischem Schallschatten im Gallenblasenkorpus. Zufallsbefund bei einer asymptomatischen 47jährigen Patientin.

sind *beschwerdefrei*. Dem häufigen sonographischen Gallensteinnachweis stehen so nur wenig symptomatische Patienten gegenüber, was bei der weiteren Therapieplanung mit einbezogen werden sollte. Vor geplanter *medikamentöser Litholyse* oder *mechanischer Lithotrypsie* kann sonographisch die Frage nach der *Steingröße, -form und -anzahl* beantwortet werden. Die für diese Therapieformen notwendige *Gallenblasenkontraktion* kann ebenfalls sonographisch überprüft werden. Verlaufskontrollen während der Therapie und das rechtzeitige Erkennen von Rezidiven gehören darüber hinaus zu den Aufgaben der Gallenblasensonographie. Für die Indikationsstellung zum *operativen Vorgehen* kann die Sonographie maßgebend beitragen. Asymptomatische Gallensteine bedürfen in der Regel keiner operativen Intervention. Werden sonographisch jedoch Zeichen eines Hydrops, eines Empyems, einer Choledocholithiasis oder einer Pankreatitis gefunden, so muß das therapeutische Procedere überprüft werden. Sonographisch sind Gallensteine bereits ab einer Größe von *2–3 mm* nachweisbar. Sie stellen sich typischerweise als sehr *echoreiche Reflexe* dar, die ab einer Größe von *3–4 mm* einen *dorsalen Schallschatten* aufweisen. Neben der Steingröße beeinflußt die verwendete *Schallfrequenz*, die *Lage des Steins in der Fokuszone der Schallkeule* und der *Anteil kristalliner Bestandteile* des Konkrements die Stärke des Schallschattens. Liegen die genannten sonographischen Steinkriterien vor und kann die *Beweglichkeit bei Lagewechsel* nachgewiesen werden, so ist die sonographische Diagnose sicher. Eine Abgrenzung gegenüber echoreichen Polypen ist dadurch möglich. Differentialdiagnostische Schwierigkeiten können bei *verkalkten Polypen* oder entzündlich mit der Gallenblasenwand *verbackenen Konkrementen* entstehen. Der Nachweis solitärer Steine im Gallenblasencorpus dürfte selten Schwierigkeiten bereiten (Abb. 14). Bei der Erstdiagnostik sollte die Konkrementgröße festgestellt werden; dadurch können im weiteren Verlauf Aussagen zur möglichen Größenveränderung gemacht werden. Konkremente im *Gallenblasenfundus bzw. -infundibulum* können im Einzelfall schwieriger abgrenzbar sein (Abb. 15, 16). Bei *mehreren Gallensteinen* kann in Abhängigkeit von Größe, Anzahl und Lage ein gemeinsamer, häufiger jedoch mehrere einzelne Schallschatten beobachtet werden (Abb. 17). *Tonnenkonkremente*, die das ganze Gallenblasenlumen ausfüllen, können sonographisch meist nicht mehr abgegrenzt werden. Es läßt sich in diesen Fällen ein helles, bogenförmiges Eingangsecho mit kräftigem Schallschatten nachweisen (Abb. 18). Ein ähnliches sonographisches Bild kann eine *steinvolle Gallenblase* besitzen (Abb. 19). Eine sichere Unterscheidung ist in diesen Fällen nicht möglich. Der Nachweis solcher Steingallenblasen kann aufgrund einer entzündlichen Schrumpfung gelegentlich schwierig sein. Differentialdiagnostisch sollte in diesen Fällen auch eine *Porzellangallenblase* bedacht werden. Die entzündlich bedingten kalkhaltigen Wandeinlagerungen verursachen ein ähnliches sonographisches Bild; eine konventionelle Abdomenleeraufnahme kann die Klärung erbringen. *Gallengries* läßt sich an der Gallenblasenhinterwand als echoreiches Sediment darstellen (Abb. 20). Dieser Gries, Schlick oder «Sludge» kann durch Umlagerung sicher vom ähnlich aussehenden Schichtdickenartefakt unterschieden werden.

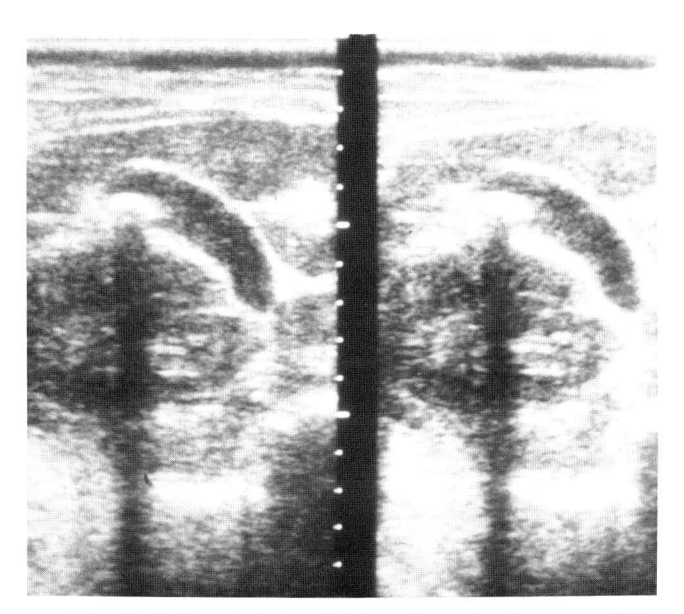

Abb. 15. Subkostalschnitt: Solitäres Funduskonkrement. 58jährige Patientin.

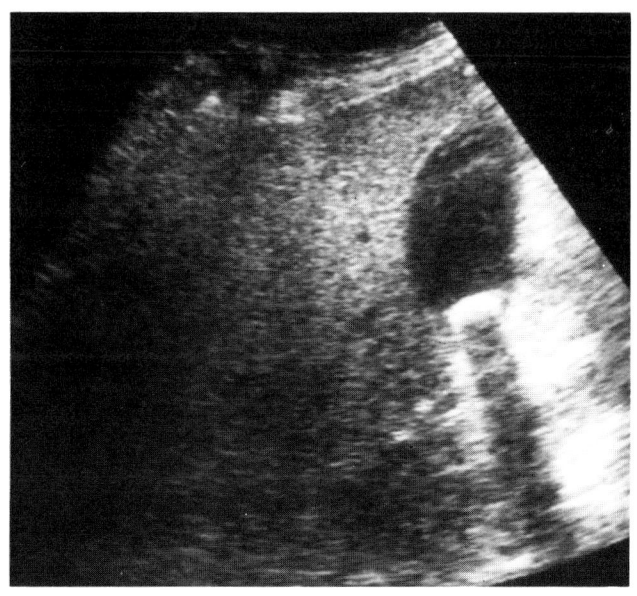

Abb. 16. Interkostalschnitt: Gallenblasenkonkrement im Infundibulum. 37jährige Patientin mit rezidivierenden Gallenblasenkoliken.

Tab. 5. Fehlermöglichkeiten der sonographischen Gallensteindiagnostik

Falsch positiv:
- luftgefüllte Darmschlingen
- Zystenrandschatten der Gallenblase
- Schatten an geknickten und septierten Gallenblasen
- verkalkte Gallenblasenpolypen
- Verkalkungen intrahepatisch und im Gallenblasenbett
- Gasblasen bei Infektion mit Anaerobiern

Falsch negativ:
- Konkremente im Infundibulum und im Ductus cysticus
- Konkremente im Gallenblasenfundus
- Choledochuskonkremente

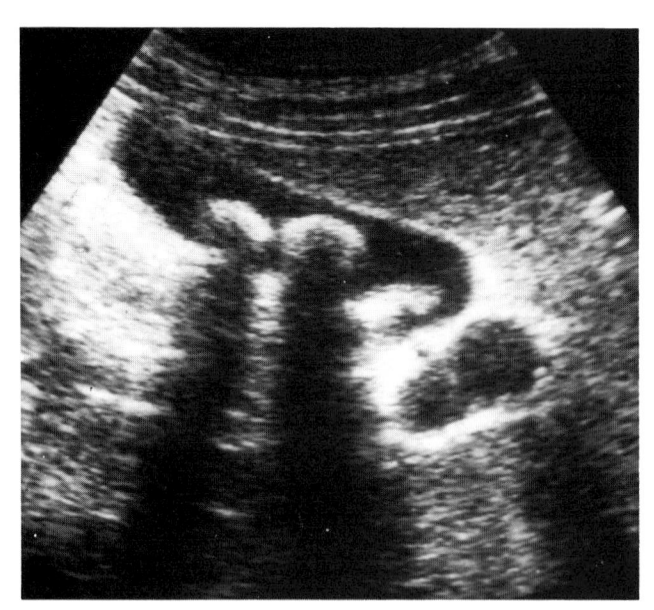

Abb. 17. Längsschnitt: Zwei Konkremente im Korpusbereich der Gallenblase einer 75jährigen Patientin.

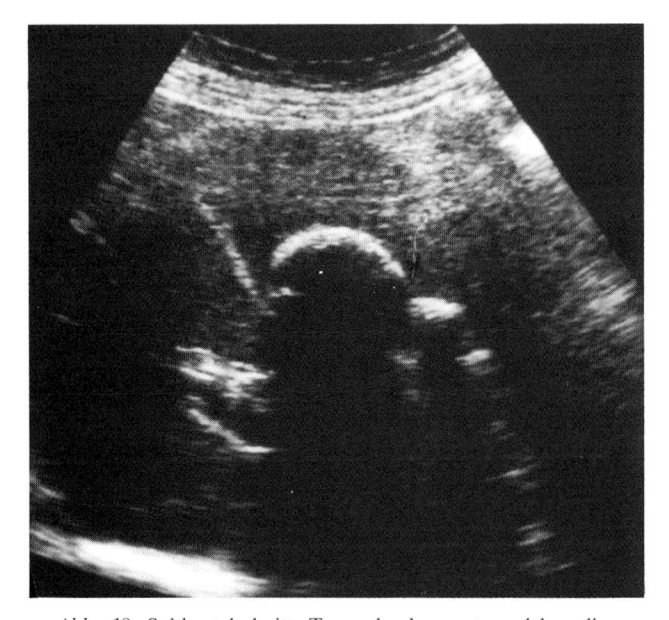

Abb. 18. Subkostalschnitt: Tonnenkonkrement, welches die gesamte Gallenblase ausfüllt. 83jährige Patientin ohne Symptome. Das Konkrement ist nur an dem bogenförmigen Eingangsecho und dem kräftigen dorsalen Schallschatten zu erkennen.

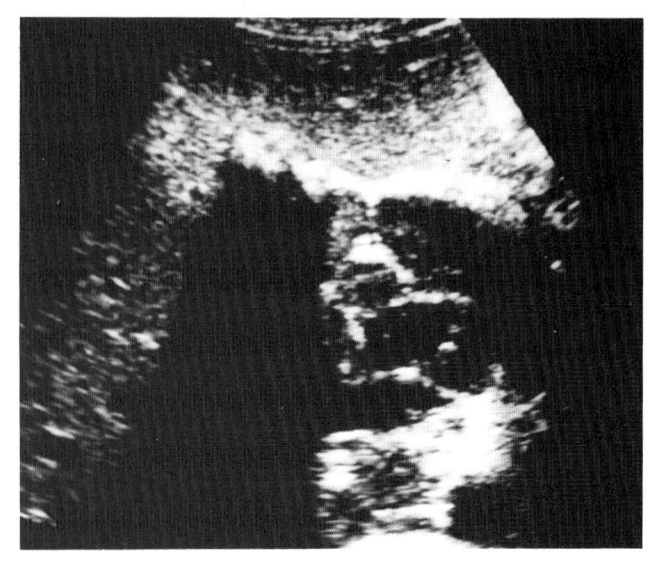

Abb. 19. Subkostalschnitt: Befund einer Steingallenblase mit multiplen, das gesamte Gallenblasenlumen ausfüllenden Konkrementen. 54jährige Patientin mit rezidivierender Cholestase.

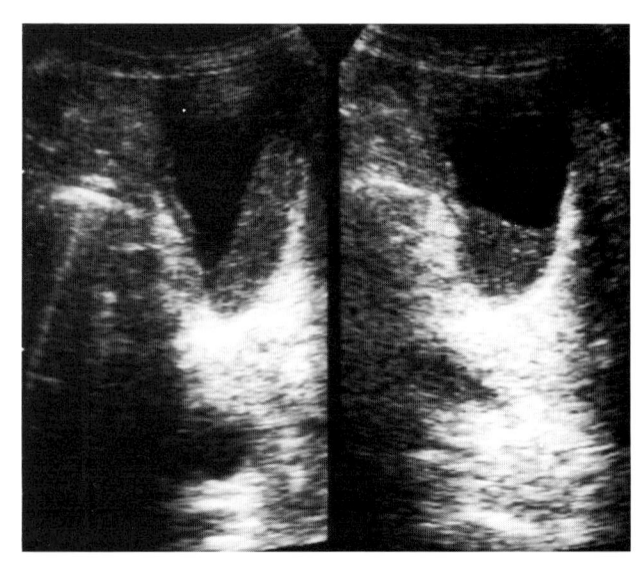

Abb. 20. Längsschnitt in Rückenlage und nach Umlagerung in Rechtsseitenlage. Lageabhängiger Sludge bei einer 45jährigen Patientin mit den klinischen Zeichen einer Cholezystitis.

Fehlermöglichkeiten der sonographischen Gallensteindiagnostik sollten jedem Untersucher bewußt sein, um sowohl *falsch positive* Befunde mit der Folge nicht indizierter operativer Eingriffe als auch *falsch negative* Befunde mit oft dann zur Abklärung der Beschwerden weitergehender invasiver Diagnostik zu vermeiden (Tab. 5). Relativ häufig werden die Schallschatten der benachbarten rechten Kolonflexur (Abb. 21), Duodenum oder Dünndarmschlingen aufgrund ihres ähnlichen Aussehens als Steinschatten fehlinterpretiert. Auch der Zystenrandschatten der Gallenblase kann in einzelnen Fällen zur Verwirrung beitragen. Besondere Schwierigkeiten bereiten oftmals Schatten an geknickten oder septierten Gallenblasen. Verkalkungen im Gallenblasenbett oder intrahepatisch (Abb. 22) entstehen oft bei operativen Eingriffen (z. B. Cholezystektomie) und stellen deshalb eine besondere diagnostische Fallgrube dar. Die Ursache für sonographisch nicht diagnostizierte Konkremente ist meist lagebedingt. Steine im Fundus und noch häufiger im Ductus cysticus oder Infundibulum werden am häufigsten übersehen. Selten lassen sich Konkremente mangels entsprechender Größe nicht darstellen. Auch sollte bei fehlendem Nachweis eines Gallenblasensteins auch die Möglichkeit einer Choledocholithiasis bedacht werden.

III.2.5.1.2. Cholezystitis

Bei klinischem Verdacht auf eine *akute Cholezystitis* sollte nach Anamnese und körperlicher Untersuchung die Sonographie als erstes bildgebendes Verfahren eingesetzt werden. Bereits im *Frühstadium*, ohne entsprechendes bildliches Korrelat, kann ein umschriebener Druckschmerz im Gallenblasenlager bei ultraschallgezielter *Einfingerpalpation* ein diagnostisch wegweisender Befund sein. Im weiteren Verlauf läßt sich aufgrund eines entzündlichen Wandödems eine *Verdickung der Gallenblasenwand* nachweisen. Die Wanddicke beträgt

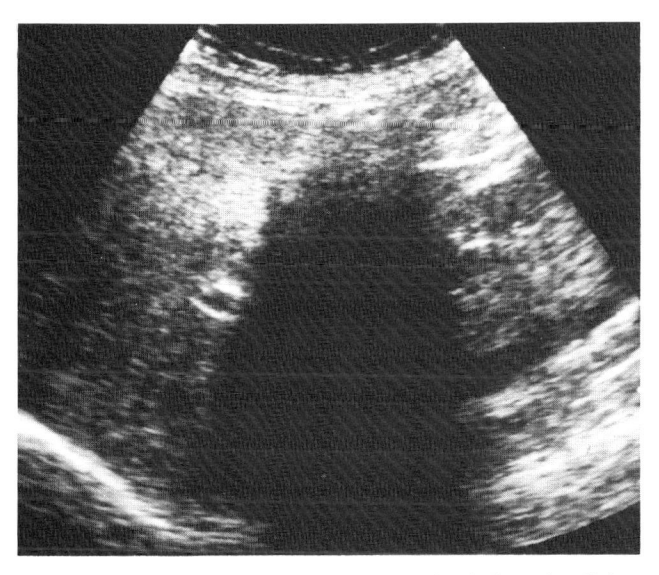

Abb. 21. Längsschnitt: Schallauslöschung durch die rechte Kolonflexur – kräftiger Schallschatten, der eine Steingallenblase imitieren kann.

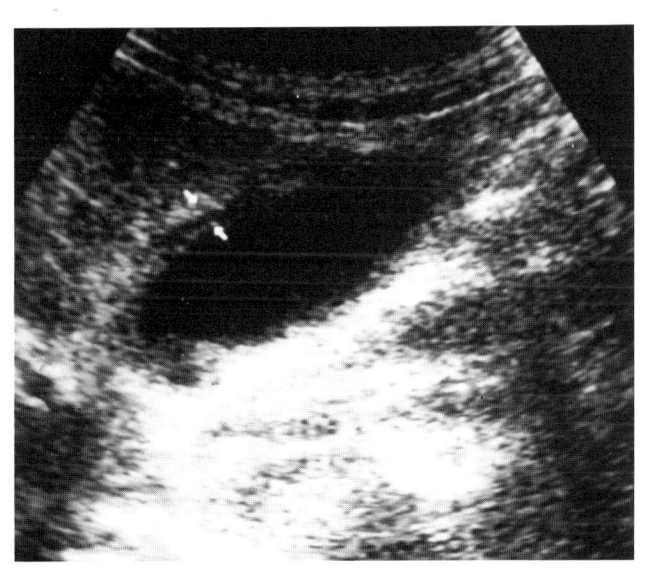

Abb. 23. Längsschnitt: 35jähriger Patient mit Schüttelfrost und rechtsseitigem Oberbauchschmerz. «Dreischichtenphänomen» als sonographisches Korrelat einer akuten Cholezystitis.

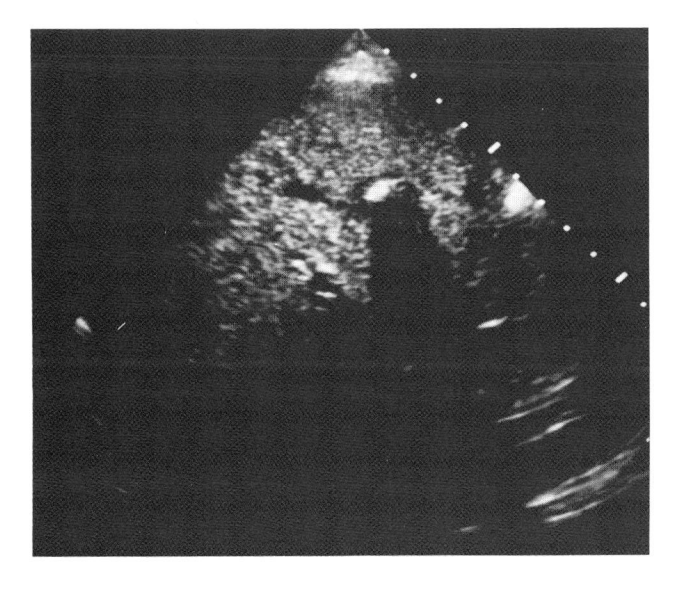

Abb. 22. Interkostalschnitt: Echoreiche Struktur mit Schallschatten in Projektion auf das Gallenblasenbett. 45jährige Patientin mit Z.n. Cholezystektomie und Verkalkung im Gallenblasenbett.

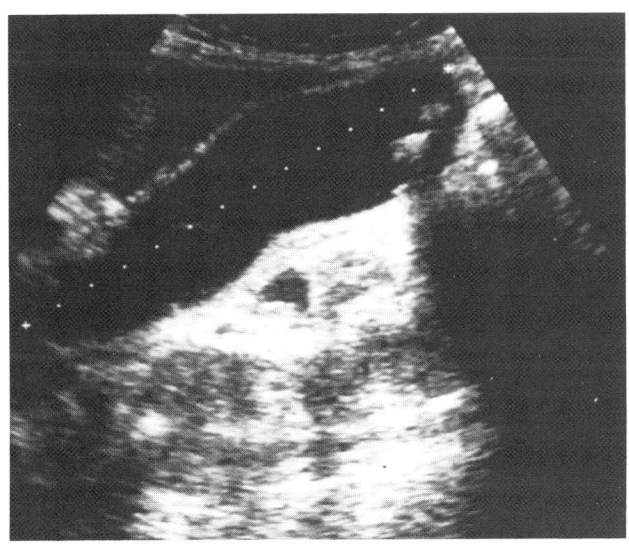

Abb. 24. Längsschnitt: 45jährige Patientin mit tastbarem Tumor im rechten Oberbauch. Gallenblasenhydrops mit Funduskonkrementen.

dann beim nüchternen Patienten mehr als *3–4 mm*. Charakteristisch ist das sogenannte *«Dreischichtenphänomen»*. Die verdickte Wand stellt sich dabei als echoarme Zone dar, die beidseits von einem echoreichen Randsaum begrenzt wird (Abb. 23). In der Regel wird bei Patienten mit Cholezystitis eine Cholelithiasis vorgefunden (Tab. 6). Bei HIV- und immunsupprimierten Patienten ist eine Häufung entzündlicher Gallenblasenerkrankungen auch ohne Steinnachweis festgestellt worden. Bei Fortschreiten der Cholezystitis kann sonographisch zunächst ein entzündliches *pericholezystitisches Ödem* in Form eines echoarmen Randsaums dargestellt werden. Eine Abgrenzung zur *Gangrän mit Abszeßbildung* ist dann schwierig. Kommt es durch entzündliche Schwellung oder Konkremente zur Verlegung des Ductus cysticus, bildet sich ein *Gallenblasenhydrops* (Abb. 24). Die Gallenblase vergrößert sich dabei sowohl in der Längs- als auch besonders in der Querausdehnung. Die Gallenblase wirkt im Querschnitt «verrundet» und ist bei Druck nur schwer eindrückbar. Durch die Ansammlung von Detritus und Eiter bildet sich in der Gallenblase ein entzündlicher «Slugde» (Abb. 25). Ballt sich diese entzündliche Masse zusammen, so bilden sich *entzündliche Pseudopolypen* (Abb. 26). Füllt das entzündliche Sediment die gesamte Gallenblase aus, so entspricht dies dem Befund eines *Empyems* (Abb. 27). Sonographisch imponiert dieser Befund als *«echogene Galle»*. Der Befund ist jedoch unspezifisch und findet sich auch bei einer Reihe anderer Gallenblasenerkrankungen (Tab. 7). *Komplikationen der Cholezystitis* (Perforation, Abszeßbildung, Leberinfiltration) sind sonographisch frühzeitig zu erkennen. Bei der *chronischen Cholezystitis* ist der typische sonographische Befund eine verdickte, echoreiche Gallenblasenwand (Abb. 28). Meist ist die gesamte Gallenblase aufgrund der rezidivierenden Entzündungen verkleinert und nur schwer auffindbar. Eine verdickte Gallenblasenwand allein ist nicht für eine akute bzw. chronische Cholezystitis spezifisch (Abb. 29, Tab. 8).

Tab. 6. Sonographische Befunde einer akuten Cholezystitis

– Druckschmerz bei ultraschallgeführter Einfingerpalpation
– Gallenblasenwandverdickung, «Dreischichtenphänomen»
– Nachweis von «Sludge»
– Entzündliche Pseudopolypen
– Pericholezystitis
– Meist positiver Steinnachweis

Tab. 7. Ursachen für eine «echogene Galle»

– Aufstau der Gallenflüssigkeit bei einem Abflußhindernis
– Mangelnde Kontraktionsfähigkeit der Gallenblase
– Fehlender Kontraktionsreiz (Fasten, parenterale Ernährung)
– Gallengries
– Entzündlicher Sludge, Empyem
– Virushepatitis

Tab. 8. Ursachen für eine verdickte Gallenblasenwand

– Akute oder chronische Cholezystitis
– Aszites bei Hypalbuminämie
– Akute Infektion
– HIV-Infektion
– Cholesterolose
– Adenomyomatose
– Diffus wachsende Malignome

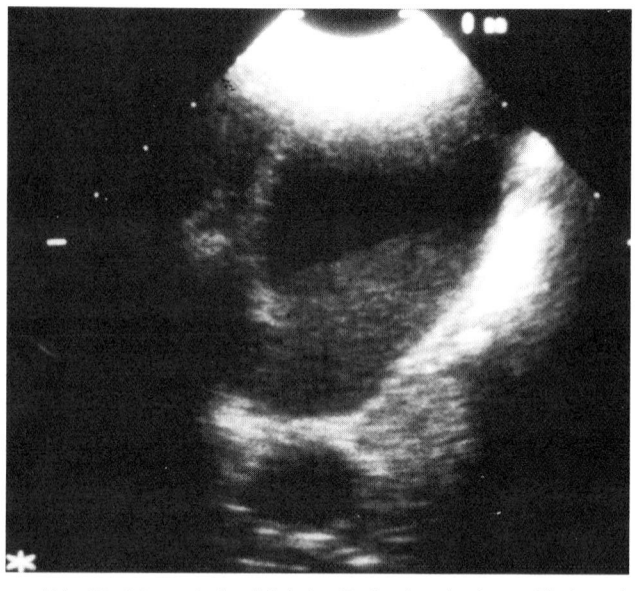

Abb. 25. Längsschnitt: 56jährige Patientin mit akuter Cholezystitis. Sludgenachweis im Infundibulum und Korpus der Gallenblase.

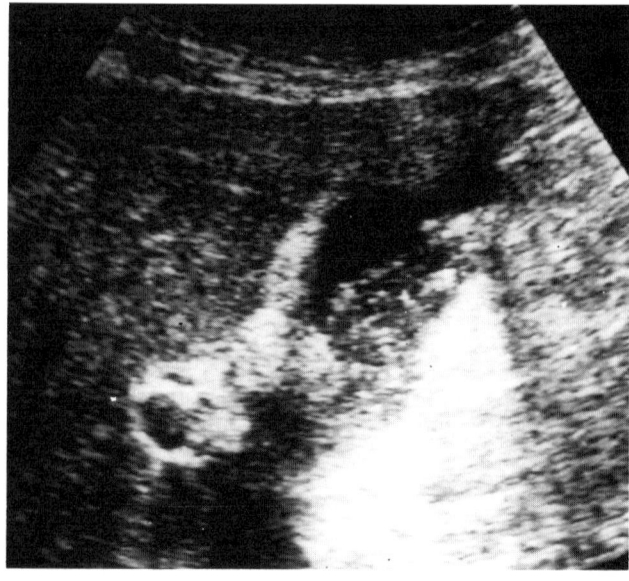

Abb. 26. Längsschnitt: 75jähriger Patient mit seit einer Woche bestehender Cholezystitis. Ausbildung eines entzündlichen Pseudopolypens mit verbackenen Konkrementen.

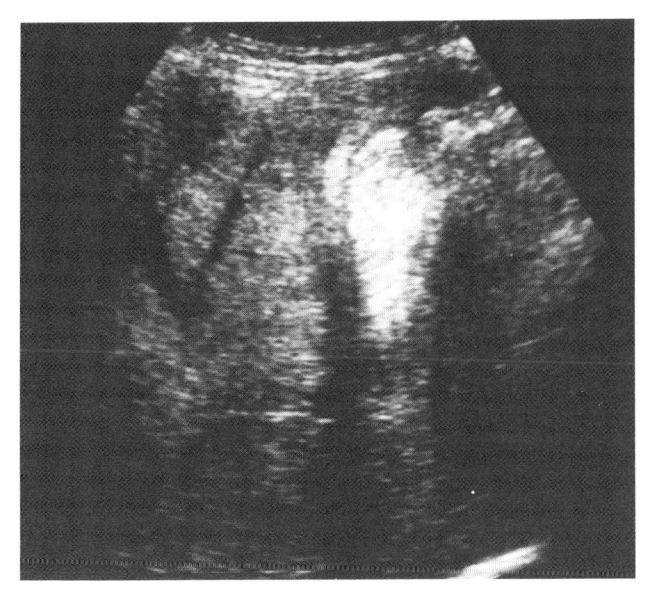

Abb. 27. Längsschnitt: 80jährige Patientin mit einem Gallenblasenempyem. Das Gallenblasenlumen ist vollständig mit einer echoreichen, entzündlichen Masse ausgefüllt.

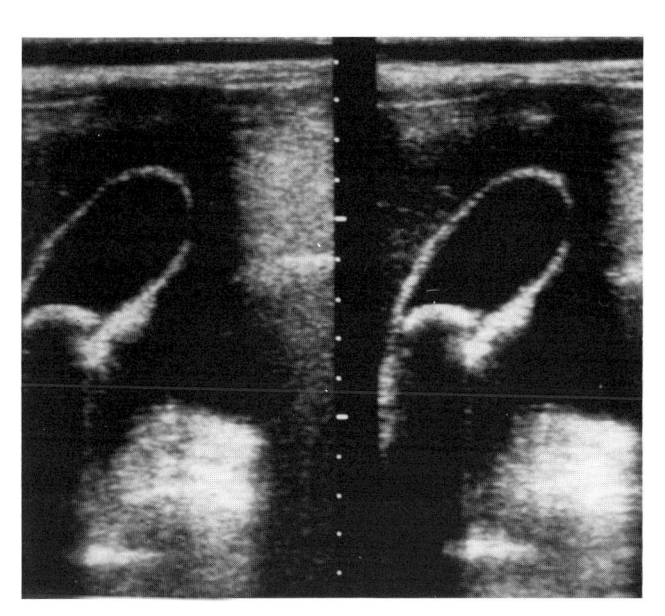

Abb. 29. Längsschnitt: Verdickte Gallenblasenwand bei Aszites. 48jährige Patientin mit Ovarialtumor.

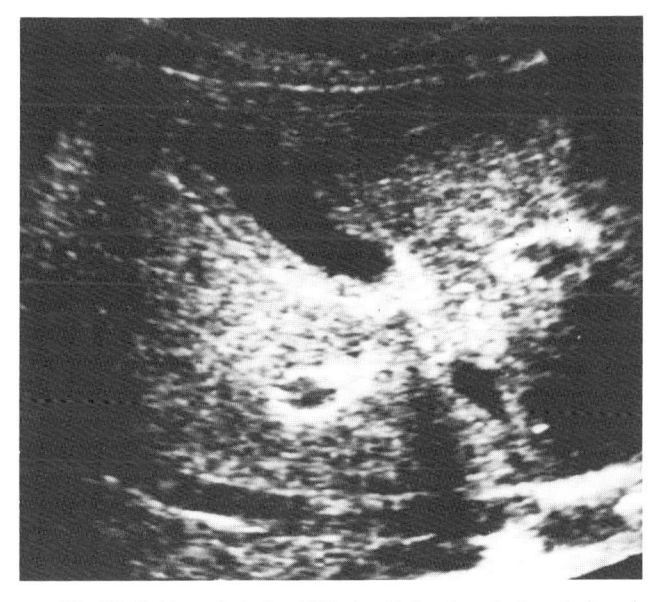

Abb. 28. Subkostalschnitt: 46jährige Patientin mit chronisch rezidivierender Cholezystitis. Geschrumpfte Gallenblase mit verdickter Wand.

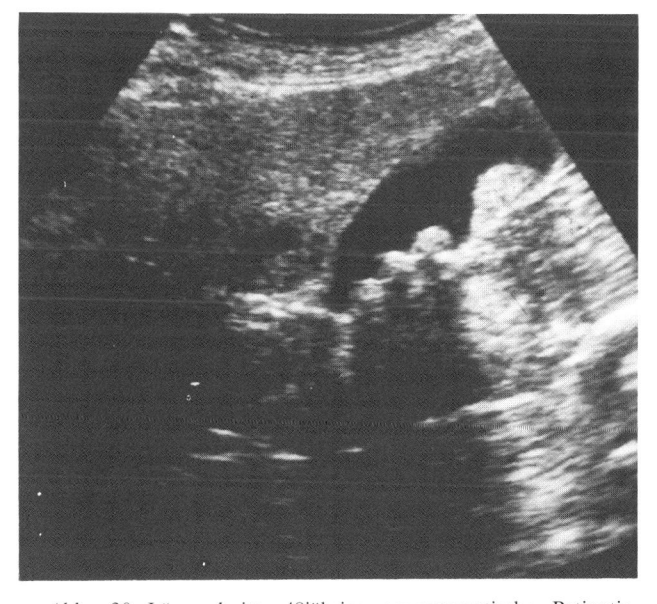

Abb. 30. Längsschnitt: 48jährige asymptomatische Patientin. Breitbasig aufsitzendes Adenom im Fundusbereich sowie drei Gallenblasenkonkremente.

III.2.5.1.3. Gallenblasentumoren

Beim Nachweis exophytisch wachsender *Gallenblasentumoren* ist die Sonographie allen anderen bildgebenden Verfahren überlegen. Die Mehrzahl der sonographisch entdeckten Gallenblasentumoren stellt Zufallsbefunde ohne konkreten klinischen Verdacht dar. Die *gutartigen* Tumoren werden in epitheliale und nichtepitheliale Neubildungen, entzündliche (s. o.) und Cholesterinpolypen sowie hyperplastische Veränderungen (Adenomyomatose) eingeteilt. *Adenome*, die häufigsten epithelialen Tumoren wachsen ausschließlich exophytisch und sitzen entweder der Gallenblasenwand breitbasig auf (Abb. 30) oder sind mit ihr über einen Stil verbunden. Sie besitzen eine überwiegend echoreiche Binnenstruktur ohne Schallschatten und sind nicht lageverschieblich. Regelmäßige sonographische Verlaufskontrollen sollten wegen der potentiellen *Entartungsgefahr* durchgeführt werden. Die Indikation für eine operative Polypenentfernung ist für jeden Patienten individuell zu treffen. *Rasche Größenzunahme, inhomogene Binnenstruktur* oder eine *unregelmäßig*

Oberfläche sollten eher zu einer Operationsindikation führen. Die absolute Größe eines Polypens stellt für sich noch keine Indikation dar. Durch Ablagerung von Cholesterin auf und in der Gallenblasenwand kommt es zum Befund der *Cholesterolose*. Ihre polypöse Form ist sonographisch an multiplen, echoreichen wandadhärenten Vorwölbungen erkennbar (Stippchen- oder Erdbeergallenblase). Vergleichbar ist dieser Befund mit der *Adenomyomatose*. Diese Hyperplasie der Gallenblasenwand kommt durch die Proliferation der Rokitansky-Aschoff'schen Sinus zustande (Abb. 31). Die Gallenblasenwand wirkt dabei verdickt. Die *bösartigen* Gallenblasentumoren werden meist im höheren Lebensalter diagnostiziert. Durch die Sonographie können *Gallenblasenkarzinome* bereits im asymptomatischen Stadium erkannt werden. Aufgrund des meist in die Leber infiltrierend wachsenden Tumors ist dennoch ein Großteil der sonographisch diagnostizierten Karzinome inoperabel. Weil darüber hinaus nur ca. *10% aller Gallenblasenkarzinome exophytisch* wachsen und somit sonographisch erfaßbar sind, der Rest aber primär die Wand infiltriert, ist der Erfolg der Sonographie in der Frühdiagnostik eher unbefriedigend. Sonographisch sind Gallenblasenkarzinome an ihrer unruhigen Binnenstruktur und ihrer meist nur unebenen Oberfläche zu erkennen (Abb. 32). Stadienabhängig kann der Tumor das gesamte Gallenblasenlumen ausfüllen oder nur die Größe eines Polypen aufweisen. Primär wandinfiltrative Tumoren können aufgrund einer Verdickung der Gallenblasenwand vermutet werden. Bei der häufigen Koinzidenz von Cholelithiasis und Gallenblasenkarzinomen finden sich nicht selten im Tumor eingewachsene Konkremente. *Indirekte Hinweise* auf einen malignen Gallenblasentumor stellen Lebermetastasen, eine lokale Leberinfiltration oder eine Cholestase dar.

III.2.5.2. Gallenwege

III.2.5.2.1. Cholestase

Ein ungeklärter *Ikterus* sollte immer eine Indikation zur sonographischen Untersuchung darstellen. Die Sonographie ermöglicht eine rasche Unterscheidung zwischen einem *extrahepatischen Abflußhindernis* und einer *intrahepatischen Bilirubintransport oder -abbaustörung*. Schwieriger und von der Erfahrung des Untersuchers sowie der technischen Ausstattung abhängig ist die sichere Beantwortung der Frage nach der *Art* und *Lokalisation* des Abflußhindernisses. Proximal und im mittleren Drittel des Ductus hepatocholedochus gelegene Gangveränderungen sind einfacher und mit einer größeren Treffsicherheit sonographisch zu diagnostizieren als papillennahe. Insgesamt ist bei ca. 80% der betroffenen Patienten die Verschlußhöhe sonographisch lokalisierbar. Eine Cholestase ist sonographisch an einem über (6–) 9 mm erweiterten Ductus hepatocholedochus, erweiterten intrahepatischen Gallengängen sowie möglicherweise einem zusätzlich vorhandenen Gallenblasenhydrops zu erkennen. Die erweiterten intrahepatischen Gallengänge stellen sich dabei als bizarre, schlauchförmige, z. T. hirschgeweihähnliche echofreie bis echoarme Strukturen dar (Abb. 33). Angeborene

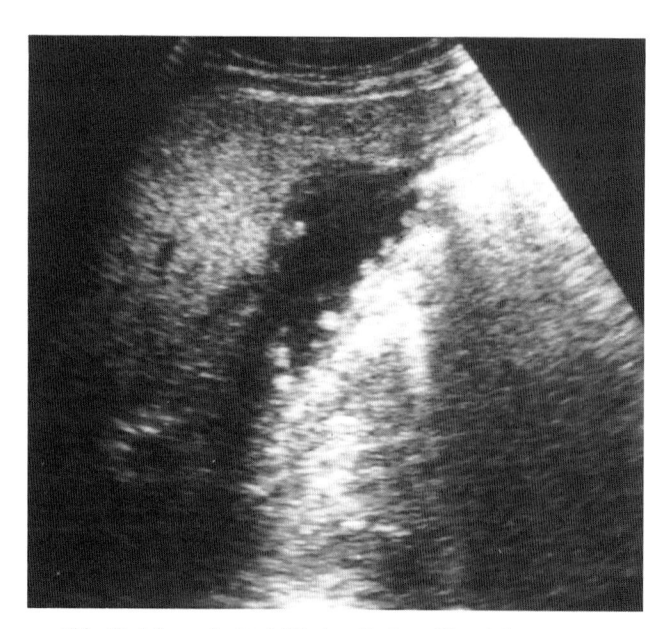

Abb. 31. Längsschnitt: 34jähriger Patient. Eine Adenomyomatose der Gallenblase als Zufallsbefund. Zahlreiche kleine echoreiche Polypen an der Gallenblasenwand.

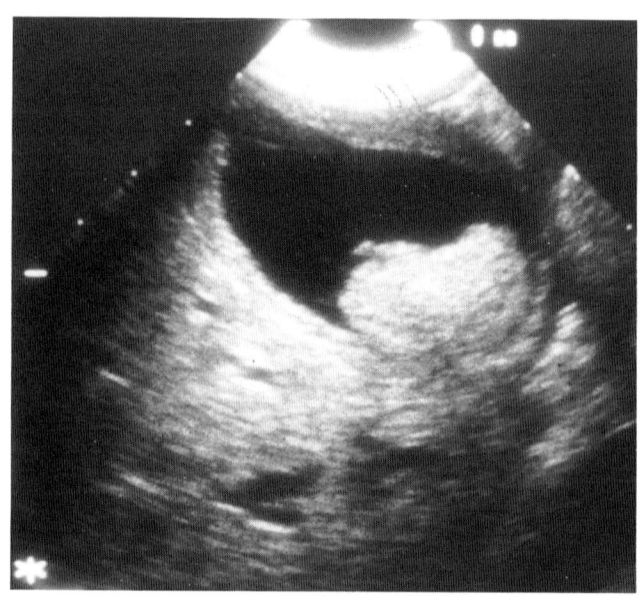

Abb. 32. Subkostalschnitt: 80jährige, ikterische Patientin. Große Raumforderung in der Gallenblase – histologische Diagnose: Karzinom.

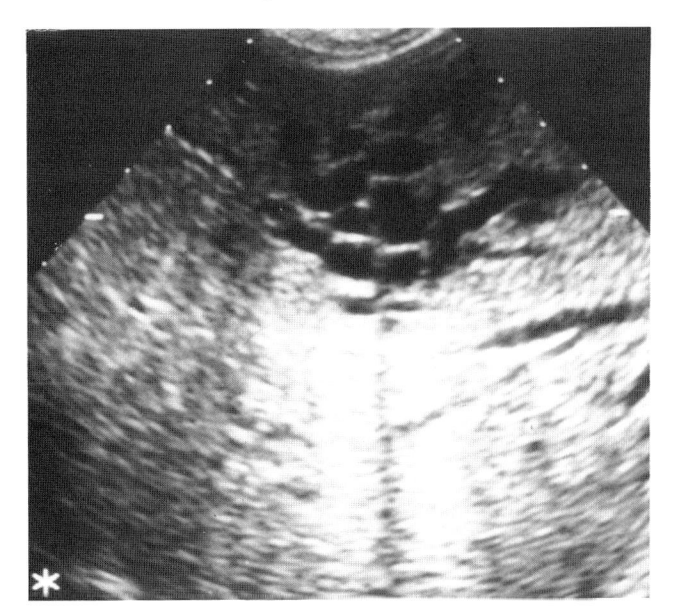

Abb. 33. Subkostalschnitt (modifiziert): Intrahepatische Cholestase bei Papillentumor. Erweiterte seen- bzw. hirschgeweihförmige echofreie Gallengänge.

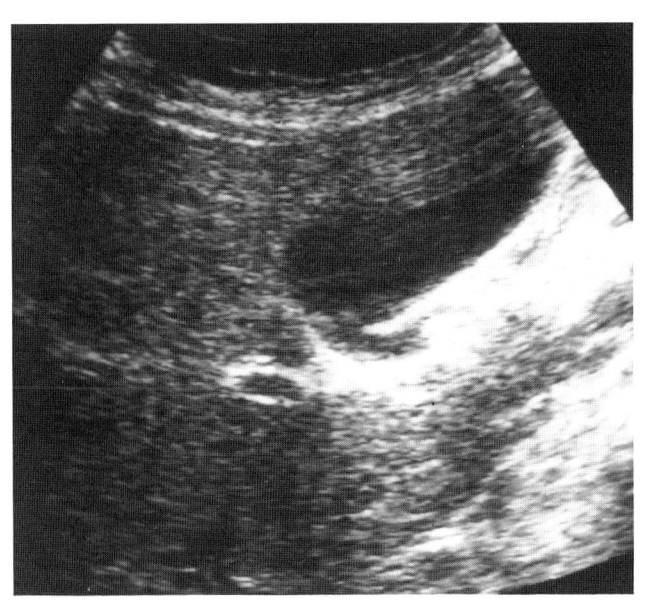

Abb. 34. Längsschnitt (modifiziert): Choledochuskonkrement bei einem 46jährigen Patienten. Hydrops der Gallenblase.

oder erworbene duktale Ektasien *(Caroli-Syndrom)* und *Choledochuszysten* können selten Anlaß zu Verwechslungen sein. Da die erweiterten Gallengänge parallel mit den Pfortaderästen verlaufen, wird auch vom «*Doppelflintenzeichen*» gesprochen. Erst wenn sonographisch eine extrahepatische Ursache der Cholestase festgestellt wurde, sollten invasivere Verfahren (ERCP, PTC) zur weiteren Abklärung bzw. Therapie herangezogen werden. *Schwächen* der sonographischen Gallengangsdiagnose stellen Abflußbehinderungen ohne konsekutive Gangerweiterung, die Grauzone der Weite des Ductus choledochus (6–9 mm) und die papillennahe Region dar.

III.2.5.2.2. Choledocholithiasis

Häufigste Ursache eines mechanischen Abflußhindernisses im Bereich der Gallenwege stellen *Konkremente* dar. Von einem sicheren sonographischen Steinnachweis kann ausgegangen werden, wenn im Gallengang eine echoreiche, gut abgrenzbare Struktur mit dorsalem Schallschatten darstellbar ist (Abb. 34). Neben der *Steingröße* ist vor allem die *Lokalisation* für den sonographischen Konkrementnachweis ausschlaggebend. Präpapilläre Steine können wegen Luftüberlagerung nicht eingesehen werden oder lufthaltige Darmabschnitte werden als Stein fehlinterpretiert. Choledochussteine in den proximalen und mittleren Choledochusabschnitten sind in bis zu *90%* auffindbar, bei papillennahen sinkt diese Quote auf bis zu *20%*. Ein fehlender Steinnachweis schließt weder bei erweitertem noch bei normal weitem Ductus hepatocholedochus eine Choledocholithiasis aus. Bei ensprechendem klinischen Verdacht sind weiterführende diagnostische Verfahren notwendig.

III.2.5.2.3. Cholangitis

Als Folge der Verlegung von Gallenwegen, bei aszendierenden Entzündungen aus dem Duodenum (z. B. nach operativen Eingriffen an der Papilla vateri) und beim Übergreifen entzündlicher Prozesse auf die Gallenwege kann es zu einer *akuten Cholangitis* kommen. Ein sonographisches Korrelat hierfür ist in der Regel nicht faßbar. Eine *chronische Cholestase*, z. B. im Rahmen einer primär biliären Zirrhose führt zu einer Fibrosierung der Gallenwege. Sonographisch kann diese in Einzelfällen an den auffällig echoreichen, verbreiterten Gallengängen nachgewiesen werden (Abb. 35).

III.2.5.2.4. Gallengangstumoren

Gut- bzw. bösartige *primäre Gallengangstumoren* sind extrem selten. Sonographisch können sie nur bei exophytischem Wachstum und einer gewissen Mindestgröße *(> 5 mm)* nachgewiesen werden. Wandinfiltrativ wachsende Tumoren entziehen sich der sonographischen Diagnostik. Am häufigsten kann bei Gallengangstumoren eine *prästenotische Aufweitung der Gallenwege* beobachtet werden, ohne daß der Tumor selbst zur Darstellung kommt. Auch Raumforderungen benachbarter Organe können durch Kompression von *außen* zu einer

Okklusion eines Gallengangs führen. Relativ häufig kommen hierfür entzündliche oder maligne Pankreaszysten/-tumoren, Lymphknoten am Leberhilus, umschriebene (Metastasen, parasitäre Zysten, Lebertumoren) oder diffuse Lebererkrankungen (Zirrhose) in Frage (Abb. 36).

III.2.5.2.5. Pneumo- und Hämobilie

Zu einer *Pneumo-* und *Aerobilie* kommt es durch pathologische oder operativ angelegte Verbindungen zwischen Darm und Gallengängen. Häufigste Ursache ist der Zustand nach *Papillotomie*. In seltenen Fällen ist eine *Cholangitis mit gasbildenden Keimen* die Ursache für Luft in den Gallenwegen. Sonographisch finden sich zahlreiche echoreiche streifen- oder punktförmige Bezirke intrahepatisch, die einen dorsalen Schallschatten aufweisen (Abb. 37). Ihr Verteilungsmuster entspricht dem der Gallengänge. Durch lageabhängige Lokalisation können sie von den ähnlich imponierenden Leberverkalkungen unterschieden werden.

Eine *Hämobilie* ist ebenfalls selten. Vor allem traumatisch verursachte Verbindungen zwischen Blutgefäßen und biliärem System sind hierfür ursächlich verantwortlich. *Frische Einblutungen* führen zu einer echofreien Erweiterung der Gallengänge. Ältere, z. T. *organisierte* oder *in Resorption befindliche Hämatome* können mit zunehmendem Heilungsverlauf echoreich werden.

III.2.6. Wertigkeit der Sonographie im Vergleich mit anderen Methoden

Die Sonographie sollte bei Erkrankungen der Gallenblase oder -wege als *Bindeglied* zwischen Anamnese, Klinik und Labor auf der einen Seite und den invasiveren bildgebenden Verfahren andererseits verstanden werden. Zum *Nachweis* bzw. *Ausschluß einer Cholelithiasis* genügt in der Regel der sonographische Befund. Ebenso eindeutige Aussagen kann die Sonographie bei *exophytisch wachsenden Gallenblasentumoren* liefern. Wegweisend kann die Sonographie auch bei *akuter* oder *chronischer Cholezystitis* sein. Schwächen besitzt die Sonographie bei *Gallenwegserkrankungen* und *infiltrativen*

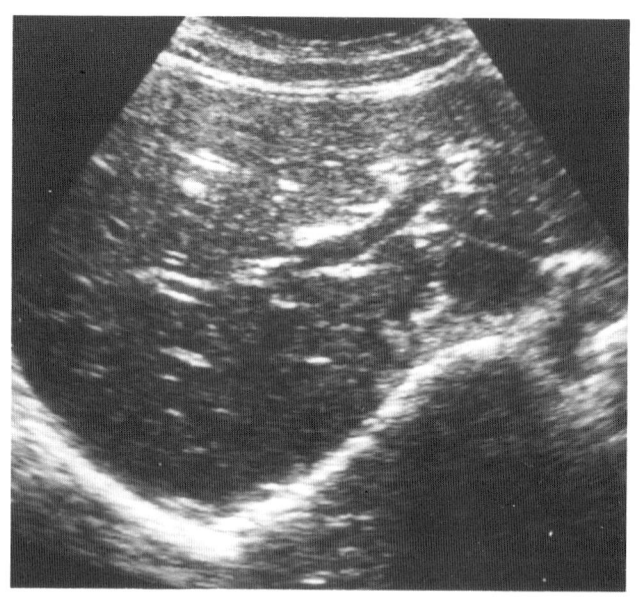

Abb. 35. Subkostalschnitt: 45jährige Patientin mit primär biliärer Zirrhose. Auffallend echoreiche und verbreiterte Gallenwege.

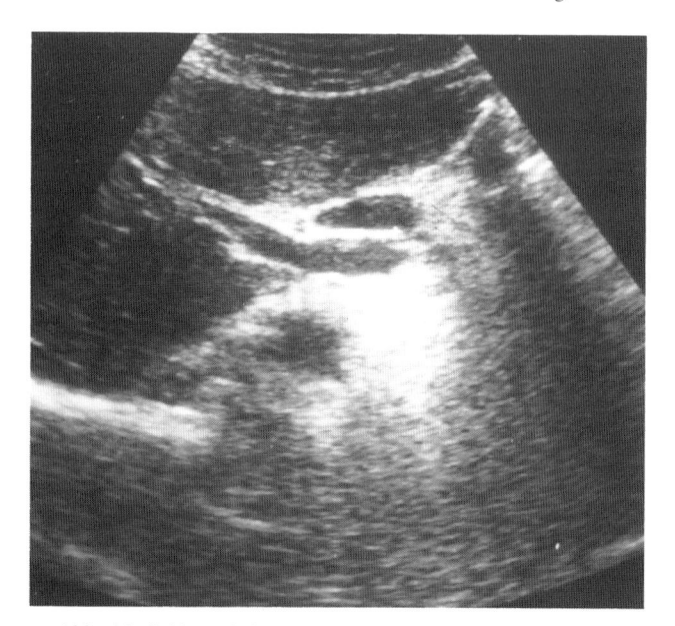

Abb. 36. Subkostalschnitt: 56jähriger Patient mit Pankreaskopfkarzinom. Erweiterter Ductus hepatocholedochus.

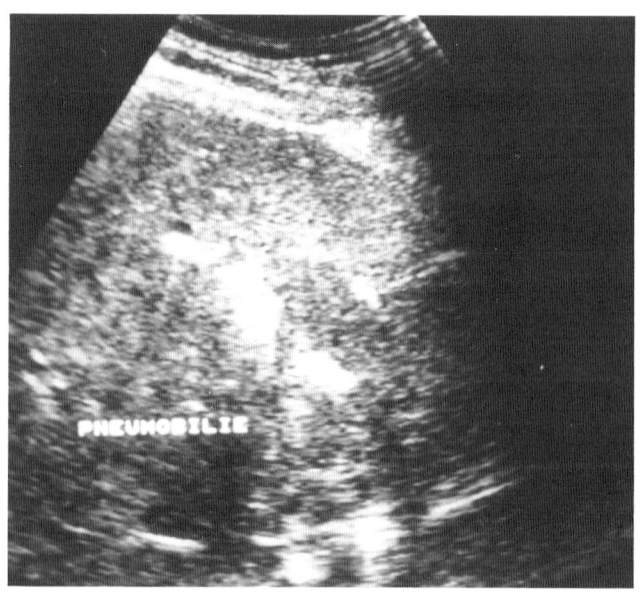

Abb. 37. Subkostalschnitt (modifiziert): 67jähriger Patient mit Pneumobilie nach biliodigestiver Anastomose.

Prozessen. Die *konventionelle orale oder intravenöse Cholangiographie* hat durch die Einführung der Sonographie ihre früher führende Rolle in der Diagnostik von Gallenerkrankungen eingebüßt. Wesentliche methodische Nachteile sind die von der Leberfunktion und der Serumbilirubinkonzentration abhängige Anwendbarkeit sowie die Möglchkeit von Kontrastmittelnebenwirkungen. Eine Indikation ist nur noch bei speziellen Fragestellungen (z. B. Adenomyomatose) gegeben. Die *hepatobiläre Leberszintigraphie* ist ebenfalls von der Ausscheidungsfunktion der Leber abhängig. Darüber hinaus ist eine entsprechend aufwendige nuklearmedizinische Einrichtung notwendig. Nicht zu vernachlässigen ist auch der enorme zeitliche Aufwand. Die *Computertomographie* (CT) erlaubt eine weniger von der Erfahrung des Untersuchers abhängige Beurteilung des biliären Systems. Die CT bietet sich insbesondere zur Beurteilung der um die Gallenblase und -wege gelegenen Strukturen an. Infiltrative Prozesse sind damit leichter nachweisbar. Eine Kontrastmittelapplikation kann zusätzliche Informationen erbringen. Überlegen ist die CT in der Diagnostik papillennaher pathologischer Veränderungen. Von Nachteil ist die starre horizontale Abbildung, die eine kontinuierliche Abbildung von Gallengängen häufig nicht ermöglicht. Die Erfahrungen mit der *Kernspintomographie* können noch nicht abschließend beurteilt werden. Die diagnostische Aussagekraft dürfte der des CT entsprechen, in einzelnen Fragestellungen überlegen sein. Die invasiveren Untersuchungsverfahren *ERCP und PTC* sollten immer erst nach erfolgter sonographischer Untersuchung erfolgen. Zum einen kann durch die Sonographie im einen oder anderen Fall eine ERCP oder PTC überflüssig werden, zum anderen kann der Einsatz dieser Methoden besser geplant werden. Die PTC bietet sich insbesondere bei erweiterten Gallengängen zur weiteren Diagnostik an. Die ERCP eröffnet neben der Diagnostik auch die Möglichkeit eines gleichzeitigen therapeutischen Vorgehens. Die *intraoperative* und *endoskopische Sonographie* stehen noch in der Phase wissenschaftlicher Erprobung. Interessante Perspektiven für die Zukunft sind zu erwarten.

Literatur

1 Adolf W, Dachselt K: Gallenblasenwandveränderungen im Sonogramm. Z gesamte Inn Med 1989;44:367–9.
2 Crone-Münzebrock W, Rohwedder A, Meyer-Pannwitt U, Kremer B: Leistungsvergleich von Sonographie, Computertomographie, ERCP und Angiographie in der Diagnostik primärer Gallenblasenkarzinome. Röntgenblätter 1990;43:261–5.
3 Gebhardt J: Ultraschall in der Inneren Medizin. Gallenblase und Gallenwege. Verh Dtsch Ges Inn Med 1988;94:549–54.
4 Gelfand DW, Wolfman NT, Ott DJ, Watson NE, Chen YE, Dale WJ: Oral cholecystography vs. gallbladder sonography: a prospective, blinded reappraisal. AJR 1988;69–72.
5 Heyder N, Günter E, Giedl J, Obenauf A, Hahn EG: Polypoide Läsionen der Gallenblase. Dtsch med Wschr 1990;115:243–7.
6 Kellner H: Gallenblase und Gallenwege, in: Abdominelle Ultraschalldiagnostik Grundkurs und Aufbaukurs. Bildgebung/Imaging 1987–89; 56 (duppl 1) : 32–36, 37–43.

III.3. Pankreas

I. Kamilli, U. Gresser

III.3.1. Zusammenfassung

Für die *nichtinvasive* Diagnostik von Pankreaserkrankungen stehen heute Sonographie, Computertomographie (CT) und Magnetresonanz-(Kernspin-) Tomographie (NMR) zur Verfügung. Wichtigste *invasive* diagnostische und auch therapeutische Methode ist die endoskopische retrograde Cholangiographie (ERCP). Bei der Auswahl der Methode sind die diagnostische Aussagekraft und das Kosten/Nutzen-Verhältnis zu berücksichtigen.

Leichte Verfügbarkeit, geringe Kosten, Fehlen von Strahlenbelastung und Kontrastmittelrisiko sowie beliebige Wiederholbarkeit bei Verlaufsuntersuchungen sind die *Vorteile der Sonographie* gegenüber Computertomographie und NMR. Die sonographische Darstellung des Pankreas kann durch dessen versteckte Lage im Retroperitonealraum und die geringe Organdicke vor allem bei Adipositas und Meteorismus schwierig sein. Die Aussagekraft der Ultraschalluntersuchung ist sehr von Erfahrung und Sorgfalt des Untersuchers abhängig.

Die *normale Bauchspeicheldrüse* stellt sich sonographisch als feinkörnige, homogene, mäßig echoarme Struktur mit glatter Organkontur dar. Das Binnenstrukturmuster des Pankreas entspricht bei Gesunden in etwa dem des Leberparenchyms; mit zunehmendem Alter wird es echoreicher.

Eine wichtige Indikation zur Pankreassonographie ist die *akute Pankreatitis*. Die entzündlich-ödematöse Organschwellung führt zu einer Echoarmut des gesamten Pankreas bzw. der betroffenen Organteile im Ultraschallbild. Nekrosestraßen sind ebenso wie Pseudozysten echofrei.

Bei der *chronischen Pankreatitis* kann es durch rezidivierende schmerzhafte Schübe (80–85%) oder schmerzlos und schleichend (15–20%) zu bleibender Organschädigung und zunehmender exo- und endokriner Pankreasinsuffizienz kommen. Wegweisend für die Diagnose kann eine Erweiterung des Ductus pancreaticus auf 3 mm oder mehr (bis zu 1–2 cm) sein oder die ultraschallgezielte Einfingerpalpation, bei der das derbe, chronisch-entzündete Pankreas dem Druck ausweicht.

Pankreaspseudozysten entstehen bei der chronischen Pankreatitis in 20 bis 50% der Fälle, bei der akuten Pankreatitis nur in 2 bis 8%. Sie entwickeln sich innerhalb von Tagen bis Wochen aus entzündlichen Gewebseinschmelzungen (Nekrosezysten), aus umschriebenen Gangerweiterungen oder posttraumatisch.

Bei 95% aller *Pankreastumoren* handelt es sich um primäre Adenokarzinome, die in etwa 75% im Bereich des Kopfes oder der Papille, in etwa 25% im Korpus oder Schwanz lokalisiert sind. Das Pankreaskarzinom führt zu einer umschriebenen, meist soliden echoarmen Auftreibung des Organs. Die untere Nachweisgrenze für die sonographische Diagnostik liegt bei 1,5–2 cm. Jedes Papillenkarzinom und 75% der Pankreaskopfkarzinome führen zu einer Gallenwegsobstruktion.

Die *kombinierte Anwendung von Sonographie und ERCP* ist bei Pankreaserkrankungen so aussagekräftig, daß der Einsatz weiterer bildgebender Verfahren oft nicht mehr erforderlich ist. Bei der akuten Pankreatitis erlaubt die Sonographie zwar keine zuverlässige Erfassung von Nekrosen und Schweregrad, sie ermöglicht jedoch eine gute Aussage über die Gallenwege und ist als Verlaufsuntersuchung geeignet. Die *Computertomographie* erlaubt zuverlässigere Aussagen über Nekrosen und Ausmaß der Erkrankung. Bei der Suche nach endokrinen Pankreastumoren ist die Sonographie dem CT oder der Arteriographie überlegen.

III.3.2 Einleitung

Erst seit Einführung von Sonographie und Computertomographie stehen nichtinvasive Untersuchungsverfahren zur Beurteilung von Pankreaserkrankungen zur Verfügung. Leichte Verfügbarkeit, geringe Kosten, Fehlen von Strahlenbelastung und Kontrastmittelrisiko, Untersuchung in verschiedenen Schnittebenen sowie beliebig häufige Wiederholungsuntersuchungen zur Verlaufskontrolle sind die Vorteile der Sonographie gegenüber der Computertomographie. Andererseits kann die sonographische Darstellung des Pankreas durch seine versteckte Lage im Retroperitonealraum und die geringe Organdicke vor allem bei Adipositas und Meteorismus erhebliche Schwierigkeiten bereiten. Nur bei guter Untersuchungstechnik, genauer Kenntnis der anatomischen Verhältnisse und ausreichender Erfahrung können zuverlässige Ergebnisse erzielt werden.

III.3.3 Indikationen

Als nichtinvasives und den Patienten wenig belastendes Untersuchungsverfahren wird die Sonographie des Abdomens zunehmend häufiger als Screeningverfahren auch bei Beschwerdefreiheit des Patienten eingesetzt. Die gezielte Darstellung des Pankreas sollte jedoch vor allem bei Patienten mit unklaren Oberbauchbeschwerden, zur Differenzierung von Tastbefunden im Oberbauch, im Rahmen der Tumorsuche (Pankreaskarzinom, endokrine Tumoren) oder zur Abklärung eines Ikterus erfolgen. Eine wichtige Indikation zur Sonographie des Pankreas ist die Diagnose und die Verlaufsbeobachtung bei akuter oder chronischer Pankreatitis. Weitere Einsatzmöglichkeiten sind ultraschallgezielte Punktionen oder Drainagen. Die wichtigsten Indikationen zur sonographischen Untersuchung des Pankreas sind in Tabelle 1 zusammengefaßt.

III.3.4 Anatomie der Pankreasregion

Das Pankreas des Erwachsenen (Abb. 1) liegt in Höhe des ersten und zweiten Lendenwirbelkörpers *retroperitoneal*. Es ist etwa 14–18 cm lang und hat die Form eines quergestellten nach links schlanker werdenden Keiles, der sich um die Vorderfläche der Wirbelsäule legt. Man unterscheidet Pankreaskopf (Kaput), Pankreaskörper (Korpus) und Pankreasschwanz (Kauda).

Der *Pankreaskopf* befindet sich ventral der Vena cava inferior und liegt unmittelbar der C-förmigen Duodenalschleife an. Innerhalb oder hinter dem oberen Anteil des Pankreaskopfes zieht der Ductus choledochus zur Papilla duodeni. Der untere Anteil des Pankreaskopfes (Processus uncinatus) schlingt sich von rechts hinter die Vena mesenterica superior und bildet dabei die Incisura pancreatis.

Der *Pankreaskörper* zieht vor der Wirbelsäule nach links und geht kurz vor dem Milzhilus in den Pankreasschwanz über. Die vordere Seite ist von Peritoneum bedeckt, die hintere Seite liegt dem prävertebralen Bindegewebe an.

Der *Pankreasschwanz* verjüngt sich zunehmend und endet im Bereich des Milzhilus.

Der *Ductus pancreaticus (Ductus Wirsungianus)* durchzieht die Bauchspeicheldrüse in ihrer Längsausdehnung nahe der Hinterfläche und nimmt aus vielen kleinen Drüsengängen Pankreassekret auf. Die Breite des Pankreasganges sollte 2 mm nicht überschreiten. In etwa 75% der Fälle mündet der Ductus pancreaticus gemeinsam mit dem Ductus choledochus in der Papilla duodeni major, in circa 25% der Fälle liegen getrennte Mündungsstellen vor (Tab. 2).

Die *Arterien* des Pankreaskopfes entstammen dem Truncus coeliacus und der Arteria mesenterica superior, die Arterien von Pankreaskörper und -schwanz der Arteria lienalis.

Die *Venen* des Pankreas münden in die Vena lienalis und die Vena mesenterica superior.

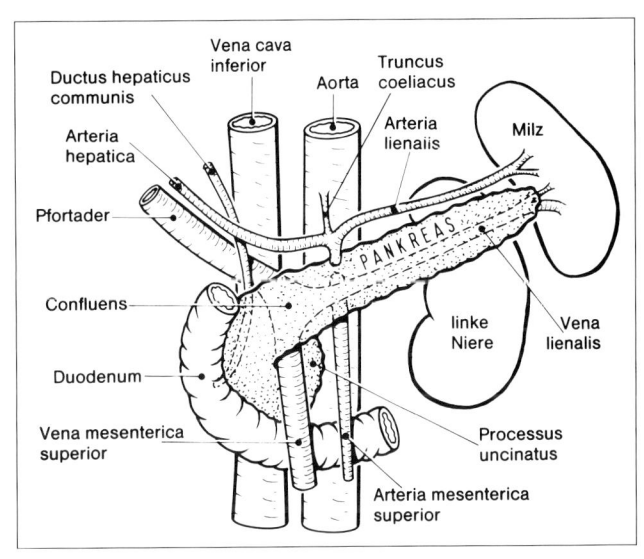

Abb. 1. Topographische Anatomie der Pankreasregion beim Erwachsenen (schematisiert).

Tab. 1. Indikationen zur Sonographie des Pankreas

– unklarer Abdominalschmerz
– palpable Raumforderung im Oberbauch
– Malignomverdacht
– Erhöhung von Amylase und/oder Lipase in Serum und/oder Urin
– Erhöhung von alkalischer Phosphatase, Transaminasen, Bilirubin, BKS
– pathologische Veränderungen des Glucosestoffwechsels
– Aszites oder Pleuraerguß unklarer Genese
– Änderung des Stuhlverhaltens
– Verlaufskontrolle pathologischer Pankreasveränderungen (Pseudozysten, nekrotisierende Pankreatitis, erweiterter Ductus pancreaticus)
– ultraschallgezielte Punktion

Tab. 2. Anatomische Begrenzung des Pankreas

Kranial:	Truncus coeliacus, Pfortader
Kaudal:	Duodenum, Colon transversum, Vena renalis sinistra
Ventral:	Linker Leberlappen, Magen, Bulbus duodeni, Colon transversum
Dorsal:	Kaput: Vena cava inferior
	Korpus: Aorta, Wirbelsäule, Arteria mesenterica superior
	Kauda: Vena lienalis, oberer linker Nierenpol, linke Nebenniere
Inzisur:	Vena mesenterica superior

Die *Lymphgefäße* des Pankreas führen zu den Nodi lymphatici hepatici (Kaput), coeliaci (Kaput und Korpus) und pancreaticolienalis (Korpus und Kauda).

Die Gefäßversorgung des Pankreas unterliegt starken individuellen Variationen.

III.3.5. Untersuchungstechnik und -ablauf

Für die Ultraschalluntersuchung der Bauchspeicheldrüse sind *Vorbereitung und Mitarbeit des Patienten* von großer Bedeutung. Das Pankreas ist am günstigsten beim nüchternen Patienten zu beurteilen. Je weiter der Tag fortgeschritten ist, desto häufiger und vollständiger wird die Pankreasregion von Luft überlagert. Bei manchen Patienten kann das Pankreas erst nach medikamentöser Entblähung (z. B. mit Sab simplex, Lefax oder Paractol am Vorabend) sonographisch dargestellt werden. Bei einer kleinen Zahl von Patienten kann man das Pankreas auch bei bester Vorbereitung des Patienten nicht vollständig einsehen.

Die Untersuchung der Bauchspeicheldrüse beginnt mit einem *modifizierten Oberbauchquerschnitt* («Pankreasschnitt» Abb. 2, 3). Dabei wird der Schallkopf im Epigastrium aufgesetzt. Da der Pankreaskopf etwas weiter kaudal als der Pankreasschwanz liegt, muß der Schallkopf aus der Transversalen um etwa 10–15 Grad entgegen dem Uhrzeigersinn gedreht werden.

Vor allem bei adipösen Patienten mit relativem Zwerchfellhochstand behindern ventral des Pankreas liegende luftgefüllte Anteile von Magen und Duodenum

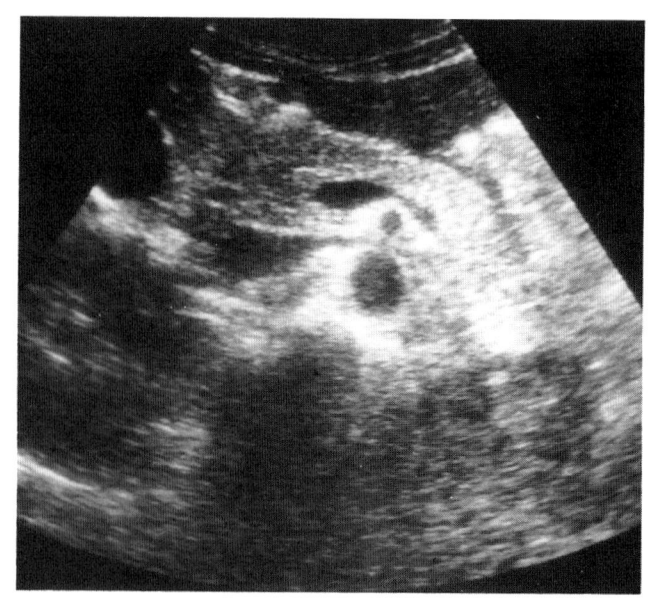

Abb. 3. Pankreasschnitt bei einem 35jährigen gesunden Mann. Das Pankreas ist in seiner vollen Länge dargestellt. Der Ductus pancreaticus stellt sich zwischen Kaput und Korpus als kurze weiße Linie dar. Von ventral nach dorsal stellt sich die Vena lienalis (längs), Confluens (längs), Arteria mesenterica superior (quer), Aorta abdominalis (quer) mit Abgang der rechten Arteria renalis, daneben Vena cava mit Abgang der linken Vena renalis und die Wirbelsäule dar. Normalbefund.

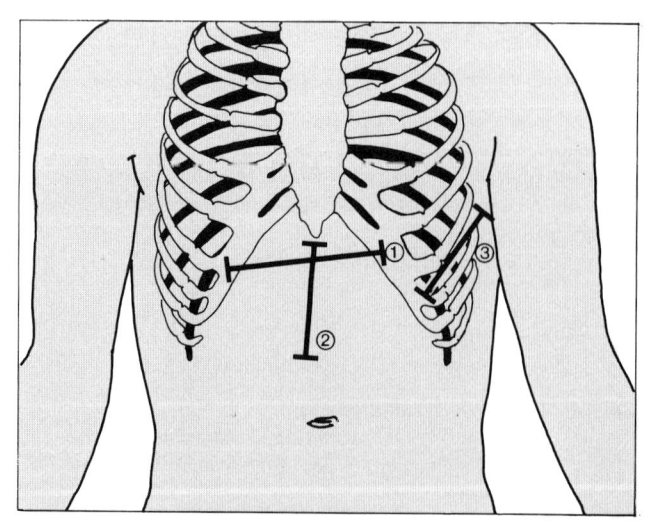

Abb. 2. Schematische Darstellung der Schnittebenen zur sonographischen Untersuchung des Pankreas. 1, Pankreasschnitt (modifizierter Oberbauchquerschnitt): Organlängsschnitt. 2, medianer Oberbauchlängsschnitt: Organquerschnitt. 3, linksseitiger Flankenschnitt (Interkostalschnitt): Pankreasschwanz.

die Untersuchung. In diesen Fällen kann man den linken Leberlappen als *Schallfenster* benutzen. Man bittet den Patient, tief einzuatmen und den Bauch weit vorzuwölben. Dadurch schiebt sich der linke Leberlappen vor das Pankreas und drückt die Darmschlingen nach kaudal weg. Der Schallkopf muß nun möglichst weit kranial aufgesetzt und leicht nach kaudal gekippt werden, um dorsal des linken Leberlappens das Pankreas zu sehen.

Die sonographische Darstellung des Pankreas durch den flüssigkeitsgefüllten Magen als Schallfenster ist für die Praxis zu umständlich und hat sich nicht durchgesetzt.

Beim *Pankreasschnitt* (modifizierter Oberbauchquerschnitt) orientiert man sich an den *großen Gefäßen* (Abb. 1, 3). Aorta abdominalis (rundlich) und Vena cava inferior (oval) stellen sich im Pankreasschnitt echofrei im Querschnitt dar. Bei mäßigem Druck mit dem Schallkopf läßt sich die normale Vena cava im Unterschied zur Aorta komprimieren. Die Vena lienalis verläuft vor Vena cava und Aorta an der Rückfläche des Pankreas in konvexen Bogen zur Milz. Parallel zur Vena lienalis stellt sich innerhalb des Pankreas der Ductus pancreaticus als echoreiche Doppellinie mit echoarmem Lumen (im Normalfall nur angedeutet zu sehen) dar (Abb. 4).

Der *Truncus coeliacus* liegt kranial des Pankreas und besteht aus der Arteria hepatica communis, die zum Le-

Pankreas

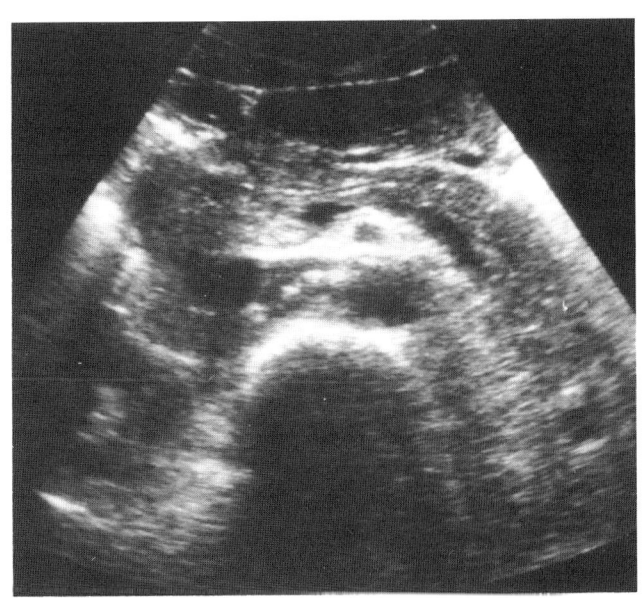

Abb. 4. Pankreasschnitt bei einer gesunden 42jährigen Frau. Im Pankreaskorpus Darstellung eines langen Abschnitts des Ductus pancreaticus, erkennbar als echoreiche Doppellinie mit echoarmen Lumen. Normalbefund.

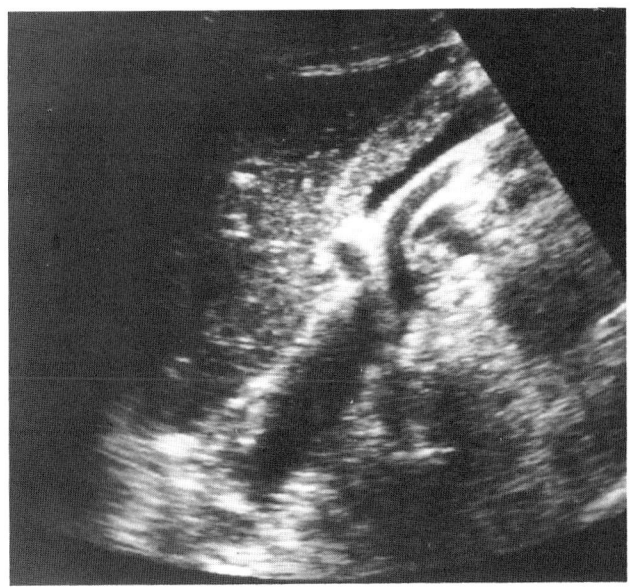

Abb. 5. Medianer Oberbauchlängsschnitt stark gekippt bei einem 43jährigen gesunden Mann. Ventral des Pankreaskopfes liegt der linke Leberlappen. Dorsal das Caput kommt die Aorta abdominalis (längs) mit dem Abgang des Truncus coeliacus und der Arteria mesenterica superior zur Darstellung. Normalbefund.

berhilus zieht, und der zum Milzhilus verlaufenden Arteria lienalis.

Arteria mesenterica superior und *Vena lienalis* sind die *wichtigsten Leitstrukturen* bei der Darstellung des Pankreas und näherungsweise mit einem Auge und der darüberliegenden Augenbraue zu vergleichen. Die Arteria mesenterica superior zeigt sich typischerweise als kleine kreisrunde echofreie Struktur, die von einer sehr echoreichen kräftigen Wand umgeben ist.

Durch leichtes Verschieben des Schallkopfes parallel zur Längsachse des Pankreas nach kaudal und kranial wird die gesamte Drüse untersucht. Anschließend wird das Pankreas in Oberbauchlängsschnitten im Querschnitt durchmustert (Abb. 2)

Im medialen *Oberbauchlängsschnitt* (Abb. 5) findet man den Pankreaskorpus ventral der Aorta abdominalis kaudal des Abgangs des Truncus coelicus und ventral der Arteria mesenterica superior. Etwa 1 bis 2 cm rechts lateral davon zeigt sich parallel zur Aorta in der Incisura pancreatis verlaufend die Vena mesenterica superior dorsal des Pankreaskorpus. Hier vereinigt sie sich mit der Vena lienalis im sogenannten Confluens zur Pfortader. In diesem Bereich ist die Untersuchung der Bauchspeicheldrüse im Oberbauchlängsschnitt besonders wichtig, da der *Processus uncinatus* des Pankreaskopfes dorsal der Vena mesenterica superior liegt und sich der Untersuchung im modifizierten Oberbauchquerschnitt entziehen kann.

Ergänzend zur Untersuchung des Pankreas im modifizierten Oberbauchquerschnitt und Oberbauchlängsschnitt versucht man, den Pankreasschwanz im *linksseitigen Flankenschnitt bzw. Interkostalschnitt* im Bereich des Milzhilus darzustellen (Abb. 2). Im Pankreasschwanz gelegene Pseudozysten bzw. Tumoren können sich zwischen Milzhilus und linker Niere verbergen und der Untersuchung von ventral entgehen, im linksseitigen Flankenschnitt aber gut zu erkennen sein (Abb. 6).

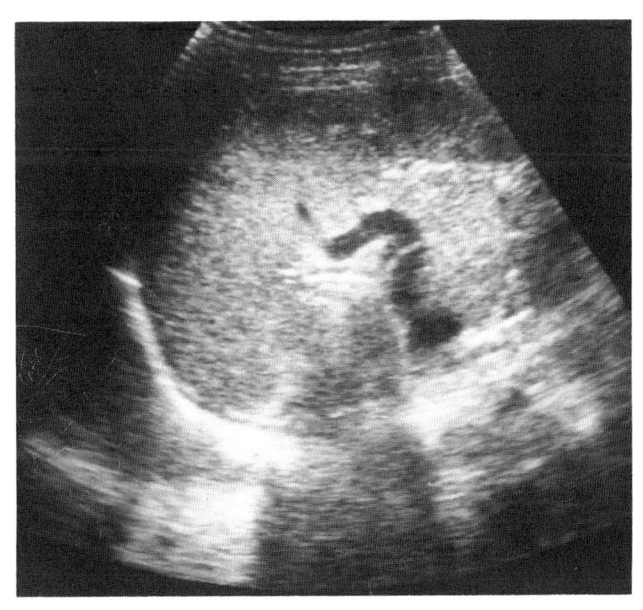

Abb. 6. Linksseitiger Flankenschnitt (Interkostalschnitt) bei einem 21jährigen Studenten. Im Bereich des Milzhilus sieht man den Pankreasschwanz als rundliche Struktur. Im Zentrum des Bildes sieht man die geschlängelt verlaufende Vena lienalis. Links dargestellt ein Abschnitt des Sinus phrenicocostalis. Normalbefund.

Zum Abschluß der Untersuchung überprüft man die *Schmerzhaftigkeit des Pankreas*, indem man mit einem Finger auf das Pankreas Druck ausübt. Dies ist mit Hilfe des Ultraschalls wesentlich gezielter als bei der klinischen Untersuchung möglich.

III.3.6 Normalbefund

Die *normale Bauchspeicheldrüse* stellt sich im Ultraschallbild als feinkörnige, homogene, mäßig echoarme Struktur dar. Das Binnenstrukturmuster des Pankreas ist beim Gesunden im Vergleich zum Leberparenchym (gleicher Schalltiefe) echogleich oder etwas echoreicher. Das umgebende retroperitoneale Fett- und Bindegewebe ist echoreicher als das Pankreas und ermöglicht vor allem bei jungen Patienten eine gute Abgrenzung. Die Organkontur ist glatt und regelmäßig.

Der *Ductus pancreaticus (Wirsungianus)* zeigt sich im Pankreasschnitt ventral der Vena lienalis im Parenchym. Am besten ist er im Pankreaskorpus zu sehen. Man mißt ihn im Pankreasschnitt aus. Wie auch bei Gefäßen mißt man eine Wand mit, eine Wand nicht mit. Beim Gesunden stellt sich der Ductus pancreaticus als maximal 2 mm breiter echoarmer Streifen mit echoreicher Begrenzung dar. Der nicht erweiterte Ductus pancreaticus kann pro Schnittebene meist maximal über eine Distanz von 1–2 cm am Stück dargestellt werden. Die ventral dem Pankreas anliegende hintere Magenwand darf nicht mit dem Ductus pancreaticus verwechselt werden.

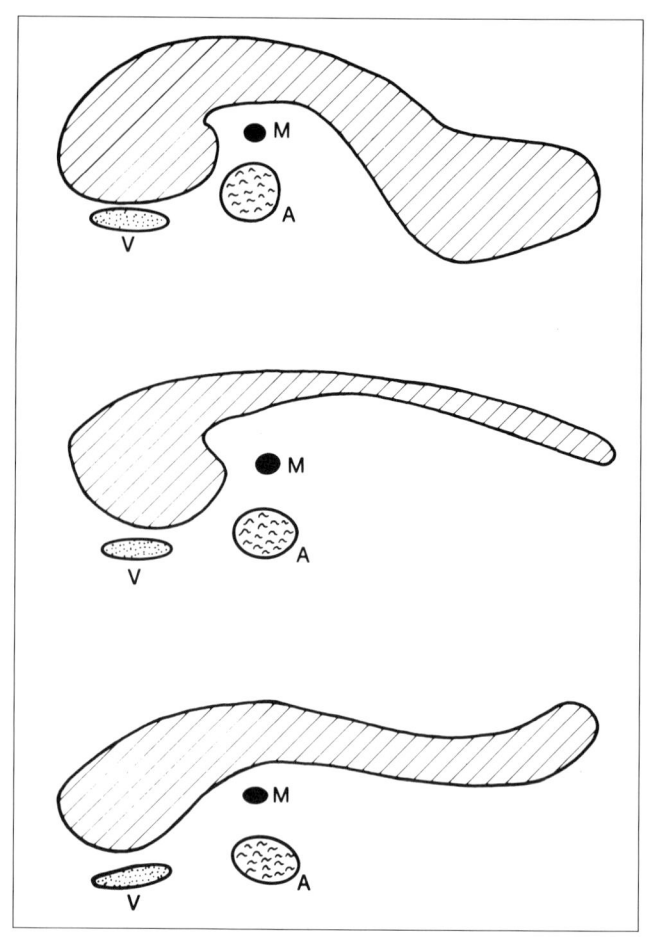

Abb. 7. Formvarianten des Pankreas (V = Vena cava inferior; A = Aorta abdominalis; M = Arteria mesenterica superior).

III.3.7 Normvarianten des Pankreas

Form, Größe und Lage der Bauchspeicheldrüse variieren stark. Das normale Pankreas kann keil-, hantel-, komma- oder wurstförmig erscheinen, je nachdem, welche Anteile des Pankreas kräftiger ausgebildet sind (Abb. 7). Die Maße des Pankreas unterliegen entsprechend großen Schwankungen. Die Größenbestimmung des Pankreas erfolgt durch die Ausmessung des anteroposterioren Durchmessers senkrecht zur Achse des Organs (Abb. 8). So kann ein normaler Pankreaskopf bis 30 mm messen (a.–p.), ein normaler Pankreaskörper oder Pankreasschwanz bis 30 mm. Einige Arbeiten beschreiben noch größere Normbreiten (Tab. 3). *Entscheidend ist der Gesamtbefund*. So kann ein Pankreaskopf mit einem Durchmesser von 30 mm bei glatter Organbegrenzung und unauffälligem Echomuster vor allem bei jungen Menschen durchaus normal sein, während ein Pankreaskopf mit einem Durchmesser von 25 mm bei unregelmäßiger Begrenzung und im Vergleich zum übrigen Pankreasparenchym verändertem Echomuster einem Malignom entsprechen kann.

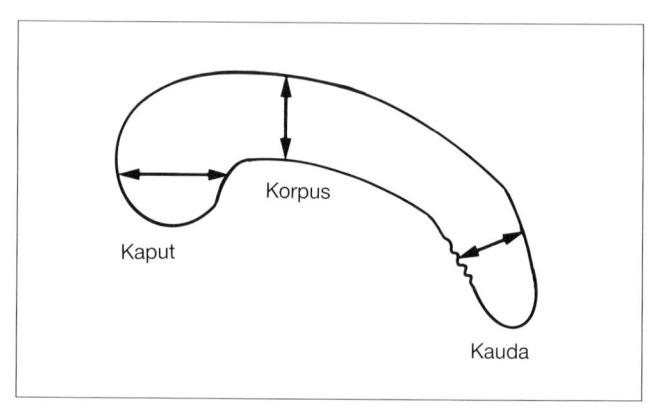

Abb. 8. Schematische Darstellung der Größenbestimmung von Pankreaskaput, -korpus und -kauda im Pankreasschnitt.

Tab. 3. Maximale Größe des Pankreas

	Maximum
Pankreaskopf	30 mm
Pankreaskörper	25 mm
Pankreasschwanz	30 mm

Wichtiger als die Maße und für die Wertung entscheidend ist der Gesamtbefund: homogenes (mäßig echoarmes) Parenchym, glatte Begrenzung des Organs, unauffälliger Ductus pancreaticus.

III.3.8 Altersabhängige Veränderungen des Ultraschallbildes

Mit zunehmendem Alter wird das Pankreas *schmaler*, das Parenchym *echoreicher* und *gröber* (Abb. 9). Die Konturen der Bauchspeicheldrüse werden durch die fortschreitende Fibrose und Lipomatose des Organs schwerer abgrenzbar und können sich leicht höckrig darstellen. Die Weite des Ductus pancreaticus kann zunehmen, sollte aber auch im höheren Alter 3 mm nicht überschreiten. Bei Patienten unter 50 Jahren ist ein echoreiches Pankreas als pathologisch zu werten und nach verursachenden Krankheiten wie Adipositas, Diabetes mellitus, Steroidtherapie, Mukoviszidose oder Alkoholabusus zu suchen.

III.3.9 Akute Pankreatitis

Häufigste Ursache der akuten Pankreatitis sind Gallensteinleiden oder Alkoholabusus. Sonographisch werden zwei prognostisch unterschiedliche Formen unterschieden. Die *häufigere ödematöse Pankreatitis* nimmt meist einen günstigen Verlauf, während die *seltenere hämorrhagisch-nekrotisierende Pankreatitis* durch Ausdehnung weit in die Umgebung zu Schock und Multiorganversagen führen kann. Die Diagnose einer Pankreatitis wird klinisch gestellt und laborchemisch gesichert. Sonographie und CT liefern Aussagen über Lokalisation, Ausdehnung und Schweregrad.

Die möglichen sonographischen Befunde bei akuter Pankreatitis sind in Tabelle 4 zusammengestellt. Bei stärkerem Speichelödem resultiert eine *umschriebene oder diffuse Organvergrößerung* (Abb. 10). Bei segmentaler Pankreatitis kann die sonographische Differentialdiagnose zum Pankreasmalignom schwierig sein. Durch Anamnese und Klinik ist eine Unterscheidung meist möglich. Die akute Pankreatitis betrifft vorwiegend jüngere Menschen, das Pankreaskarzinom ist eine Erkrankung des höheren Lebensalters. 10% der Pankreastumoren gehen mit einer Begleitpankreatitis einher. Die entzündlich-ödematöse Organschwellung führt zu einer auffallenden Echoarmut des gesamten Pankreas bzw. der betroffenen Organteile, das entzündete Pankreas-

Tab. 4. Mögliche sonographische Befunde bei akuter Pankreatitis

Befunde am Pankreas
- Größenzunahme (diffus oder segmental)
- Abnahme der Echodichte
- Unscharfe Begrenzung
- Nekrosen
- Pseudozysten
- Druckschmerz bei Palpation

Befunde außerhalb des Pankreas
- Meteorismus
- Aszites
- Pleuraergüsse (meist linksseitig)
- Nekrosestraßen, Abszesse
- (Sub)ileus

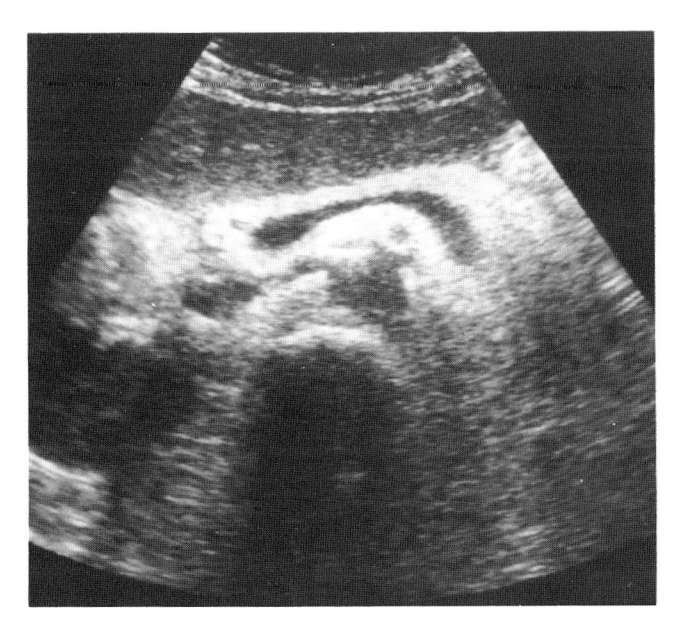

Abb. 9. Pankreasschnitt bei einer 74jährigen Rentnerin. Das Pankreas ist verschmälert und auffallend echoreich im Vergleich zum ventral liegenden linken Leberlappen. Diagnose: Pankreasfibrolipomatose.

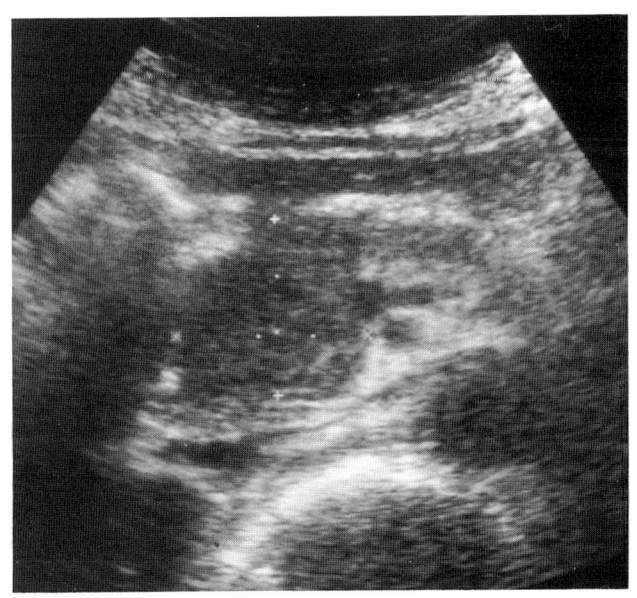

Abb. 10. Pankreasschnitt bei einer 56jährigen Hausfrau. Der Pankreaskopf ist deutlich vergrößert, unregelmäßig polyzyklisch begrenzt und echoarm inhomogen im Vergleich zum mitdargestellten Pankreaskorpus. Diagnose: akute segmentale ödematöse Pankreatitis des Pankreaskopfes bei Zustand nach laparoskopischer Cholezystektomie.

parenchym wird echoärmer als das normale Binnenstrukturmuster der Leber (Abb. 11a, 11b).

Die echoreichen Begrenzungen des nicht erweiterten Ductus pancreaticus sind dann besonders gut sichtbar. Die Organgrenzen werden – vor allem bei Übergreifen der Entzündung auf das umgebende Gewebe – unscharf, verschwommen oder zerfließend.

Bei akuter Pankreatitis kann *Meteorismus* die Untersuchung erheblich behindern. Lagerung des Patienten in *Linksseitenlage* (Leber rutscht nach links) und Vorwölben des Abdomens bei Inspiration (Leber wird nach kaudal gedrückt) bewirken, daß die Leber ventral des Pankreas zu liegen kommt und als Schallfenster genützt werden kann. Liegt bei akuter Pankreatitis nur ein geringes Speichelödem vor, kann die sonographische Untersuchung unauffällig sein; der Schmerz durch *ultraschallgezielte Einfingerpalpation* ist das empfindlichste Zeichen einer akuten Pankreatitis. Vor allem bei jungen Patienten kann ein kräftiges und echoarmes Pankreas bei fehlendem Druckschmerz einem Normalbefund entsprechen.

Aszites kann sonographisch bereits ab einer Menge von 20 bis 50 ml gesehen werden. Geringe Aszitesmengen kommen bei der ödematösen Pankreatitis vor. Man findet sie in der Bursa omentalis zwischen Zwerchfell und Milz bzw. Leber, im Bereich der Hili von Milz bzw. Leber, in der Morrison'schen Tasche sowie im Douglas.

Pleuraergüsse treten bei akuter Pankreatitis vorwiegend linksseitig auf. Kleine Pleuraergüsse sind sonographisch besser als röntgenologisch zu erfassen. Amylase und Lipase im Erguß beweisen den Zusammenhang mit der Pankreatitis.

Dilatierte, auffallend flüssigkeitsgefüllte Darmschlingen mit aufgehobener Peristaltik sind Zeichen eines *paralytischen Ileus*.

Durch sonographische Verlaufskontrollen kann das Auftreten von *Nekrosestraßen* und ihre Rückbildung oder Weiterentwicklung zu reifen *Pseudozysten* erfaßt werden. Ein solcher Reifungsvorgang dauert ein bis acht Wochen. Eine Nekrosezone stellt sich als unscharf begrenztes, inhomogenes echoarmes Areal mit geringer dorsaler Schallverstärkung dar (Abb. 12a, 12b). Die Ausbreitung von Nekrosestraßen kann in die unmittelbare Umgebung des Pankreas erfolgen, aber auch in Bereiche oberhalb des Zwerchfells, in den Unterbauch oder in parenchymatöse Organe (z.B. intralienal). Mit fortschreitender Verflüssigung des betroffenen Organabschnittes wird die Nekrosezone zunehmend echoärmer bis echofrei. Die dorsale Schallverstärkung nimmt entsprechend zu.

Eine wichtige Rolle kommt der Sonographie bei der *ätiologischen Einordnung der Pankreatitis* zu. Während eine Cholezysto- und Choledocholithiasis eine biliäre Genese vermuten lassen, deuten Fettleber oder Zeichen der Leberzirrhose auf eine alkoholinduzierte Pankreatitis hin. Da Fettleber und Cholelithiasis häufige Befunde sind, ist die ätiologische Zuordnung der Pankreatitis mit Hilfe der Sonographie nur in Verbindung mit Anamnese und Klinik möglich.

Auf eine *Computertomographie* kann verzichtet werden, wenn es sich um eine komplikationslose ödematöse Pankreatitis oder um umschriebene Nekrosen han-

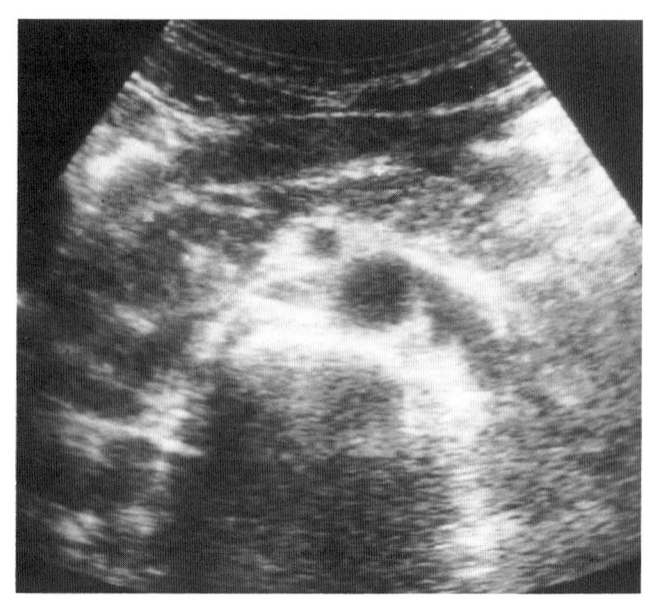

Abb. 11a. Pankreasschnitt bei einem 23jährigen Barkeeper mit Aids mit ausgeprägtem Alkoholismus. Das Pankreas ist im Kopf und am Übergang Körper zu Schwanz aufgetrieben und in der Binnenstruktur inhomogen, gemischt echoarm/echoreich. Freie Flüssigkeit in der Bursa omentalis ventral des Pankreas. Diagnose: akut ödematöse Pankreatitis mit Aszites.

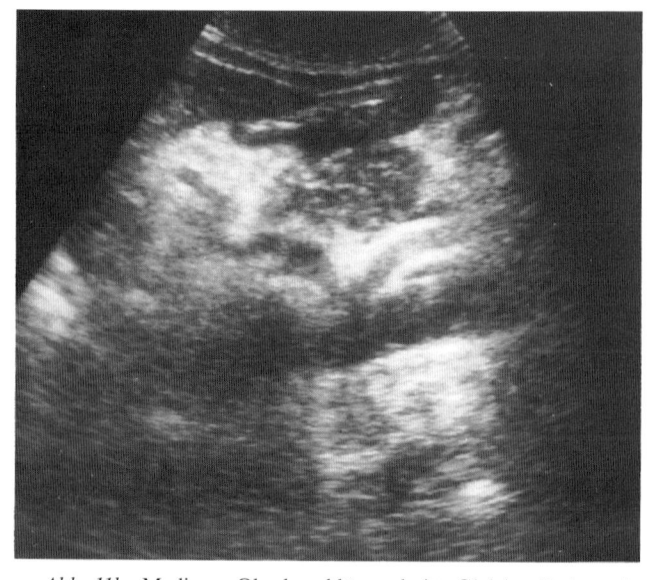

Abb. 11b. Medianer Oberbauchlängsschnitt. Gleicher Patient wie in Abb. 11a.

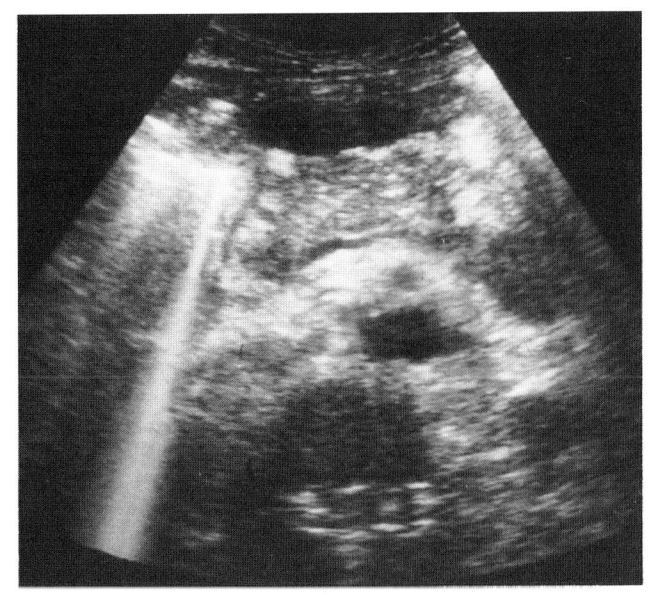

Abb. 12a. Pankreasschnitt bei einem 48jährigen Bauarbeiter mit ausgeprägtem Alkoholkonsum. Deutliche Vergrößerung des gesamten Pankreas, inhomogenes, fleckiges, echoreiches Binnenmuster; scharf begrenzte Nekrosezone ventral des Korpus. Schmerzhaftigkeit bei Einfingerpalpation. Diagnose: Rezidivierende hämorrhagisch-nekrotisierende Pankreatitis.

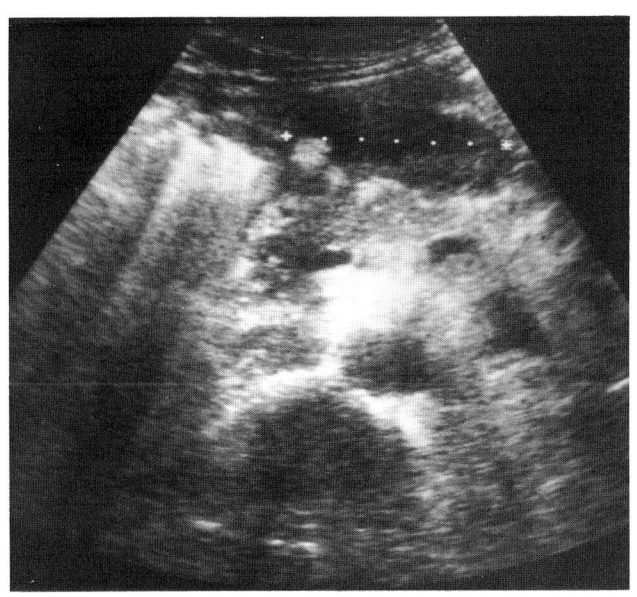

Abb. 12b. Pankreasschnitt. Gleicher Patient wie in Abb. 12a. Verlaufskontrolle nach 2 Wochen, echoreiches Gewebe durch zunehmende Organisation im Bereich der Nekrosezone.

delt. Die Durchführung einer Computertomographie ist notwendig, wenn aufgrund von Meteorismus das Pankreas sonographisch nicht oder nur unzureichend darstellbar ist und wenn bei schwerwiegenden Veränderungen und Komplikationen eine Operation erwogen wird. Auch zur Beurteilung der Ausdehnung von Nekrosen in zum Teil weit entfernte Bereiche kann das Computertomogramm hilfreich sein. Durch Kontrastmittelgabe kann vitales von avitalem Gewebe unterschieden werden.

Ergibt die Sonographie Hinweise auf ein *obstruierendes Konkrement* im Bereich der *Papille*, so ist eine endoskopische Steinextraktion mit nachfolgender Papillotomie anzustreben.

III.3.10 Chronische Pankreatitis

Eine chronische Pankreatitis liegt vor, wenn es durch *rezidivierende schmerzhafte Schübe* (80–85% der Fälle) oder *schmerzlos und schleichend* (15–20%) zu bleibender Organschädigung und exo- und endokriner Pankreasinsuffizienz kommt.

Mögliche sonographische Befunde bei *chronischer Pankreatitis* sind in Tab. 5 aufgeführt. Die Organgröße ist variabel, die Organkonturen sind häufig schlecht abgrenzbar und können unregelmäßig oder unauffällig glatt sein. Das Echomuster kann von normalen Altersveränderungen durch Fibrose und Lipomatose nicht zu unterscheiden sein. Die Einzelechos erscheinen oft groß und vergröbert, vor allem wenn narbige Veränderungen und Verkalkungen bestehen. Es kann aber auch ein fleckiges, inhomogenes Parenchym mit nebeneinander liegenden echoarmen und echoreichen Bezirken vorliegen, wobei die kleinen echoarmen Areale umschriebenen Gangerweiterungen und winzigen zystischen Veränderungen entsprechen. Größere echoarme Zonen sieht man bei akuten Entzündungsschüben. Sie entstehen durch ödematöse Schwellung und Nekrose. Bei der *Einfingerpalpation* weicht das derbe, chronisch entzündete Pankreas aus. Im Intervall zwischen akuten Schüben kann das Pankreas schmerzunempfindlich sein.

Wegweisend für die Diagnose einer chronischen Pankreatitis kann eine *Erweiterung des Ductus pancreaticus*

Tab. 5. Mögliche sonographische Befunde bei chronischer Pankreatitis

Organ vergrößert, seltener normal groß oder atrophisch.

Organkontur meist schlecht abgrenzbar, unregelmäßig oder glatt.

Echomuster homogen echoreich und annähernd normal *oder* vergröbert und auffallend echoreich *oder* inhomogen und fleckig, teils echoarm. Verkalkungen, Pseudozysten.

Bei Einfingerpalpation Ausweichen des Pankreas, Druckschmerz im akuten Schub; derbe Konsistenz des Pankreas.

auf 3 mm oder mehr (bis zu 1–2 cm) sein, wobei der dilatierte Gang häufig unregelmäßig konturiert ist und Kaliberschwankungen aufweist (Abb. 13). Verdächtig auf eine Gangerweiterung ist die Darstellbarkeit des Ductus pancreaticus über eine längere Distanz in einem Schnittbild. Kleine Verkalkungen sind bei echoreichem Pankreasparenchym oft nicht sichtbar. Konventionelle Röntgenzielaufnahme und Computertomographie sind der Sonographie bei der Frage nach Kalzifikationen überlegen. *Verkalkungen und Pankreasgangssteine* sind sonographisch ab einer Größe von ca. 5 mm sichtbar und weisen auch dann nur in ca. 20% einen dorsalen Schallschatten auf (Abb. 14). Steine im Ductus pancreaticus sind indirekt aus einer distal davon zu sehenden Gangserweiterung zu vermuten. In Extremfällen von *chronisch-kalzifizierender Pankreatitis* ist die Organarchitektur aufgehoben und durch ein Konglomerat von echoarmen und echoreichen Arealen mit kräftiger dorsaler Schallauslöschung ersetzt (Abb. 15). Das Vorhandensein von Verkalkungen läßt in erster Linie an eine alkoholtoxische Genese der Pankreatitis denken und spricht gegen das Vorliegen eines Malignoms.

Während es in 2 bis 8% der Fälle von akuter Pankreatitis zur Ausbildung von *Pseudozysten* kommt, wird ihre Häufigkeit bei der chronischen Pankreatitis mit 20 bis über 50% angegeben (Abb. 16).

Differentialdiagnostische Probleme können sich je nach Ausprägung der Veränderungen zum Normalbefund und zum Pankreaskarzinom ergeben. Bei fraglichem Befund ist die ERCP Methode der Wahl.

III.3.11 Pankreaspseudozysten

Pankreaspseudozysten sind die Folge entzündlicher Gewebseinschmelzung (Nekrosezysten), umschriebener Gangerweiterung, z.B. infolge von Narbenbildung (Retentionszysten) oder von Traumen. Abzugrenzen sind die *echten dysontogenetischen Zysten* (keine Pankreatitisanamnese; häufig gleichzeitig Zysten in Leber

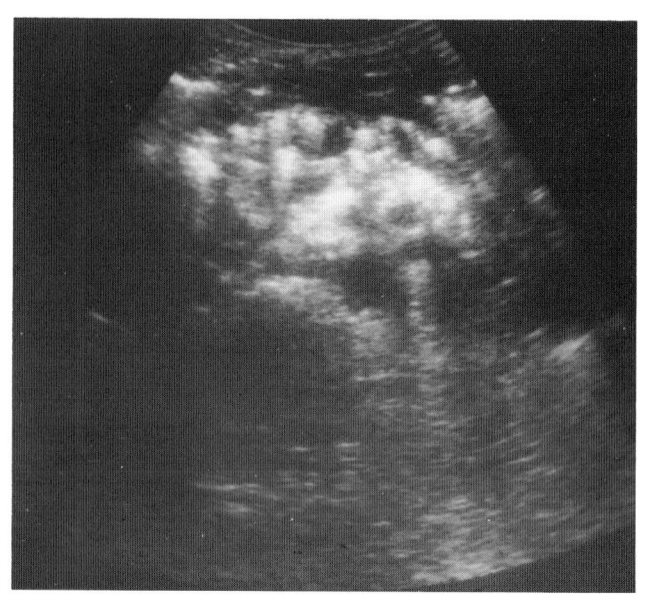

Abb. 14. Pankreasschnitt bei einem 62jährigen Bierfahrer. Die Pankreaskontur ist schlecht abgrenzbar, das Parenchym ist inhomogen durch echoreiche und echoarme Strukturen ersetzt. Diagnose: Chronisch-kalzifizierende Pankreatitis.

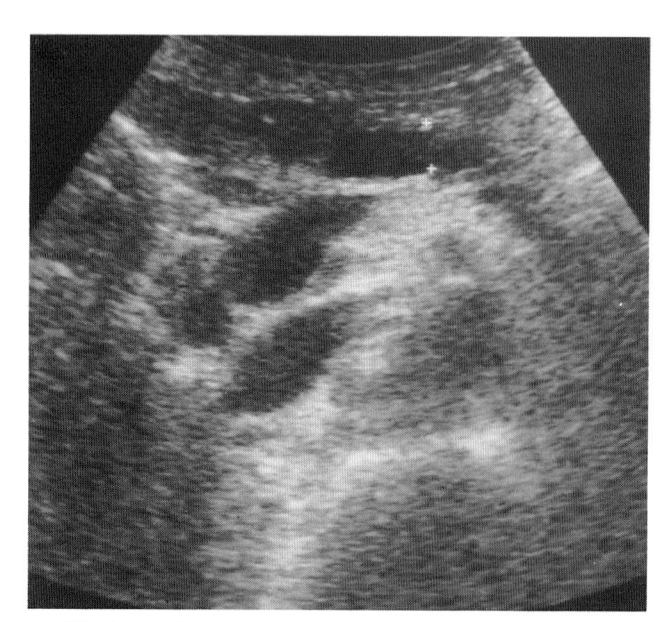

Abb. 13. Pankreasschnitt bei einer 84jährigen Patientin mit erweitertem Ductus pancreaticus (1,6 cm), dorsal davon der erweiterte Confluens. Diagnose: Zustand nach biliodigestiver Anastomose und chronischer Pankreatitis.

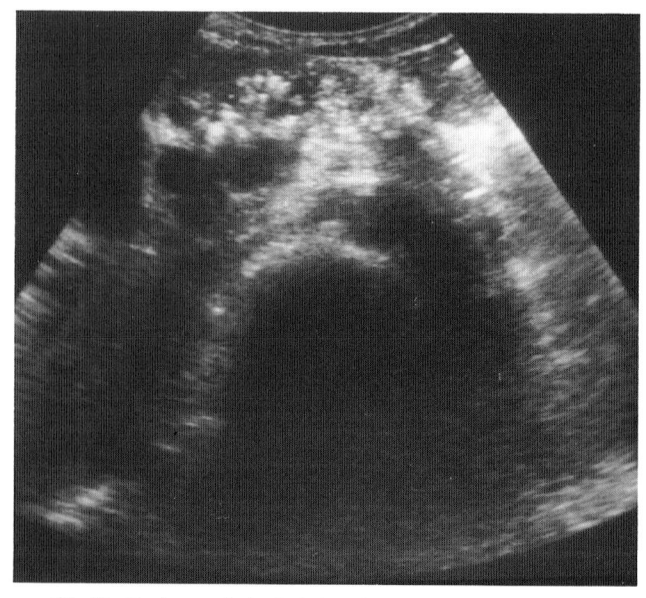

Abb. 15. Pankreasschnitt bei einem 54jährigen Patienten mit exo- und endokriner Pankreasinsuffizienz. Die Organkontur ist völlig aufgehoben, das Parenchym ist durch echoreiche und echoarme bis echofreie Komplexe ersetzt. Diagnose: Ausgeprägte chronisch-kalzifizierende Pankreatitis.

und Nieren) und die *neoplastischen Zysten* (solide Gewebsanteile). Tabelle 6 gibt einen Überblick über die Differentialdiagnosen bei zystischen Prozessen im Pankreasbereich. *Pseudozysten* entwickeln sich innerhalb von Tagen bis Wochen aus unscharf begrenzten, echoarmen Nekrosebezirken mit geringer dorsaler Schallverstärkung zu scharf begrenzten, häufig unregelmäßig konturierten, vorwiegend echofreien Gebilden mit deutlicher dorsaler Schallverstärkung und Randschattenbildung (Abb. 17). Zellen, eingedickte Flüssigkeit und Blutkoagel verursachen Binnenechos, die bei Umlagerung des Patienten der Schwerkraft folgend ihre Lage ändern (Abb. 18). Bleibt das echoreiche Material an der gleichen Stelle, muß ein solider Gewebsanteil vermutet und ein Computertomogramm mit Kontrastmittel veranlaßt werden. Stellen sich im ventralen Teil einer Pseudozyste echoreiche, bogenförmige Echos mit dorsaler Schallauslöschung dar, so kann dies Luft sein und man muß an eine Verbindung zu luftgefüllten Darmabschnitten oder eine Infektion mit luftbildenden Erregern denken.

Seit Einführung der Sonographie weiß man, daß Pankreaspseudozysten häufig auftreten und daß sie sich in etwa der Hälfte der Fälle innerhalb von Wochen wieder zurückbilden. Eine *unkomplizierte Pankreaspseudozyste* muß heute nicht mehr operiert werden. Eine Ope-

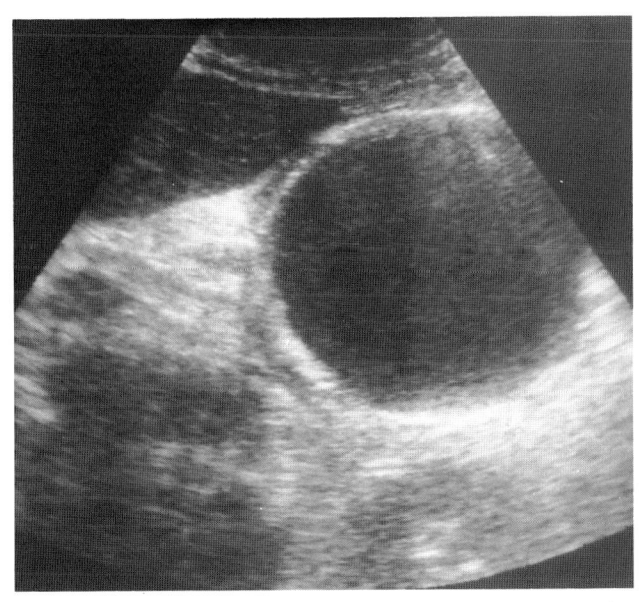

Abb. 17. Pankreasschnitt bei einem 79jährigen Mann. Riesige echofreie Struktur im Pankreaskorpus. Diagnose: Zufallsbefund einer riesigen Pankreaspseudozyste im Korpus.

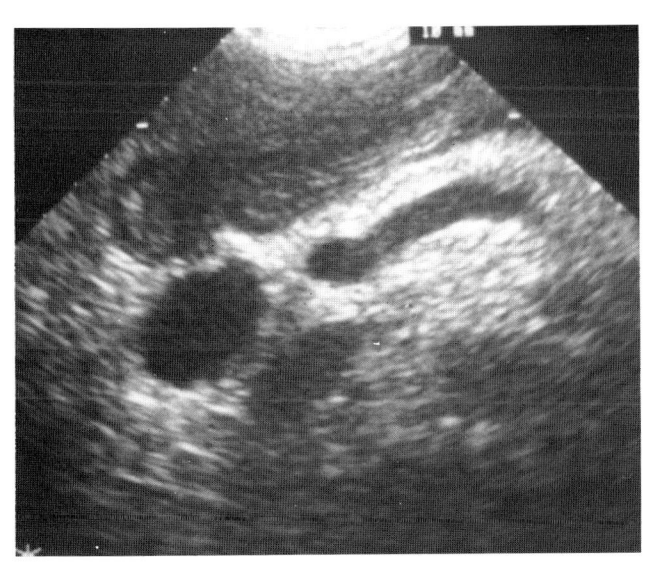

Abb. 16. Pankreasschnitt bei einem 53jährigen Arbeiter. Im Pankreaskopf kommt eine echofreie Struktur zur Darstellung. Das Parenchym ist homogen und echoreich. Diagnose: Pankreaspseudozyste im Kaput bei chronisch rezidivierender Pankreatitis.

Tab. 6. Differentialdiagnose einer zystischen Struktur im Bereich des Pankreas

- Pankreaspseudozyste
- Dysontogenetische Pankreaszyste
- Echinokokkuszyste
- Zystadenom, Zystadenokarzinom, Tumornekrose
- Peripankreatische Lymphknotenvergrößerung
- Zysten benachbarter Organe
  (Leber, Milz, linke Niere und Nebenniere)
- Mesenterialzyste
- Gallenblasenhydrops
- Flüssigkeitsgefüllte Magen-Darm-Anteile
- Bauchaortenaneurysma
- Abszeß (infizierte Pseudozyste; paranephritisch)
- Hämatom (posttraumatisch, postoperativ)

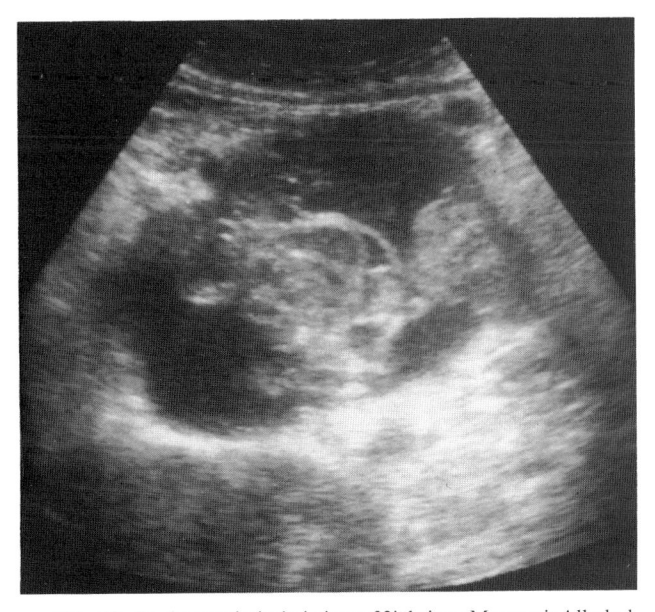

Abb. 18. Pankreasschnitt bei einem 32jährigen Mann mit Alkoholabusus. Es kommt eine große echofreie Struktur zur Darstellung, die mit echoreichem Material, das sich verlagern läßt, angefüllt ist (Detritus und Bindegewebe). Diagnose: teilorganisierte Pankreaspseudozyste bei chronisch rezidivierender Pankreatitis.

rationsindikation besteht bei sehr großen Pseudozysten, bei Organkomplikationen und Vorliegen eines Abszesses (Tab. 7).

Pankreaspseudozysten können zur Entlastung und aus diagnostischen Gründen punktiert werden. Die *ultraschallgezielte Punktion* ist risikoarm und wenig belastend. Therapeutisch hat sie begrenzten Wert, da sich die Pseudozysten oft rasch wieder mit Flüssigkeit füllen.

III.3.12 Maligne Pankreasveränderungen

Bei 90% aller Pankreastumoren handelt es sich um *primäre Adenokarzinome*, die in ca. 75% im Bereich des Kopfes (Abb. 19a, 19b) oder der Papille, in ca. 25% im Körper oder Schwanz lokalisiert sind. Die untere Nachweisgrenze von Pankreastumoren mittels Ultraschall liegt bei 1,5–2 cm, wobei die Sonographie bei Tumoren im Pankreaskopf oder -körper eine dem CT vergleichbare Sensitivität hat. Eine Sonderstellung nimmt das *Papillenkarzinom* ein, das frühzeitig zur Dilatation von Ductus choledochus und Ductus pancreaticus führen kann. Problematisch ist die sonographische Diagnose von *Pankreasschwanztumoren*, da der Pankreasschwanz häufig luftüberlagert und schwer einsehbar ist. Die Untersuchung des Pankreas im linksseitigen Flanken- oder Interkostalschnitt ist deshalb unerläßlich.

Die sonographisch faßbaren Veränderungen beim *Pankreaskarzinom* sind in Tabelle 8 zusammengefaßt. Das Pankreaskarzinom führt zu einer umschriebenen Strukturveränderung des Organs (Abb. 20). Der Tumor ist oft unregelmäßig begrenzt und wächst infiltrierend in die Umgebung. Selten sieht man überwiegend *zystische Tumoren* (Zystadenom, Zystadenokarzinom, große Nekrose eines soliden Tumors, Abb. 21). Weniger als 5% der Pankreaskarzinome sind echoreich. Der Ductus pancreaticus ist bei tumorbedingter Erweiterung meist glatt begrenzt.

Nahezu jedes Papillenkarzinom und 75% der Pankreaskopfkarzinome führen zu einer *Obstruktion der Gal-*

Tab. 7. Indikationen zur Operation einer Pankreaspseudozyste

– Große Pseudozyste ohne Regressionstendenz*
– Behinderung der Magenentleerung, Duodenalstenose*
– Obstruktion der Gallenwege*
– Infizierte Pseudozyste (= Abszeß)
– Verdacht auf soliden Tumor mit Nekrose

* zunächst Punktion (evtl. mehrmals), erst bei Rezidiv-Operation

Tab. 8. Mögliche sonographische Befunde beim Pankreaskarzinom

Pankreas:
– umschriebene Auftreibung
– unregelmäßige Begrenzung
– umschrieben echoarmes oder echoreiches (selten) Parenchym
– gemischt echodichte, teils zystische Strukturen
– Erweiterung des Ductus pancreaticus

Umgebung:
– Gallenwegsobstruktion, Gallenblasenhydrops
– Kompression und Infiltration von benachbarten Gefäßen sowie Folgen davon (Pfortaderthrombose, Splenomegalie, Aszites, Milzvenenthrombose)
– Infiltration von Nachbarorganen
– Duodenalstenose, Retentionsmagen

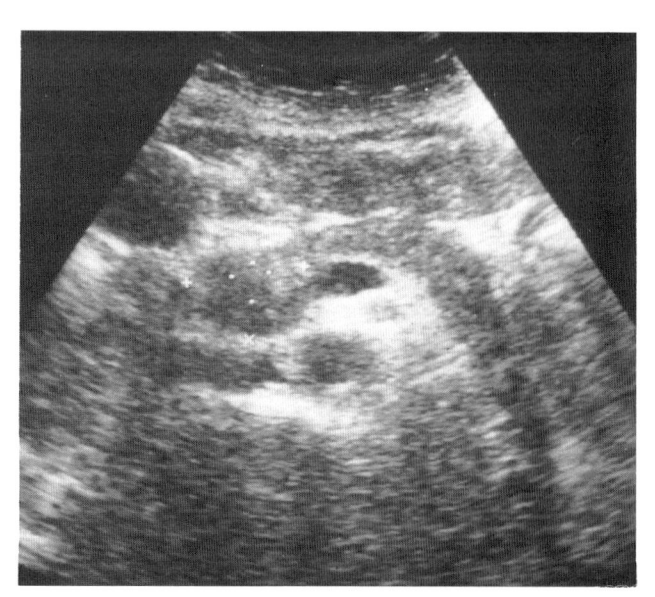

Abb. 19a. Pankreasschnitt bei einer 68jährigen beschwerdefreien Patientin. Der Pankreaskopf ist vergrößert, auffallend ist der plötzliche Kalibersprung bei vergleichsweise kleinem Tumor. Diagnose: Pankreaskopfkarzinom (histologisch gesichertes Adenokarzinom).

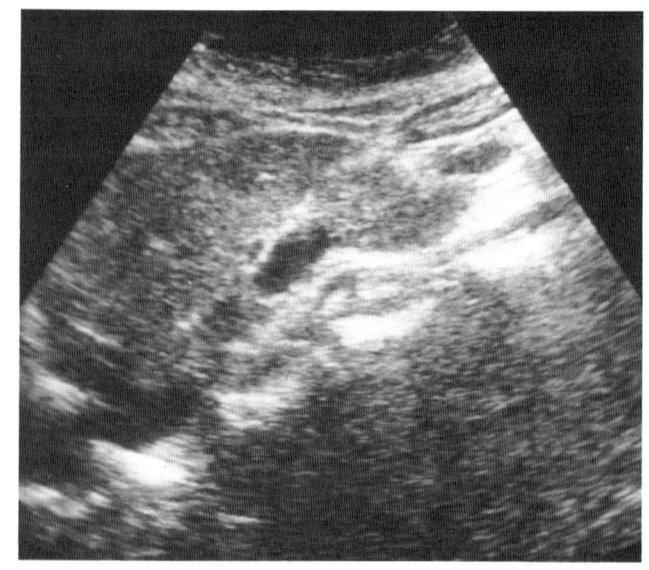

Abb. 19b. Medianer Oberbauchlängsschnitt. Gleicher Patient wie in Abb. 19a.

Pankreas

lenwege, die jedoch nur beim Papillenkarzinom ein Frühsymptom ist (Abb. 22). Durch Kompression und Infiltration von Gefäßen kann es zu Pfortaderthrombose, Milzvenenthrombose, Splenomegalie und Aszites kommen. Die Infiltration parenchymatöser Nachbarorgane ist sonographisch oft schwer zu sehen. Eine Duodenalstenose ist am dilatierten, mit Flüssigkeit und Speisebrei gefüllten Retentionsmagen zu erkennen.

Das Pankreaskopfkarzinom führt frühzeitig zu *regionalen Lymphknotenmetastasen* (Abb. 23). *Lebermetastasen* eines Pankreastumors stellen sich meist echoarm, eventuell mit einem noch echoärmeren Randsaum dar; echoreiche Metastasen sind selten. *Aszites* kann bei einem Pankreastumor entweder durch portale Hypertension bei Pfortaderthrombose, im Rahmen einer Begleitpankreatitis oder durch eine Peritonealkarzinose entstehen.

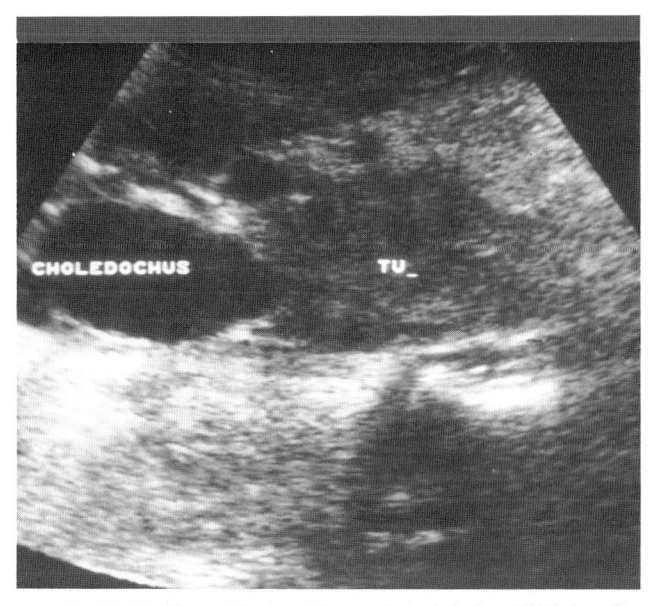

Abb. 20. Medianer Oberbauchlängsschnitt bei einer 73jährigen Patientin mit kolikartigen Oberbauchschmerzen und Ikterus. Echoarme und inhomogene Auftreibung des Kaput und Korpus mit erweitertem Ductus choledochus. Diagnose: Pankreaskopfkarzinom mit Verschlußikterus.

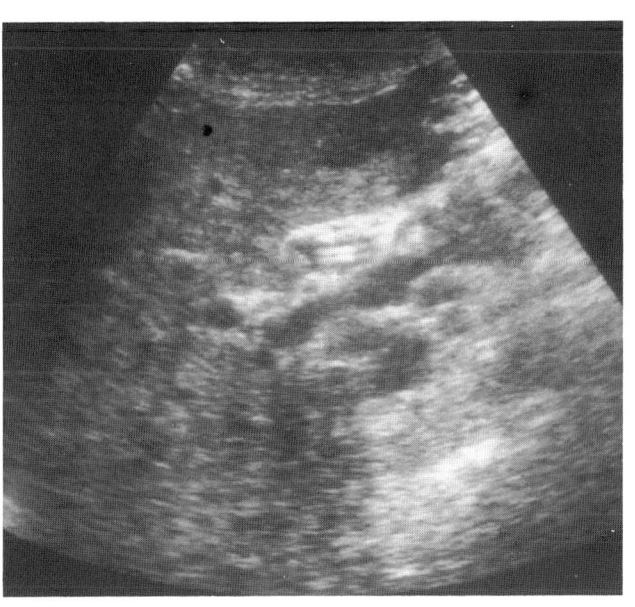

Abb. 22. Pankreasschnitt bei einer 79jährigen Patientin mit Ikterus. Echoreiche Doppelkontur in der Bildmitte entspricht dem Teil einer Drainage im Ductus hepatocholedochus. Diagnose: Verschlußikterus durch Pankreaskopfkarzinom.

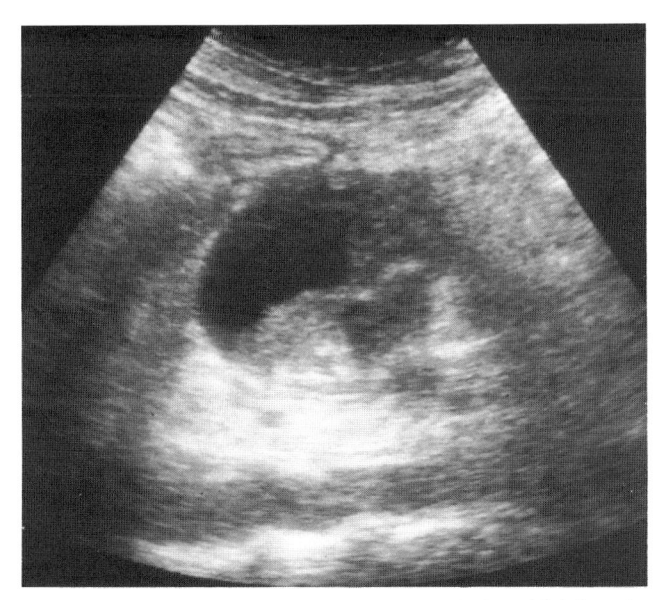

Abb. 21. Medianer Oberbauchlängsschnitt bei einer 65jährigen Patientin mit Oberbauchbeschwerden. Echoarme bis echofreie runde Struktur im Bereich des Korpus. Diagnose: Pankreaskarzinom mit zystisch-nekrotisierenden Anteilen.

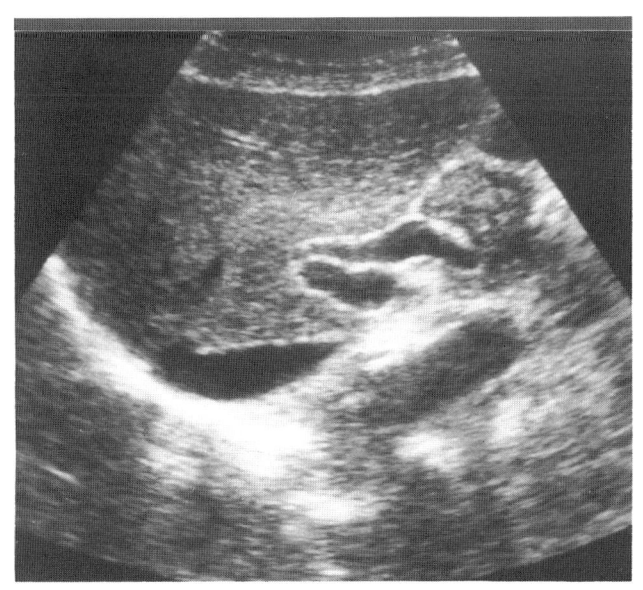

Abb. 23. CPC-Linie bei einer 60jährigen Patientin. Echoarme, runde Struktur ventral des Ductus choledochus. Diagnose: regionale Lymphknotenmetastase bei primärem Adenokarzinom des Pankreas.

Differentialdiagnostische Probleme ergeben sich vor allem zwischen einer segmentalen chronischen Pankreatitis und einem Tumor. Verkalkungen des Pankreasparenchyms sieht man beim Karzinom selten, sie weisen auf eine entzündliche Genese krankhafter Veränderungen hin. Ultraschallgezielte Punktion oder Schneidebiopsie, Computertomographie, ERCP und selektive Angiographie helfen in Zweifelsfällen und in der präoperativen Diagnostik weiter.

Seit Einführung von Sonograpie und Computertomographie werden zunehmend klinisch asymptomatische Pankreaskarzinome entdeckt. Dennoch hat sich die *Prognose des Pankreaskarzinoms* nicht verbessert. Das sonographisch oder computertomographisch faßbare Pankreaskarzinom ist mit Ausnahme des Papillenkarzinoms bei Diagnosestellung meist schon inoperabel oder hat bereits metastasiert.

Endokrine Pankreastumoren (Insulinome, Gastrinome) werden klinisch und laborchemisch diagnostiziert. Die sonographische Lokalisationsdiagnostik gestaltet sich schwierig, da Insulinome mit 1–2 cm häufig relativ klein sind und Gastrinome extrapankreatisch lokalisiert sein können oder multipel auftreten können. Dennoch ist die Sonographie hier Methode der Wahl und dem CT überlegen.

Pankreasmetastasen eines Karzinoms von Kolon, Magen, Lunge oder Prostata sind selten. Sie sind meist homogen echoarm, gut abgrenzbar und weisen eine dorsale Schallverstärkung auf. *Lymphome* im Pankreas zeigen sich als rundliche echoarme homogene Strukturen im Pankreasparenchym.

Vergrößerte peripankreatische Lymphknoten (malignes Lymphom, Lymphknotenmetastasen, entzündliche Lymphknotenschwellungen) sind rundlich oder ovalär, glatt begrenzt und auffallend echoarm.

Ein auf das Pankreas vorgewachsener Darm- oder Nebennierentumor kann sonographisch von einem primären Pankreastumor kaum unterschieden werden.

III.3.13 Wertigkeit der Sonographie im Vergleich zu anderen bildgebenden Verfahren

Adipositas, Meteorismus und kleiner linker Leberlappen können die sonographische Darstellung des Pankreas behindern. So können auch deutliche Veränderungen bei einer *akuten Pankreatitis* bei Meteorismus dem sonographischen Nachweis entgehen. In diesen Fällen kann ein Computertomogramm weiterhelfen. Die Ausbreitung von Nekrosestraßen und der Schweregrad der Erkrankung sind computertomographisch gut faßbar. Die Sonographie ist, besonders wenn sie wiederholt angewendet wird, gut geeignet zur Diagnosesicherung und zur Erkennung von Komplikationen der akuten Pankreatitis, wie Aszites, Pleuraergüssen, Abszessen und einer Cholezystitis. Sie ist zur Klärung im Hinblick auf eine mögliche biliäre Genese der ERCP unterlegen und hat nur begrenzten Wert in der Prognoseeinschätzung. Die Sonographie ist dennoch im initialen Stadium einer akuten Pankreatitis indiziert und bleibt angesichts ihrer einfachen, auch am Krankenbett durchzuführenden Technik die Methode der Wahl zur Verlaufskontrolle bei akuter Pankreatitis.

Die *chronische Pankreatitis* ist weder sonographisch noch computertomographisch sicher diagnostizierbar, die Abgrenzung zum Normalbefund einerseits und zum Pankreastumor andererseits gelingt am ehesten durch eine ERCP, die auch zur ätiologischen Klärung einer Papillenstenose die Methode der Wahl darstellt. Verkalkungen sind mit der konventionellen Röntgenzielaufnahme besser und früher faßbar als mit der Sonographie.

Bei der Suche nach *endokrinen Pankreastumoren* liefert die Sonographie zuverlässigere Befunde als CT oder Arteriographie. Da die Kauda häufig luftüberlagert ist, sind Pankreasschwanztumoren oft sonographisch nicht darstellbar, ihre Diagnose ist mit der Computertomographie sicherer.

Eine für eine kurative Therapie ausreichende Frühdiagnose von Pankreastumoren ist mit keiner der genannten Methoden möglich. Auch die Kombination von Sonographie (ev. mit Punktion), Computertomographie, ERCP und selektiver Angiographie ist in der Diagnostik von kleinen Pankreaskarzinomen unbefriedigend.

Bei Pankreaserkrankungen ist die kombinierte Anwendung von Sonographie und ERCP so aussagekräftig, daß sich der Einsatz weiterer bildgebender Verfahren häufig erübrigt.

Literatur

Agarwal N, Pitchumoni CS, Sivaprasas AV: Evaluating tests for acute pancreatitis. Am J Gastroenterology 1990;85:356–366.
Gresser U: Pankreas. Bildgebung/Imaging, 1989;56,suppl 1:44–47.
Lindsell DRM: Ultrasound imaging of pancreas and biliary tract. Lancet 1990;I:390–393.
Päivänsalo M, Mäkäräinen H, Siniluoto T, Stahlberg M, Jalovaara P: Ultrasound compared with computed tomography and pancreatic arteriography in the detection of endocrine tumours of the pancreas. Europ J Radiol 1989;9:173–178.
Schölmerich J, Johannesson T, Brobmann G, Wimmer B, Thiedemann B, Groß V, Gerok W: Die Sonographie bei der akuten Pankreatitis-Diagnose, Ätiologieklärung und Prognoseabschätzung. Ultraschall 1989;10:290–294.
Weigold B: Die pathologischen Veränderungen des Pankreas. Bildgebung/Imaging, 1989;56:suppl 2:5–12.

III.4. Milz

H. Kellner

III.4.1. Zusammenfassung

Die Ultraschalluntersuchung der Milz gehört zu den *obligaten Bestandteilen* des sonographischen Oberbauchstatus. Auf nichtinvasive Weise können ohne größere Vorbereitung des Patienten sowohl *diffuse* als auch *umschriebene Milzerkrankungen* diagnostiziert werden. Im Falle einer *Splenomegalie* ist sonographisch neben der Milzgrößenbestimmung auch der Nachweis möglicher Ursachen (Leberzirrhose, Rechtsherzinsuffizienz) möglich. Im Falle umschriebener Milzstrukturveränderungen ist in einigen Fällen *(Zysten, Verkalkungen)* bereits sonographisch eine Artdiagnose möglich, bei *soliden Raumforderungen* jedoch meist eine weiterführende bildgebende Diagnostik (CT, NMR, Angiographie) notwendig. Durch die hohe diagnostische Wertigkeit der Sonographie wurden invasivere Methoden (Zöliakographie, Laparotomie) weitgehend verdrängt; die Milzszintigraphie ist nur noch speziellen Fragestellungen (Funktionsdiagnostik) vorbehalten. Der rasche diagnostische Zugriff im linken Oberbauch durch die Sonographie erweist sich im klinischen Alltag von großem Vorteil.

III.4.2. Indikationen

Die häufigste Indikation zur Milzsonographie ist die *Bestimmung der Milzgröße* (Tab. 1). Dies kann im Rahmen der Erstdiagnostik, aber auch zur Verlaufskontrolle sein. Fällt bei der klinischen Untersuchung eine vergrößerte Milz oder eine tastbare Raumforderung im linken Oberbauch auf, so sollte die Sonographie als nächstes diagnostisches Verfahren eingesetzt werden. Eine sichere Abgrenzung einer Splenomegalie von Raumforderungen benachbarter Organe (Niere, Magen, Pankreas) ist möglich. Hämatologische Systemerkrankungen, Infektionserkrankungen oder eine portale Hypertension sind die häufigsten Ursachen bei sonographisch diagnostizierter Splenomegalie. *Umschriebene Strukturveränderungen* der Milz sind selten und meist Zufallsbefunde. Wenngleich eine sonographische Artdiagnose in den meisten Fällen dabei nicht möglich ist, kann zusammen mit anamnestischen und klinischen Daten in einigen Fällen (z. B. beim Milzinfarkt) ein diagnostisch richtungsweisender Befund erhoben werden. Bei *Milz-*

Tab. 1. Indikationen zur Milzsonographie

– Bestimmung der Milzgröße, -form und -lage
– Differentialdiagnose einer Resistenz im linken Oberbauch
– Maligne Systemerkrankungen (Leukosen, Lymphome)
– Infektionserkrankungen (Mononukleose, HIV-Infektion, Sepsis)
– Portale Hypertension
– Nachweis umschriebener Strukturveränderungen: Zysten, Abszesse, Verkalkungen, Infarkte, solide Tumoren
– Milzvenen- und Pfortaderthrombosen
– Milzrupturen
– Speicherkrankheiten

venen- bzw. Pfortaderthrombosen vermag die Sonographie, ggf. in Zusammenschau mit den duplexsonographischen Ergebnissen diagnostisch hilfreich sein. Einen entscheidenden Beitrag liefert die Sonographie bei der Frage einer *ein- bzw. zweizeitigen Milzruptur*. Eine diagnostische Peritoneallavage zur Diagnosesicherung ist in vielen Fällen überflüssig geworden. *Speichererkrankungen* (z. B. M. Gaucher) sind seltene Ursachen einer sonographisch diagnostizierten Splenomegalie.

III.4.3. Anatomische Grundlagen und Untersuchungstechnik

Die Milz liegt direkt unter der linken Zwerchfellkuppel in der Regio hypochondriaca. Die *Organlängsachse*

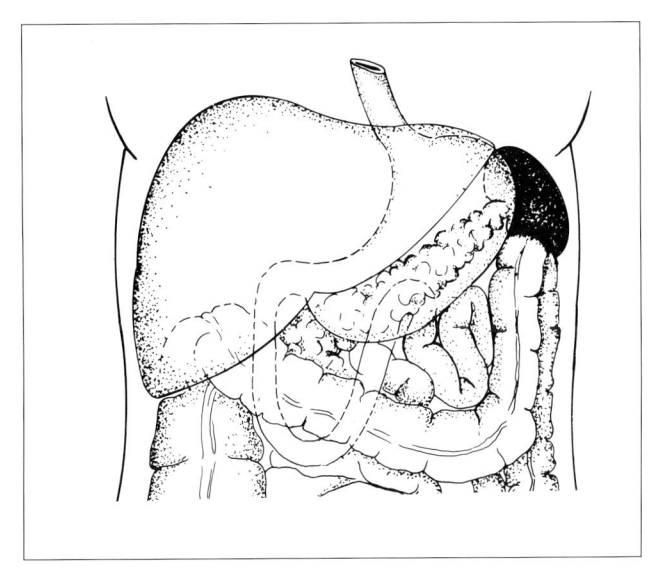

Abb. 1. Topographische Anatomie der Milz mit Bezug zu den wichtigsten Nachbarorganen.

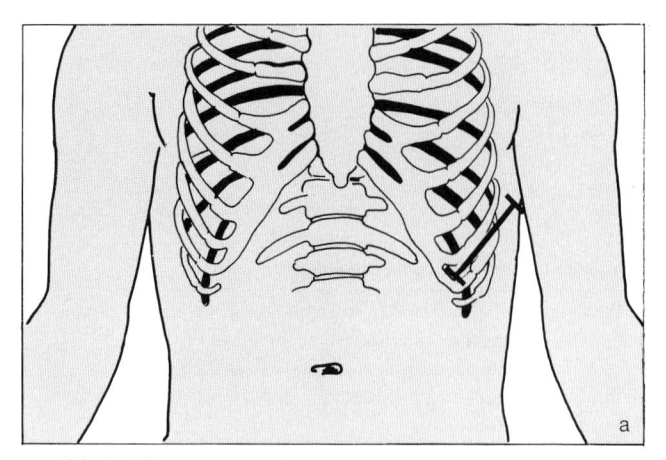

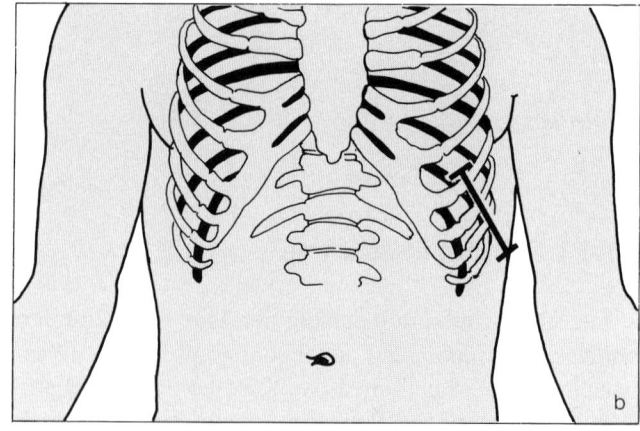

Abb. 2. Die sonographische Untersuchung der Milz: *a.* Flanken- bzw. Interkostalschnitt. *b.* Querschnitt.

folgt bei nicht vergrößertem Organ etwa dem Verlauf der *10. Rippe*. Die Milzform ähnelt einer Kaffeebohne (Abb. 1). Man unterscheidet die dem Zwerchfell anliegende, konvexe *Facies diaphragmatica* und die konkave *Facies visceralis*. Der *Margo crenatus*, der den Milzhilus beinhaltet, teilt sie in zwei Hälften. In unmittelbarer Nachbarschaft zum oberen Milzpol liegen der obere Pol der linken Niere und die linke Nebenniere. In Milzhilusnähe befindet sich der Pankreasschwanz. An die Milz grenzen außerdem die hintere Magenwand und die linke Kolonflexur. Die Milz liegt intraperitoneal und wiegt beim Erwachsenen 150–180 g. Die Sonographie der Milz erfolgt ohne spezielle Vorbereitung in *rechter Halbseitenlage*. Durch Lagerung des linken Armes über dem Kopf und Strecken des linken Beines vergrößern sich die Interkostalräume und die Befunderhebung wird weniger durch störende Rippenschatten beeinträchtigt. Der Schallkopf wird in der *linken Axillarlinie* parallel zum Rippenverlauf, der Organlängsachse entsprechend, im *10./11. Interkostalraum* aufgesetzt (Abb. 2a). Durch Kippbewegungen des Schallkopfes und Atemmanöver des Patienten kann die Milz in der Regel in ihrer gesamten Größe dargestellt werden. Eine Untersuchung in *Atemmittellage* empfiehlt sich, da bei zu tiefer Inspiration der obere Milzpol fast immer durch den Sinus phrenicocostalis überlagert wird. Läßt sich auf diese Weise die Milz nicht darstellen, wird der Schallkopf parallel nach kranial, im Falle einer Splenomegalie nach kaudal verschoben und die Untersuchung im nächsten Interkostalraum fortgesetzt. Wird eine *Größenbestimmung* der Milz angestrebt, so wird zur Messung der Milzdicke zusätzlich ein *Organquerschnitt* durchgeführt (Abb. 2b).

Die exakte Größenbestimmung der Milz (Tab. 2) sollte in *dreidimensionaler Meßweise* durchgeführt werden (Abb. 3). Die Bestimmung der Milzlänge allein kann allenfalls als großer Anhaltspunkt betrachtet werden. Im *Flankenschnitt* wird in der *maximalen Längsausdehnung* vom oberen zum unteren Milzpol gemessen. Der untere Milzpol reicht normalerweise etwa bis zur Mitte der linken Niere. Der Sagittaldurchmesser wird in gleicher Schnittebene vom Milzhilus zur Facies diaphragmatica vermessen. Es sollte versucht werden die Milztiefe im 90°-Winkel zur Längsachse zu bestimmen. Die Milzbreite kann dann im *Querschnitt* vom rechten zum linken Milzrand gemessen werden. Als Merkformel für die maximale normale Milzgröße (= sog. «4711-Formel») hat sich bewährt:

4 (Dicke) × 7 (Breite) × 11 (Länge) cm.

Untersuchungen konnten zeigen, daß bei 95% der Patienten ohne Milzerkrankungen dieses Maß nicht überschritten wurde.

Tab. 2. Maximale normale Milzgröße

Dicke	4 cm
Breite	7 cm
Länge	11 cm

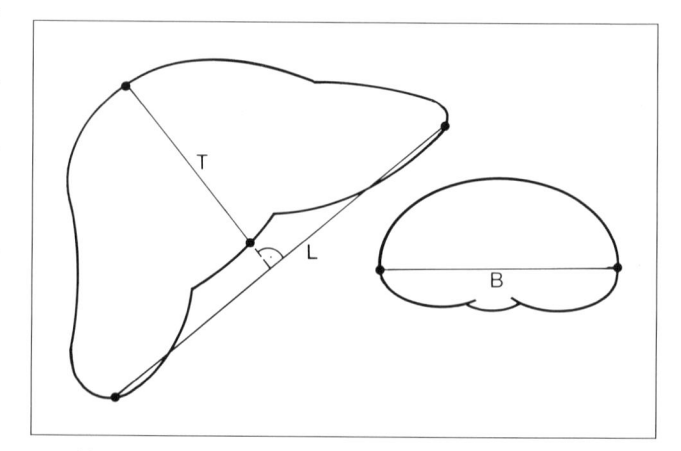

Abb. 3. Schematische Darstellung der sonographischen Milzgrößenbestimmung.

III.4.4. Normalbefund und Normvarianten

Im sonographischen Organlängsschnitt kommt die Milz als halbmondförmiges, gelegentlich kaffeebohnenähnliches Organ zur Darstellung (Abb. 4). Kranialer und kaudaler Milzpol sollten immer vollständig abgebildet werden, wozu häufig ein Kippen des Schallkopfes erforderlich ist. Die Facies diaphragmatica liegt schallkopfnahe und grenzt direkt an das echoreiche Zwerchfell. Diese Milzanteile können wegen Luftüberlagerung durch basale Lungenanteile häufig nicht vollständig eingesehen werden. Am gegenüberliegenden Milzhilus sind die Milzgefäße sichtbar. Im Querschnitt kommt die Milz als ein auf der Spitze stehendes Dreieck zur Darstellung (Abb. 5). Die Spitze des Dreiecks wird dabei vom Margo crenatus mit dem Milzhilus gebildet. Schwierigkeiten der Befunddarstellung können in dieser Schnittebene durch schallkopfnahes Rauschen (Sektorschallkopf) und Überlagerung der Milzränder durch Rippenschatten (Linearschallkopf) entstehen. Die Milzbinnenstruktur ist *homogen echoarm* und entspricht der des normalen Nierenparenchyms. Die Organkontur ist in der Regel *glatt*.

Die *Milzform* unterliegt auch beim Gesunden einigen

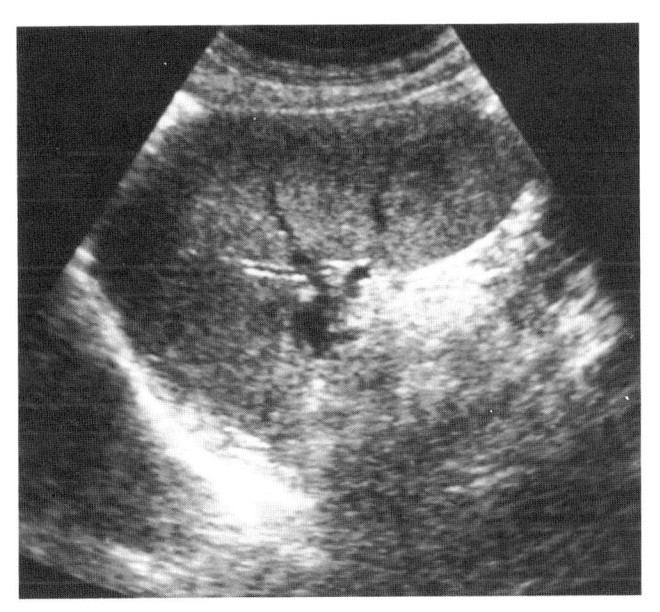

Abb. 4. Linksseitiger Flankenschnitt. Sonograpischer Befund einer normalen Milz.

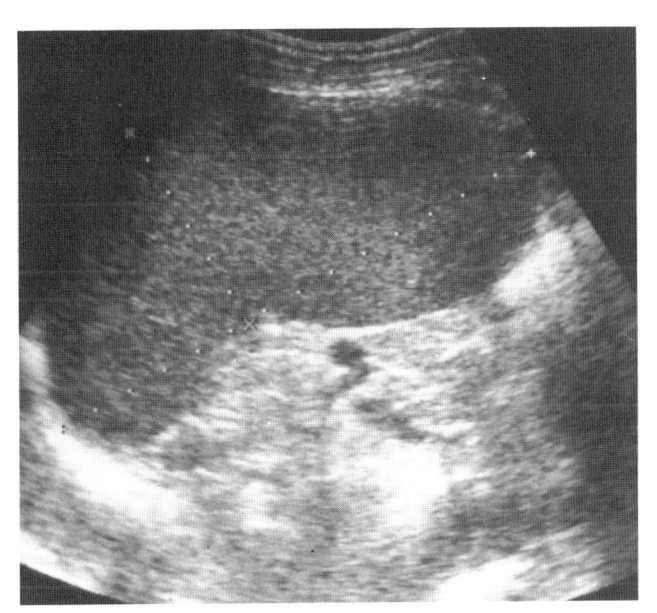

Abb. 6. Linksseitiger Flankenschnitt. 40jähriger Patient nach bakterieller Sepsis. Auffällig plumpe Milzform.

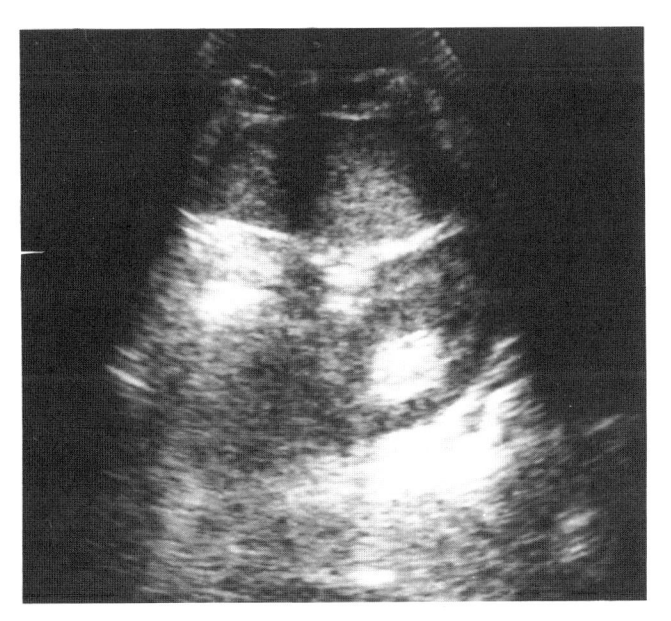

Abb. 5. Die normale Milz im Querschnitt.

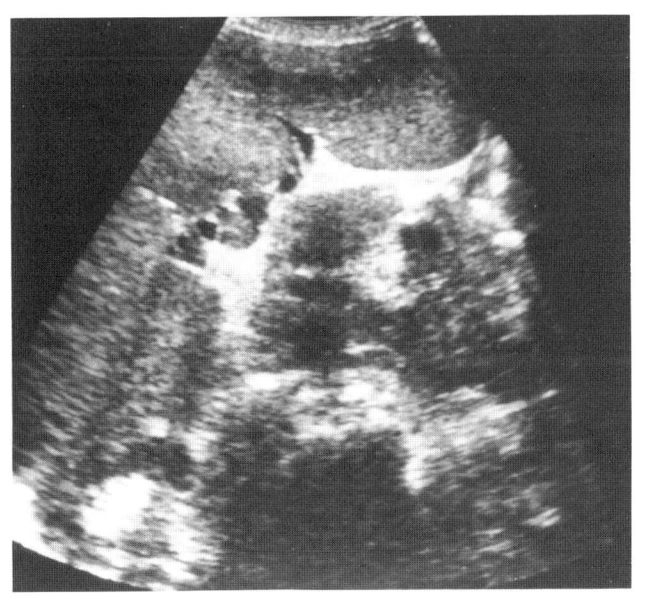

Abb. 7. Linksseitiger Flankenschnitt. Persistierende Milzlappung (Lien lobatus) als Normvariante bei einer 28jährigen Patientin.

Variationen. So findet man im Kindesalter und bei akuten bzw. chronischen Entzündungserkrankungen, die mit einer Milzbeteiligung einhergehen, meist eine plumpe Organform (Abb. 6). Bei Persistieren der frühkindlichen Milzlappung kann der Befund einer *Lien lobatus* erhoben werden. (Abb. 7). Die häufigste Normvariante stellt die *Nebenmilz* dar. Meist einzeln, selten multipel findet man sie als gut abgrenzbare, 1–5 cm im Durchmesser große Strukturen am Milzhilus, am kaudalen Milzpol oder in Pankreasschwanznähe (Abb. 8). Ihre Binnenstruktur und Echogenität entspricht der der Milz. Differentialdiagnostische Schwierigkeiten können in der Abgrenzung gegenüber pathologisch vergrößerten perisplenalen Lymphknoten entstehen. Geringe Unterschiede in Echogenität oder Binnenstruktur erlauben in einzelnen Fällen eine sonographische Zuordnung. Im Zweifelsfall ermöglicht die Computertomographie aufgrund des unterschiedlichen Kontrastmittelverhaltens von Nebenmilz und Lymphknoten eine Differenzierung. Findet sich an typischer Stelle keine Milz, so kommen außer einer Splenektomie auch seltene Ursachen wie *Dystopie* (Lien pelvis), *Aplasie* oder *Agenesie* in Frage. Die *Hypoplasie* ist ebenfalls eine angeborene Erkrankung und muß von der *Milzatrophie* im Rahmen konsumierender Erkrankungen oder im hohen Lebensalter abgegrenzt werden.

III.4.5. Splenomegalie

Der am häufigsten erhobene pathologische Milzbefund ist eine homogene Organvergrößerung. Eine *Splenomegalie* läßt sich sonographisch oftmals bereits vor einem entsprechenden Palpationsbefund nachweisen und ist nicht selten ein «Zufallsbefund». Vor allem die *weiche septische Milz* kann sonographisch sicher diagnostiziert werden. Sonographisch sollte erst dann eine *Splenomegalie* beschrieben werden, wenn die Milz in mindestens *zwei Meßrichtungen* vergrößert ist. Im Gegensatz zu anderen parenchymatösen Organen geht die Organvergrößerung der Milz in der Regel ohne Änderung der Echogenität einher. Die in einzelnen Fällen beschriebene echoärmere bzw. echoreichere Binnenstruktur konne bislang nicht bestimmten Milzerkrankungen zuverlässig zugeordnet werden.

Akute oder chronische Infektionserkrankungen sind die häufigste Ursache einer sonographisch diagnostizierten Splenomegalie. Klassisches Beispiel ist die *infektiöse Mononukleose* (Tab. 3). Aber auch im Rahmen einer *Sepsis, einer Endokarditis, einer Malaria oder Typhuserkrankung* kann oft eine deutliche Organvergrößerung festgestellt werden. Patienten mit *HIV-Infektion* weisen in der überwiegenden Mehrzahl eine Splenomegalie auf. Beim *systemischen Lupus erythematodes* (Abb. 9), dem *Felty-Syndrom* oder auch der *chronischen Polyarthritis* läßt sich in Abhängigkeit von der klinischen Aktivität der Erkrankung eine unterschiedlich ausgeprägte Milzvergrößerung finden. Den zweithäufigsten Grund einer Splenomegalie stellen *Erkrankungen des Pfortaderkreislaufs* dar. Eine teilweise oder vollständige Pfortaderthrombose, eine *Leberzirrhose* oder aber auch der venöse Rückstau im Rahmen einer dekompensierten *Rechtsherzinsuffizienz* sind dabei in erster Linie differentialdiagnostisch zu bedenken. Im Falle einer *Pfortaderthrombose* kann sonographisch oftmals der Thrombus in der V. lienalis bzw. portae dargestellt werden; duplexsonographisch ist eine entsprechende Strömungsverlangsamung bzw. ein Nullfluß nachweisbar (Abb. 10). Bei einer Leberzirrhose mit portaler Hypertension ist die V. portae meist auf über 10 mm erweitert, die Leberbinnenstruktur verändert und in fortgeschrittenen Fällen findet sich eine rekanalisierte Umbilikalvene im Ligamentum teres hepatis sowie gelegentlich Aszites. Neben einer Splenomegalie lassen sich dabei sonographisch variköse Gefäßkonvolute und Kollateralvenen, vor allem im Milzhilus, als Ausdruck eines hepatischen Umgehungskreislaufes darstellen (Abb. 11). Bei *kardialer Ursache* läßt sich aufgrund des erhöhten rechtskardialen Drucks neben der Splenomegalie eine Stauungsleber mit erweiterten Lebervenen, ein gestautes Portalsystem und in manchen Fällen ein rechtsseitiger Pleuraerguß nachweisen. *Myelo- bzw. lymphoproliferative Erkrankungen* gehen häufig mit einer Milzbeteiligung einher. Auch in diesen Fällen liegt meist eine diffuse Organvergrößerung vor, umschriebene Infiltrate zählen eher zur Ausnahme. Nicht selten findet man bei diesen Erkrankungen pathologisch vergrößerte intraabdominelle Lymphknoten. Die Sonographie eignet sich bei diesen Patienten zur *Primärdiagnostik*, aber auch zu nichtinvasiven *Verlaufskontrollen* unter Therapie. Gerade bei Patienten mit *hämatologischen Grunderkran-*

Tab. 3. Differentialdiagnose der Splenomegalie

- Akute oder chronische Infektionserkrankungen:
  Mononukleose, Typhus, Malaria, HIV-Infektion, Sepsis, Endokarditis
- Entzündliche Systemerkrankungen:
  Lupus erythematodes, Felty-Syndrom, cP
- Erkrankungen des Pfortaderkreislaufes:
  Pfortader-/Milzvenenthrombose, Leberzirrhose, Rechtsherzinsuffizienz
- Maligne Systemerkrankungen:
  Hämolytische/perniziöse Anämie, M. Werlhof, akute und chronische Leukosen, Lymphome, Osteomyelosklerose, Polyzythämie
- Speichererkrankungen: Lipoidosen, Glykogenosen, Amyloidosen

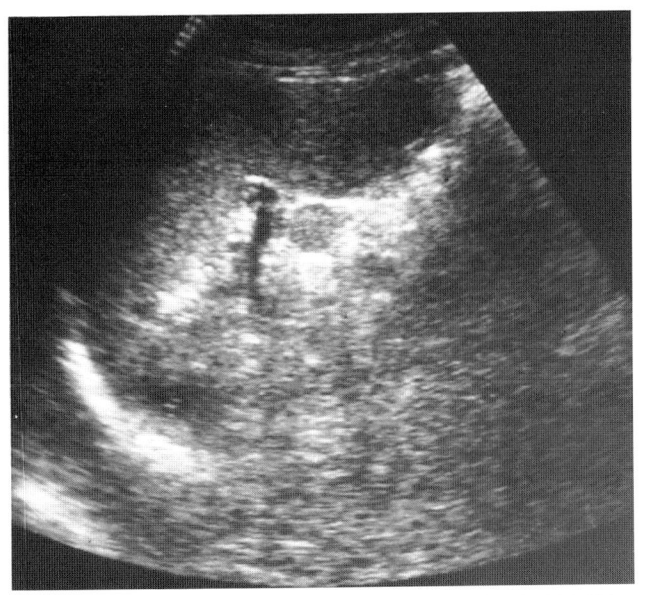

Abb. 8. Linksseitiger Flankenschnitt. Nebenmilz als Zufallsbefund bei einem 50jährigen Patienten.

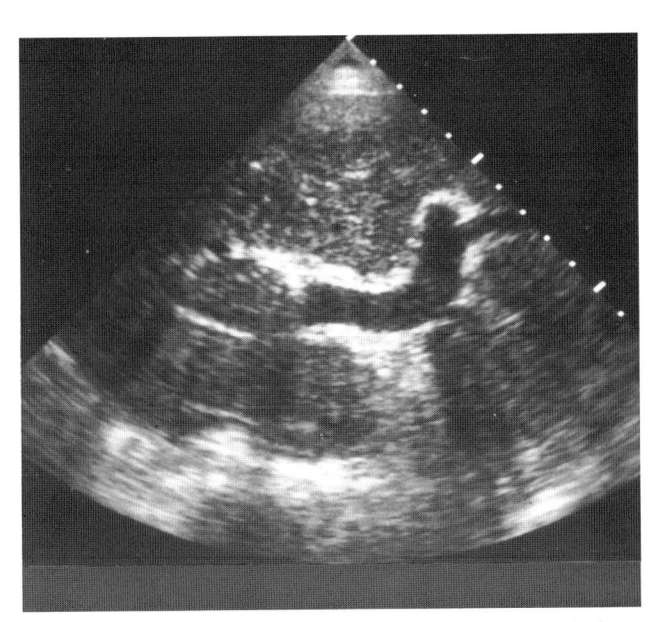

Abb. 10. Oberbauchquerschnitt. Pfortaderthrombose bei einem 60jährigen Patienten mit einem Plasmozytom. Der Thrombus ist als echoreiche Struktur in der V. portae zu sehen.

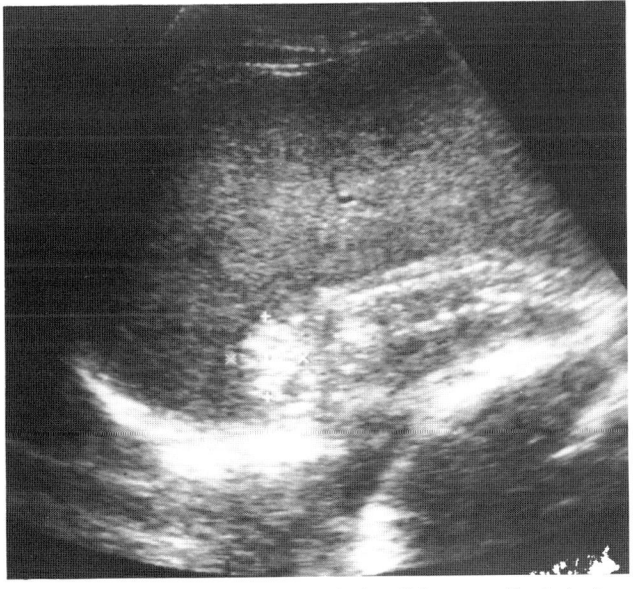

Abb. 9. Linksseitiger Flankenschnitt. Splenomegalie bei einer 40jährigen Patientin mit einem akuten Schub eines systemischen Lupus erythematodes. Die Organgrenzen sind aufgrund der ausgeprägten Splenomegalie nicht mehr vollständig abgebildet.

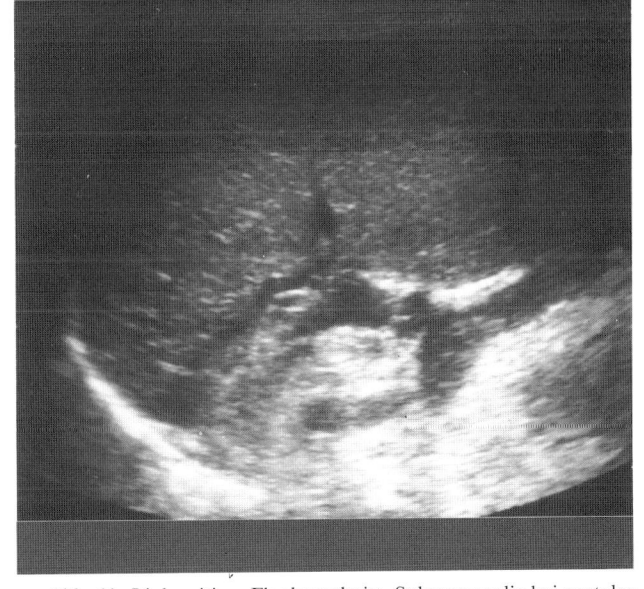

Abb. 11. Linksseitiger Flankenschnitt. Splenomegalie bei portaler Hypertension aufgrund einer alkoholinduzierten Leberzirrhose (45jähriger Patient). Am Milzhilus fallen echoarme Gefäßkonvolute auf.

kungen kommt es oft zu einer ausgeprägten Hepatosplenomegalie. Dabei kann es zu einem Aneinanderstoßen des oberen Milzpoles und des linken Leberlappens kommen; dies wird als «kissing»-*Phänomen* bezeichnet (Abb. 12). *Speichererkrankungen* wie Glykogenosen und Lipidspeichererkrankungen zählen zu den seltenen Ursachen einer Splenomegalie und werden fast ausnahmslos bereits in der Kindheit diagnostiziert. Die Binnenstruktur der Milz erscheint dabei meist vergröbert und echoreicher.

III.4.6. Umschriebene Milzveränderungen

III.4.6.1. Milzzysten

Milzzysten sind sonographisch sicher zu diagnostizieren. Sie kommen als meist runde, glattbegrenzte Strukturen zur Darstellung. Typischerweise sind sie echofrei und weisen eine dorsale Schallverstärkung auf (Abb. 13). *Angeborene, d. h. dysontogenetische Zysten* sind extrem selten und können sonographisch nicht von den erworbenen *Pseudozysten* unterschieden werden. Erstere, zu denen auch Dermoid- und Epidermoidzysten zählen, besitzen eine mit Epithelien ausgekleidete oder bindegewebige Wand, zweitere besitzen keine zelluläre Begrenzung. Am häufigsten entstehen die Pseudozysten aus einem *posttraumatischen Hämatom oder Milzinfarkt*. Abheilende Milzabszesse oder nekrotisierende Tumoren sind seltene Ursachen. Gelegentlich kommt es auch im Rahmen einer Pankratitis zur Ausbildung einer *intralienalen Pankreaspseudozyste*. In einzelnen Fällen sind auch extralienal gelegene Pankreaspseudozysten sonographisch nicht sicher von der Milz abzutrennen. Eine weiterführende bildgebende Diagnostik (CT) kann dann erforderlich werden.

Auch parasitäre Erkrankungen, z. B. eine *Amöbeninfektion* oder eine *zystische Echinokokkose* können zu Milzzysten führen. Abhängig vom Zystalter kann eine Echinokokkuszyste der Milz wie eine normale Zyste imponieren, Wandverkalkungen aufweisen (Abb. 14) oder aber auch den pathognomonischen Befund einer «Zyste in der Zyste» aufweisen. Differentialdiagnostische Schwierigkeiten bei Milzzysten können durch Verkalkungen der Zystenwand, Septenbildung in der Zyste und Einblutungen in die Zyste entstehen. Eingeblutete Milzzysten imponieren echoreich und täuschen solide Raumforderungen vor. Kristalline Bestandteile bzw. Zellkonglomerate in der Zystenflüssigkeit können sonographisch als «Schneegestöber» vorkommen.

III.4.6.2. Milzabszesse

Milzabszesse sind selten und können sonographisch von den klinisch ähnlich imponierenden subphrenischen

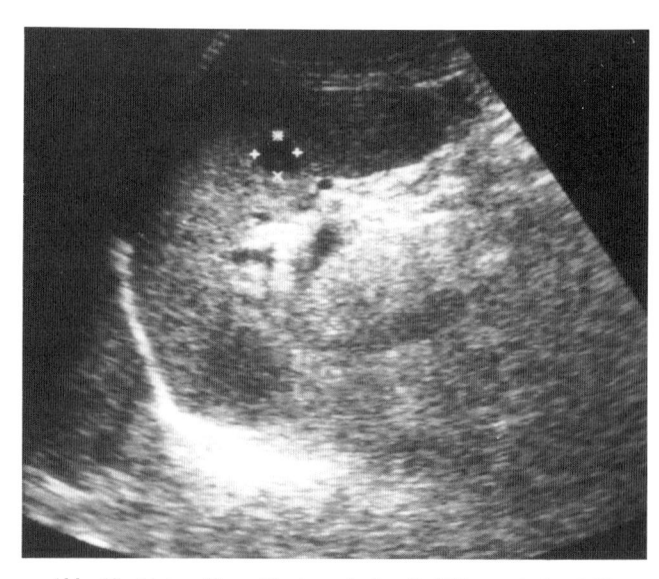

Abb. 13. Linksseitiger Flankenschnitt. Zufällig entdeckte Milzzyste bei einem 16jährigen Patienten ohne Milzerkrankungen.

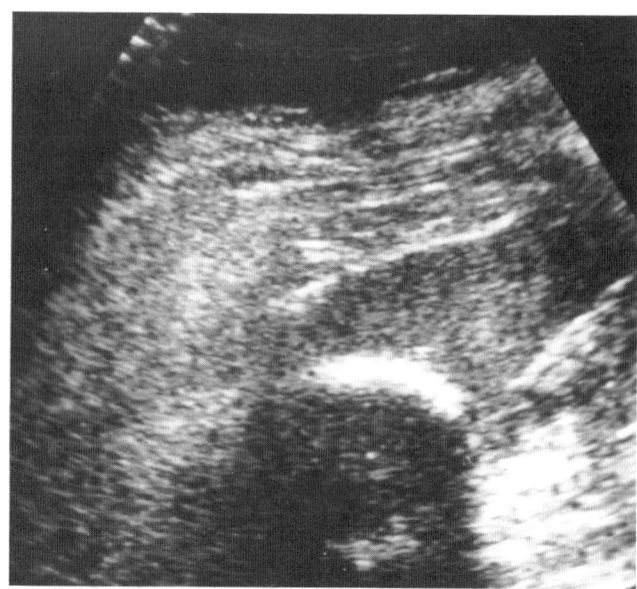

Abb. 14. Linksseitiger Flankenschnitt. Echinokokkuszyste der Milz bei einer 48jährigen Patientin mit chronischen linksseitigen Oberbauchbeschwerden. Auffällig ist die echoreiche, verkalkte Zystenwand.

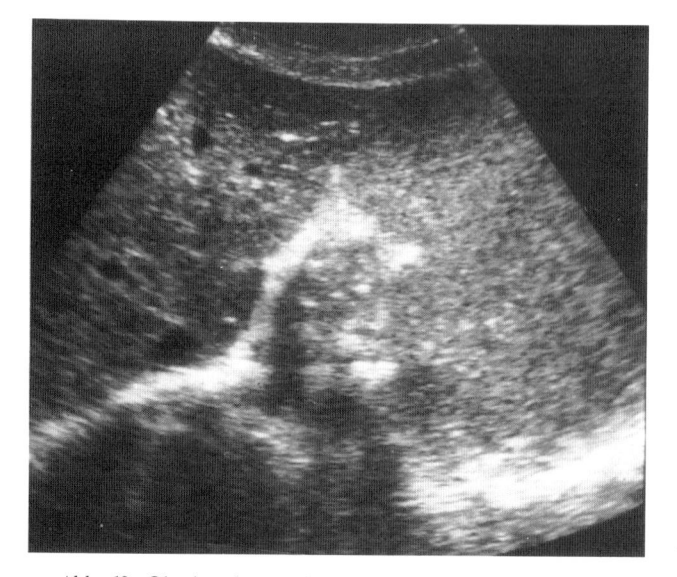

Abb. 12. Oberbauchquerschnitt. Hepatosplenomegalie bei einer 72jährigen Patientin mit CML. Die vergrößerte Leber und Milz stoßen aneinander: «Kissing»-Phänomen.

Abszessen unterschieden werden. Als Ursache kommen eine *hämatogene Streuung* bei bakteriellen Infektionen (z. B. Endokarditis), eine *Infektion per continuitatem* (z. B. eitrige Pankreatitis), *infizierte Hämatome* und selten *parasitäre Erkrankungen* (Amöben, Aktinomyzeten) in Frage. Sonographisch können frische Milzabszesse als echoarme glatt oder bizarr begrenzte Strukturen dargestellt werden. Abhängig vom Erreger kann der Abszeß im weiteren Verlauf wie eine Milzzyste erscheinen oder durch Detritusbildung zahlreiche Binnenechos aufweisen. Ohne Kenntnis klinischer Parameter ist eine sichere Abgrenzung eines Milzabszesses gegenüber anderen fokalen Raumforderungen (Zyste, Tumor) nur schwer möglich. Helle Echos, die scheinbar in der Zyste obenaufschwimmen, können das sonographische Korrelat einer Infektion mit gasbildenden Keimen sein. Eine häufig den Abszeß ummantelnde echoärmere Zone kann Ausdruck eines perifokalen entzündlichen Ödems sein. Im weiteren Verlauf läßt sich dann sonographisch eine echoreiche Kapsel darstellen, die dem entzündlichen Randsaum des Abszesses entspricht. Als Residuum bleibt meist eine echoreiche Parenchymnarbe zurück, gelegentlich bildet sich auch eine Pseudozyste aus. Da Milzabszesse mit einer hohen Mortalität einhergehen, sollte die Sonographie frühzeitig diagnostisch eingesetzt werden. Mit Hilfe einer *ultraschallgezielten Feinnadelpunktion* kann Untersuchungsmaterial zur bakteriologischen und gegebenenfalls zytologischen Untersuchung gewonnen werden. Das *ultraschallgeführte Einbringen einer Drainage* ist eine patientenschonende Therapie mit hohen Erfolgsaussichten.

III.4.6.3. Milzinfarkte

Frische Milzinfarkte sind sonographisch als *echoarme Binnenstrukturveränderung* zu erkennen (Abb. 15). Die meist unscharf abgrenzbaren Bezirke reichen bis zur Milzoberfläche und weisen bei entsprechender Schallkopfstellung eine charakteristische *Keil- oder Pyramidenform* mit Basis zur Organoberfläche und Spitze zum Milzhilus auf. Prädisponiert sind Patienten mit ausgeprägter Splenomegalie bei myelo- bzw. lymphoproliferativen Erkrankungen, Sichelzellanämie oder generalisierter Vaskulitis [5]. Differentialdiagnostisch müssen jedoch auch *embolische oder thrombembolische Verschlüsse* (Endokarditis, Arteriosklerose/Aneurysmen der A. lienalis, Pankreatitis, Pankreaskarzinom) von Ästen der A. lienalis berücksichtigt werden. Seltene Befunde sind Milzinfarkte bei Katheterembolisation von Lebergefäßen oder eine akute Infarzierung der Milz bei Stieldrehung des Organs im Rahmen eines Traumas. Mit *zunehmendem Infarktalter* wird das Infarktareal kleiner und kann schließlich in ein echoreiches Narbenstadium übergehen.

III.4.6.4. Milzverkalkungen

Milzverkalkungen gehören zu den relativ häufigen Zufallsbefunden der Milzsonographie. Sie können einzeln oder multipel vorkommen. Sonographisch kommen sie als auffallend echoreiche Areale zur Darstellung, die ab einer Größe von ca. 3 mm einen dorsalen Schallschatten aufweisen.

Ursache einzelner Verkalkungsfiguren sind verkalkte Hämatome, Infarkte oder Abszesse und gelegentlich auch intralienale Gefäßverkalkungen. Multiple Milzverkalkungen finden sich als Residuum durchgemachter Infektionsekrankungen (Abb. 16). Diese multifokalen Verkalkungen wurden bei Tuberkulose, Brucellose, Histoplasmose und Filariose beschrieben. Seltene Ursache kann auch der Echinokokkus alveolaris sein. Eine Artdiagnose der fokalen Milzverkalkungen ist naturgemäß sonographisch nicht möglich.

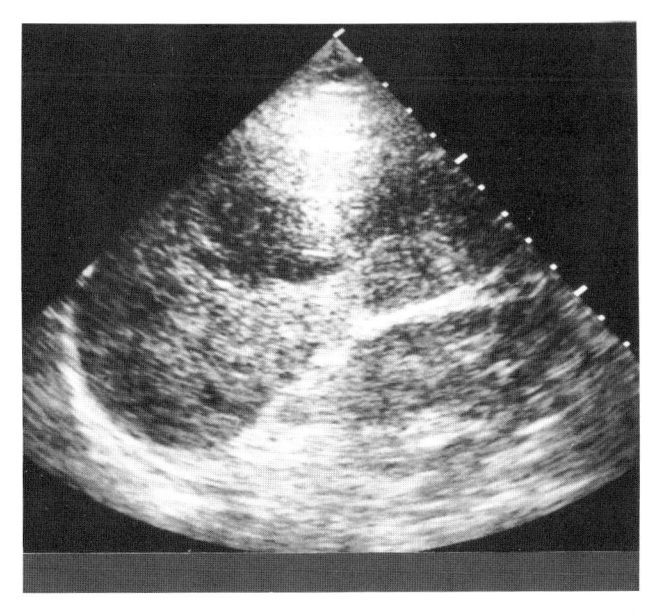

Abb. 15. Linksseitiger Flankenschnitt. Milzinfarkt bei einer 70jährigen Patientin mit Splenomegalie bei Polyzythämia vera. Echoarmes Areal intralienal.

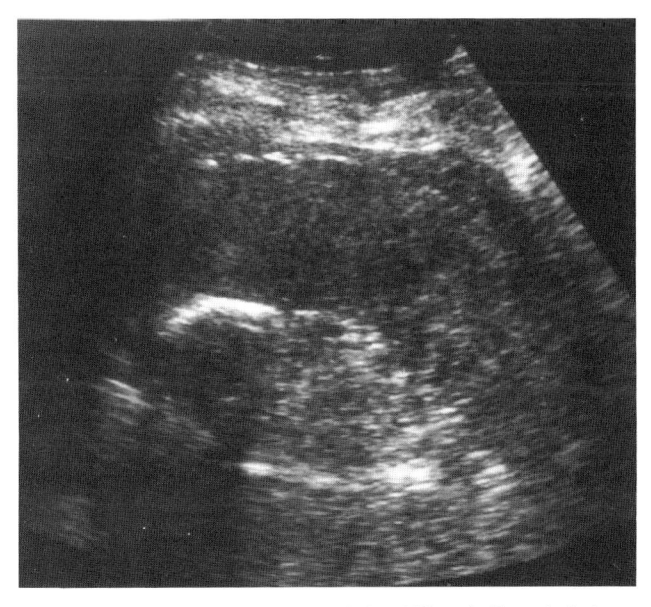

Abb. 16. Linksseitiger Flankenschnitt. Milzverkalkung bei einem 35jährigen südländischen Patienten. Zufallsbefund.

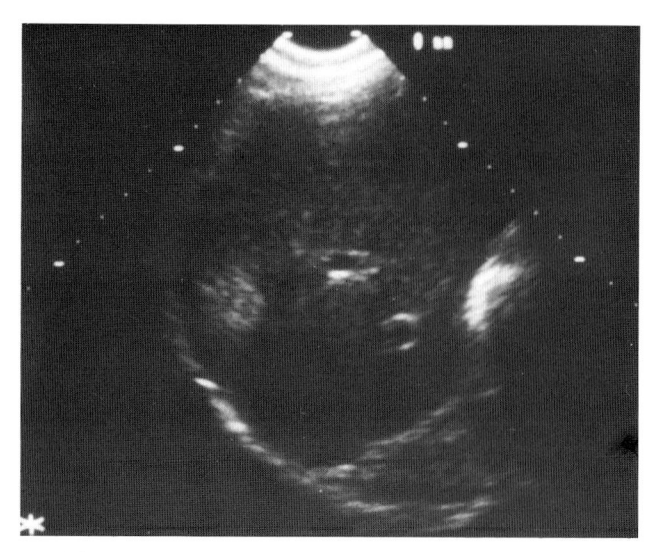

Abb. 17. Linksseitiger Flankenschnitt. Kapilläres Milzhämangiom bei einer 44jährigen Patientin. Typischer Befund einer gutabgrenzbaren echoreichen Struktur.

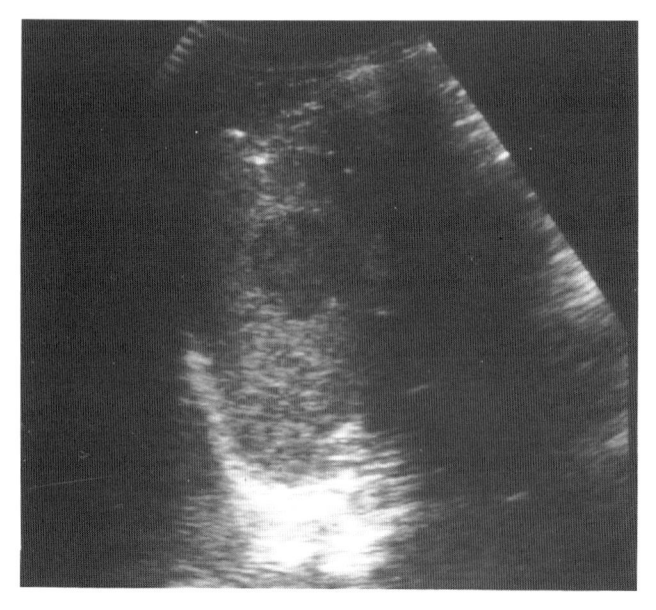

Abb. 18. Linksseitiger Flankenschnitt. Echoarmes Lymphominfiltrat bei einem 38jährigen Patienten mit Non-Hodgkin-Lymphom.

III.4.6.5. Milztumoren

Primäre Milztumoren sind sehr selten. Ab einer Größe von ca. 5 mm ist ein sonographischer Nachweis möglich. Ähnlich wie solide Raumforderungen anderer parenchymatöser Organe imponieren umschriebene Strukturveränderungen in der Milz echoreich, echoarm oder aber auch echogleich. Echogleiche Tumoren können sich in einzelnen Fällen dem sonographischen Nachweis entziehen. Hämangiome, Lymphangiome und Hamartome werden zu den *benigen Milztumoren* gezählt. Die am häufigsten beschriebenen Hämangiome sind gut abgrenzbar und imponieren abhängig vom histologischen Typ echoreich (kapillär) (Abb. 17) oder echoarm/-frei (kavernös). Eine Abgrenzung gegenüber malignen Milztumoren ist durch die Sonographie allein nicht möglich. Ein typisches Kontrastmittelverhalten in der Computertomographie und gegebenenfalls eine ultraschallgezielte Feinnadelpunktion können in der differentialdiagnostischen Zuordnung hilfreich sein.

Zu den Raritäten zählen *maligne Milztumoren*. Sie wachsen infiltrativ und weisen meist eine unscharfe Begrenzung auf. Am häufigsten handelt es sich dabei um Hämangiosarkome, die primär aus den Sinusendothelien hervorgehen. Sonographisch imponiert das Hämangiosarkom als inhomogene echoarme Raumforderung mit zum Teil echofreien Nekrose- bzw. Blutungsarealen. Ein primärer oder sekundärer Milzbefall bei *Lymphomen* kann ebenfalls als umschriebene Strukturveränderung imponieren. Die Lymphominfiltrate kommen als einzelne oder mehrere echoarme Bezirke zur Darstellung (Abb. 18). Eine sonographische Abgrenzung gegenüber Milztumoren bzw. -metastasen ist nicht möglich. Die Sonographie kann aussagekräftige Befunde zur Verlaufskontrolle unter Therapie und in der Tumornachsorge liefern. *Milzmetastasen* können am häufigsten bei malignen Melanomen, Mamma-, Ovarial- und Magenkarzinomen nachgewiesen werden (Abb. 19). Ähnlich wie Lebermetastasen können sie jede Form der Echogenität aufweisen [6]. Typischerweise ist ein echoarmer bzw. -freier Randsaum zu sehen. Eine diffuse Milzmetastasierung erscheint sonographisch als unruhige, aufgelockerte Binnenstruktur.

III.4.6.6. Traumatische Milzveränderungen

Häufig treten im Rahmen stumpfer Bauchtraumen, vor allem bei Autounfällen Milzverletzungen auf. Abhängig vom Ausmaß des Traumas kann es nur zu einem *intralienalen Hämatom*, zu einer *gedeckten* oder *klassischen Milzruptur* kommen. Die Milzruptur kann dabei *ein- bzw. zweizeitig* verlaufen. Frische Hämatome erscheinen als echofreie bis echoarme Areale in der Milz; intralienale Blutungen sind meist echofrei in einigen Fällen jedoch auch echoreich. Bei einzeitiger Milzruptur kommt es zur Aufhebung der Organkontur und Parenchym- bzw. Kapseleinriß, die sonographisch nachweisbar sind. Als Folge der Organverletzung tritt Blut in die freie Bauchhöhle. Diese freie Flüssigkeit ist perilienal, perihepatisch und vor allem im Douglas'schen Raum sonographisch zu verifizieren. Bei weniger ausgedehnten Rupturen ist der Kapsel bzw. Parenchymdefekt oft sonographisch nicht nachweisbar; die freie intraperitoneale Flüssigkeit ist dann der einzige Hinweis auf eine Milzruptur. Bei den zweizeitigen bzw. gedeckten Milzrupturen kommt es zunächst nur zu einem Parenchymdefekt, die Kapsel bleibt intakt. Das sonographische Bild zeigt eine sichel- bzw. haubenförmige echoarme Struktur zwischen Milzparenchym und Kapsel (Abb. 20). Die Sonographie kann in diesen Fällen zu Verlaufskontrollen eingesetzt werden, um eine mögliche Größenzunahme des Hämatoms oder eine später auftretende Kapselruptur rechtzeitig zu erkennen. Eine mögliche Operationsindikation kann so gezielter getroffen werden.

III.4.7. Wertigkeit der Sonographie im Vergleich mit anderen bildgebenden Verfahren

Die Sonographie sollte bei Verdacht auf Milzerkrankungen immer als erstes bildgebendes Verfahren eingesetzt werden. Im Falle einer Splenomegalie, beim Nachweis einer Nebenmilz oder aber auch zur Diagnose einer Milzzyste oder -verkalkung ist die Sonographie in der Regel ausreichend. Umschriebene solide Strukturveränderungen können mit Hilfe der Computertomographie und gegebenenfalls Kernspintomographie weiter abgeklärt werden. Vor allem unscharf begrenzte bzw. inhomogene Raumforderungen bedürfen in jedem Falle einer weiteren Diagnostik. Primär vaskuläre Veränderungen (V. portae/V. lienalis) sind oft schon durch eine duplexsonographische Untersuchung zu erkennen. Als weiterführende diagnostische Methode bietet sich hier die digitale Subtraktionsangiographie an. Die Milzszintigraphie ist Funktionsanalysen, z. B. Erythrozytenabbauort vorbehalten.

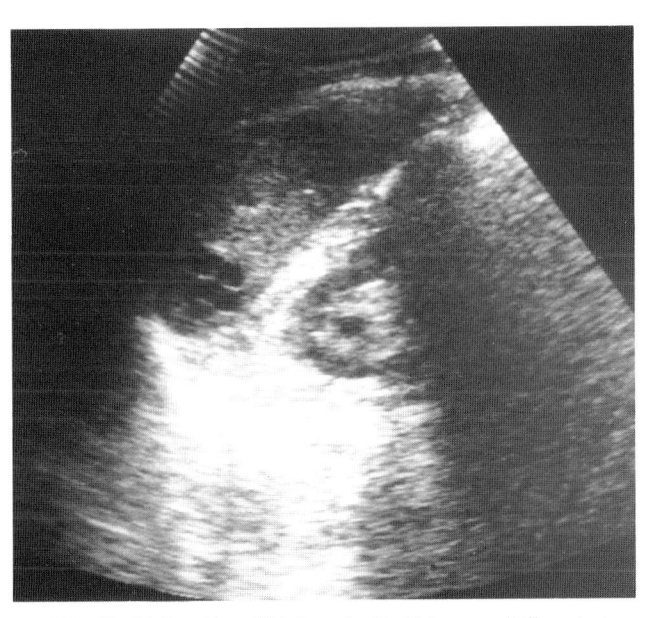

Abb. 19. Linksseitiger Flankenschnitt. Echoarme Milzmetastase bei einer 46jährigen Patientin mit Ovarialkarzinom.

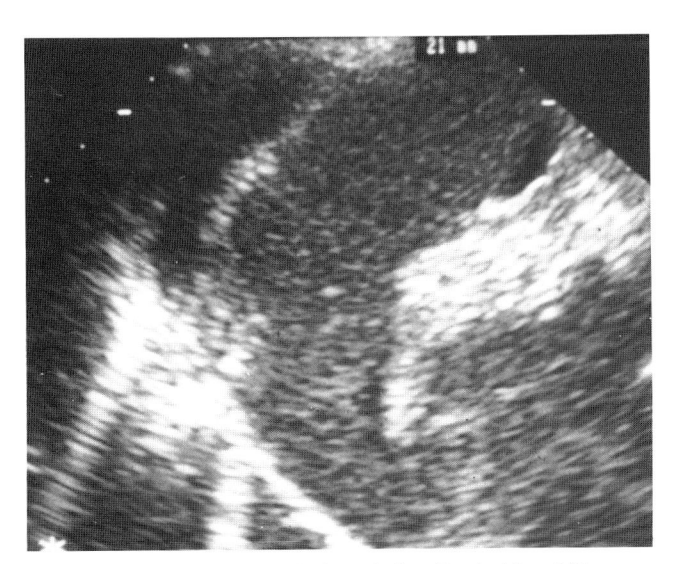

Abb. 20. Linksseitiger Flankenschnitt. Zweizeitige Milzruptur nach stumpfem Bauchtrauma. Subkapsuläres Milzhämatom an der Facies diaphragmatica und am unteren Milzpol.

Literatur

1 Börner N, Blank W, Bönhof J, Frank K, Fröhlich E, Gerken G, Herzog P, Weiss H: Echoreiche Milzprozesse – Häufigkeit und Differentialdiagnose. Ultraschall in Med 1990;11:112–118.
2 Dachman AH, Pos PR, Murari PJ, Olmsted WW, Lichtenstein JE: Nonparasitic splenic cysts. AJR 1986;147:537–542.
3 Frank K, Linhart P, Bettendorf U, Christl HL: Sonographische Milzgrößenbestimmung und Milzgewichtsschätzung. Ultraschall 1984;5:104–107.
4 Franquet T, Montes M, Lecumberri FJ, Esparza J, Bescos JM: Hydatid disease of the spleen. AJR 1990; 154:525–528.
5 Görg C, Schwerk WB: Sonographische Befunde bei Milzinfarkten. Dtsch med Wschr 1990;115:1063–1065.
6 Lorenz R, Beyer D, Friedmann G, Mödder U: Grenzen der Differenzierung fokaler Milzläsionen durch Sonographie und Computertomographie. Fortschr Röntgenstr 1983;138:447–452.
7 Weber J, Schmüdderich W, Harloff M, Kohler B, Riemann JF: Pankreasinduzierte Pseudozysten der Milz: Eine seltene Komplikation. Ultraschall in Med 1990;11:123–126.
8 Weiss H, Weiss A: Diagnostische Wertigkeit der Milzsonographie. Dtsch med Wschr 1990;115:1149–1153.

III.5. Lymphknoten

B. Heinrich

III.5.1. Zusammenfassung

Mit Hilfe der Sonographie ist sowohl im Abdomen als auch im Bereich axillärer, zervikaler und inguinaler Lymphknotenregionen der *Nachweis* und unter Umständen eine weitere Abklärung pathologischer Lymphknoten möglich. Von wesentlicher Bedeutung ist auch die sonographische *Verlaufskontrolle* von Lymphknoten unter einer antineoplastischen oder antimikrobiellen Therapie.

Pathologisch vergrößerte Lymphknoten zeigen sich in der Sonographie als echoarme, ovaläre Strukturen, die von ihrer Umgebung gut abgegrenzt werden können. Unter Therapie und bei Karzinommetastasen können echoreichere und unregelmäßige Binnenstrukturen beobachtet werden. Die Untersuchung des Abdomens erfolgt beim nüchternen und entblähten Patienten. Lymphknoten im Abdomen werden insbesondere im Verlauf der großen retroperitonealen Gefäße aufgefunden, die als Leitstrukturen dienen. Des weiteren finden sich Lymphknoten in den Hili von Leber, Milz und Nieren. Eine Aussage über abdominelle Lymphknoten ist nur möglich, wenn diese Regionen und Leitstrukturen gut beurteilbar sind. Darmgasüberlagerung und die enge topographische Beziehung der linken Kolonflexur zum Milzhilus erschweren die sonographische Suche nach Lymphknoten.

Sonographisch erfaßte echoarme Gewebsvermehrungen im Abdomen sind von Gefäßen, Darmschlingen sowie von physiologischen oder pathologischen Veränderungen der Nachbarorgane abzugrenzen. Im Anschluß an die Sonographie des Abdomens sollten bei Erstdiagnose von Lymphknoten die Computertomographie sowie, falls anderweitig keine Diagnose zu stellen ist, eventuell die ultraschallgezielte Feinnadelpunktion erfolgen.

Im Gegensatz zur Untersuchung des Abdomens erfolgt die Untersuchung der zervikalen, axillären und inguinalen Lymphknoten zur weiteren Abklärung eines pathologischen Tatbefundes. Unter Einbeziehung des körperlichen Untersuchungsbefundes, insbesondere der Druckschmerzhaftigkeit eines Tumors kann mit der Sonographie z.B. ein Abszeß mit hoher Treffsicherheit nachgewiesen werden. Die Verifizierung der Verdachtsdiagnose kann mit der ultraschallgezielten Punktion erreicht werden.

III.5.2. Einführung

Die Sonographie *abdomineller* als auch «*peripherer*» Lymphknoten unterscheidet sich in ihrer *Indikationsstellung* weil sich abdominelle Lymphknoten außer bei riesigen Lymphknotenpaketen der körperlichen Untersuchung entziehen. Daher erfolgt die Sonographie von Patienten im Hinblick auf abdominelle Lymphknoten bei der Erstuntersuchung in der Mehrzahl der Fälle mit der Frage, ob überhaupt abdominelle Lymphknotenvergrößerungen vorliegen. Diese Fragestellung ergibt sich gezielt im Rahmen des *Stagings* eines bekannten malignen Lymphoms, bei der Suche nach Lymphknotenmetastasen bei anderen Malignomen sowie in der Abklärung einer unklaren Allgemeinsymptomatik. Im Gegensatz zu den Lymphknoten im Abdomen wird die Sonographie peripherer Lymphknoten ausschließlich zur Abklärung von «Tumoren» durchgeführt, die in der körperlichen Untersuchung aufgefallen sind. Die Fragestellung bezieht sich nicht auf das Vorhandensein sondern auf die weitere Abklärung von Lymphknoten im Hinblick auf ein mögliches infektiöses oder neoplastisches Geschehen sowie auf die exakte *Größenbestimmung* für die *Verlaufsbeurteilung*.

Bei den Anwendungsgebieten ist gemeinsam, daß die Sonographie grundsätzlich aufgrund ihrer schnellen Verfügbarkeit und der geringen Patientenbelastung an *erster Stelle des Untersuchungsganges* nach der körperlichen Untersuchung stehen sollte.

III.5.3. Anatomie

III.5.3.1. Anatomie der peripheren Lymphknotenregionen

Bezüglich der Untersuchung peripherer Lymphknotenregionen sei darauf hingewiesen, daß man sich zur Vermeidung von Verwechslungen vor der Sonographie noch einmal mit den *topographischen Verhältnissen* insbesondere der Gefäße im Untersuchungsgebiet vertraut machen sollte.

III.5.3.2. Anatomie abdomineller Lymphknoten

Die abdominellen Lymphknoten lassen sich in zwei wesentliche Gruppen einteilen:
1. Die *parailiacalen* und *paraaortalen Lymphknoten* als Abflußgebiet von Bein und kleinem Becken.
2. Die *viszeralen Lymphknoten* im Bereich des Meseteriums, entlang der A. mesenterior superior, inferior und an der Aufzweigung des Truncus coeliacus als Abflußgebiet der Organe des Gastrointestinaltrakts.
3. Im Bereich des *Hilus* von Leber, Milz und Niere. Im Milzhilus ist zu bedenken, daß sich im Bereich des Lig. gastrolienale oder an der A. lienalis nicht selten akzessorisches Milzgewebe, sogenannte *Nebenmilzen*, findet.

In Abbildung 1–5 sind sowohl in der Übersicht als auch im Sagittal- und Querschnitt die Lokalisationen der wichtigsten intraabdominellen Lymphknoten dargestellt.

Die *physiologische Größe* abdomineller Lymphknoten liegt im Bereich unter 1 cm (Tab. 1). Auch das Auflösungsvermögen moderner Ultraschallgeräte bezüglich des Nachweises von Lymphknoten liegt in diesem Bereich. Sollten in seltenen Fällen im Abdomen Lymphknoten mit einer Größe unter 1 cm darstellbar sein, so sind diese daher nicht sicher als pathologisch zu betrachten.

Tab. 1. Normwerte Lymphknoten

Lokalisation	Normale Größe
Abdominell	< 1 cm
Zervikal	< 1 cm, nicht tastbar
Inguinal	meist < 1 cm
Axillär	nicht tastbar

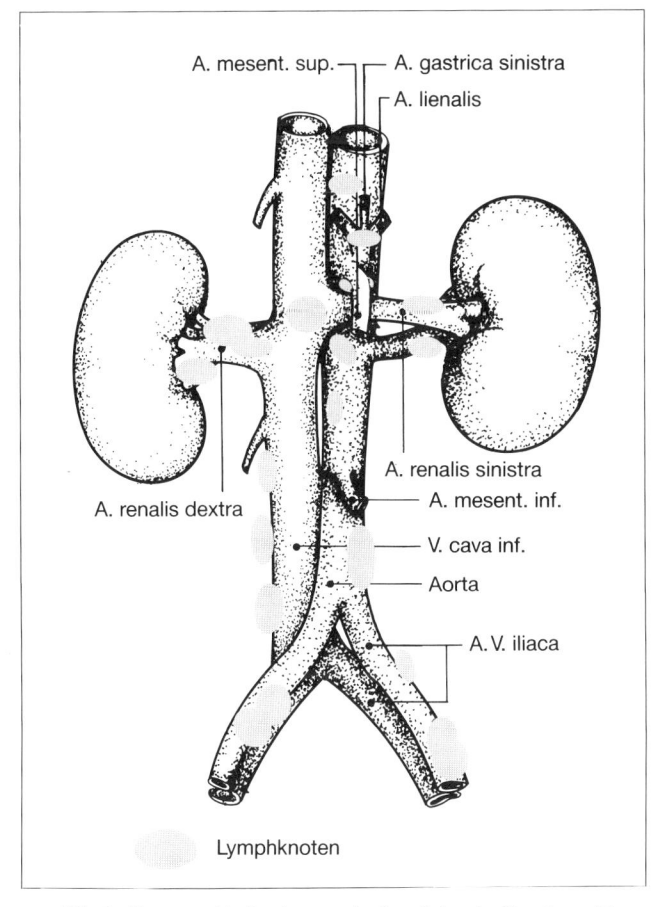

Abb. 1. Topographische Anatomie der abdominellen Lymphknoten bezüglich ihrer Lage zu den großen Gefäßen.

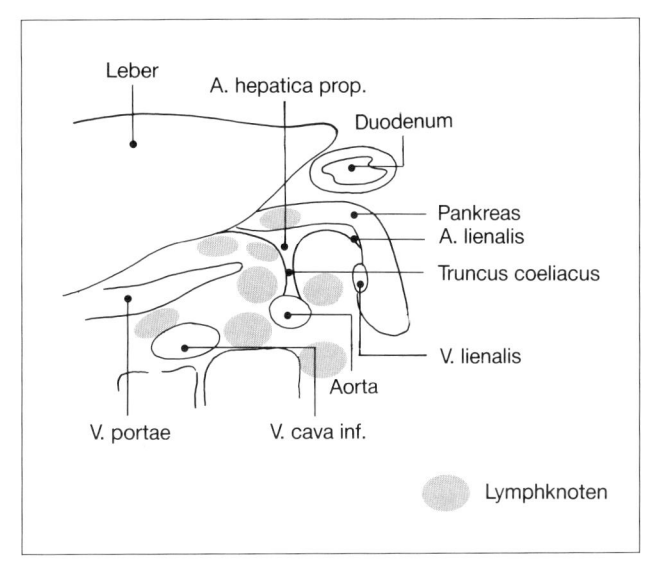

Abb. 2. Lokalisation abdomineller Lymphknoten im Oberbauchquerschnitt in Höhe des Truncus coeliacus.

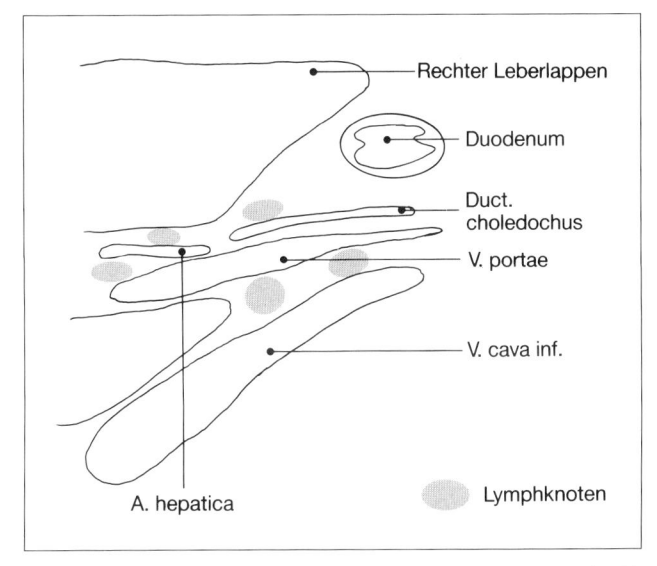

Abb. 3. Lokalisation von Lymphknoten im Bereich des Leberhilus. Schematisierte Darstellung der Verhältnisse im modifizierten Subkostalschnitt (CPC-Linie).

III.5.4. Untersuchungstechnik

Die Untersuchung abdomineller Lymphknoten wird beim *nüchternen und entblähten Patienten* möglichst bei voller Blase durchgeführt. Wesentlich ist dabei die Darstellung von Aorta, Iliacalgefäßen, A. mesenterica superior und den Aufzweigungen des Truncus coeliacus (insbesondere der A. hepatica) als Leitstrukturen. Wenn möglich sollten diese *Leitstrukturen* in zwei aufeinander senkrecht stehenden Ebenen verfolgt werden.

Für die Untersuchung peripherer Lymphknoten empfiehlt sich die Verwendung eines 7,5 MHz-Schallkopfs und eventuell zusätzlich die Benutzung einer *Wasservorlaufstrecke*.

III.5.5. Befunde

III.5.5.1. Allgemeines

Typischerweise zeichnen sich Lymphknoten in der Sonographie durch echoarmes homogenes Binnenmuster, oväläre Form und durch gute Abgrenzbarkeit gegenüber den Nachbarstrukturen aus. Dieses typische sonographische Bild kann sich unter einer antineoplastischen oder antiinfektiösen *Chemotherapie* deutlich ändern. Bei einem Ansprechen auf diese Therapie zeigen Lymphknoten neben der Größenabnahme eine Zunahme der Echogenität, Inhomogenitäten des Binnenmusters sowie manchmal Zeichen der Nekrose und auch Verkalkungen.

Eine *Artdiagnose* von Lymphknoten bezüglich Karzinommetastase, Lymphom oder infektiöser Lymphadenopathie *ist sonographisch nicht möglich*.

III.5.5.2. Typische Sonographiebefunde abdomineller Lymphknoten und ihre Differentialdiagnosen

III.5.5.2.1. Lymphknoten im Abgangsbereich der A. mesenterica superior

Für das Vorliegen eines Lymphknotens im Bereich des A. mesenterica superior Abganges sprechen neben der echoarmen Struktur zwischen A. mesenterica superior und Aorta auch die *Aufspreizung des Winkels* zwischen diesen beiden Arterien (Abb. 6). Dieser Winkel liegt im Normalfall unter 45°. Wichtigste Differentialdiagnose in diesem Bereich ist eine erweiterte V. renalis sinistra die hier zwischen A. mesenterica superior und Aorta zur V. cava inferior zieht. Am einfachsten läßt sich diese Unterscheidung anhand der Kompressionsmöglichkeit der Vene durch Druck mit dem Schallkopf

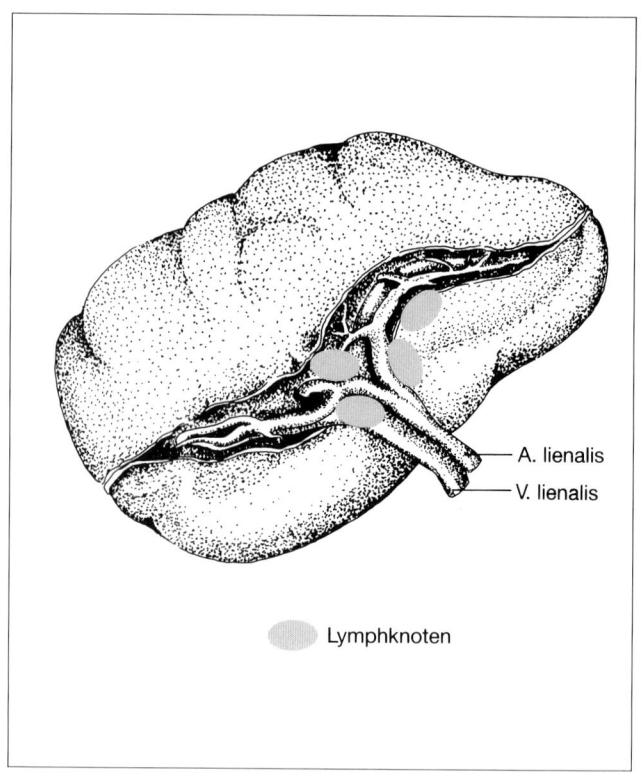

Abb. 4. Lokalisation von Lymphknoten im Bereich des Milzhilus. Schematisierte Darstellung der Verhältnisse im Interkostalschnitt.

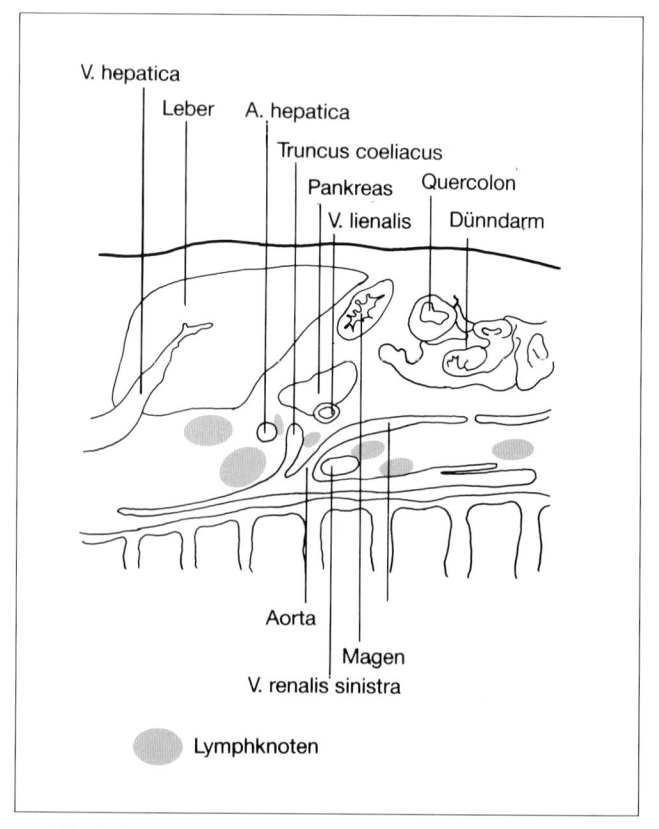

Abb. 5. Lokalisation abdomineller Lymphknoten im Sagittalschnitt in Aortenebene.

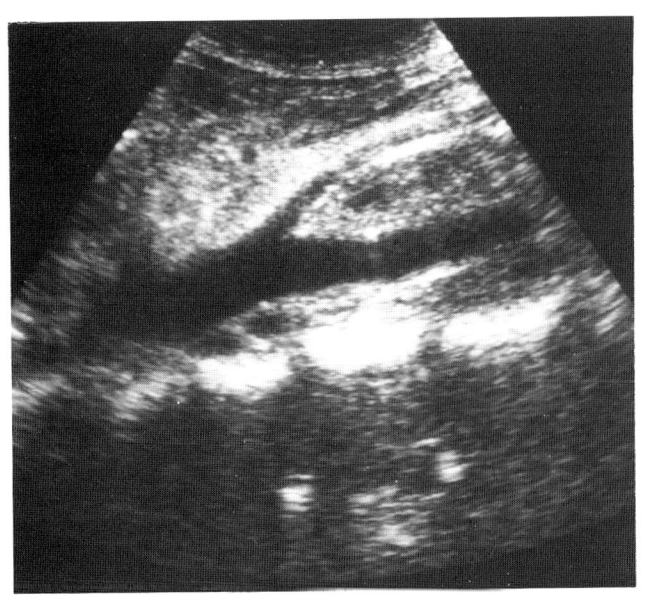

Abb. 6. Sagittalschnitt. Echoarme Raumforderung mit inhomogenem Binnenmuster zwischen A. mesenterica superior und Aorta abdominalis. Lymphknotenmetastase eines undifferenzierten Karzinoms bei einem 68jährigen Patienten mit unklarem Primärtumor.

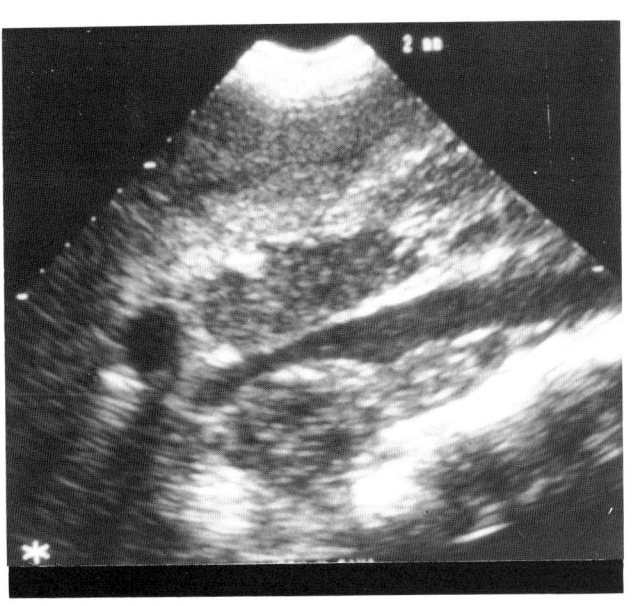

Abb. 8. Sagittalschnitt. Multiple echoarme Raumforderungen entlang der V. cava inferior, die zur Kompression dieses Gefäßes führen. 35jähriger Patient mit M. Hodgkin Stadium IV B.

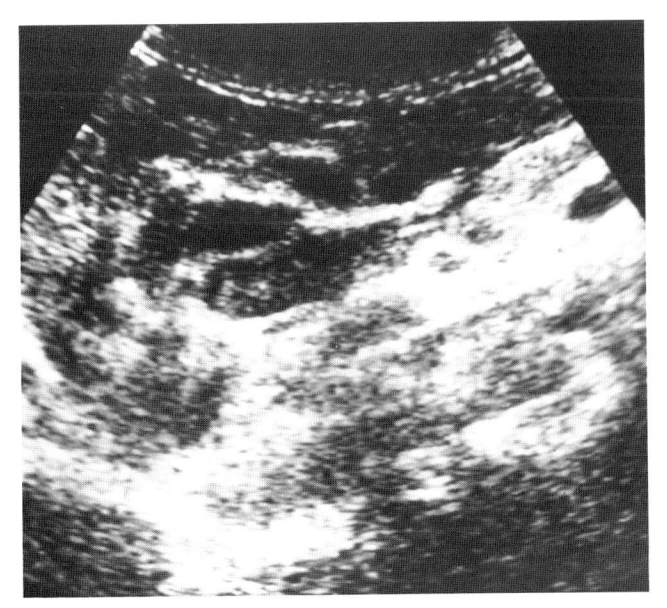

Abb. 7. Sagittalschnitt. Multiple echoarme, längliche Raumforderung parallel zur Aorta. Lymphknotenpakete bei hochmalignem Non-Hodgkin-Lymphom Stadium III B eines 32jährigen Patienten.

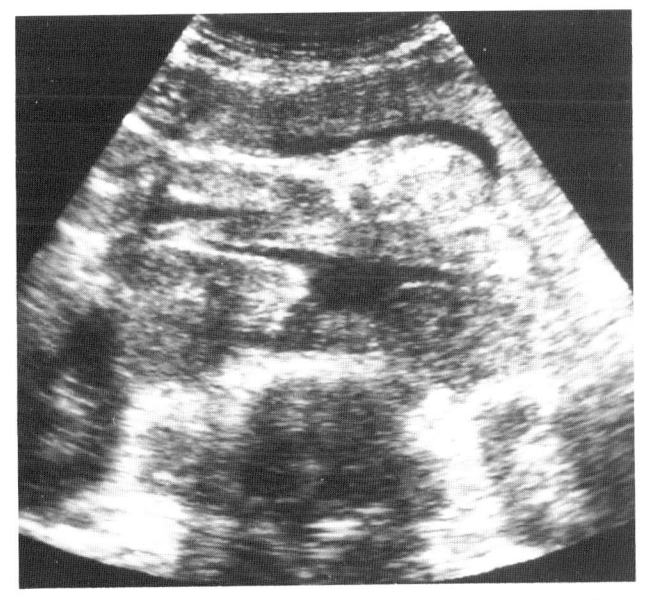

Abb. 9. Oberbauchquerschnitt. Multiple echoarme rundliche Areale, die zur Ummauerung der Aorta und zur Kompression der V. cava führen. 35jähriger Patient mit M. Hodgkin Stadium IV B (s.a. Abb. 8).

treffen. Bestehen auch nach diesem Manöver Unsicherheiten, so kann zusätzlich eine *Duplexsonographie* durchgeführt werden, in der die Vene anhand Ihres Flußmusters zweifelsfrei erkannt werden kann.

III.5.5.2.2. Paraaortale Lymphknoten

Das sonographische Erscheinungsbild *paraaortaler Lymphome* reicht von multiplen ovalären Strukturen ventral, dorsal und lateral der Aorta bis zur die Aorta gleichmäßig umgebenden zirkulären, echoarmen Raumforderung.

Ein wichtiges Indiz für das Vorhandensein von pathologischen Lymphknoten liefert eine Vergrößerung des *Abstandes zwischen Aorta und Wirbelkörpervorderkante*. Dieser Abstand sollte sowohl im Querschnitt als auch im Längsschnitt unter normalen Umständen nicht mehr als 5 mm betragen (Abb. 7, 8, 9, 10).

Bei der Untersuchung paraaortaler Lymphknotenpakete muß auch auf das Auftreten von *Kompressionserscheinungen* insbesondere der V. cava (Abb. 8, 9) und der Ureteren geachtet werden. Diese Kompressionserscheinungen treten aber nur bei ausgeprägten Lymphomen auf.

Differentialdiagnostisch sind bei echoarmen Strukturen im paraaortalen Bereich an erster Stelle flüssigkeitsgefüllte Darmschlingen abzugrenzen. Sie lassen sich anhand der Kompressionsmöglichkeit und Verlagerung bei Druck mit dem Schallkopf meist identifizieren. Weiteres wichtiges Kriterium zur Identifikation von Darmschlingen ist die Beobachtung von *Darmbewegungen*. Hierzu ist oft Geduld notwendig, gegebenenfalls kann auch versucht werden, die Darmmotorik mit Hilfe von einigen Schlucken Wasser anzuregen.

Paraaortale Lymphknoten können auch mit einer *Hufeisenniere* verwechselt werden. Der mediane Längsschnitt und der Querschnitt zeigt in diesen Fällen eine präaortal gelegene parenchymatöse Raumforderung, die in dieser Ebene nicht von Lymphknoten zu unterscheiden ist. Erst die weitere Untersuchung, in der in Quer- und Schrägschnitten der kontinuierliche Übergang dieser Gewebsvermehrung in rechte und linke Niere dargestellt werden kann, sichert die Diagnose einer Hufeisenniere (Abb. 11).

Wie oben erwähnt, können sich paraaortale Lymphknoten auch als eine zirkuläre, die Aorta umgebende Raumforderung manifestieren. Bei dieser Wachstumsform ist eine Abgrenzung gegenüber einem partiell thrombosierten oder disseziiertem *Aortenaneurysma* sowie einer *retroperitonealen Fibrose* unter Umständen

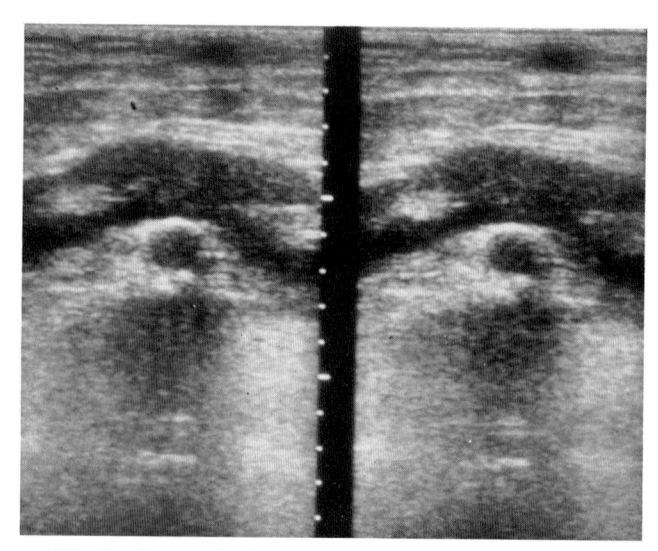

Abb. 11. Querschnitt im Mittelbauch. Echoarme ovale Raumforderung ventral der Aorta mit lateralen Ausziehungen. Hufeisenniere, Normvariante.

sehr schwierig. Eine Hilfe geben die beim Aortenaneurysma häufig in der äußeren Begrenzung vorkommenden *Verkalkungen* und die *Pulsation*. Im Gegensatz dazu finden sich solche grobschollige Verkalkungen in Metastasen von Karzinomen selten, in durch maligne Lymphome befallenen Lymphknoten so gut wie nie. Zusätzlich kann noch mit Hilfe der Duplexsonographie versucht werden, in den verschiedenen Abschnitten des teilthrombosierten oder dissoziierten Aneurysmas einen Fluß nachzuweisen. Ein beidseitiger *Harnstau* bei unauffälliger Blase spricht für das Vorliegen einer malignen Lymphknotenvergrößerung oder einer retroperitonealen Fibrose und gegen ein Aneurysma.

III.5.5.2.3. Lymphknoten im Bereich von Truncus coeliacus, Pankreas und Leberpforte

Wichtigste Leitstruktur zum Auffinden von Lymphknoten im Bereich der Leberpforte ist die Arteria hepatica. Zunächst verfolgt man den Truncus coeliacus ab dem Abgang aus der Aorta. Bereits im Bereich der Aufzweigung des Truncus coeliacus in A. hepatica communis, A. gastrica sinistra und A. lienalis können sich pathologische Lymphknoten finden (Abb. 12–14). Verfolgt man die A. hepatica weiter nach distal, so gelangt man an die Leberpforte. Hier ist zur Identifizierung von Lymphknoten die vorherige Zuordnung von V. portae, ductus choledochus und V. cava im *modifizierten Subkostalschnitt (CPC-Linie)* wichtig (Abb. 15), da eine Stauung dieser drei Strukturen zu differentialdiagnostischen Schwierigkeiten führen kann. Insbesondere bei multiplen echoarmen Strukturen im Leberhilus ohne weiteren Hinweis auf intraabdominelle Lymphknoten sollte an eine *kavernöse Transformation der Pfortader* bei einer Thrombose gedacht werden.

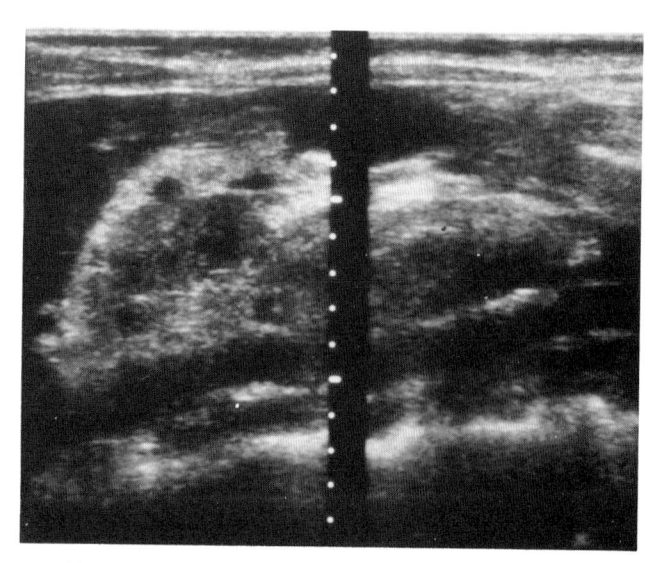

Abb. 10. Sagittalschnitt. Echoarme Raumforderung ventral und dorsal der Aorta abdominals mit Abhebung der Aorta von der Wirbelsäule. 60jährige Patientin mit centroblastischem Lymphom, Stadium IV B.

Bezüglich der Ätiologie von Lymphknotenvergrößerungen im Bereich des Leberhilus kommt neben malignen Prozessen (Abb. 15) eine Mitbeteiligung von Lymphknoten im Rahmen entzündlicher Lebererkrankungen in Frage. Lymphknoten im Pankreasbereich fallen meist bei der Routineuntersuchung des Pankreas auf und lassen sich von der im Normalfall echoreichen Struktur des Pankreas gut abgrenzen (Abb. 16). Differentialdiagnostisch muß hier die *Pankreatitis* und das *Pankreaskarzinom* abgegrenzt werden.

III.5.5.2.4. Lymphknoten im Bereich des Milzhilus

Sonographisch fallen Lymphknoten im Milzhilus als ovaläre Strukturen auf, die ähnliche Binnenechos aufweisen wie die Milz, aber vollständig in zwei Ebenen von der Milz abgrenzbar sind. Die Entscheidung ob eine *Nebenmilz* oder ein Lymphknoten vorliegt (Abb. 17) ist im Einzelfall kaum zu treffen. Das Vorhandensein weiterer intraabdomieller Lymphknoten oder einer Splenomegalie können in dieser Frage als Argu-

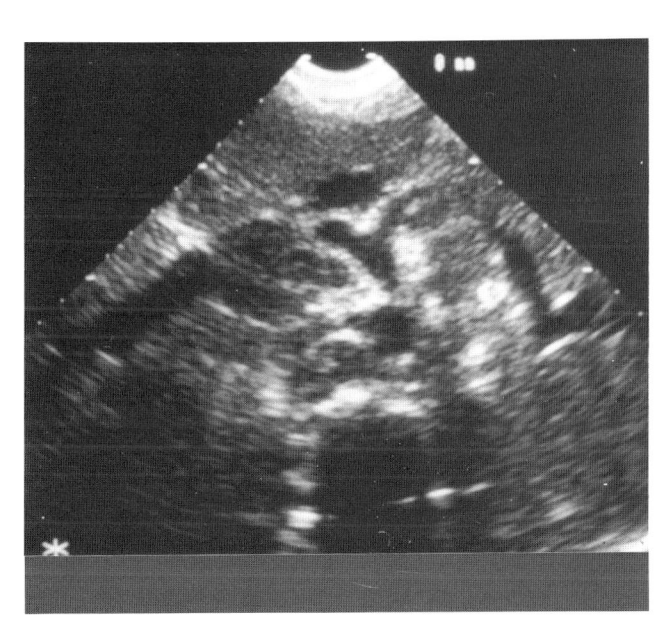

Abb. 12. Oberbauchquerschnitt. Multiple echoarme ovaläre Strukturen paraaortal und seitlich des Truncus coeliacus. 35jähriger Patient mit centroblastischem Lymphom Stadium III B.

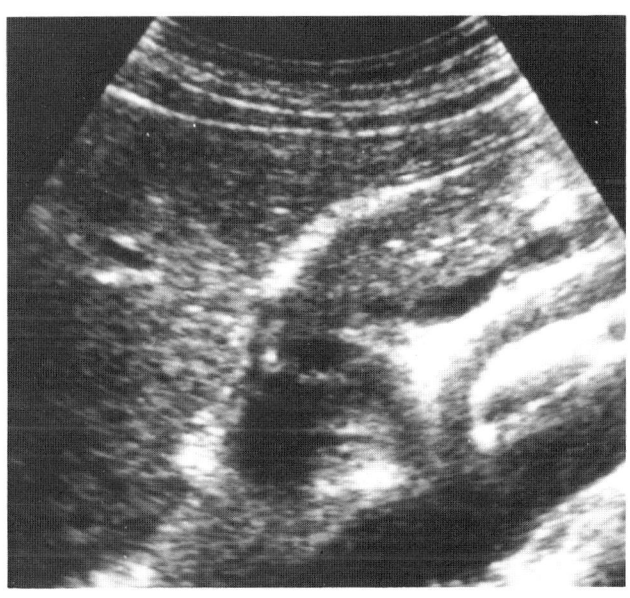

Abb. 14. Sagittalschnitt. Echoarme Raumforderung kranial des Truncus coeliacus, ventral der Aorta abdominalis. 46jähriger Patient mit immunoblastischem Lymphom Stadium IVB.

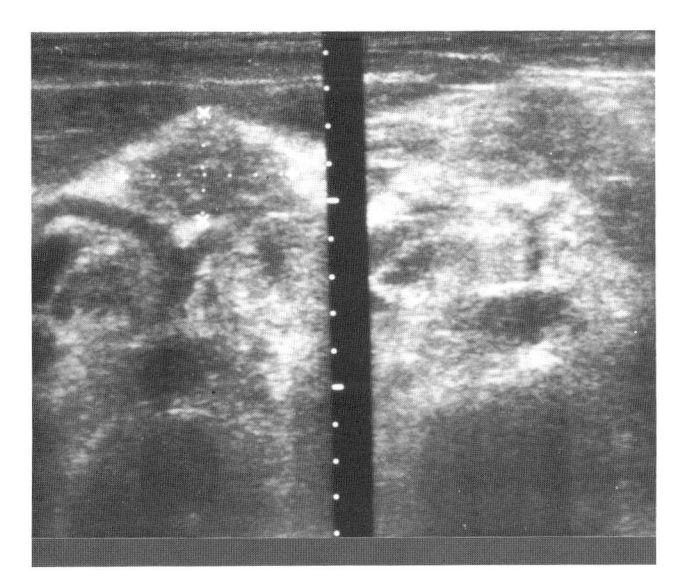

Abb. 13. Oberbauchquerschnitt. Echoarme Raumforderung im Bereich der Aufzweigung des Truncus coeliacus. 38jähriger Patient mit Mykobakteriose.

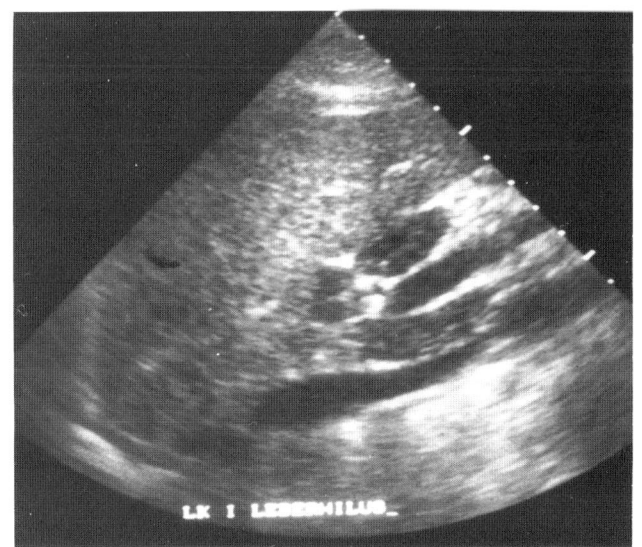

Abb. 15. Modifizierter Subkostalschnitt rechts. Mehrere echoarme ovale Areale im Bereich des Leberhilus um V. portae und V. cava gelegen. Lymphknoten im Leberhilus. 78jähriger Patient mit niedrig malignem Non-Hodgkin Lymphom.

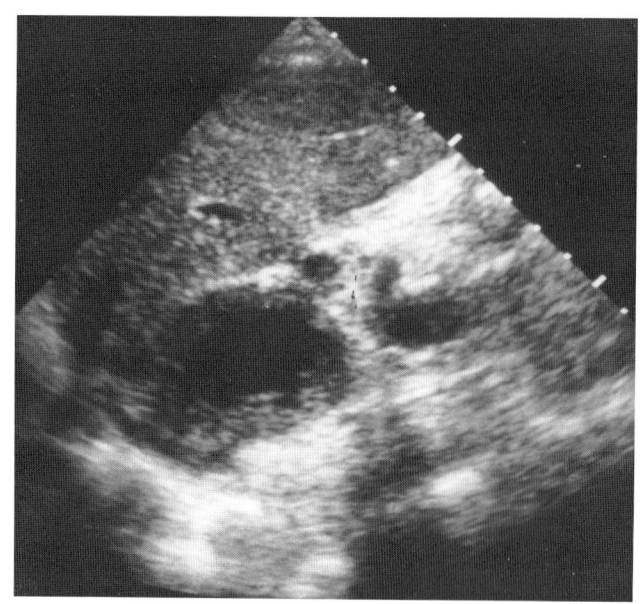

Abb. 16. Paramedianer Sagittalschnitt rechts. Unscharf begrenzte, sehr echoarme Raumforderung im Pankreaskopfbereich. Lymphombefall bei einem 38jährigen Patient mit zentroblastischem Lymphom Stad. IVB.

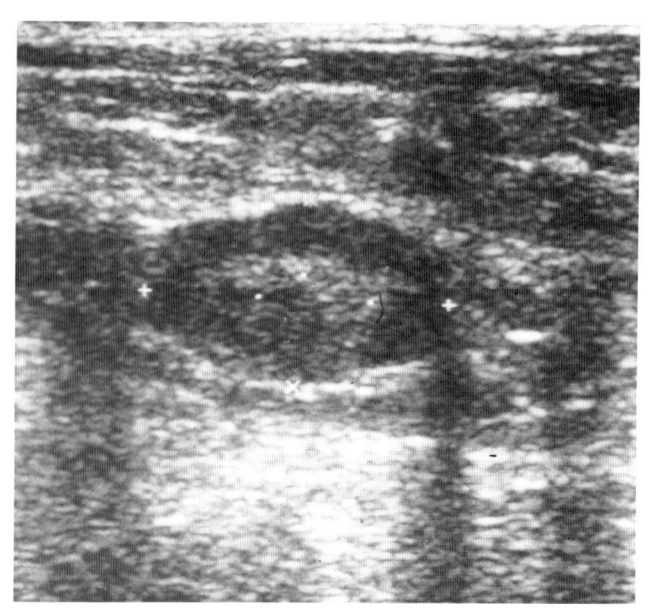

Abb. 18. Unterbauchschrägschnitt. Echoarme, teils echoreiche Raumforderung ventral der A. iliaca kurz oberhalb des Leistenbandes. Lymphknotenmetastase eines Blasenkarzinoms bei einem 58jährigen Patienten.

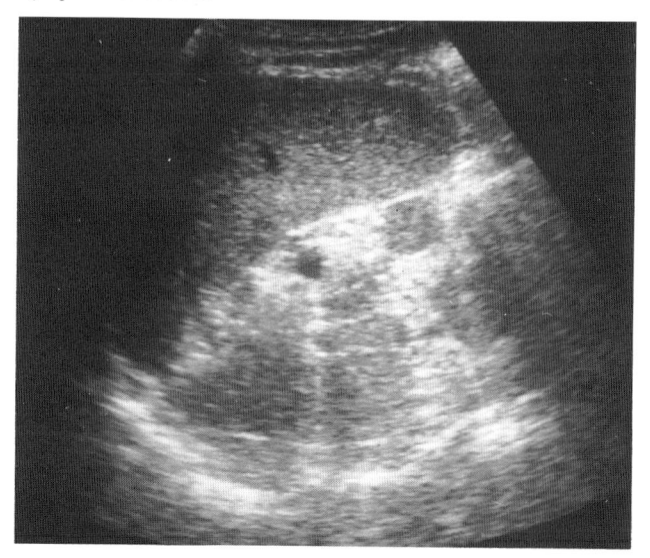

Abb. 17. Interkostalschnitt links. Echoarme runde Struktur im Bereich des Milzhilus. Nebenmilz ohne pathologische Bedeutung. Normvariante.

Tab. 2. Differentialdiagnose intraabdomineller Lymphknotenvergrößerungen

Differentialdiagnostisch mögliche Struktur	Unterscheidungskriterien
Gefäße	a) bei Druck mit Schallkopf komprimierbar b) in der 2. Ebene als Längsstruktur darstellbar c) duplexsonographisch Fluß nachweisbar
Darm	a) bei Druck mit Schallkopf komprimierbar b) bei längerer Beobachtung Darmbewegung nachweisbar
M. psoas	a) typische Lokalisation b) Veränderung bei Hochheben des Beins
Partiell thrombosiertes oder disseziiertes Aortenaneurysma	a) grobschollige Verkalkungen b) duplexsonographisch Fluß nachweisbar
Hufeisenniere	Kontinuität zu beiden Nieren darstellbar
Retroperitonealer Abszeß	zentral echofrei

mente gegen eine Nebenmilz und für primäre Lymphknotenveränderungen gewertet werden.

Wie auch bei den paraaortalen Lymphknoten ergeben sich auch im Milzhilus Probleme in der Abgrenzung von Lymphknoten gegenüber Darmschlingen (s.o.), insbesondere durch die enge topographische Beziehung zur *linken Kolonflexur*.

III.5.5.2.5. Parailiakale Lymphknoten

Ursache von vergrößerten parailiakalen Lymphknoten sind neben Lymphomen auch Metastasen von Malignomen des Bein- und kleinen Beckenbereichs. Die Darstellung der *iliakalen Strombahn* von der Aortenbifurkation bis zum Leistenband bereitet aufgrund von Darmgasüberlagerungen oft große Schwierigkeiten. Daher bleibt die Aussagekraft der Untersuchung häufig eingeschränkt. Differentialdiagnostisch müssen bei echoarmen Arealen im Bereich des kleinen Beckens neben Darmschlingen *Blasendivertikel, Iliakalaneurysmen sowie Veränderungen von Uterus und Adnexen* beachtet werden. Die Diagnose dieser Veränderungen gelingt meist anhand der Darstellung der Kontinuität zu den o.g. Strukturen (Abb. 18).

III.5.5.2.6. Differentialdiagnose intraabdomineller Lymphknoten

Lymphknoten müssen im Abdomen von Darm, Gefäßen und physiologischen Organvariationen sowie pathologischen Veränderungen der Nachbarorgane abgegrenzt werden. Tabelle 2 stellt die in Frage kommenden differentialdiagnostischen Möglichkeiten sowie die sonographischen Unterscheidungskriterien zusammen. Eine Zuordnung von Lymphknoten zu Karzinommetastasen oder Lymphomen ist aufgrund sonographischer Kriterien nicht möglich. Bezieht man in diese Fragestellung allerdings den Nachweis von Aszites, den sonographischen V.a. Lebermetastasen sowie die passende Lokalisation eines eventuell bekannten Primärtumors mit ein, so läßt sich doch bei dieser Konstellation eine Karzinommetastase vermuten.

III.5.5.2.7. Organbeteiligungen bei malignen Lymphomen

Die Häufigkeit des Befalls der parenchymatösen Bauchorgane schwankt je nach histologischem Subtyp des malignen Lymphoms zwischen 10–30%. Der Nachweis eines Befalls von Leber und Milz mit Hilfe bildgebender Verfahren ist von großer Wichtigkeit für die Therapieentscheidung und erspart dem Patienten bei M. Hodgkin oft eine diagnostische Laparotomie.

III.5.5.2.7.1. Leber

Eine Infiltration der Leber läßt sich bei niedrig malignen NHL in ca. 10% und bei hochmalignen NHL sowie beim M. Hodgkin in ca. 30% der Fälle nachweisen. Der *diffuse Befall* mit vergröbertem Binnenreflexmuster bei insgesamt eher echoarmen Organ macht dabei etwa 60% aus. Der *noduläre Befall* (Abb. 19) zeichnet sich dagegen durch unregelmäßige begrenzte echoarme Areale aus.

III.5.5.2.7.2. Milz

Der wichtigste Hinweis für einen diffusen Lymphombefall der Milz ist die deutliche Vergrößerung, wobei eine sichere Diagnose aufgrund fehlender typischer Binnenstrukturen nicht möglich ist. Ein nodulärer Befall ist aufgrund der umschriebenen echoarmen Areale besser zu diagnostizieren (Abb. 20). Wichtig für die Erfassung nodulärer Milzveränderungen ist eine vollständige Untersuchung der Milz in drei Ebenen.

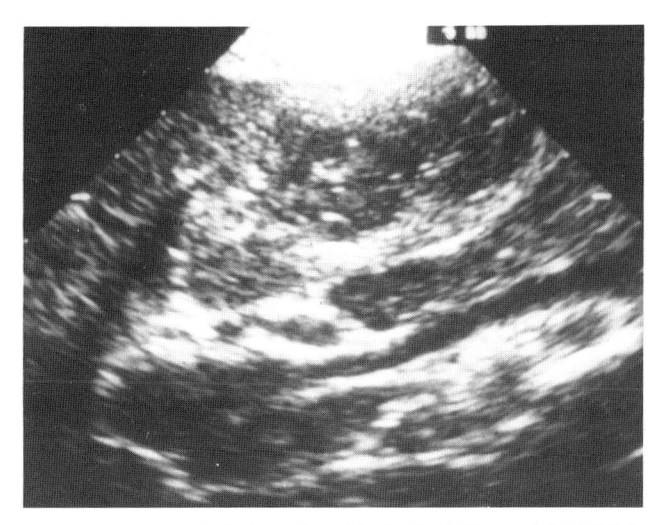

Abb. 19. Sagittalschnitt rechtsseitig durch die V. cava inf. Multiple unscharf begrenzte echoarme Areale in der Leber, die abschnittsweise strukturverdichtet wirkt. 35jähriger Patient mit nodulärem sowie diffusem Leberbefall bei M. Hodgkin Stad. IVB.

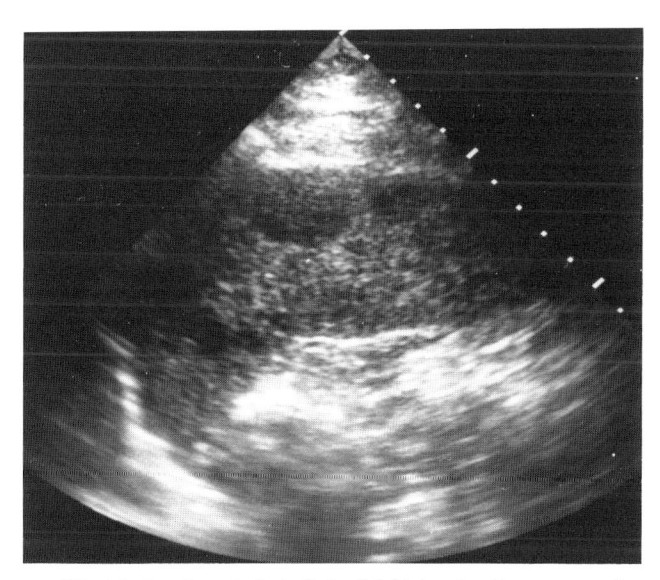

Abb. 20. Interkostalschnitt links. Multiple scharf begrenzte echoarme Areale, die die gesamte Milz durchsetzen. Milzbefall bei einer 23jährigen Patientin mit lymphoblastischem Lymphom.

III.5.5.2.7.3. Niere

Eine Infiltration der Niere bei malignen Lymphomen läßt sich sonographisch hauptsächlich bei nodulärem Befall diagnostizieren (Abb. 21). Die Häufigkeit eines sonographisch diagnostizierbaren Nierenbefalls beträgt bei hochmalignen Non-Hodgkin Lymphomen oder M. Hodgkin ca. 2%. Bei *niedrig malignen Lymphomen* ist diese Manifestation eine Rarität. Im Nierenparenchym selbst ist ein diffuser Lymphombefall aufgrund der bereits echoarmen Nierenstruktur sonographisch nicht zu sichern.

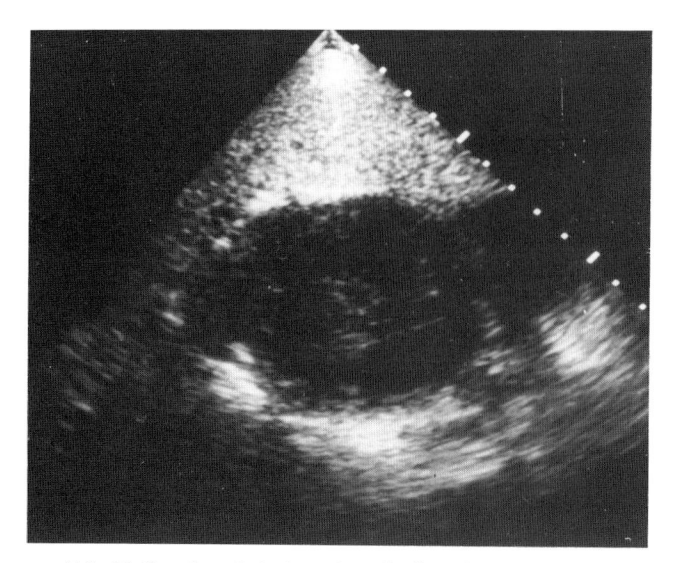

Abb. 21. Interkostalschnitt rechts. Große echoarme inhomogene Raumforderung im Bereich des rechten oberen Nierenpoles. Infiltration von Niere und Nebenniere bei einem 50jährigen Patienten mit immunoblastischem Lymphom Stadium IV.

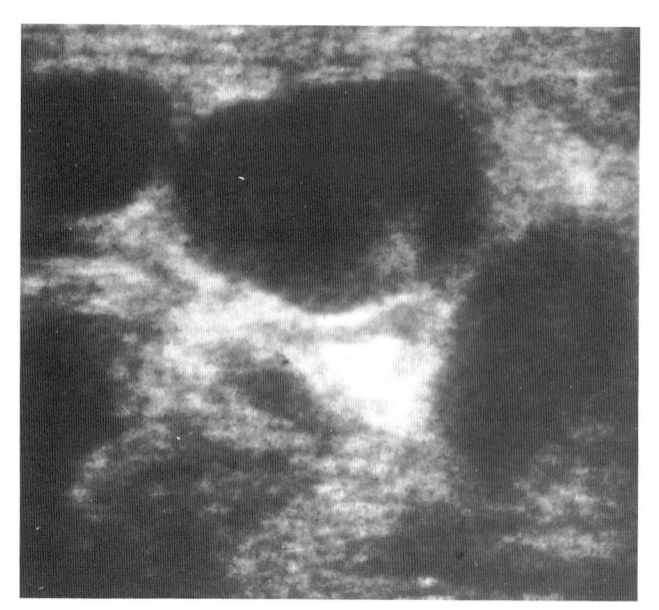

Abb. 22. Frontalschnitt zervikal. Große, fast echofreie Raumforderungen im Halsbereich. 25jähriger Patient mit immunoblastischem Lymphom Stad. IVB.

III.5.5.3. Zervikale, axilläre und inguinale Lymphknoten

Die sonographische Untersuchung von Lymphknoten im zervikalen, axillären und inguinalen Bereich erfolgt zur weiteren Abklärung eines pathologischen Tastbefundes. Wie im Abdomen präsentieren sich vergrößerte Lymphknoten in oben genannten Arealen auch meist als echoarme ovale Strukturen. Aufgrund ihrer oberflächlichen Lage lassen sich palpatorisch erfaßbare Lymphknoten sonographisch gut darstellen. Die differentialdiagnostischen Probleme sind regional verschieden. Im Halsbereich (Abb. 22, 23) kommen neben den großen Halsgefäßen *Schilddrüsenveränderungen, mediale und laterale Halszysten* in Betracht. In der Axillarregion (Abb. 24) müssen die großen zum Arm ziehenden Ge-

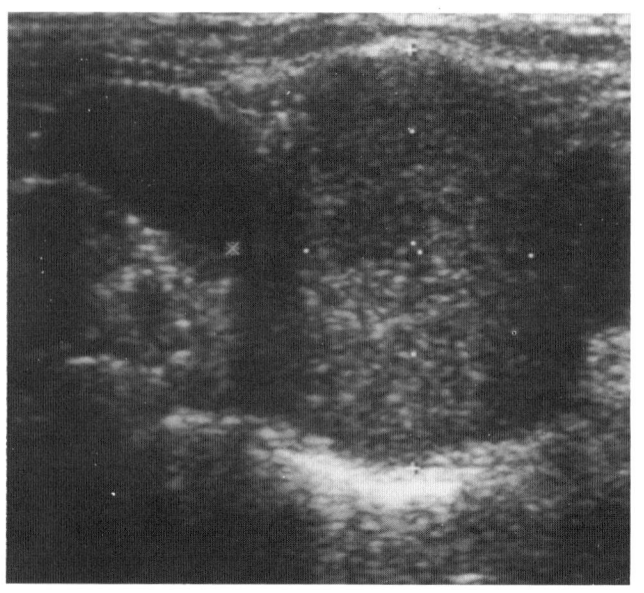

Abb. 23. Querschnitt Hals unterhalb des Schildknorpels. Inhomogene Raumforderung, daneben die gestaute, echofreie V. jugularis. Lymphknotenmetastase eines kleinzelligen Bronchialkarzinoms bei einer 58jährigen Patientin.

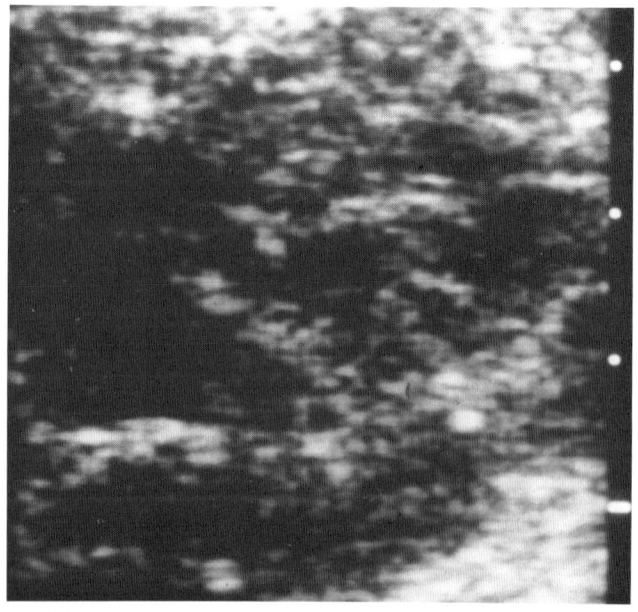

Abb. 24. Frontalschnitt Axilla. Große inhomogene Raumforderung, daneben die Axillargefäße. Großes Lymphknotenrezidiv eines Mammakarzinoms bei einer 63jährigen Patientin.

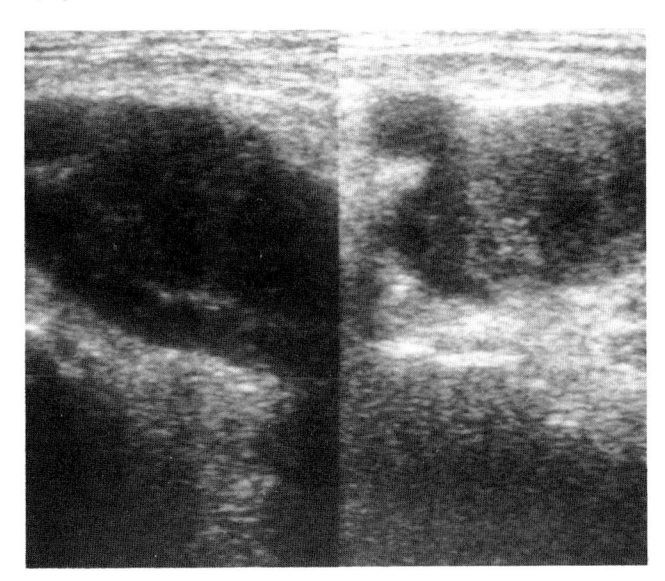

Abb. 25. Sagittalschnitt und Querschnitt proximaler Oberschenkel. Inhomogene Raumforderung direkt der V. femoralis anliegend. Aneurysmatische, teilthrombosierte Erweiterung der V. femoralis bei Z.n. Becken- und Oberschenkelthrombose. Abgrenzung von einem Lymphknoten nur duplexsonographisch möglich. 60jähriger Patient.

Abb. 26. Frontal- und Querschnittschnitt durch die Parotis. Echoarme Raumforderungen mit inhomogenen Anteilen. Lymphominfiltration im Bereich der Parotis. 40jährige Patientin mit langbestehendem Sjögren-Syndrom.

fäße abgegrenzt werden, z.T. bieten auch die die Begrenzung der Achselhöhle bildenden Muskeln differentialdiagnostische Probleme. Inguinal kann insbesondere bei durch tiefe Bein- und Beckenvenenthrombosen stark dilatierten Venen eine Abgrenzung der Gefäße von Lymphknoten sehr schwierig werden (Abb. 25). Des weiteren sind in dieser Region *Inguinal- und Femoralhernien* mit Darmanteilen abzugrenzen. Der Nachweis von Darmbewegungen und Luft läßt in diesen Fällen eine sichere Entscheidung zugunsten der Hernie zu. Bei Schwierigkeiten in der Identifizierung von Gefäßen kann eine duplexsonographische Untersuchung weiterhelfen.

Ergänzend sei noch erwähnt, daß sonographisch auch Infiltrationen von oberflächlich gelegenen parenchymatöser Organe wie der Parotis z. B. im Rahmen eines *Sjögren-Syndroms* (Abb. 26) erfaßt werden können.

III.5.6. Wertigkeit der Sonographie in der Diagnostik von vergrößerten Lymphknoten und weiterführende Untersuchungen

III.5.6.1. Abdominelle Lymphknoten

Zur *Sensitivität und Spezifität der Sonographie* bei der Diagnostik intraabdomineller Lymphknotenvergrößerungen liegen hauptsächlich Daten zu malignen Lymphomen vor. Die meisten Studien, die die Fragestellung der Spezifität und Sensitivität der Sonographie bei abdominellem Befall maligner Lymphome im *Vergleich zu Computertomographie, Lymphographie* und *Staging-Laparatomie* bearbeitet haben, stammen allerdings aus den Jahren 1977–1984. Diese Studien geben eine Sensitivität von 60–90% sowie eine Spezifität von 50 bis sogar 100% an. Für die Computertomographie wird die Sensitivität und Spezifität mit 80–95% angegeben. Zu bedenken ist auch, daß z.T. in diesen Studien diejenigen Ultraschalluntersuchungen für die Auswertungen ausgeklammert wurden, die aufgrund von Darmgasüberlagerungen nicht sicher beurteilbar waren.

Untersuchungen mit Sonographiegeräten, die dem heutigen Standard entsprechen, liegen nur an kleinen Patientenzahlen vor, deuten aber darauf hin, daß diese Zahlen heute in etwa noch gültig sind. So konnten an 38 AIDS-Patienten mit Non-Hodgkin-Lymphomen bei 20 Patienten sonographisch ein dem CT gleichwertiger Befund erhoben werden. Bei 14 Patienten erbrachte das CT Zusatzinformationen, wobei insbesondere extranodale Manifestationen computertomographisch besser erfaßbar waren. Bei zwei Patienten lieferte die Ultraschalluntersuchung gegenüber dem CT eine Zusatzinformation. Dies zeigt, daß Computertomographie und Sonographie unter Umständen sich ergänzende Befunde liefern. So kann die Computertomographie bei adipösen Patienten Lymphome erkennen, die sonographisch nicht erfaßbar sind. Bei sehr schlanken Patienten, bei denen Lymphknoten aufgrund des fehlenden Fettgewebes computertomographisch nicht so sicher abgrenzbar sind hat die Sonographie eine bessere Aussagekraft.

Dementsprechend muß die Indikation zu weiterführenden Untersuchungen von der klinischen Gesamtsituation und den Therapiekonsequenzen abhängig gemacht werden.

Werden Lymphknoten im Abdomen bei Patienten ohne bisher bekanntes Malignom diagnostiziert, so wird das weitere Procedere davon abhängigen, ob z. B. periphere Lymphknoten einer Diagnostik zugänglich sind oder ob aufgrund z. B. des Nachweises von Lebermetastasen der hochgradige Verdacht auf ein Karzinom besteht. Sind keine peripheren Lymphknoten oder mediastinalen Lymphknoten nachweisbar und handelt es sich um große Lymphknoten, so bietet sich die ultraschallgezielte Feinnadelpunktion an. Hierbei muß allerdings bedacht werden, daß mittels *Feinnadelpunktion* nur eine *zytologische* Untersuchung und somit eine exakte Diagnose nur in wenigen Fällen erreicht werden kann. Trotzdem sollte die Feinnadelpunktion einer Laparoskopie oder Laparatomie vorangestellt werden. Bei V.a. ein Karzinom mit abdominellen Lymphknotenmetastasen sollte zunächst eine Primärtumorsuche durchgeführt werden, bevor eine Feinnadelpunktion ins Auge gefaßt wird.

Werden bei einem Patienten mit bekanntem malignem Lymphom sonographisch keine abdominellen Lymphknoten gefunden, so wird sich grundsätzlich (außer bei der chronisch lymphatischen Leukämie) die computertomographische Untersuchung des Abdomens anschließen.

Aufgrund der hohen Präzision dieser beiden bildgebenden Verfahren in Kombination ist die *Lymphographie* als Untersuchung im Rahmen des Stagings maligner Lymphome (u.a. anderer maligner Erkrankungen) weitgehend verdrängt worden. Damit können Therapieentscheidungen meist schon aufgrund von Ultraschall und Computertomographie getroffen werden. Eine Probelaparotomie bei M. Hodgkin ist z. Zt. nur noch in denjenigen Fällen notwendig, bei denen abdominelles CT und Ultraschall keinen Hinweis auf Lymphknoten-, Milz- oder Leberbefall zeigen und bei denen eine alleinige *supradiaphragmale Bestrahlung* geplant ist. Dieser invasive Eingriff zum Ausschluß der «Restunsicherheit» von CT und Sonographie wird auch bei anderen Malignomen (z. B. Hodenkarzinome) durchgeführt, bei denen sich therapeutische Konsequenzen aus dem Nachweis abdomineller Lymphknoten ergeben.

Die Frage, ob bei bekannten malignen Lymphomen und sonographisch nachweisbaren abdominellen Lymphknoten eine Computertomographie sinnvoll ist oder nicht, kann noch nicht beantwortet werden. Für die Therapieentscheidung ist die computertomographische Untersuchung bei dieser Konstellation meist ohne Belang. Vorteil einer zusätzlichen Computertomographie ist möglicherweise das Erfassen zusätzlicher *extranodaler Lymphommanifestationen* sowie aufgrund der höheren Sensitivität eine bessere Ausgangsbasis zur späteren Dokumentation einer Vollremission nach Therapie. Unentbehrlich ist die computertomographische Untersuchung zur *Bestrahlungsplanung*. Die Domäne der Sonographie in der Betreuung von Patienten mit malignen oder auch infektiös bedingten abdominellen Lymphknotenveränderungen ist die kurzfristige *Verlaufskontrolle* unter Therapie. Diesbezüglich sollten einige besonders gut darstellbare Lymphome vermessen und dokumentiert werden. Im Verlauf ist dann eine rasche *Evaluation des Therapieerfolges* ohne großen Aufwand möglich. Neben der Größenabnahme sind, wenngleich auch von geringerer Bedeutung, auch Änderungen des Echomusters als Erfolgskriterien der Therapie nützlich.

III.5.6.2. Zervikale, axilläre und inguinale Lymphknoten

Die Sonographie bietet unter Berücksichtigung von Druckschmerzhaftigkeit und Lokalbefund den schnellsten Zugang zur Diagnose tastbarer Tumore. Insbesondere durch den Nachweis von Einschmelzungen bei druckschmerzhaften Schwellungen wird ein Abszeß hochwahrscheinlich. Durch ultraschallgezielte Punktion läßt sich sofort nach Erstuntersuchung eine *Erregerdiagnostik* einleiten. Die ultraschallgezielte Punktion ist auch die schnellst verfügbare Methode zur Abklärung von sonographisch als solide imponierender Tumoren. Hiermit läßt sich ohne Op-Risiko oft eine Diagnose stellen.

Eine Computertomographie von Lymphknoten in o.g. Arealen muß hauptsächlich zur Beurteilung tiefer (z. B. im Halsbereich prävertebral) Areale durchgeführt werden, ebenso vor einer geplanten Bestrahlung.

Literatur

Jackson FI, Lanani Z: Ultrasound in the diagnosis of lymphoma: a review. J Clin Ultrasound 1989;17:145–171.

Kathrein H, Vogel W, Dietze, Judmeier G: Differentialdiagnostische Bedeutung sonographisch nachweisbarer Lymphknotenvergrößerungen im Leberhilus bei nicht-malignen Erkrankungen. Ultraschall 1989;10:127–131.

Magnussen A, Hagberg H, Hemmingsson A, Lindgren PG: Computed tomography, ultrasound and lymphography in the diagnosis of malignant lymphoma. Acta Radiol Diag 1982;23:29–35.

Townsend RR, Laing FC, Jeffrey Jr, Bottles MD: Abdominal lymphoma in AIDS – Evaluation with Ultrasound. Radiology 1989;17:719–724.

Weiss A, Weiss H, Grühn K: Organmanifestation maligner Lymphome Ergebnisse einer 10jährigen Verlaufbeobachtung von 550 Patienten. Ultraschall 1989;10:284–298.

III.6. Nieren und Nebennieren

H.S. Füeßl

III.6.1. Zusammenfassung

Die Ultraschalluntersuchung der Nieren wird heute als primäres bildgebendes Verfahren bei jeder Nierenerkrankung eingesetzt. Die Nieren sind bei fast allen Patienten ohne Vorbereitung ausgezeichnet zu untersuchen und in der Regel gut beurteilbar. Als Organ mit einer Fülle von Anomalien und Formvarianten treten jedoch gerade bei der Niere oft diagnostische Probleme bei der Abgrenzung des Normalen vom Pathologischen, insbesondere in der Tumordiagnostik auf. Sonographisch sind Nierenparenchym und zentrale Nierenechos differenzierbar. Morphologisches Korrelat der zentralen Nierenechos ist nicht das anatomische Nierenbecken, sondern ein Konglomerat aus Fett- und Bindegewebe sowie Blut- und Lymphgefäßen. Als Normvarianten, die gelegentlich nur schwer von tumorösen Raumforderungen unterschieden werden können, sind vor der vor allem linksseitig auftretenden physiologischen «Nierenbuckel», die persistierende fetale Lappung, die Hypertrophie einzelner Columnae renales, schräg angeschnittene Markpyramiden und die Sinuslipomatose zu nennen. Von den Nierenanomalien können Hufeisen- und Doppelnieren, manchmal auch Wandernieren gut sonographisch diagnostiziert werden. Dagegen gelingt keine genauere Differenzierung der Varianten des Ureterverlaufs, sodaß meist eine Pyelographie unumgehbar ist. Beckennieren werden manchmal überhaupt nicht aufgefunden, malrotierte oder einseitige Verschmelzungsnieren können mit Tumoren verwechselt werden. Die sonographische Steindiagnostik ist schwierig und gelingt nur bei größeren Konkrementen, die durch günstige Lage im Schallfeld einen Schallschatten verursachen. Sobald es zu einer Harnabflußbehinderung kommt, können sich die Bedingungen für den sonographischen Steinnachweis wesentlich verbessern. Für den Fall des positiven Befundes ist die Ultraschall-Methode wahrscheinlich sensitiver als die Abdomen-Leeraufnahme, eine Ausschlußdiagnostik ist aber keinesfalls möglich. Dagegen gelingt es, bereits leichteste Formen eines Harnstaus mit großer Sicherheit sonographisch nachzuweisen. Schon die physiologischen Schwankungen des Flüssigkeitsgehaltes im Nierenbecken, z. B. im Zustand der Diurese oder in der Schwangerschaft können mit modernen Geräten festgestellt werden, sodaß auch hier wieder Probleme der Abgrenzung zum Normalen hin auftreten. Eine sonographische Anhiebsdiagnose ist die Hydronephrose. In der Diagnostik parenchymatöser Nierenerkrankungen wie Glomerulo- und Pyelonephritis spielt die sonographische Nierenuntersuchung nur eine untergeordnete Rolle. Dagegen gelingt der Nachweis von benignen Nierenzysten mit so großer Treffsicherheit, daß in der Regel eine weitergehende Diagnostik nicht erforderlich ist. Sie gehören zu den häufigsten sonographischen Zufallsbefunden an der Niere. Auch für die Verlaufsuntersuchung bei polyzystischer Nierendegeneration eignet sich die Ultraschallmethode hervorragend. Sogenannte atypische Zysten, die sonographische Merkmale einer Zyste wie auch eines soliden Tumors aufweisen, sollten Ultraschall-gezielt punktiert werden, sofern mit anderen Methoden keine Abklärung gelingt. Bei klinischem Verdacht auf einen Nierentumor und auch als Screening-Methode sollte die Sonographie an erster Stelle des diagnostischen Procedere stehen. Hypernephroide Nierenkarzinome sind allerdings in mindestens 80% der Fälle isoechogen zum übrigen Nierenparenchym und können daher meist nur erkannt werden, wenn ihre Begrenzung die Organkontur überschreitet. Gutartige Tumoren der Niere wie Adenome, Hämangiome und Fibrome können sonographisch grundsätzlich nicht mit Sicherheit von malignen Tumoren differenziert werden. Die meisten dieser Tumoren sind allerdings im Gegensatz zu Hypernephromen echoreich. Einen Sonderfall stellt das in der Regel zufällig entdeckte Angiomyolipom dar, das als scharf begrenzte, extrem echoreiche Raumforderung im Parenchym imponiert. Die Beteiligung der Nieren bei Systemerkrankungen wie Lymphomen, Amyloidose oder Plasmozytom erkennt man an der Zunahme der Dicke des Parenchymsaums, wobei eine Artdiagnose anhand des sonographischen Bildes aber nicht möglich ist. In Zweifelsfällen hilft auch hier die Biopsie weiter.

III.6.2. Einleitung

In der Diagnostik von Nierenkrankheiten hat sich heute die Ultraschalluntersuchung nach Anamnese und körperlicher Untersuchung als erstes bildgebendes Verfahren etabliert. Sie ist rasch durchführbar, erfordert keine Vorbereitung des Patienten, liefert in den meisten Fällen aussagefähige Bilder und belastet den Patienten weder durch ionisierende Strahlen noch durch Kontrastmittel. Oft erbringt bereits die Ultraschalluntersuchung die endgültige Klärung eines Symptoms, zumindest aber können die Differentialdiagnosen eingeengt und der Patient mit einer gezielten Fragestellung weiteren Untersuchungen zugeführt werden. Der klinische Wert der Nephrosonographie wurde in zahlreichen Studien klar dokumentiert.

III.6.3. Indikation zur Nierensonographie

Die Indikationsstellung zur Nierensonographie sollte sehr großzügig im Grunde bei jeder Abklärung einer Nierenerkrankung erfolgen und immer vor Computertomographie und Angiographie stehen. Bezüglich der diagnostischen Wertigkeit der Nierensonographie für die einzelnen Krankheitsbilder bestehen jedoch erhebliche Unterschiede. Es kann nicht generell entschieden werden, ob in der ökonomischen Stufendiagnostik die Ausscheidungs-Urographie oder die Sonographie als Basisuntersuchung angesehen werden muß. Im Einzelfall wird man von der klinisch-anamnestisch wahrscheinlichsten Diagnose ausgehen, wobei allerdings auch die Vertrautheit mit der jeweiligen Methode und die Verfügbarkeit eine Rolle spielen werden.

In Tabelle 1 sind die wichtigsten Indikationen für die sonographische Untersuchung der Nieren und mögliche Ultraschallbefunde zusammengestellt. Besonders hervorzuheben ist die Unabhängigkeit sonographischer Darstellung von der Nierenfunktion und die Möglichkeit von engmaschigen Verlaufskontrollen selbst bei Kindern und Schwangeren.

III.6.4. Anatomie der Nieren

III.6.4.1. Topographische Anatomie

Die Nieren liegen retroperitoneal in den Fossae lumbales beidseits der Wirbelsäule. Die mediodorsale Wand der Lendengruben wird vom *Musculus psoas major* und *Musculus quadratus lumborum* gebildet, ihre Vorderwand von dorsalen Peritoneum. Der Muskelwulst des M. psoas zwingt die Nieren in die charakteristische Achsenrichtung, sodaß die oberen Nierenpole näher beieinander stehen als die unteren. Die linke Niere steht etwas höher als die rechte. Beide Nieren sind allseits von einer je nach Ernährungszustand mehr oder weniger dicken Fettgewebskapsel *(Capsula adiposa)* umgeben, die sich sonographisch meist als echoarmer Saum darstellt, der die Parenchymkontur der Nieren parallel nachformt. Die topographische Lage der Nieren und die für die Ultraschalldiagnostik relevanten benachbarten Organe und Strukturen sind in Abbildung 1 schematisch dargestellt.

Der größte Teil der Ventralfläche der rechten Niere sowie der obere Pol liegen der dorso-kaudalen Leberfläche an. Daher läßt sich die rechte Niere in der Regel auch leichter sonographisch untersuchen, da die Leber als eine Art von Schallfenster dient. Der *rechte Nierenhilus* steht in enger Lagebziehung zum Pankreaskopf und zum Duodenum. Der linke obere Nierenpol berührt die Milz, der Pankreasschwanz reicht bis an den linken Nierenhilus heran. Bei normaler Milzgröße sollte der untere Milzpol nicht über die Hälfte des lateralen Parenchymsaumes der linken Niere hinausreichen. Der untere Pol der rechten und der obere Pol der linken Niere sind gelegentlich schlecht beurteilbar, da sie in enger Lagebeziehung zur häufig luftgefüllten rechten bzw. linken Kolonflexur stehen.

Tab. 1. Indikation zur Nieren zur Nierensonographie und mögliche sonographische Befunde

Indikationen	Ultraschallbefunde
Flankenschmerz	Harnstau, Konkremente
Resistenz im Nierenlager	Zyste, Tumor; Zugehörigkeit zur Niere?
Hämaturie	Tumor, Nierenstein; Harnblasenstein, Papillom
Radiologisch stumme Niere	Aplasie, Hypoplasie, Harnstauung, Schrumpfniere
Ödeme, Proteinurie	verbreiterter Parenchymsaum, z. B. Glomerulonephritis
Hypertonie	Schrumpfniere, Nierenarterienstenose
Pulsierender abdomineller «Tumor»	Hufeisenniere

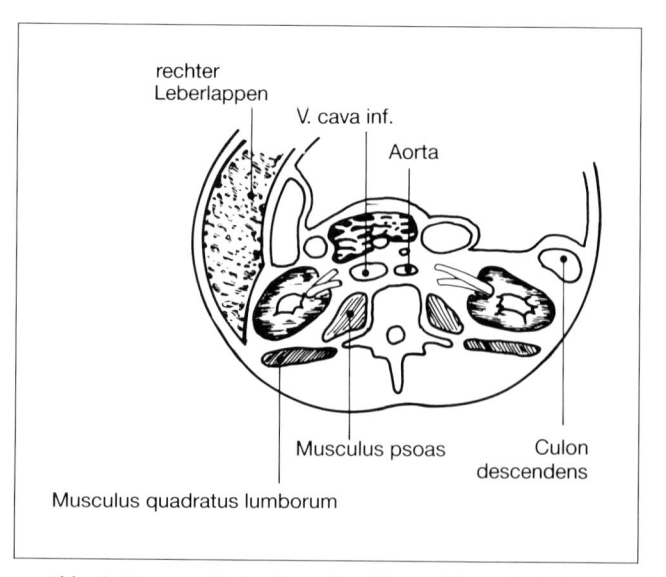

Abb. 1. Topographische Lage der Nieren (Querschnitt in Höhe LWK 1–2).

Nieren und Nebennieren

III.6.4.2. Makroskopische Nierenanatomie und Gefäßversorgung

Die Niere gliedert sich makroskopisch in Nierenkapsel, Nierenparenchym und Nierenbecken. Das Nierenparenchym besteht aus Nierenrinde und Nierenmark (Abb. 2). Fingerförmige Ausläufer der Nierenrinde schieben sich als *Columnae renales* zwischen die Markpyramiden und begrenzen die Nierenkelche. An der Basis der bis zu 14 *Markpyramiden* befinden sich die *Arteriae arcuatae*, die bei günstigen Untersuchungsbedingungen gelegentlich als punktförmige helle Echos erkennbar werden und Anlaß zu Verwechslungen mit Konkrementen oder Verkalkungen geben können. Sie markieren die Grenzfläche zwischen *Nierenrinde* und den Markpyramiden. Das anatomisch definierte, von Urothel ausgekleidete Nierenbecken wird von einem gefäß- und fettreichen Gewebsmantel umgeben. Beide Strukturen zusammen ergeben sonographisch den sog. *zentralen Echokomplex*.

Die Nierengefäße zeigen nicht selten Variationen in Zahl, Ursprung und Verlauf. In den meisten Fällen gehen die Nierenarterien wenige Zentimeter kaudal der A. mesentica superior spitzwinklig aus der Aorta ab und teilen sich vor dem Nierenhilus. Die rechte Nierenarterie unterkreuzt die Vena cava inferior, die linke Nierenvene überkreuzt die Aorta. Wegen des großen Druckunterschieds kann die rechte Nierenarterie eine Impression der Vena cava hervorrufen, die sonographisch bei schlanken Individuen sonographisch dargestellt werden kann. Der Verlauf von Nierenarterien und Venen ist selbst über kurze Strecken nur bei sehr günstigen Untersuchungsbedingungen möglich.

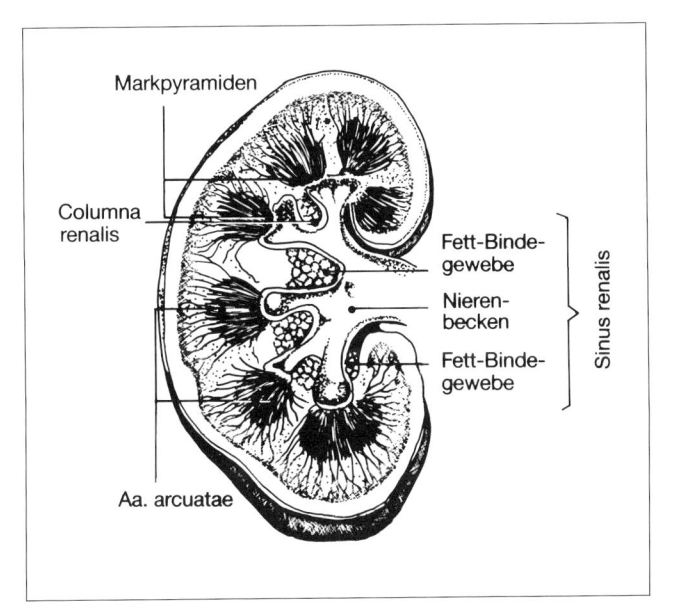

Abb. 2. Anatomische Strukturen der Niere mit Relevanz für die Sonographie.

III.6.5. Untersuchungstechnik

Im Gegensatz zur Untersuchung von Gallenblase und Pankreas muß der Patient bei der sonographischen Untersuchung der Nieren nicht nüchtern sein. In den meisten Fällen lassen sich die Nieren in Rückenlage des Patienten von lateral her ausreichend gut untersuchen. Die Untersuchung der rechten Niere von der Flanke aus gelingt in der Regel besser, da man die Leber als Schallfenster benutzen kann. Zur verbesserten Darstellung der linken Niere bewährt es sich gelegentlich, wenn der Patient den linken Arm hinter den Kopf legt, da auf diese Weise die Weite der Interkostalräume und der Abstand zwischen Rippenbogen und Beckenkamm vergrößert wird. Bei manchen Patienten gelingt die beste Nierendarstellung in *Skolioselagerung*. Dazu legt man eine Rolle unter die kontralaterale Flanke oder benutzt eine spezielle Untersuchungsliege mit entsprechender Einrichtung. Dadurch gelingt es, evtl. störende Schallauslöschungen durch Luft in den *Kolonflexuren* zu umgehen. Man versäume auch nicht einen Versuch, diese Luftansammlungen durch Massage zu beseitigen. Sollte in keiner der genannten Stellungen eine ausreichende Nierendarstellung möglich sein, so empfiehlt sich eine Untersuchung *im Stehen*. Dieses Verfahren ist auch bei Verdacht auf *Wander-* oder *Senknieren* erforderlich. Säuglinge und Kleinkinder lassen sich oft nur in *Bauchlage* gut sonographieren, da in dieser Stellung die Beine leichter durch eine Hilfsperson zu fixieren sind.

Die verschiedenen Lagerungen des Patienten zur Untersuchung der Nieren sind in Tabelle 2 zusammengefaßt.

Jede Niere wird in parallelen Längs- und Querschnitten untersucht («durchgekippt»), bis alle Anteile des Organs sicher erfaßt sind. Man achte dabei gerade auf die äußersten Anteile des Nierenparenchyms und die perirenale Umgebung, da bei flüchtiger Untersuchungstechnik selbst größere Prozesse übersehen werden können, wenn sie gestielt der Niere aufsitzen. Der Patient wird zum tiefen Ein- und Ausatmen angehalten. Dies dient nicht nur der verbesserten Darstellung der Nierenpole, sondern überprüft gleichzeitig die *Atemverschieblichkeit* der Nieren gegenüber dem Musculus psoas nach dorsal zu bzw. dem rechten Leberlappen und der Milz nach

Tab. 2. Lagerung und Manöver bei der sonographischen Untersuchung der Nieren

Rückenlage	In- und Exspiration
Rechtsseitenlage	Bauchpresse
Skolioselagerung	Vorwölben des Abdomens
Bauchlage	
Im Stehen	

ventral zu. Die respiratorische Verschieblichkeit kann bei jungen Patienten bis zu sieben Zentimeter betragen. Bei entzündlichen, infiltrativen oder neoplastischen Prozessen kann die Atemverschieblichkeit und die Relativbewegung zum Musculus psoas vollständig aufgehoben sein. In über 90% der Fälle können die Nieren durch Ausschöpfung dieser Möglichkeiten bereits bei der ersten Untersuchung ohne jede Vorbereitung ausreichend beurteilt werden.

III.6.6. Ultraschallbild normaler Nieren

Im Längsschnitt stellen sich die Nieren als bohnenförmiges Organ mit konvexem lateralen Parenchymsaum und konkaver Hilusregion dar. Im Querschnitt erscheint in Hilushöhe eine *Hufeisenform*, im Bereich des oberen und unteren Drittels eine *Ringform* und im Polbereich eine solide parenchymatöse Struktur. Der sonographisch bestimmte Längsdurchmesser normaler Nieren des Erwachsenen beträgt in Rückenlage auf der rechten Seite 10,0 ± 1,35 cm, auf der linken Seite 11 ± 1,15 cm. In den meisten Fällen sind die Nieren nicht gleich groß, jedoch sollte im Längsdurchmesser ein Unterschied von 1,5 cm nicht überschritten werden. Die Parenchymbreite ist, abhängig von der Meßstelle, sehr unterschiedlich, je nachdem, ob an einer prominenten Columna renalis (siehe Pfeile Abb. 3) oder zwischen zwei Columnae gemessen wird. Sie beträgt bei jungen Individuen zwischen 1,5 und 2,5 cm und nimmt im Alter physiologisch ab (Tab. 3).

Ein wichtiges Maß für die intakte Organstruktur der Nieren ist auch der sog. *Parenchym-Pyelon-Index*. Darunter versteht man den Quotienten aus der Summe der Durchmesser des ventralen und dorsalen Parenchyms und dem Durchmesser der zentralen Nierenechos (siehe unten). Beim jungen Erwachsenen beträgt dieser Index ca. 1,6. Er nimmt mit zunehmendem Alter und bei Zustand nach entzündlichen Nierenerkrankungen mit Schrumpfung des Nierenparenchyms bei gleichzeitiger Vakatfettwucherung des parapelvinen Fettgewebes ab. Der Parenchym-Pyelon-Index kann auf Werte um 1:1 absinken, wobei aber die äußeren Maße der Niere gleich bleiben oder nur gering abnehmen (Abb. 4).

Das normale Nierenparenchym ist beim jungen Erwachsenen etwas echoärmer als das Leberparenchym. Es ist deutlich vom wesentlich echoreicheren *zentralen*

Tab. 3. Normmaße der Niere beim Erwachsenen

Längsdurchmesser	10,0 ± 1,35 cm rechts
	11,0 ± 1,15 cm links
Parenchymbreite	1,5–2,5 cm
Parenchym-Pyelon-Index	ca. 1,6

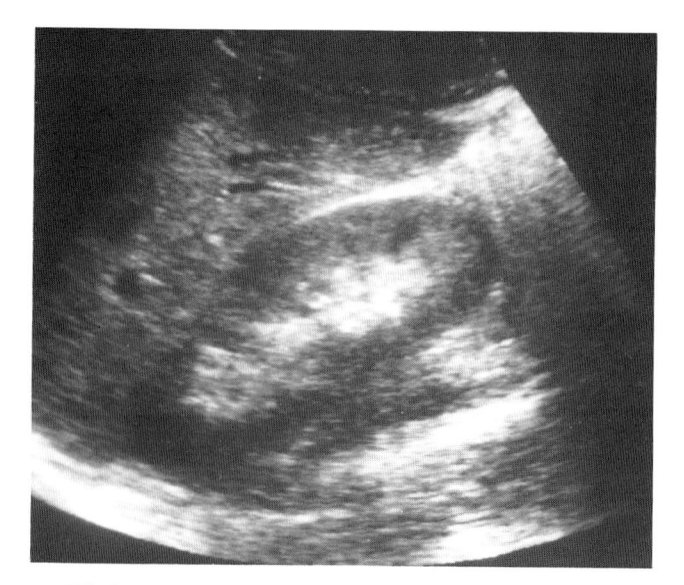

Abb. 3. Normale rechte Niere eines 25jährigen Mannes im Längsschnitt (rechter Flankenschnitt); Nierenparenchym etwas echoärmer als Leberparenchym; Parenchym-Pyelon-Index der Niere ca. 1,6; echoarme Markpyramiden an der Grenze Nierenparenchym und zentrale Nierenechos.

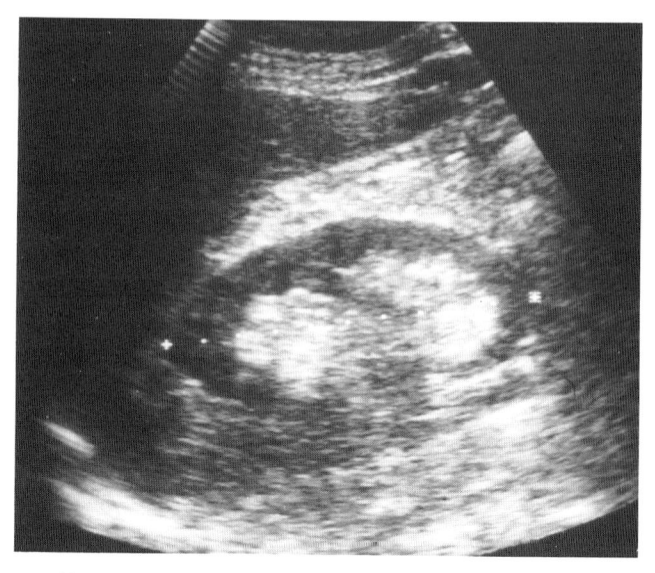

Abb. 4. Längsschnitt der rechten Niere eines 80jährigen Patienten mit normaler Nierenfunktion; deutliche Verschmälerung des Nierenparenchyms; Parenchym-Pyelon-Index ca. 1:1 bei normalen äußeren Maßen der Niere.

Echokomplex abgesetzt. In der Literatur werden als Synonyma für diesen Begriff verwendet *zentrale Nierenechos*, *Mittelechokomplex* und *Pyelonechos*. Die zentralen Nierenechos entsprechen aber nicht dem anatomisch definierten, von Urothel ausgekleideten Pyelon der Niere. Sie sind vielmehr ein Konglomerat aus akustisch relevanten Grenzflächen, die von Kelch- und Nierenbeckenwänden, Lymph- und Blutgefäßen und vor allem dem parapelvinen Fettgewebe gebildet werden. In diesem echoreichen Areal können mit modernen Geräten zahlreiche, meist aufgesplittete echoarme bis echofreie Strukturen erkannt werden (Abb. 3). Dabei handelt es sich um lokale Flüssigkeitsansammlungen in den Calices renales, wie sie vor allem im Zustand der Diurese, in der Schwangerschaft und bei *ampullärem Nierenbecken* (Abb. 5) physiologisch auftreten können. Bei letzterem handelt es sich um eine harmlose Normvariante, die allerdings gelegentlich differentialdiagnostische Probleme der Abgrenzung hin zum beginnenden Harnstau mit sich bringen kann.

An der Grenzfläche zwischen zentralen Nierenechos und Parenchym erkennt man bei guten Untersuchungsbedingungen und jungen Individuen manchmal in regelmäßigen Abständen angeordnete, echoärmere Areale von runder bis dreieckiger Form (Abb. 3). Hierbei handelt es sich um die stark vaskularisierten *Markpyramiden*, die nicht mit Zysten verwechselt werden dürfen. An der Basis dieser Markpyramiden stellen sich manchmal sehr helle, punktförmige Echos dar, welche durch die quer geschnittenen *Arteriae arcuatae* hervorgerufen werden.

III.6.6.1. Normvarianten der normalen Niere

Weder die äußere noch die innere Nierenkontur sind völlig glatt. Gerade die am lateralen Parenchymsaum als harmlose Normvariante des normalen Nierenbildes auftretenden Vorwölbungen und Einziehungen bringen den unerfahrenen Untersucher in die Gefahr, durch Überinterpretation dieser Befunde zahlreiche weiterführende Untersuchungen zu induzieren. Andererseits ist der Untersucher immer dem Risiko ausgesetzt, einen Befund als harmlose Normvariante zu bewerten, der sich dann später doch als Tumor erweist. Diesem grundsätzlichen Dilemma der sonographischen Methode begegnet man bei der Nierenuntersuchung besonders häufig und akzentuiert. Bei ca. 10% aller Individuen wird der sogenannte *physiologische Nierenbuckel* gefunden. Er liegt typischerweise am lateralen Parenchymsaum der linken Niere kaudal des unteren Milzpols. Das Nierenparenchym kann an dieser Stelle bis auf das Doppelte des Durchmessers im Bereich der übrigen Zirkumferenz aufgetrieben sein (Abb. 6). Derart ausgeprägte Befunde wie in Abbildung 6 wird man einer Abklärung mit weiteren bildgebenden Verfahren zuführen. Schon allein wegen der Häufigkeit dieses Befundes können aber keineswegs alle Nierenbuckel mittels Computertomographie untersucht werden. Durch die typische Lage und das im Vergleich zum übrigen Nierenparenchym unveränderte Binnenstrukturmuster kann der Nierenbuckel vom erfahrenen Untersucher von tumorösen Raumforderungen differenziert werden. Der physiologische Nierenbuckel wird wahrscheinlich durch den Druck der fetalen Milz auf den linken oberen Nierenpol hervorgerufen, er tritt aber auch manchmal an der rechten Niere auf.

Etwa 3% der erwachsenen Bevölkerung haben eine *persistierende fetale Renkulierung*, in der Regel an beiden Nieren. Sonographisch stellt sich diese Anomalie in Form von multiplen Einziehungen der Parenchymoberfläche dar, wodurch ein welliges Bild zustande kommt (Abb. 7). Eine sichere Unterscheidung von vaskulären oder pyelitischen Narben und einer renkulären Furchung gelingt allein anhand des sonographischen Bildes nicht. Ausgeprägte Vorsprünge des Nierenparenchyms in die zentralen Nierenechos sind meist durch einzelne hypertrophierte Columnae renales *(Bertini'sche Säulen)* bedingt. Stehen sich derartige Veränderungen am lateralen und medialen Parenchymsaum gegenüber, so kann in bestimmten Schnittebenen der Eindruck einer vollständigen Abtrennung der zentralen Nierenechos entstehen und das Bild einer Doppelniere vortäuschen (Abb. 8). Auch schräg angeschnittene Markpyramiden können sich als wurst- bis kugelförmige Pseudotumoren in die zentralen Nierenechos vorwölben (Abb. 9). Diese Veränderungen sind lediglich schnitttechnisch bedingt und lassen sich durch Untersuchung in sämtlichen Schnittebenen leicht als Normvarianten identifizieren. Bei älteren Patienten ist das parapelvine Fettgewebe aus morphologisch nicht geklärten Gründen oft sehr echoarm. Diese sogenannte *Sinuslipomatose* (Abb. 10) ist manchmal schwer von echoarmen Raumforderungen, leichtem Harnstau und parapelvinen Zysten abzugrenzen.

Die wichtigsten Normvarianten des sonographischen Bildes der Nieren sind in Tabelle 4 zusammengefaßt.

III.6.7. Nierenanomalien

Nierenanomalien gehören aufgrund der komplizierten Entwicklungsgeschichte des Urogenitalsystems zu den häufigsten Mißbildungen überhaupt und betreffen etwa 10% der Bevölkerung. Nur eine Minderheit hiervon entwickelt aber jemals Nierenerkrankungen, sodaß derartige Veränderungen häufig zufällig entdeckt werden. Findet man trotz sorgfältiger Untersuchung, insbesondere auch der Beckenregion nur eine Niere, so kann eine *dystope Niere*, eine ausgeprägte *Schrumpfniere* (Abb. 11), eine Nierenagenesie oder extreme Hypopla-

Tab. 4. Normvarianten des sonographischen Bildes der Niere

- Physiologischer Nierenbuckel
- Persistierende fetale Lappung
- Hypertrophie einzelner Columnae renales
- Schräg angeschnittene Markpyramiden
- Sinuslipomatose

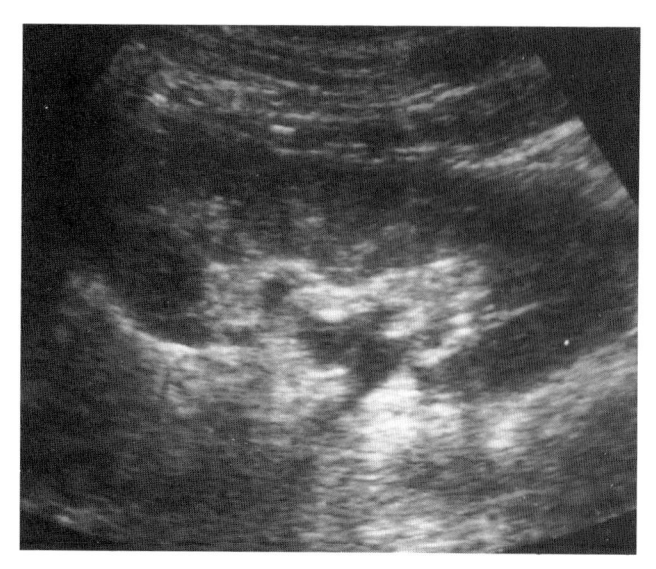

Abb. 5. Ampulläres Nierenbecken bei 28jähriger nierengesunder Frau im Längsschnitt; bei mehreren Kontrolluntersuchungen echoarmes Areal in den zentralen Nierenechos im Bereich des Ureterabgangs; keine Nierenerkrankung.

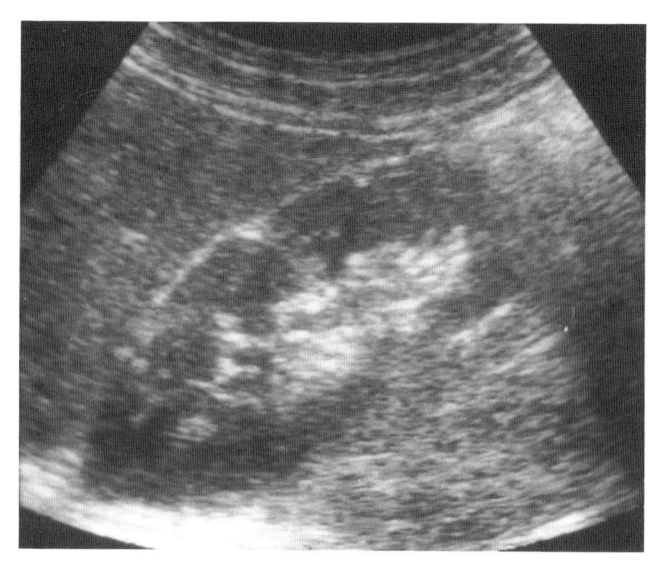

Abb. 7. Rechte Niere eines 40jährigen nierengesunden Mannes im Längsschnitt; persistierende renkuläre Furchung; diese Veränderungen finden sich bei ca. 4% der Bevölkerung und sind immer beidseitig.

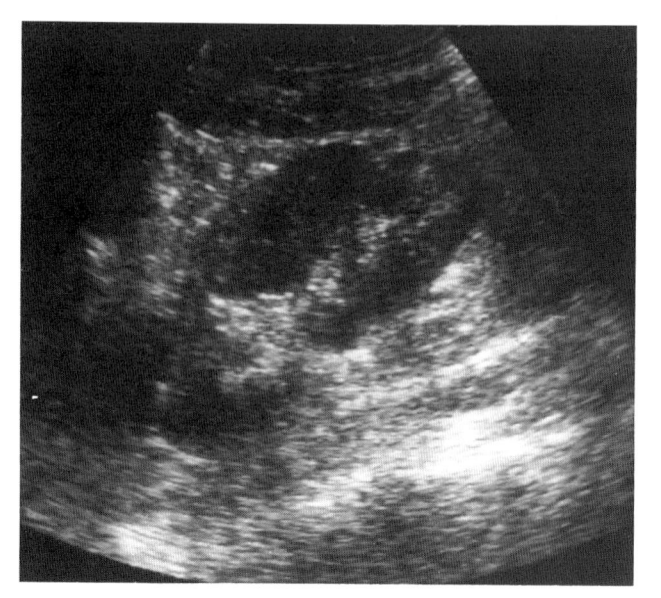

Abb. 6. Längsschnitt der linken Niere (linker Flankenschnitt) einer 37jährigen Frau; ausgeprägter physiologischer «Nierenbuckel» in der Mitte des lateralen Parenchymsaums der linken Niere; die computertomogrpahische Abklärung ergab einen Normalbefund.

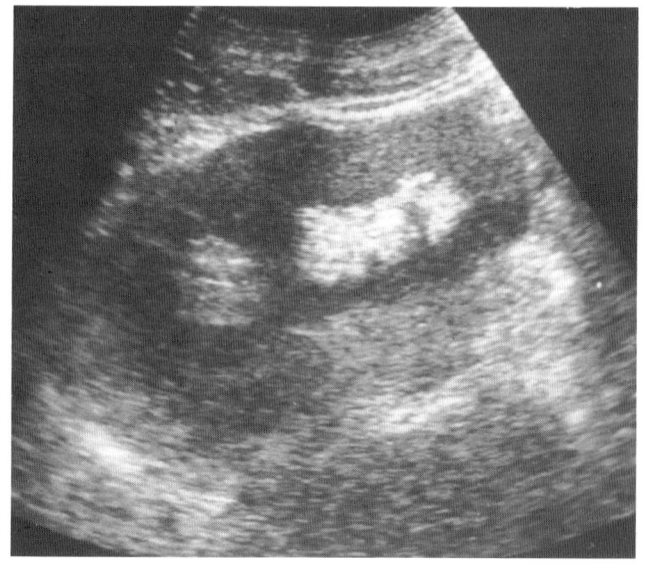

Abb. 8. Parenchymbrücke im zentralen Echokomplex der linken Niere im Längsschnitt bei 55jähriger Frau, das Bild einer scheinbaren Doppelniere kann durch Änderung der Schnittebene aufgelöst werden.

sie vorliegen. In Fällen von einseitiger Hemmungsmißbildung ist die kontralaterale Niere meistens kompensatorisch hypertrophiert. Da kleine dystope Nieren im Beckenbereich oft nicht von Darmschlingen differenziert werden können, ist eine sichere sonographische Diagnose der einzelnen Mißbildungen meistens nicht möglich. Falls sich daraus eine klinische Relevanz ergibt, wie z. B. bei der Hypertonieabklärung oder der Planung einer Nephrektomie, so muß der sonographische Befund unbedingt durch eine Funktionsuntersuchung bzw. Angiographie weiter geklärt werden.

Ist eine der Nieren bei normaler Parenchym-Ryelon-Relation verkleinert, so spricht dieser Befund für eine *hypoplastische Niere* (Abb. 12). Im Hinblick auf die Unterscheidung zwischen hypoplastischen Nieren und entzündlichen oder vaskulären Schrumpfnieren wird man sich in den meisten Fällen nur differentialdiagnostisch äußern können. Die häufigste Nierenanomalie ist das *doppelt angelegte Nierenhohlsystem*. Sonographisch zeigt sich eine in allen Schnittebenen darstellbare Parenchymbrücke bei meist deutlich vergrößertem Organ (Abb. 13). Eine Ausschlußdiagnostik ist sonographisch möglich, zur genaueren Klärung der Verhältnisse, insbesondere des Ureterverlaufs, ist jedoch eine Urographie nötig.

Die *Hufeisenniere* ist eine sonographische Anhiebsdiagnose, die bei typischem Bild definitiv gestellt werden kann. Im Längsschnitt erkennt man eine ventral der Aorta abdominalis gelegene solide Raumforderung, die durch die parenchymatöse Verschmelzung der beiden unteren Nierenpole zustande kommt (Abb. 14a). Kann man in Quer- und Schrägschnitten (Abb. 14b) eine Verbindung dieses soliden Gewebes mit den paravertebralen Anteilen der Hufeisenniere herstellen, so ist die Diagnose gesichert.

Malrotierte oder einseitige *Verschmelzungsnieren* können sonographisch mit Nierentumoren verwechselt werden. Diese Anomalien sind besonders gut im Querschnitt zu erkennen, in dem der Nierenhilus mehr oder weniger ausgeprägt nach ventral zeigt. Bei Wandernie-

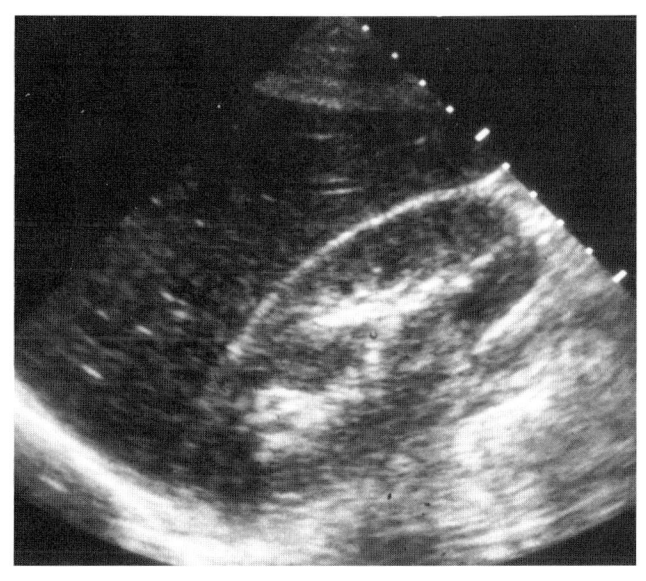

Abb. 9. Schräg angeschnittene hypertrophierte Bertini'sche Säule im nicht ganz idealen Längsschnitt der rechten Niere bei 35jährigem nierengesunden Patienten; es entsteht der Eindruck eines in die zentralen Nierenechos hineinragenden Tumors; Normvariante.

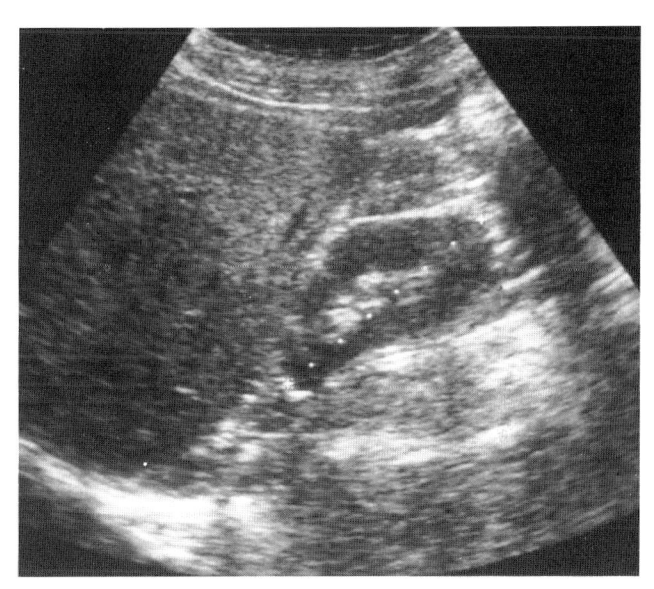

Abb. 11. Längsschnitt durch die rechte Niere (rechter Flankenschnitt) einer 45jährigen Patientin; Schrumpfniere bei Z. n. rezidivierender Pyelonephritis mit einem Nierenlängsdurchmesser von 7 cm; bei normaler Parenchym-Pyelon-Relation ist eine Hypoplasie der rechten Niere als Differentialdiagnose möglich.

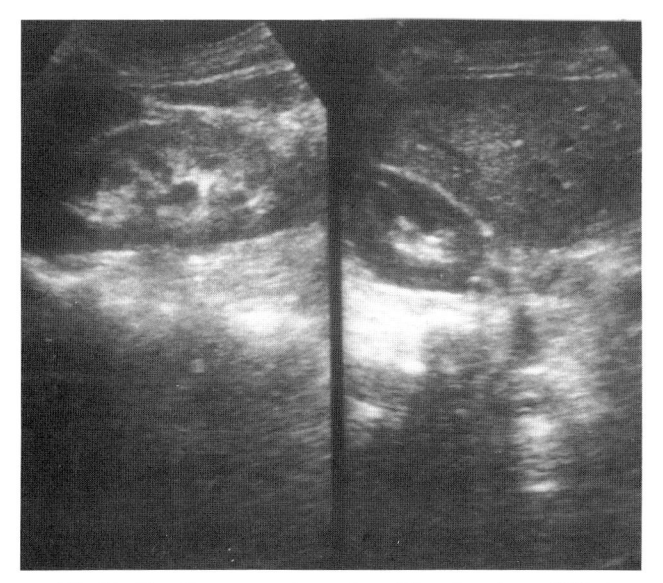

Abb. 10. Sinuslipomatose der rechten Niere bei einem 78jährigen nierengesunden Patienten im Längsschnitt (links) und im Querschnitt (rechts); «Aufsplitterung» der zentralen Nierenechos durch echoarme Einlagerungen; erste Differentialdiagnose: Beginnender Harnstau.

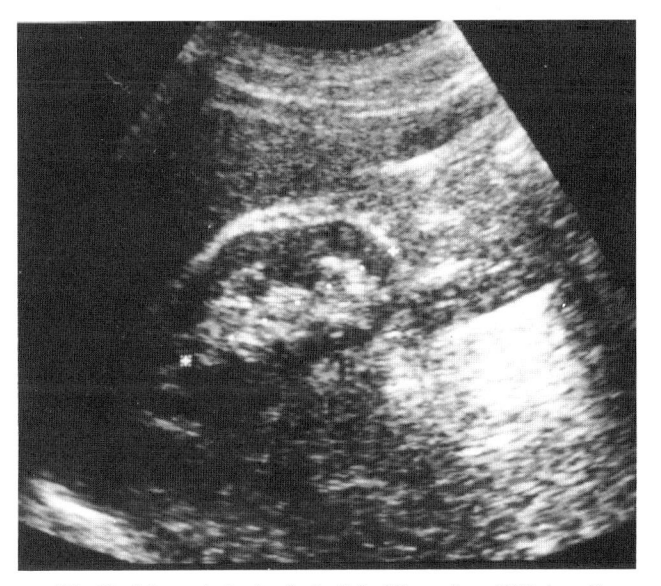

Abb. 12. Längsschnitt durch die linke Niere einer 43jährigen Frau; kleine Außenmaße bei normaler Parenchym-Pyelon-Relation, keine Nierenerkrankung anamnestisch bekannt; einseitige hypoplastische Niere.

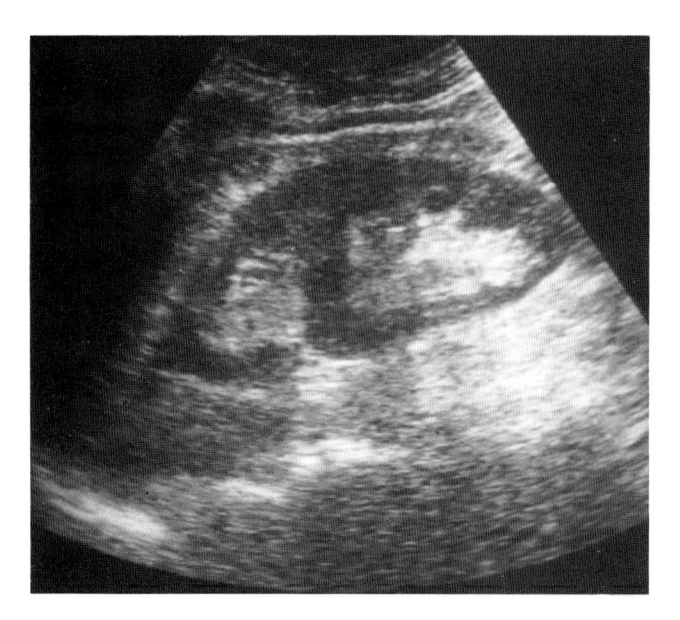

Abb. 13. Längsschnitt der linken Niere (linker Flankenschnitt) eines 35jährigen nierengesunden Patienten; Nierenlängsdurchmesser 13 cm; die zentralen Nierenechos sind durch eine in allen Schnittebenen darstellbare Parenchymbrücke in einen kleineren kranialen und einen größeren kaudalen Anteil getrennt; typisches Bild einer Doppelniere.

ren ist eine Untersuchung im Liegen und Stehen erforderlich.

III.6.8. Harnstau, Hydronephrose

Für die Diagnose von Flüssigkeitsansammlungen ist die Sonographie besser geeignet als jedes andere bildgebende Verfahren. Pathologische *Harnretentionen* sind mit einer Sensitivität von 98% feststellbar. Das Auflösungsvermögen moderner Geräte ist so groß, daß sich in den zentralen Nierenechos fast immer echofreie bis echoarme Areale darstellen, die durch Harnansammlungen in den Kelchen, Blut- und Lymphgefäße bedingt sind. Vor allem im Zustand der Diurese entstehen Bilder, bei denen erst aus dem Verlauf abgeschätzt werden kann, ob es sich um eine Normvariante oder einen entstehenden Harnstau handelt.

Im Nierenlängsschnitt erkennt man bei Dilatation einzelner Kelche mehrere, von einander getrennte, bei Durchmusterung in allen Schnittebenen aber konfluierende echofreie Areale mit Schallverstärkung (Abb. 15). Im Gegensatz zu Zysten sind sie nicht vollständig rund und ganz glatt begrenzt, sondern haben füßchenförmige, zackige Ausläufer in Richtung auf das Nierenparenchym. Bei Fortschreiten des *Harnstaus* konfluieren die einzelnen echoarmen Bezirke weiter (Abb. 16), bis schließlich die gesamten zentralen Nierenechos sich echofrei darstellen. Am besten im Quer-

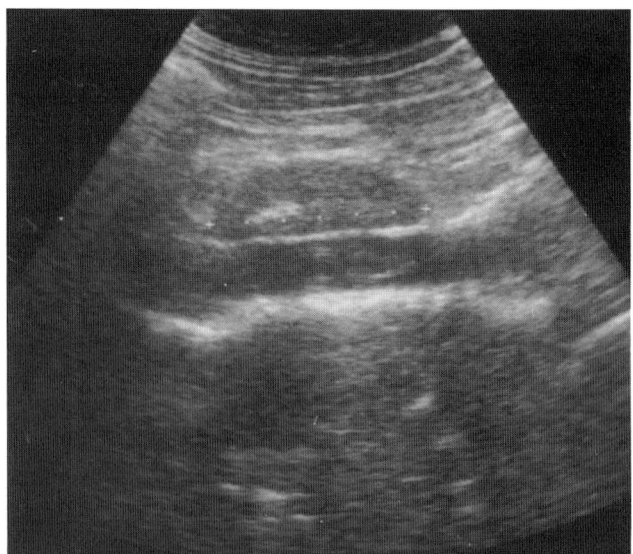

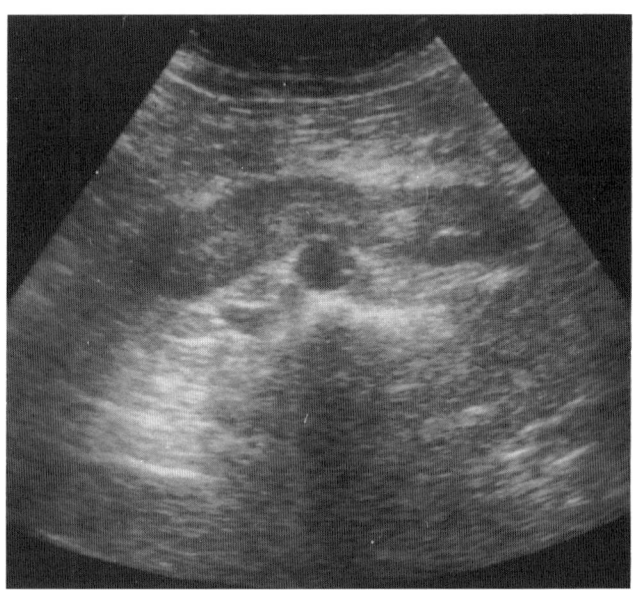

Abb. 14. a (oben). Medianer Oberbauchlängsschnitt bei einer 25jährigen Patientin, die wegen eines pulsierenden Tumors paraumbilikal überwiesen wurde; ventral der Bauchaorta 6 × 2,5 cm große solide Gewebsstruktur; Hufeisenniere im Längsschnitt. *b (unten).* Querschnitt bei derselben Patientin in Höhe LWK 1–2; ventral der Aorta abdominalis liegt der Verschmelzungsanteil der Hufeisenniere, beidseits lateral kommen die echoreichen zentralen Nierenechos der paravertebralen Anteile zur Darstellung.

schnitt erkennt man in derartigen Fällen auch eine Erweiterung des extrarenalen Nierenbeckens und des Ureterabgangs (Abb. 17). Der Ureter selbst ist jedoch selbst bei ausgeprägter Harnstauung meist nicht weiter als bis ca. 5 cm nach dem Abgang verfolgbar. Liegt die Obstruktion prävesikal oder am Ureterostium, so kann der *Ureter* in den prävesikalen Anteilen wieder sonographisch dargestellt werden. Damit lassen sich Ausmaß und Lokalisation der Obstruktion bis zu einem gewissen

Grad einengen. Zwar bietet die Ultraschalldiagnostik eine sensitive Möglichkeit, die Tatsache einer Harnabflußbehinderung festzustellen, die endgültige Klärung der Ursache gelingt sonographisch nur in etwa 20% der Fälle.

Häufig kann man sich in frühen Stadien eines Harnstaus nur differentialdiagnostisch anhand der in Tabelle 5 angegebenen Punkte äußern. Ähnliche Bilder wie

Tab. 5. Differentialdiagnose echofreier Areale im Bereich der zentralen Nierenechos

Normvarianten	ampulläres Nierenbecken, Sinuslipomatose
Hilusbereich	parapelvine Zysten (lymphogen?)
Funktionell	Diurese, gefüllte Blase, Schwangerschaft, Infektion
Latent	aberrierendes Gefäß, Ureterknick, subpelvine Stenose, entzündliche Kelchstenose
Persistierend	einseitig: Ureterobstruktion (Tumor, Konkrement, Striktur)
	beidseitig: Tumor im Beckenbereich

beim Harnstau können durch ein *ampulläres Nierenbekken*, einzeln fixiert erweiterte Kelche, eine *Sinuslipomatose* oder *parapelvine Zysten* hervorgerufen werden. In der Schwangerschaft, bei maximal gefüllter Harnblase, bei Infektionen oder im Zustand starker Diurese entstehen funktionell bedingte Flüssigkeitsansammlungen. Latente und rasch wechselnde Zustände von Harnstau können durch Ureterknickungen, Kompression des Ureters durch aberrierende Gefäße, entzündliche Kelchstenosen und Konkremente bedingt sein.

Stellt man bei einem asymptomatischen Patienten als sonographischen Zufallsbefund eine lokale Flüssigkeitsansammlung im Bereich der zentralen Nierenechos fest, so sollte man zunächst mehrere Kontrolluntersuchungen durchführen, um die Entwicklung dieses Befundes zu dokumentieren. Erst bei kontinuierlicher Zunahme wird man sich zur Klärung mittels Urogramm entschließen. Bei lange anhaltender Stauung vereinigen sich zunächst die echofreien Anteile in den zentralen Nierenechos. Schließlich erweitert sich das Nierenhohlsystem sackartig. Bei weiterem Fortbestehen der Stauung

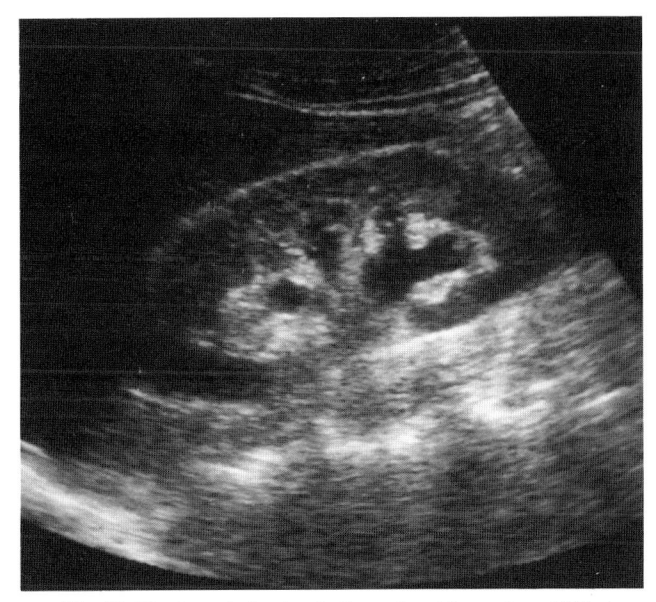

Abb. 15. Flankenschnitt durch die rechte Niere eines 66jährigen Patienten; in den zentralen Nierenechos bezogen auf die drei Kelchgruppen konfluierende echoarme Areale; beginnender Harnstau der linken Niere bei Morbus Ormond (Retroperitonealfibrose).

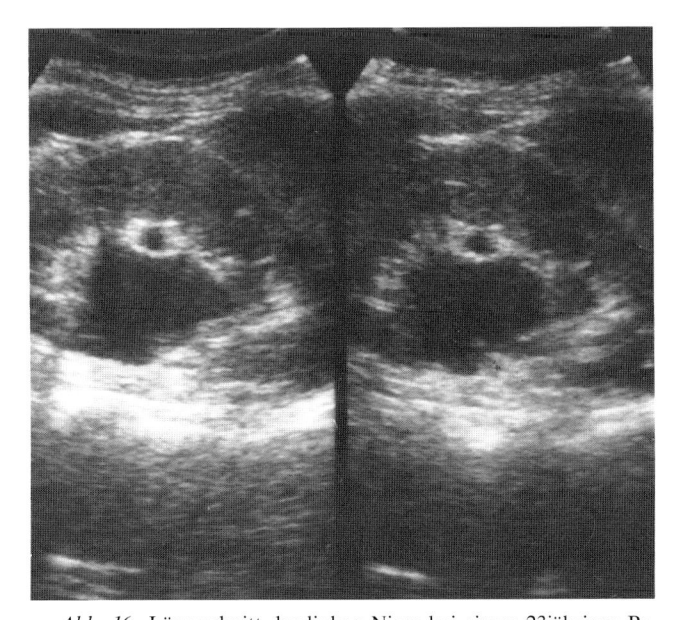

Abb. 16. Längsschnitt der linken Niere bei einem 23jährigen Patienten mit kongenitaler Ureterstenose; fortgeschrittener Harnstau mit deutlicher Dilatation des Nierenbeckens und Darstellung des flüssigkeitsgefüllten Ureterabgangs.

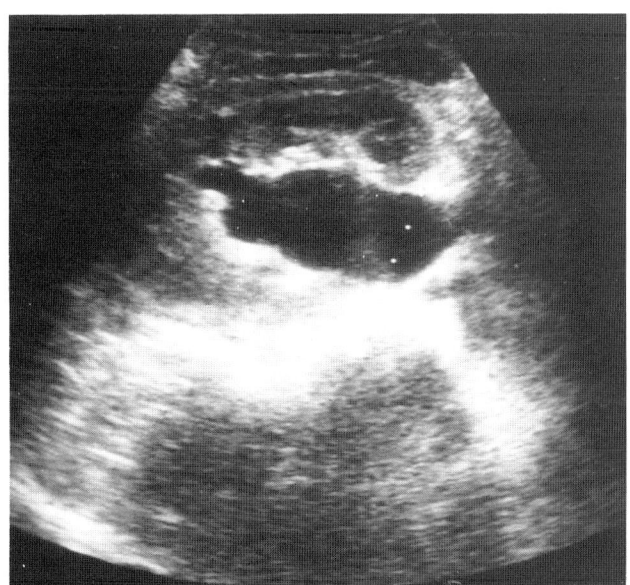

Abb. 17. Rechte Niere einer 62jährigen Patientin mit fortgeschrittenem Uteruskarzinom; ausgeprägter Harnstau mit Dilatation des Ureterabgangs; die Ursache des Harnstaus ist auf diesem Bild nicht dargestellt.

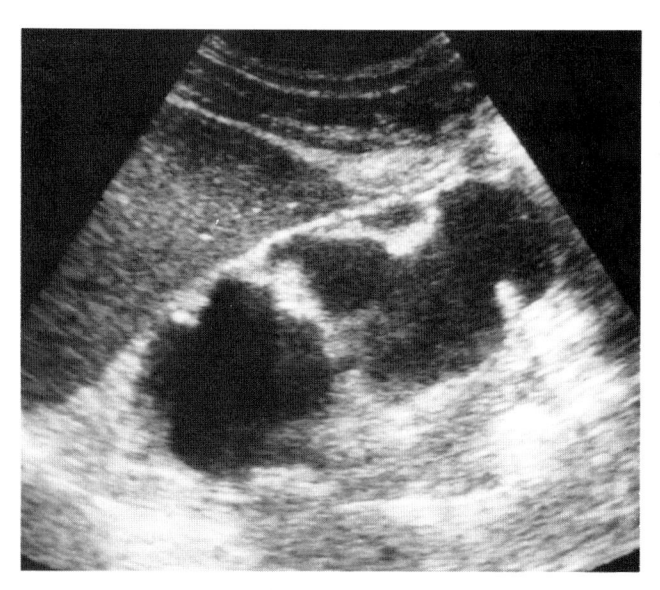

Abb. 18. Längsschnitt (rechter Flankenschnitt) der Niere eines 62jährigen Patienten mit kompensierter Niereninsuffizienz; fortgeschrittener, lange bestehender Harnstau bei postentzündlicher Ureterstriktur mit weitgehender Atrophie des Nierenparenchyms; äußere Nierenkontur erhalten.

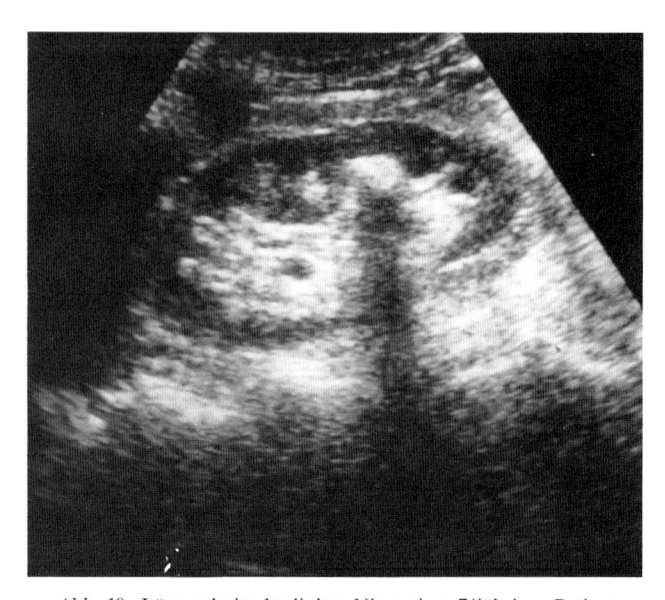

Abb. 19. Längsschnitt der linken Niere eines 74jährigen Patienten; im Bereich der mittleren Kelchgruppe helles Echo mit Schallschatten, das sich bei der Respiration atemsynchron mit der Niere bewegt; ca. 1 cm großes Konkrement; verschmälertes Nierenparenchym als Nebenbefund.

kommt es zur Atrophie des Parenchyms, als Endzustand entwickelt sich eine *hydronephrotische Sackniere* (Abb. 18). Im Endstadium können hydronephrotische Sacknieren oft kaum mehr als Nieren identifiziert und mit anderen großen zystischen Prozessen wie großen Nierenzysten, Ovarialkystomen und septiertem Aszites verwechselt werden. Gerade im Zeitalter der sonographischen Diagnostik sollten derartig fortgeschrittene Fälle aber kaum mehr gesehen werden. Die ultraschall-gezielte perkutane Nephrostomie bietet eine elegante Möglichkeit der provisorischen Entlastung.

III.6.9. Nephrolithiasis

Die Diagnose von kleineren Konkrementen im Bereich der reflexreichen zentralen Nierenechos ist schwierig. Nicht selten sind die eigentlichen Steinechos gar nicht erkennbar, vielmehr wird der Untersucher erst durch einen oder mehrere Schallschatten zur Verdachtsdiagnose *Nephrolithiasis* geführt (Abb. 19). Sobald Konkremente jedoch zu einer lokalen Harnabflußbehinderung führen, gelingt ihr Nachweis wesentlich leichter. Die akustische Schattenbildung wird durch die Größe des Konkrementes und dessen Lage im Schallfeld beeinflußt. Liegen Steine in der *Fokuszone*, so können sie bereits ab einem Durchmesser von 3–4 mm einen Schallschatten verursachen. Die *chemische Zusammensetzung* der Steine spielt dabei keine Rolle.

Ein wichtiger Befund für den Steinnachweis ist die atemsynchrone Verschiebung des hellen Steinechos und des Schallschattens mit der Niere. Für den Fall des positiven Befundes ist die Ultraschalldiagnostik von Konkrementen wahrscheinlich sensiver als die Abdomen-Leeraufnahme. Eine Ausschlußdiagnostik von Nierensteinen gelingt sonographisch nicht. Selbst wenn die Trefferquote für Konkremente gering ist, wird man jeden Patienten mit typischen Nierenkoliken sonographieren, vor allem, um einen Harnstau auszuschließen oder zu diagnostizieren.

Beim Befund heller Echos an der Grenze zwischen Nierenparenchym und zentralen Nierenechos mit oder ohne Schallschatten kommen diffentialdiagnostisch auch *Parenchymverkalkungen*, verkalkte intrarenale Nierenarterien (Abb. 20) und *verkalkte Papillen* in Frage. Diese Veränderungen treten auf bei Nierentuberkulose, Nephrokalzinose im Rahmen eines Hyperparathyreoidismus (Abb. 21), Diabetes mellitus und Phenacetinniere. Auch gasbildende Erreger einer Pyelonephritis können intrarenal gelegene helle Echos mit Schallschatten hervorrufen.

III.6.10. Parenchymatöse Nierenerkrankungen

III.6.10.1. Entzündliche Nierenkrankheiten

Für die Diagnostik parenchymatöser Nierenkrankheiten spielt die Ultraschalldiagnostik nur eine untergeordnete Rolle. Das Ultraschallbild der Nieren ist bei den verschiedenen Formen akuter und chronischer

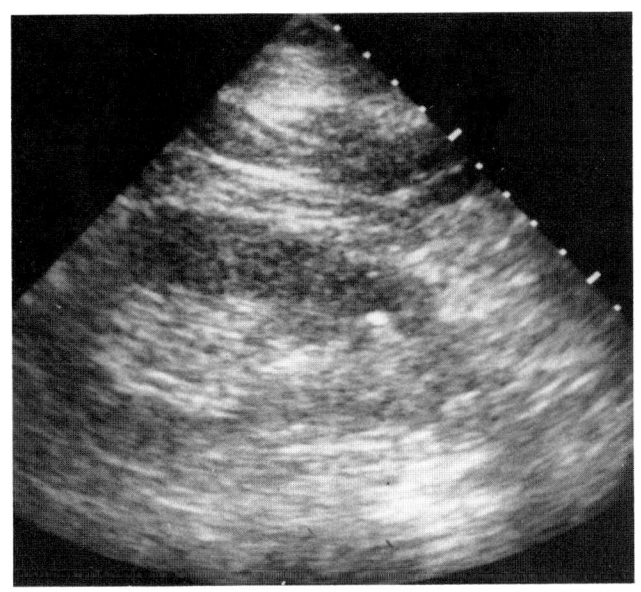

Abb. 20. Längsschnitt der linken Niere eines 39jährigen Patienten; Verkalkung einer Arteria arcuata im Bereich des unteren Nierenpols; typische Lage an der Grenze zwischen den zentralen Nierenechos und der Nierenrinde.

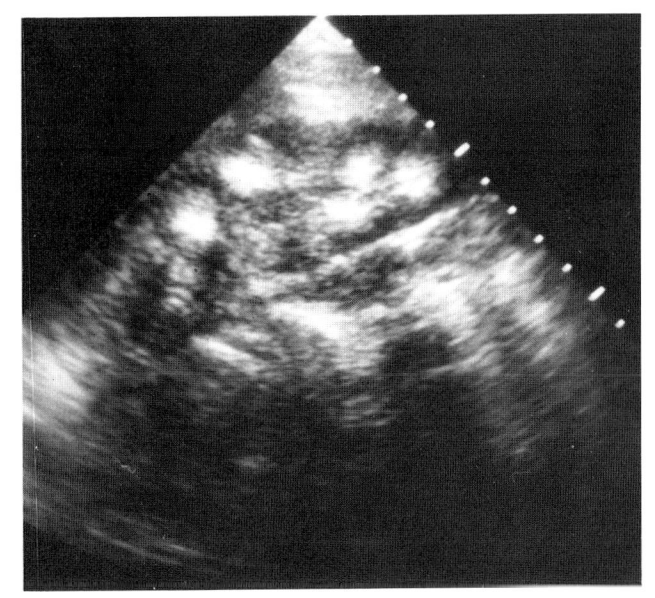

Abb. 21. Längsschnitt der linken Niere eines 56jährigen Mannes mit tertiärem Hyperparathyreoidismus; ausgeprägte Nephrokalzinose; radiologische und computertomographische Bestätigung der Verkalkungen.

Pyelonephritiden und Glomerulonephritiden nicht selten normal. Versuche, mit Hilfe computergestützter Signalverarbeitung bestimmte sonographische Strukturmerkmale spezifischen histologisch klassifizierten Erkrankungen zuzuordnen, sind bislang fehlgeschlagen. Abhängig vom Grad der zellulären Infiltration, der tubulären Atrophie oder der glomerulären Sklerose kommt es zu einer Zunahme der Echogenität. Ein interstitielles Ödem, das gleichzeitig vorhanden sein kann, bewirkt dagegen eine geringere Echodichte. Da häufig beide Vorgänge gleichzeitig nebeneinander ablaufen, dürfte es auch bei weiterer Verbesserung des Auflösungsvermögens der Geräte aus prinzipiellen Gründen unmöglich sein, der Ultraschalldiagnostik auf diesem Gebiet einen höheren Stellenwert zu erobern. Nierenkrankheiten, die mit verstärkter Echogenität des Parenchym einhergehen, sind in Tabelle 6 zusammengestellt.

Tab. 6. Nierenerkrankungen mit verstärkter Echogenität des Parenchyms

Akute/chronische Glomerulonephritis
– Lupusnephritis
– Lipoidnephrose
– Goodpasture-Syndrom
– Wegener'sche Granulomatose
Leukämische Infiltration
Amyloidose
Diabetische Glomerosklerose
Interstitielle Nephritis
Phenacetinniere
Akute Tubulusnekrose

Wegen der helleren Echos der Nierenrinde können die echoärmeren Markpyramiden bei Glomerulonephritiden sehr deutlich hervortreten (Abb. 22). Akute Entzündungen gehen häufig mit einer *Zunahme der Parenchymdicke* einher, deren Rückbildung als grober prognostischer Parameter für den Krankheitsverlauf verwendet werden kann. Die für das praktische Vorgehen bei parenchymatösen Nierenkrankheiten größte Bedeutung der Sonographie liegt in der Möglichkeit der sonographisch gezielten Punktion zur Gewinnung von Nierengewebe. Mit Hilfe moderner Schneidebiopsiekanülen gelingt es, ausreichend Gewebe für histologische Untersuchungen bei minimaler Traumatisierung zu erhalten.

III.6.10.2. Transplantatnieren

Die sonographische Verlaufskontrolle transplantierter Nieren hat sich als aussagekräftiges Verfahren zur Erkennung von Komplikationen bewiesen. Postrenale Obstruktionen, perirenale Flüssigkeitsansammlungen und vor allem die Volumenzunahme als Zeichen der Abstoßungsreaktion sind wichtige Beiträge der Sonographie zum Management von Patienten mit Zustand nach Nierentransplantation. Vor allem die unphysiologische Volumenzunahme der Nieren, die echoarme Schwellung der Markpyramiden und die unscharfe Parenchym-Pyelon-Grenze weisen auf eine *akute Abstoßungsreaktion* hin (Abb. 23).

III.6.11. Raumfordernde Nierenerkrankungen

In der Stufendiagnostik raumfordernder Nierenkrankheiten steht die sonographische Untersuchung heute unumstritten an erster Stelle. Zwar gibt es bis auf wenige Ausnahmen keine mit ausreichender Sicherheit anwendbaren sonomorphologischen Dignitätskriterien, doch gelingt zumindest die Unterscheidung zwischen Zyste und solidem Tumor mit einer Sensitivität von 93–98%.

III.6.11.1. Zystische Raumforderungen

III.6.11.1.1. Einfache Parenchymzysten

Im klassischen Fall ist die Diagnose einer *Nierenzyste* einfach und bedarf keiner Bestätigung durch eine Referenzmethode. Eine meist im Parenchymsaum gelegene, seltener ihm aufsitzende oder in den zentralen Nierenechos lokalisierte rundliche, scharf und glatt begrenze echofreie Raumforderung mit deutlicher schallkopfferner *Schallverstärkung* entspricht einer blanden Nierenzyste. Die Grenze der Darstellbarkeit liegt bei einem Durchmesser von 5 mm. Nierenzysten können solitär oder multipel, ein- oder beidseitig vorkommen. Bei genauerer Betrachtung sind Nierenzysten nie wirklich völlig echofrei. Vor allem in großen Zysten beobachtet man *schallkopfnahes Rauschen, Schichtdickenartefakte* (Abb. 24) oder *Wiederholungsechos*, die aber durch die

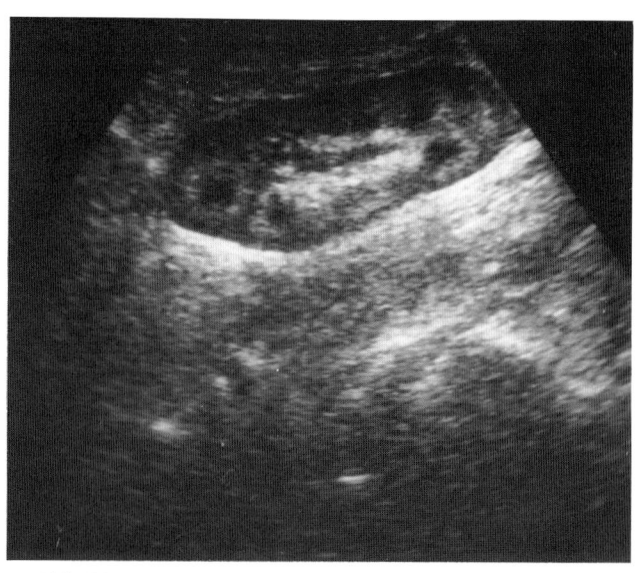

Abb. 23. Modifizierter Unterbauchlängsschnitt rechts bei 45jähriger Patientin; Längsschnitt durch eine Transplantatniere mit beginnender Abstoßungsreaktion; sehr echoreiches Nierenparenchym mit deutlich hervortretenden echoarmen Markpyramiden.

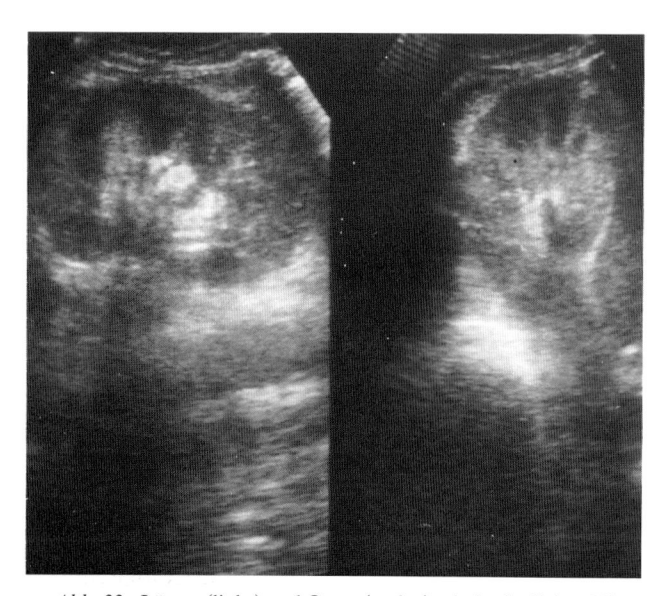

Abb. 22. Längs- (links) und Quer- (rechts) schnitt der linken Niere eines 72jährigen Patienten mit akuter IgA-Glomerulonephritis (histologisch gesichert); Nierenparenchym verdickt und echoreich; deutliches Hervortreten der relativ echoärmeren Markpyramiden vor allem im Querschnitt.

Variabilität der Bilder bei Durchmusterung in den verschiedenen Schnittebenen als solche erkannt werden können. Kleine Zysten ändern ihre scheinbaren Binnenstrukturechos je nach Lage im Schallfeld.

Solitäre Nierenzysten gehören zu den häufigsten sonographischen Zufallsbefunden und werden bei einem Drittel der über 60jährigen gefunden. Bei eindeutigem sonographischen Bild sind weder eine diagnostische Bestätigung durch weitere bildgebende Methoden noch eine Therapie erforderlich. Schwierigkeiten der Zuordnung können sich lediglich bei zentral gelegenen oder parapelvinen Zysten ergeben (Abb. 25), bei denen sich manchmal die Differentialdiagnose zum Harnstau oder zur Sinuslipomatose stellt. Subkapsuläre Zysten, die zu 90% ihrer Zirkumferenz außerhalb des Nierenparenchyms liegen, bieten ein eindrucksvolles sonographisches Bild, können aber im Urogramm nur erahnt oder gar nicht erkannt werden. Sehr große Zysten wird man nicht übersehen können, jedoch bereiten sie manchmal Probleme der Zuordnung zu einem Organ, von dem sie ausgehen. In derartigen Fällen muß die Zyste in allen Schnittebenen sorgfältig auf ihre möglichen Beziehungen zu Niere, Leber oder Pankreas durchmustert werden, ehe man vorschnell eine Nierenzyste diagnostiziert. Die Unterscheidung zwischen einer kongenitalen, unilateralen, multizystischen Nierendegeneration und einfachen multilokulären Nierenzysten gelingt sonographisch oft nicht (Abb. 26, 27).

Nieren und Nebennieren

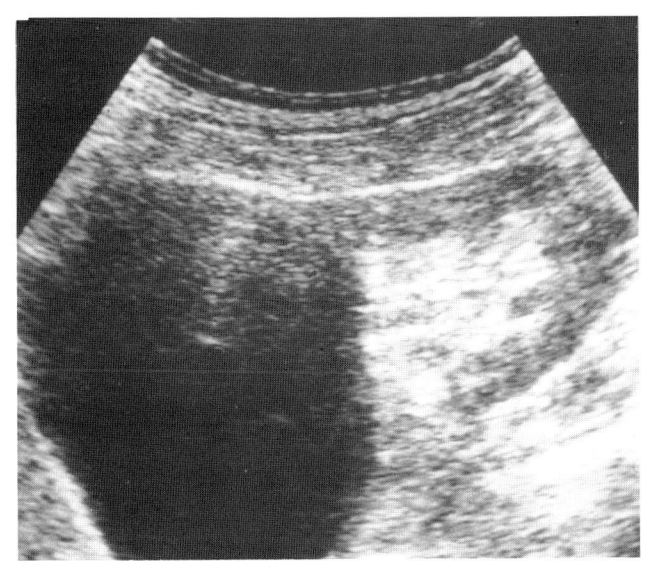

Abb. 24. Längsschnitt (rechter Flankenschnitt) der rechten Niere eines 64jährigen, nierengesunden Patienten; im Bereich des oberen Nierenpols ein rundlicher, scharf begrenzter, flüssigkeitsgefüllter Hohlraum; wegen der Größe des Prozesses kommt die dorsale Schallverstärkung kaum zur Darstellung; schallkopfnahes Rauschen und Schichtdickenartefakte, aber keine soliden Binnenstrukturechos; typischer Befund einer großen Parenchymzyste.

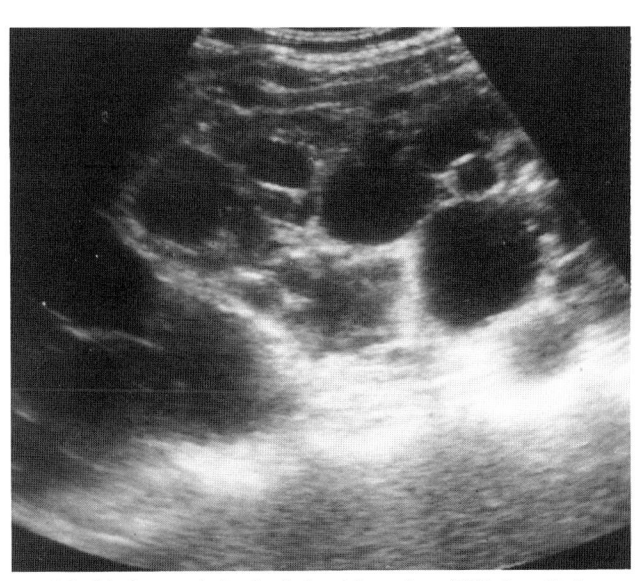

Abb. 26. Längsschnitt der linken Niere eines 48jährigen Patienten mit Niereninsuffizienz; Organform und Differenzierung zwischen Nierenparenchym und zentralen Nierenechos noch angedeutet erkennbar; multilokuläre Nierenzysten, zusätzlich ampulläres Nierenbecken.

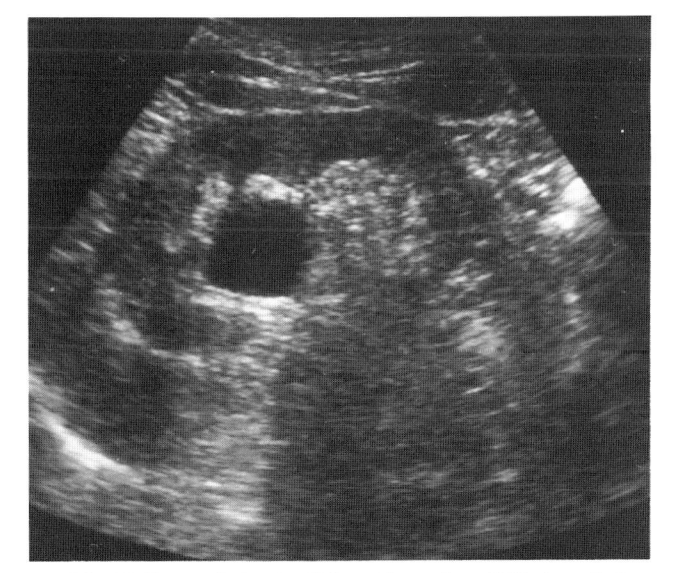

Abb. 25. Längsschnitt der linken Niere eines 59jährigen Patienten; scharf begrenztes, solitäres, glatt und rund begrenztes, echofreies Areal in den zentralen Nierenechos mit Schallverstärkung auf der schallkopffernen Seite; zentral gelegene Nierenzyste; runde Form im Unterschied zum Harnstau (siehe Abb. 15).

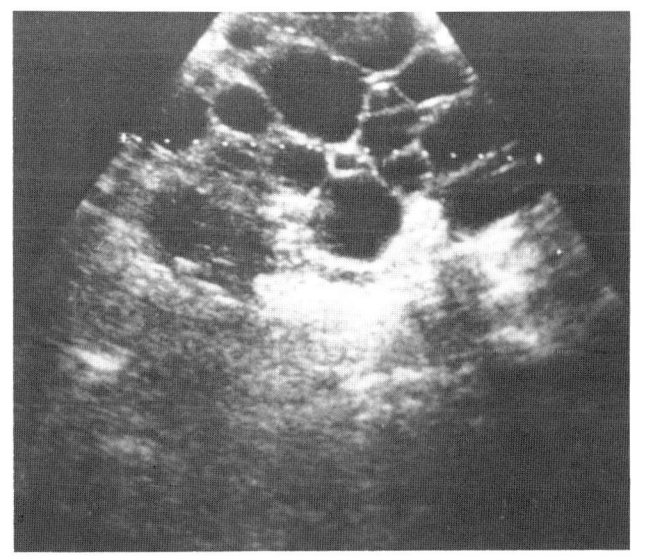

Abb. 27. Längsschnitt der Nieren einer 52jährigen Patientin mit normalem Serum-Kreatinin, Längsdurchmesser des polyzystischen Bereichs ca. 15 cm; Organ nicht mehr als Niere zu identifizieren; kongenitale unilaterale multizystische Nierendegeneration.

III.6.11.1.2. Zystennieren – polyzystische Nierendegeneration

Die Erwachsenenform der hereditären polyzystischen Nierendegeneration ist eine autosomal dominant vererbte Erkrankung, die in der Regel beide Nieren befällt. Bei Hemmungsmißbildung auf einer Seite kann es auch zum Bild des einseitigen Befalls kommen. Die Expression der Anlage ist unterschiedlich, sodaß zahlreiche Spielformen und Schweregrade beobachtet werden.

Das sonographische Bild der voll ausgeprägten polyzystischen Nierendegeneration hat nur noch entfernt Ähnlichkeit mit dem gewohnten Schnittbild einer Niere. Man erkennt in beiden Nierenlogen große raumfordernde Prozesse, in denen multiple zystische Areale unterschiedlicher Größe eingelagert sind. Eine Diffe-

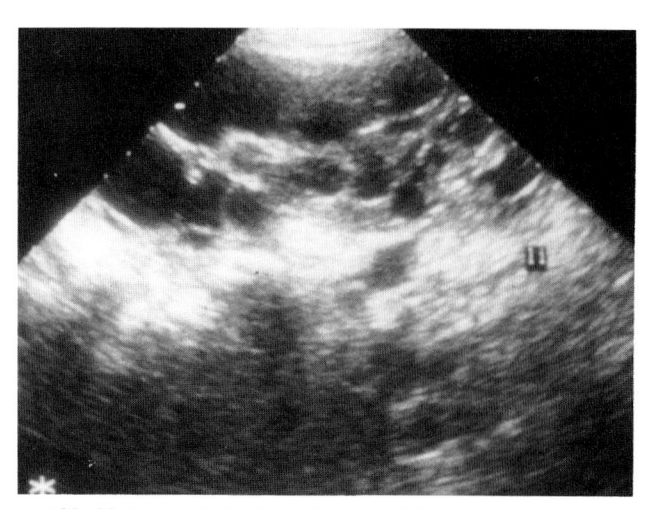

Abb. 28. Längsschnitt durch die rechte Niere eines 40jährigen türkischen Patienten mit eingeschränkter Nierenfunktion; multiple kleine Zysten in einem Organ, das keine typische Nierenform aufweist; Erwachsenenform der hereditären polyzystischen Nierendegeneration.

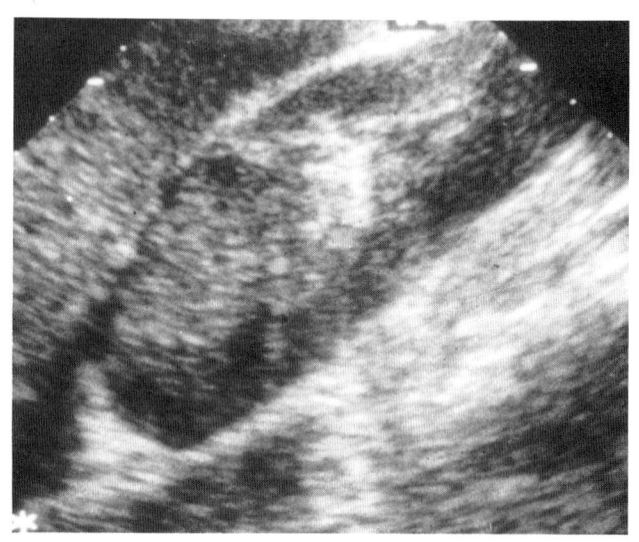

Abb. 29. Längsschnitt der rechten Niere eines 65jährigen Patienten mit plötzlichem Flankenschmerz rechts; im Bereich des oberen Nierenpols solide Gewebsvermehrung mit homogener Binnenstruktur; zystischer Charakter durch angedeutete Schallverstärkung noch erkennbar; Nierenzyste mit Einblutung im Bereich des oberen Pols (atypische Zyste).

renzierung zwischen Nierenparenchym und zentralen Nierenechos ist nicht möglich (Abb. 28). Die Organe sind meist stark vergrößert, mitunter werden Nieren mit einem Längsdurchmesser von 30 cm und mehr beobachtet. Neben Zystennieren mit kleinzystischer Parenchymdegeneration, die einem soliden Tumor ähneln, gibt es auch groß-bullöse und gemischte Formen.

In den ersten Lebensjahren verläuft die Erkrankung meist asymptomatisch. Jugendliche mit vererbter Anlage können zunächst noch normal große Nieren mit nur vereinzelten oder bereits multiplen Nierenzysten aufweisen. In diesem Stadium ist die Abgrenzung zu einfachen kortikalen Nierenzysten ohne Kenntnis der Familienanamnese nicht immer möglich. Das Leiden schreitet unter Größenzunahme und Funktionsverlust der Nieren progredient fort. Die Sonographie eignet sich hervorragend zur Verlaufsuntersuchung von Angehörigen betroffener Familien.

Eine einseitige polyzystisch veränderte Niere bei Neugeborenen und im Kindesalter ist stets verdächtig auf eine *unilaterale multizystische renale Dysplasie* (Typ Potter II). Allerdings sollte man in derartigen Fällen auch an einen Wilms-Tumor oder ein Neuroblastom denken.

Polyzystische Prozesse in den Nieren mit kräftigen, unregelmäßigen, manchmal verkalkten Zystenwänden und Tochterzysten innerhalb einer Hauptzyste sprechen für einen *Echinokokkusbefall* der Nieren. Junge Hydatidenzysten sind allerdings nicht von blanden Nierenzysten zu differenzieren.

III.6.11.1.3. Atypische Zysten

Unter atypischen Zysten versteht man in der sonographischen Terminologie Strukturen, welche zwar durch eine mehr oder weniger ausgeprägte dorsale Schallverstärkung Kriterien eines flüssigkeitsgefüllten Hohlraums aufweisen, gleichzeitig aber andere Charakteristika wie echofreien Inhalt, dünne Zystenwand und runde Form vermissen lassen. Derartige Befunde bereiten die größten diagnostischen Schwierigkeiten. Es kann sich um primär echte Zysten handeln, die durch Einblutung, Infektion, Zystenwandverkalkung oder intrazystisches Tumorwachstum ihren ausschließlich zystischen Charakter verloren haben (Abb. 29). Jedoch können auch Nierenabszesse oder zentral nekrotisierte Tumoren echofreie Areale aufweisen und das Bild einer atypischen Zyste bieten (Abb. 30). Atypische Zysten sind in der Regel allein mit der Sonographie nicht zu klären. Bei entsprechender klinischer Symptomatik sollte eine sonographisch gezielte Feinnadelbiopsie mit zytologischer, biochemischer und mikrobiologischer Untersuchung des Aspirates angeschlossen werden. Bei dieser Gelegenheit kann man den Hohlraum auch mit Kontrastmittel und Luft füllen und so eine Röntgen-Doppelkontrastdarstellung der Zystenwände erreichen. Typische Zysten dagegen bedürfen keiner Punktion aus diagnostischen Gründen. Da die Entwicklung von Karzinomen innerhalb von blanden Zysten praktisch unbekannt ist, steht das Risiko einer Punktion in keinem Verhältnis zum potentiellen Nutzen der Früherkennung eines *Zystenwandkarzinoms*. Zysten, die wegen ihrer Größe mechanische Probleme verursachen, können durch sonographisch gezielte Abpunktion aber elegant behandelt werden.

Nieren und Nebennieren

III.6.11.1.4. Diagnostisches Vorgehen bei zystischen Raumforderungen

Nierenzysten gehören zu den häufigsten sonographischen Zufallsbefunden, die in den meisten Fällen ohne klinische Relevanz sind und keiner weiteren Abklärung bedürfen. Generell empfiehlt sich ein Vorgehen anhand des in Abbildung 31 dargestellten Flußdiagramms. Im Einzelfall muß dieses Schema jedoch befundadaptiert modifiziert werden.

III.6.11.2. Solide Tumoren

III.6.11.2.1. Hypernephrome

Die sonographischen Kriterien solider Tumoren sind Binnenstrukturechos, unregelmäßige Begrenzung und angedeutete dorsale Schallverstärkung (Abb. 32). Die Grenze der sonographischen Nachweisbarkeit liegt bei einem Durchmesser von 2 cm, wobei die Echogenität des Tumors entscheidend für die Früherkennung kleiner Tumoren ist. Am leichtesten können mittelgroße Tumoren, die den Parenchymsaum deutlich überschritten haben, diagnostiziert werden. Sehr kleine Tumoren werden leicht mit einem Pseudotumor wie einem Nierenbuckel oder einer hypertrophierten Columna renalis verwechselt (Abb. 33) oder sind sonographisch grundsätzlich nicht darstellbar. Bei sehr großen Tumoren kann die Organzuordnung schwierig sein (Abb. 34). Die unregelmäßige Binnenstruktur ist zwar ein Kriterium

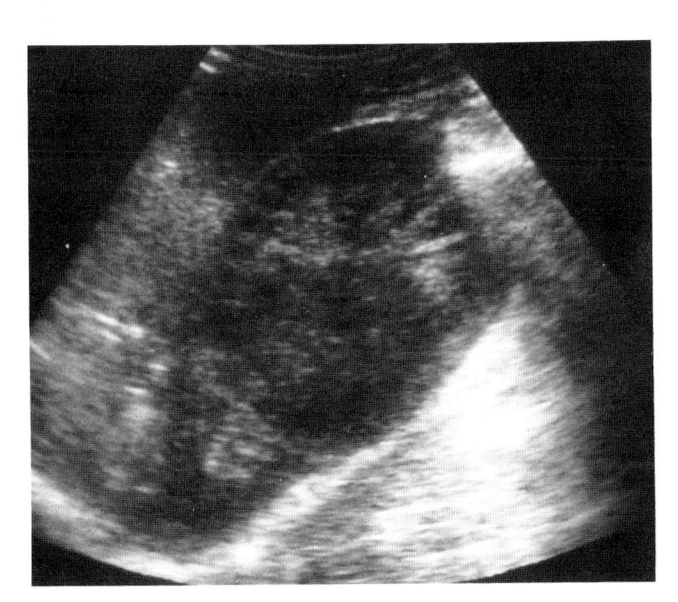

Abb. 30. Längsschnitt durch die rechte Niere einer 30jährigen drogenabhängigen Patientin mit HIV-Infektion und septischen Temperaturen; große, glatt begrenzte Raumforderung mit zystischem Charakter, erkennbar an der dorsalen Schallverstärkung; großer Nierenabszeß; bei Punktion Aspiration von Pus; kulturell Staphylokokkus aureus.

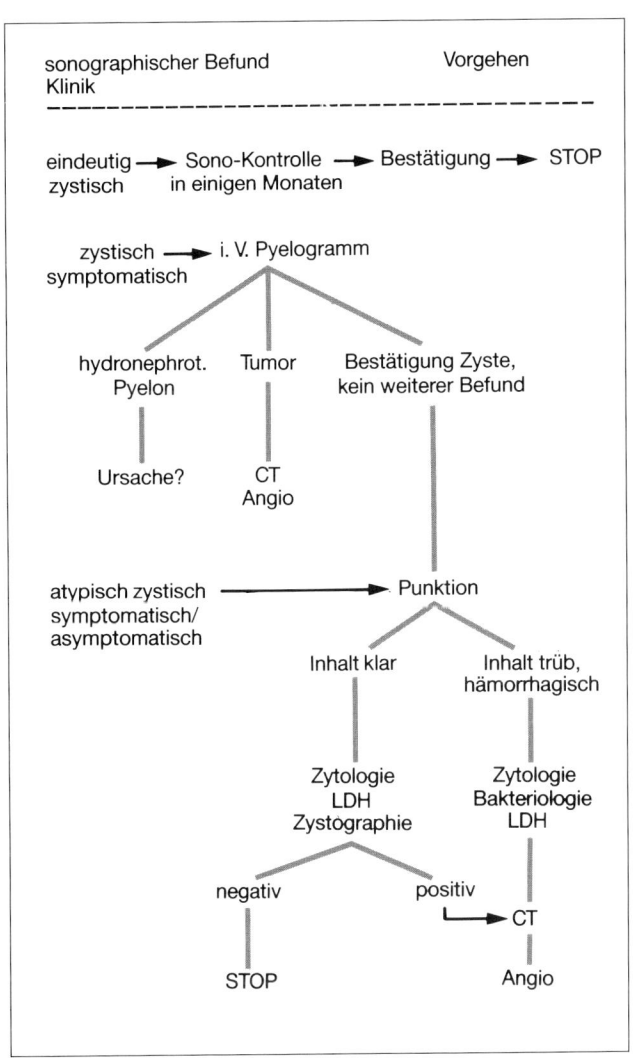

Abb. 31. Flußdiagramm zum diagnostischen Vorgehen bei zystischen Raumforderungen der Niere.

eines malignen Tumors, doch hüte man sich vor einer histologischen Klassifizierung anhand des Echomusters. Etwa 90% der malignen Nierentumoren sind *Adenokarzinome* (hypernephroide Nierenkarzinome, Hypernephrome). Diese Tumoren weisen in 80% die *gleiche Echogenität* wie das übrige Nierenparenchym auf und werden daher oft erst entdeckt, wenn sie die Kontur des Parenchymsaums deutlich vorwölben (Abb. 35). Etwa 10% der Hypernephrome sind echoärmer als das normale Nierengewebe, nur 4% sind echoreich [6]. Vor allem in großen Tumoren kann es zu zentralen Nekrosen kommen, die sich sonographisch als atypische Zysten darstellen (Abb. 36). Hat man einen Nierentumor mit Malignitätskriterien erkannt, so sollte zunächst die exakte Größe in mehreren Schnittebenen bestimmt und dokumentiert werden. Durch Prüfung der respiratorischen Verschiebbarkeit gegenüber dem Musculus psoas und dem rechten Leberlappen lassen sich Hinweise für eine Infiltration des Tumors in die Umgebung gewinnen.

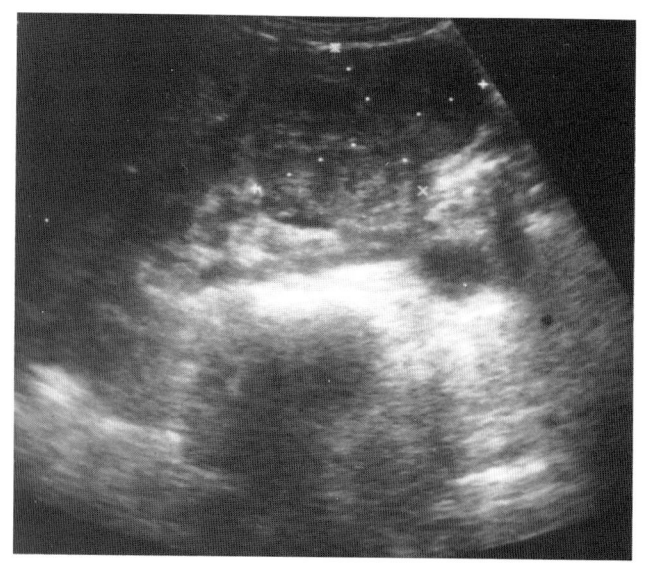

Abb. 32. Längsschnitt der linken Niere eines 70jährigen Patienten, der im Rahmen der internistischen Durchuntersuchung wegen Hypertonie sonographiert wurde; keine abdominelle Symptomatik; 7 × 5 cm große, scharf zur Umgebung und zum Nierenparenchym hin begrenzte Gewebsvermehrung mit weitgehend isoechogener, jedoch insgesamt unruhiger Echostruktur; unregelmäßige Begrenzung; hypernephroides Nierenkarzinom im Bereich des unteren Pols der linken Niere.

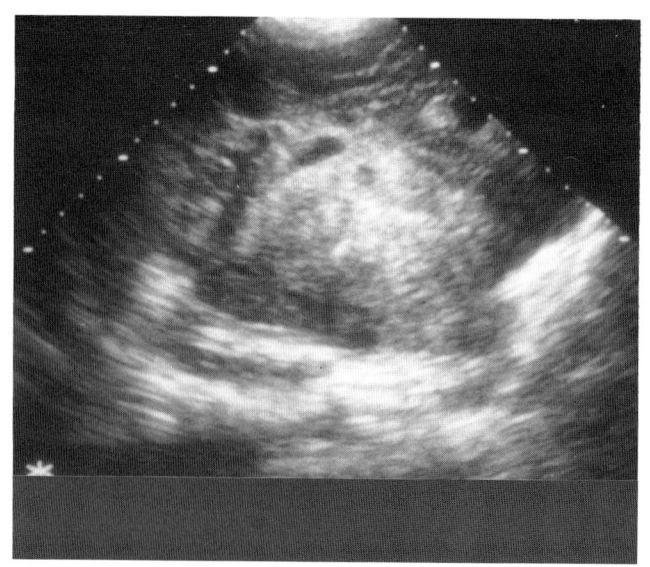

Abb. 34. Linker Flankenschnitt bei einem 32jährigen Patienten, der sich wegen Schmerzen und einer Vorwölbung im Bereich des linken Mittelbauches vorstellte; riesiger, eher echoreicher Tumor mit echoarmen Einlagerungen, die wahrscheinlich Nekrosen entsprechen; am linken unteren Bildrand wird noch normales Nierenparenchym (oberer Pol) erkennbar; dieser Befund deutet auf einen Nierentumor hin, obwohl eine Organzuordnung sonographisch nicht sicher gelingt; operativ erwies sich der Prozeß als Hypernephrom.

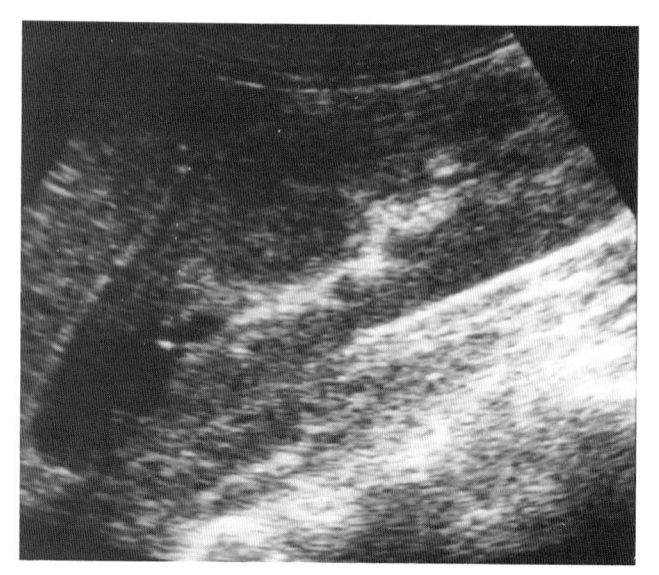

Abb. 33. Längsschnitt der Niere eines 71jährigen Patienten, der wegen Miktionsbeschwerden sonographiert wurde; kleiner, im Vergleich zum übrigen Nierenparenchym isoechogener Nierentumor; kein Überschreiten des lateralen Parenchymsaums; Tumorwachstum vorwiegend in Richtung auf die zentralen Nierenechos; Differentialdiagnose zur hypertrophierten Bertini'schen Säule (siehe Abb. 9).

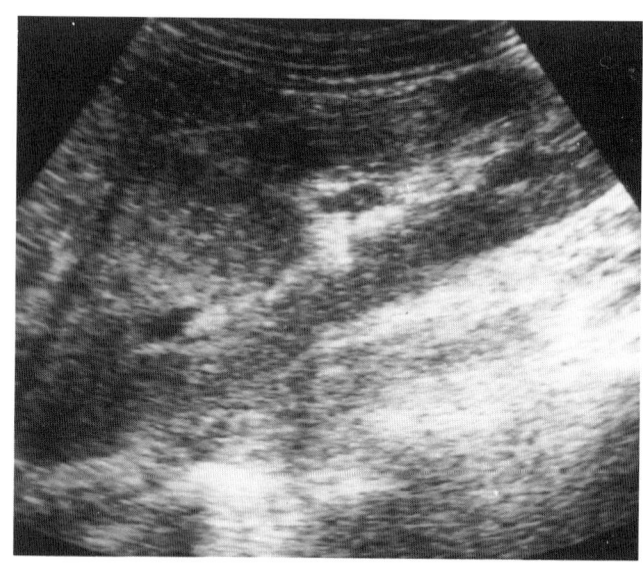

Abb. 35. Längsschnitt der linken Niere eines 58jährigen Patienten. Mittelgroßes Hypernephrom, das die laterale Kontur der Niere eben vorwölbt; Tumorgewebe isoechogen zum gesunden Nierenparenchym.

Der Retroperitonealraum muß nach paraaortalen und parakavalen Lymphknoten, Gefäßverlagerungen oder Kompressionsphänomenen durchmustert werden (Abb. 34). Da Hypernephrome in etwa 5% der Fälle beidseitig auftreten, ist eine Untersuchung der *kontralateralen Niere* unbedingt erforderlich. In fortgeschrittenen Tumorstadien erkennt man gelegentlich einen Tumorzapfen in der Vena renalis oder der Vena cava inferior (Abb. 37). Nierenbeckenkarzinome werden kaum je primär sonographisch diagnostiziert, da sie die Nierenkontur erst in sehr fortgeschrittenen symptomatischen Stadien überschreiten. Allerdings leistet die Sonographie zur weiteren Klärung von pyelographisch festgestellten nichtschattengebenden Füllungsdefekten im Bereich des Pyelons wertvolle Hilfe.

Die Eignung der Oberbauchsonographie als Screening-Verfahren zur Früherkennung von Tumorerkrankungen ist umstritten. In der Hypernephrom-Frühdiagnostik erscheinen sonographische Routine-Untersuchungen aufgrund der Datenlage in der Literatur noch am ehesten gerechtfertigt.

III.6.11.2.2. Gutartige Tumoren

Ausreichend sichere sonomorphologische Kriterien zur Differenzierung zwischen Nierenkarzinomen und gutartigen Tumoren gibt es grundsätzlich nicht. Vor allem der Arzt, welcher im Auftrag sonographiert, bleibe daher vorwiegend im Deskriptiven, um den Überweiser nicht in falscher Sicherheit zu wiegen. Die meisten gutartigen Tumore der Niere wie Adenome, Hämangiome, Lipome und Fibrome sind allerdings echoreich und unterscheiden sich dadurch von mindestens 80% der Hypernephrome. Einen Sonderfall bildet das *Angiomyolipom*. Dieser gutartige mesenchmale Mischtumor aus Gefäßen, Muskulatur und vor allem Fett stellt sich sonographisch als scharf begrenzte, solide Raumforderung mit *hoher Echogenität* dar (Abb. 38). Angiomyolipome werden in der Regel zufällig bei der sonographischen Durchuntersuchung entdeckt. Wir führen in derartigen Fällen eine Computertomographie zum sicheren Nachweis von Fettgewebe durch. Im positiven Fall ist ein Karzinom so gut wie ausgeschlossen und man kann sich auf sonographische Verlaufskontrollen beschränken. Nur bei großen Tumoren, die Symptome verursachen, kann eine Tumorresektion oder Nephrektomie erforderlich werden.

III.6.11.2.3. Lymphome

Eine Infiltration der Nieren bei malignen Lymphomen ist relativ häufig. Gelegentlich erkennt man einen lokalen Befall als umschriebene echoarme Raumforderung im Nierenparenchym; häufiger ist jedoch die diffuse Infiltration meist beider Nieren, die zu einer Verbreiterung des Parenchyms und Verkleinerung der zentralen Nierenechos führt. Unter Chemotherapie kann es rasch zu einer Rückbildung dieser Befunde kommen, sodaß die Nierensonographie als Parameter für das Ansprechen auf die Therapie herangezogen werden kann.

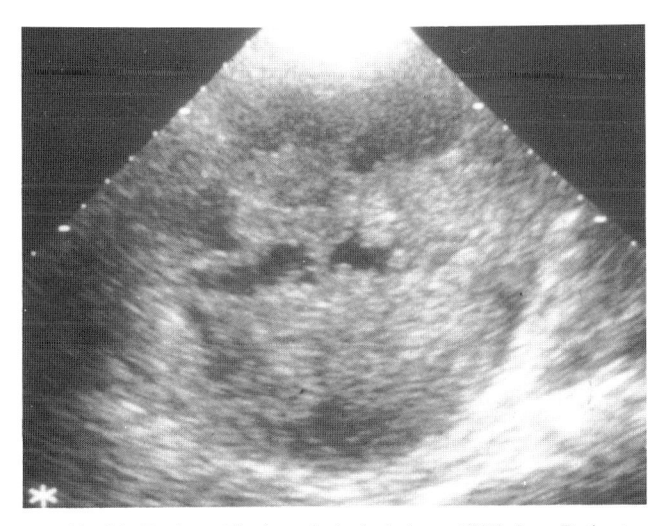

Abb. 36. Rechter Flankenschnitt bei einem 59jährigen Patienten mit Hämaturie; riesiges Hypernephrom mit ausgedehnten Nekrosen; Nierenkontur nicht mehr erkennbar.

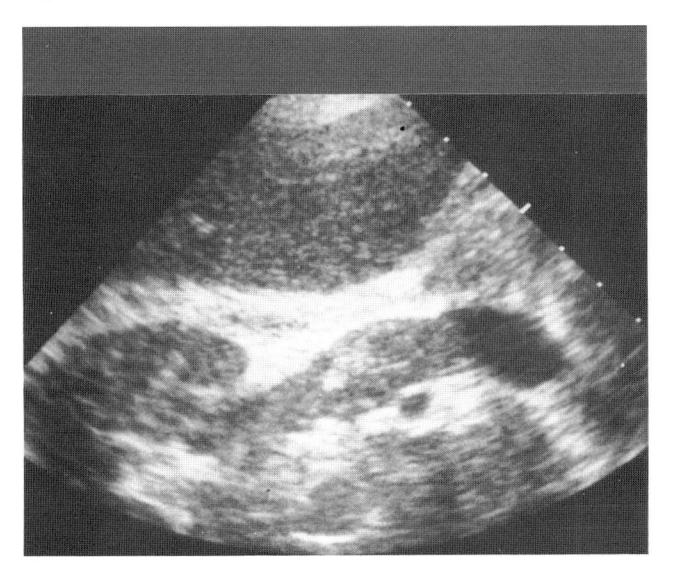

Abb. 37. Rechte Niere im Querschnitt bei einem 76jährigen Patienten; in der stark erweiterten Nierenvene erkennt man einen Tumorzapfen eines Hypernephroms, der bis zur Einmündung in die V. cava inferior vorgewachsen ist.

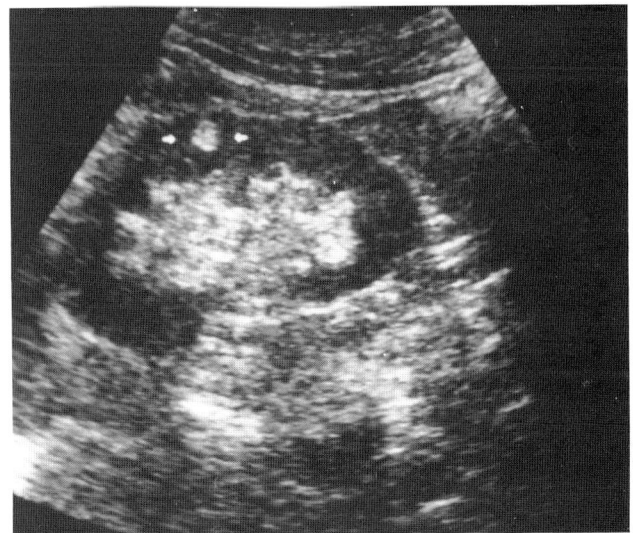

Abb. 38. Linke Niere im Längsschnitt einer 58jährigen Patientin; sehr echoreicher kleiner Tumor im lateralen Parenchym der linken Niere; Zufallsbefund, Nachweis von Fettgewebe im Computertomogramm: Angiomyolipom.

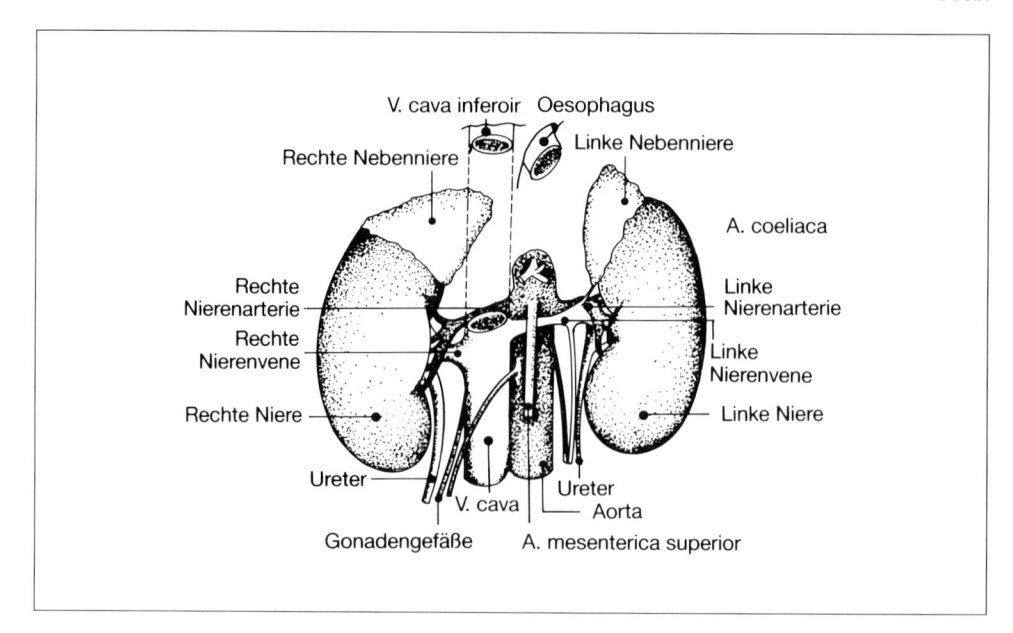

Abb. 39. Schema der Topographie der Nebennieren

III.6.12. Nebennieren

Die sonographische Darstellung der normalen Nebennieren gelingt beim Erwachsenen nur in seltenen Fällen. Angaben in der Literatur, wonach die Darstellung in fast 80% der Fälle doch möglich sein soll, sind sicher nicht auf den klinischen Routinebetrieb mit Realtime-Geräten zu übertragen. Um aber raumfordernde Erkrankungen der Nebennieren richtig zuordnen zu können, sollte die normale topographische Anatomie der Nebennierenregion und die Schnittebenen, in denen man die Nebennieren zu suchen hat, geläufig sein.

III.6.12.1. Anatomische Grundlagen

In Abbildung 39 sind die engen Beziehungen der rechten Nebenniere zum oberen Pol der rechten Niere und zur Vena cava inferior sowie die Lage der linken Nebenniere zwischen linkem oberen Nierenpol und Aorta dargestellt. Im Gegensatz zu landläufigen Vorstellungen sitzen die Nebennieren den Nieren nicht kranial, sondern *anteromedial* auf. Auf der rechten Seite liegt somit die Nebenniere unmittelbar dorsal der Vena cava inferior, links kann die Nebenniere bis zum Nierenhilus hinabreichen und überragt nur selten den oberen Nierenpol. Die normalen Nebennieren sind 2–7 cm lang, 1,5–4 cm breit und weisen eine Schenkeldicke von 0,5–1,2 cm auf.

III.6.12.2. Untersuchungstechnik

Die Nebennieren werden zunächst in Rückenlage des Patienten aufgesucht. Rechts sollte man von einem subkostalen Schrägschnitt ausgehend die Schnittebene nach kranial richten und ähnlich wie bei der Untersuchung der Leber nach kaudal schwenken. Kommt der rechte obere Nierenpol in das Schnittbild, so liegt die rechte Nebenniere dorsal und lateral der Vena cava inferior. Alternativ bietet sich an, die rechte Nebenniere in einem paramedianen Längsschnitt dorsal der Vena cava inferior aufzusuchen. Die Darstellung der linken Nebennierenregion gelingt am besten in einem Interkostalschnitt von der linken hinteren Axillarlinie aus. Man sucht zunächst die linke Niere in einem Längsschnitt auf und modifiziert die Schnittebene so, daß die Aorta abdominalis schräg mit angeschnitten wird. Auf diese Weise kommt die linke Nebenniere zwischen der Bauchaorta und der kranialen Hälfte der linken Niere zur Darstellung. Eine Abbildung im linken Subkostalschnitt gelingt wegen der luftgefüllten Magenblase meistens nicht.

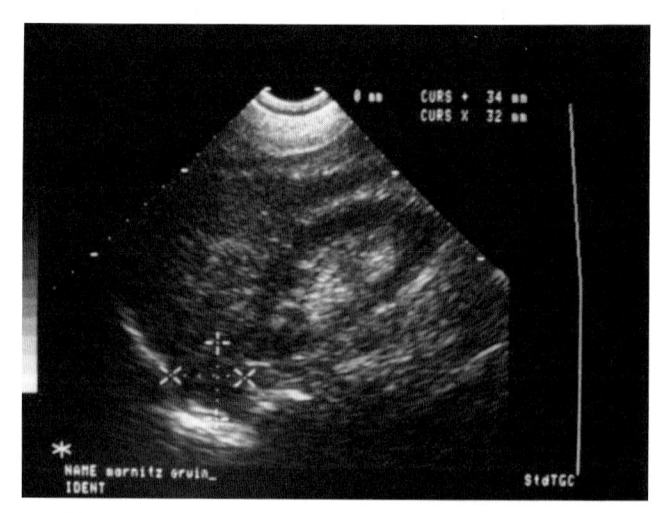

Abb. 40. Linker Flankenschnitt bei einem 54-jährigen Mann; solide Gewebsvermehrung kranial des linken oberen Nierenpols; Nebennierentumor links; sonographische Differentialdiagnose: Nebenmilz; computertomographisch Metastase eines kleinzelligen Bronchialkarzinoms.

Literatur

1. Brand G, Neimann HL, Dragowski MJ, Bulawa W, Claycamp P: Ultrasound assessment of normal renal dimensions. J Ultrasound Med 1982;1:49–54.
2. Füeßl HS, Eichenseer M, Zoller WG, Zöllner N: Häufigkeit und klinische Relevanz des Bundes einer soliden Raumforderung der Nieren beim sonographischen Screening des Abdomens. Klin Wschr 1990;68: (suppl 19) 261.
3. Laucks SP, McLachlan MSF: Aging and simple renal cysts of the kidney. Brit J Radiol 1981;54:12–15.
4. Strutte H, Bauer B, Großmann E: Sonographische Früherkennung des Nierenzellkarzinoms. Dt med Wschr 1987;112:879–883.
5. Weill FS, Bihr E, Rohmer P, Zeltner F: Renal Sonography. Berlin, Springer, 1981.

III.7. Magen-Darm-Trakt

H. S. Füeßl

III.7.1. Zusammenfassung

Mit der Entwicklung hochauflösender Schallköpfe wurde der tubuläre Magen-Darm-Trakt in früher nicht gekannter Weise der sonographischen Untersuchung zugänglich. Da es sich um ein schlauchartiges Gebilde handelt, entstehen im Querschnitt Kokardenfiguren, im Längsschnitt parallel verlaufende Strukturen. Mit hochfrequenten Schallköpfen kann man bei Ruhen der Peristaltik eine Fünfschichtung aus Mukosa, Muscularis mucosae, Submukosa, Muscularis propria und Serosa erkennen. Beginnt man den standardisierten Untersuchungsgang mit einem Längsschnitt in der Medianlinie des Abdomens, so wird der Magen an der Spitze des linken Leberlappens als Ringfigur dargestellt. Die normale Magenwand ist je nach Funktionszustand zwischen 3 und 6 mm dick, weist eine gleichmäßige, die gesamte Zirkumferenz einbeziehende Peristaltik auf und läßt sich durch Druck mit dem Schallkopf komprimieren. Im Oberbauchquerschnitt stellen sich die Magenwände als parallel verlaufende streifenförmige Bänder ventral des Pankreaskorpus dar. In den meisten Fällen können die Magenwände von der Korpusmitte bis zum Pylorus sonographisch beurteilt werden. Die wichtigsten pathologischen Befunde sind die segmentale oder zirkuläre Magenwandverdickung, die verminderte Wandelastizität und die abnorme Flüssigkeitsfüllung des Magens.

Die normale Dünndarmwand ist dünner als die Magenwand und hebt sich oft nicht von umgebenden Strukturen ab. Bei entzündlichen, ischämischen oder infiltrativen Prozessen können sich jedoch pathologische Kokarden darstellen, wobei eine Wanddicke von mehr als 3 mm als pathologisch gilt. Eine exakte Lokalisation des Befundes gelingt sonographisch meist nicht, die Sonographie kann allenfalls als additives Verfahren angesehen werden. Bei Ileus-Zuständen mit vermehrter Flüssigkeitsfüllung des Dünndarms kann man gelegentlich Kerckring'sche Falten erkennen.

Die normale Kolonwand stellt sich häufig überhaupt nicht dar. Meist erkennt man das normale Kolon an der arkadenartigen Luftfüllung der Haustren, insbesondere im Bereich der Flexuren. Bei Ileus können sich die Bedingungen so verändern, daß die Kolonwände und Haustren gut sonographisch sichtbar werden. Wandverdickungen über 3 mm gelten als pathologisch, wobei entzündliche Veränderungen meist keine so ausgeprägten Dickenzunahmen hervorrufen wie Tumoren. Mittels Flüssigkeitsfüllung des Kolons durch Wassereinläufe oder im Rahmen der Vorbereitung zur Koloskopie können auch kleinere Polypen erkannt werden.

Bei der akuten Appendizitis liegt der prädiktive Wert der Sonographie nach jüngsten Untersuchungen zwischen 75 und 90 %. Während der Stellenwert der Endosonographie des oberen Gastrointestinaltrakts noch unsicher ist, hat sich die Endosonographie des Rektums einen festen Platz in der Staging-Diagnostik des Rektum-Karzinoms erobert.

III.7.2. Einleitung

Der tubuläre Magen-Darm-Trakt eignet sich als teilweise luftgefülltes Hohlorgan weniger gut für die sonographische Untersuchung als die großen parenchymatösen Organe. Dennoch ist die bis vor einigen Jahren vertretene Ansicht, es handle sich hier um sonographisches Niemandsland, heute sicher nicht mehr gerechtfertigt. Bei Verwendung *hochfrequenter Schallfrequenzen* (5 MHz, 7,5 MHz) und sorgfältiger Untersuchungstechnik leistet die Ultraschalldiagnostik wertvolle Beiträge zur Erkennung entzündlicher oder tumoröser Erkrankungen des Magen-Darm-Trakts. Die sonographische Untersuchung wird zwar niemals die Endoskopie ersetzen können, doch bietet sie die Möglichkeit, auch intramural oder extraluminal gelegene Prozesse zu erkennen. Insofern ist die Sonographie als *Komplementärmethode zur Endoskopie* gerade in der Diagnostik des tubulären Gastrointestinaltrakts zu sehen. Darum wurden im Verfahren der Endosonographie auch beide Techniken vereint.

III.7.3. Indikationen zur Sonographie des Magen-Darm-Trakts

Die Indikation zur sonographischen Untersuchung sollte bei Erkrankungen des Magen-Darm-Trakts äußerst großzügig gestellt werden. Die Belastung für den Patienten ist minimal, im schlimmsten Fall wird ein nicht beurteilbarer Status erhoben, wenn zu viel Luft stört. Viel häufiger aber bekommt man durch die sonographische Untersuchung wertvolle Hinweise zur Abklärung eines Tastbefundes oder einer druckdolenten Resistenz, erhält Informationen über die Motorik und kann entzündliche oder tumoröse Wandverdickungen rasch und nicht-invasiv erkennen. Selbst bei minimaler Aussicht auf einen organischen Befund sollte man nicht versäumen, das Abdomen sonographisch zu untersuchen, da die Untersuchung, möglichst verbunden mit erklärenden Worten des Arztes, von den meisten Patienten als ausgesprochen aussagekräftig empfunden wird und vor allem funktionelle Beschwerden für den Patienten einen Teil ihres beunruhigenden Charakters verlieren.

Die Indikationen zur Sonographie des Magen-Darm-Trakts sind in Tabelle 1 zusammengestellt.

III.7.4. Untersuchungstechnik und anatomische Grundlagen

Geplante sonographische Untersuchungen des Magen-Darm-Trakts sollten grundsätzlich am *nüchternen* Patienten erfolgen. Leider gibt es aber Patienten, die chronisch *meteoristisch* gebläht sind und sich nur sehr schlecht untersuchen lassen. Auch einschlägige Maßnahmen, wie die Gabe von Polysiloxan vor der Untersuchung, kann in diesen Fällen die Gasbildung kaum beseitigen. Gerade bei der Untersuchung des Magen-Darm-Trakt ist oft große Geduld und viel Zeit erforderlich, da einerseits die Bilder häufig durch wechselnde Luftfüllung sehr unterschiedlich sind, andererseits auch die *Peristaltik* studiert werden sollte (Abb. 1). Dazu ist es oft nötig, mit dem Schallkopf länger Zeit an einer Stelle zu verharren. Durch Druck mit dem Schallkopf kann man versuchen, die Peristaltik anzuregen, die Elastizität der Darmwände zu überprüfen und Luftansammlungen zu beseitigen.

Tab. 1. Indikationen zur Sonographie des Magen-Darm-Trakts

Klinische Fragestellung	Möglicher sonographischer Befund
Malignom des Magen-Darm-Trakts	partielle oder zirkuläre Wandverdickung, pathologische Kokarde
Entzündliche Darmerkrankung, z.B. Morbus Crohn	Darmverdickung, Konglomerattumor
Magenausgangsstenose	dilatierter, massiv flüssigkeitsgefüllter Magen
Ileus	weite flüssigkeitsgefüllte Darmschlingen, Pendelperistaltik oder fehlende Peristaltik
Magenpolyp	exophytisch in das Magenlumen wachsende Struktur
Morbus Ménétrier	verdickte, unregelmäßig begrenzte Magenwand
Aszitesabklärung	pathologische Kokarde; Leberzirrhose, Lebermetastasen; Raumforderung im Bereich der Adnexe

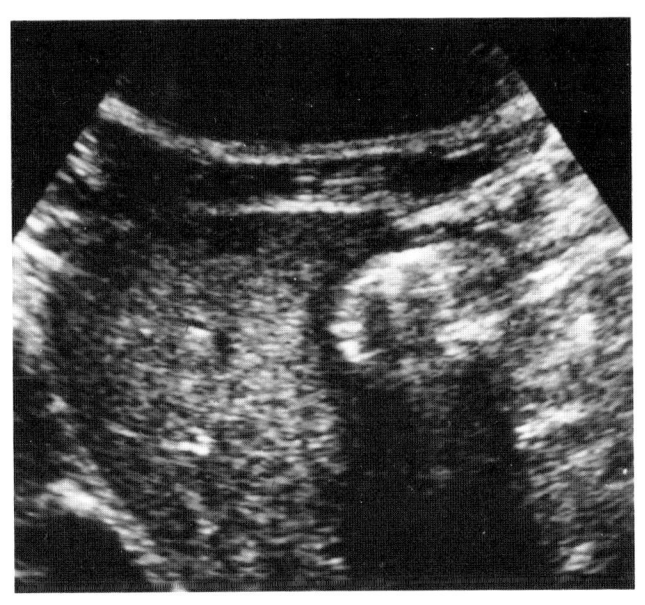

Abb. 1. Medianer Oberbauch-Längsschnitt bei einem 45jährigen Mann; Magenantrum im Oberbauchlängsschnitt quer geschnitten; Magenlumen mit Speisebrei und Luft gefüllt.

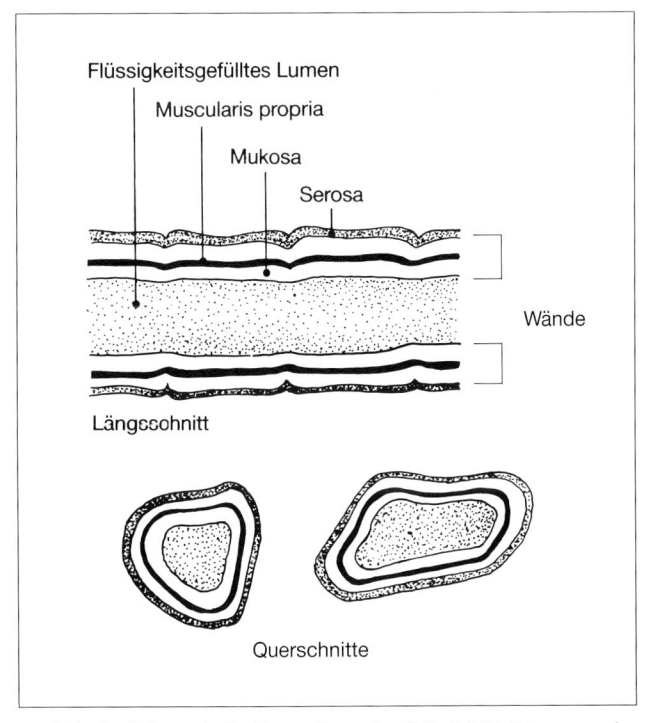

Abb. 2. Schematische Darstellung der Schnittbildphänomene im Magen-Darm-Trakt.

Da es sich beim tubulären Magen-Darm-Trakt um ein in allen Abschnitten mehr oder weniger schlauchförmiges Gebilde handelt, ergeben sich charakteristische Figuren im Ultraschallbild. Im Querschnitt erkennt man ringförmige Strukturen «Kokarden», im Längsschnitt *parallel verlaufende Linien* (Abb. 2). Je nach Ausdehnung und Schweregrad entzündlicher oder infiltrativer Veränderungen der Wände von Magen und Darm fallen diese Kokarden bei der Durchmusterung des Abdomens als pathologische Befunde auf. Umschriebene oder segmental begrenzte Prozesse können durchaus übersehen werden. Unabhängig von der Ätiologie ist das sonographische Bild entzündlicher oder infiltrativer Prozesse relativ monomorph, eine Feindiagnostik der Schleimhaut ist nicht möglich.

Zur Untersuchung eignen sich am besten lineare oder konvexbogige Schallköpfe mit breiter Auflagefläche und einer *Frequenz von 5 oder 7,5 MH*. Bei den für die Oberbauchsonographie üblichen 3,5 MHz-Schallköpfen ist das Auflösungsvermögen zur Differenzierung einzelner Wandschichten nicht groß genug.

Man beginnt mit der Untersuchung des Magens in einem medianen Längsschnitt. Der Magen stellt sich in dieser Schnittebene als ringförmige bis ovaläre Struktur dorsokaudal des linken Leberlappens dar. Dieser Schnitt entspricht etwa der Höhe des *Magenantrums*. Bei Ruhen der Peristaltik erkennt man eine Fünfschichtung bestehend aus Mukosa, Muscularis mucosae, Submukosa, Muscularis propria und Serosa (Abb. 3). Die Magenwand kann in Abhängigkeit von der Peristaltik in der Form sehr variabel sein und weist, je nach Funktionszustand, eine *maximale Dicke* von 5–6 mm auf (Abb. 4). Die schallkopfnahe, ventrale Magenwand stellt sich in der Regel besser dar, die dorsale Magenwand ist häufig durch eine Totalreflexion infolge Luftfüllung kaum zu beurteilen. Man versuche in diesem Fall, die Luftansammlungen durch Massage des Abdomen oder Druck mit dem Schallkopf zu beseitigen. Dabei läßt sich auch prüfen, ob die Magenwände komprimierbar und verschieblich sind. Nach der Untersuchung im Längsschnitt dreht man den Schallkopf um 90° und kann nun die Magenvorder- und Hinterwand im Längsschnitt beurteilen. Man erkennt zwei fast parallel verlaufende mehrschichtige Bänder, deren Abstand voneinander vom *Füllungszustand* des Magens bestimmt wird. Die Magenwände lassen sich meist vom Pylorus bis zum mittleren Korpusabschnitt sonographisch beurteilen. Die weiter oral gelegenen Korpus- und Fundusabschnitte sind praktisch immer mit Luft gefüllt und nicht zu untersuchen. Zur Verbesserung der Untersuchungsbedingungen in diesem Magenabschnitt kann man den Patienten 1–1,5 l eines nicht-kohlensäurehaltigen Getränks mit Hilfe eines Strohhalms trinken lassen. Durch die *Flüssigkeitsfüllung* können nicht nur die Magenwände selbst, sondern auch die Pankreasschwanzregion besser beurteilt werden. Der Übergang vom distalen Ösophagus zur Kardia kann dagegen wieder eingesehen werden.

Bei schlanken Personen mit leerem Magen liegen die Magenvorder- und Hinterwand direkt aneinander und beide nur wenige Millimeter ventral des Pankreas. Dabei kann es zu Verwechslungen mit dem ähnlich aussehenden Ductus pancreaticus kommen (Abb. 5).

Maximale Normalmaße siehe Tabelle 2.

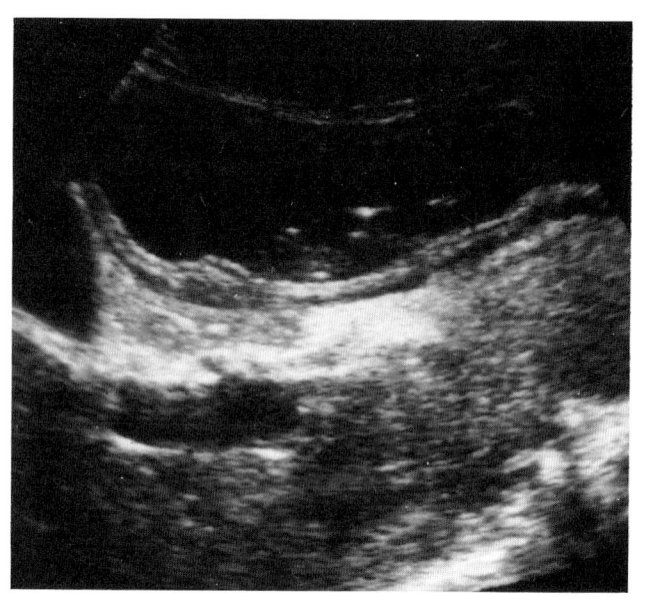

Abb. 3. Querer Oberbauch-Schnitt bei 64jähriger Patientin; erhebliche Flüssigkeitsfüllung des Magens mit Darstellung der Magenvorderwand (ventral) und der Magenhinterwand (dorsal); Luftblasen im Magen als helle, bewegliche Echos; durch die Schallverstärkung der Flüssigkeit gelingt auch mit einem 3,5 MHz-Schallkopf eine gute Differenzierung der einzelnen Wandschichten des Magens.

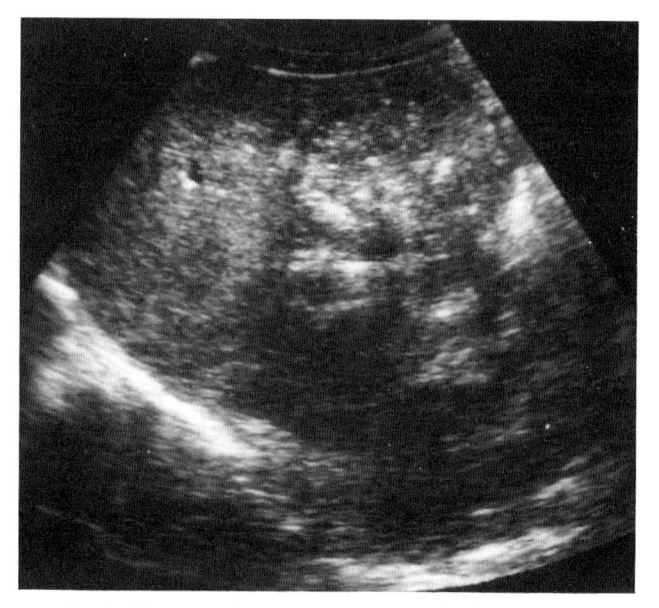

Abb. 4. Oberbauchlängsschnitt bei einem 62jährigen Mann; Magen postprandial mit reichlich Speisebrei und dicker Magenwand.

Tab. 2. Maximale Normalmaße

Magenwand	≤ 5 mm
Dünndarmwand	≤ 4 mm
Dickdarmwand	≤ 3 mm

Magen-Darm-Trakt

III.7.5. Pathologische Befunde

III.7.5.1. Magenwandverdickung

Die wichtigsten pathologischen Befunde im Bereich des Magens sind die zirkuläre oder auch nur segmental begrenzte *Wandverdickung* (Abb. 6) und die verminderte *Wandelastizität* bei Palpation und Peristaltik. Geringgradige Zunahmen der Wanddicke von 7–8 mm im Bereich des Magenantrums können auch bei Patienten mit Rechtsherzinsuffizienz beobachtet werden. Dickere Magenwände sind dagegen immer verdächtig auf eine Infiltration durch ein Karzinom oder Lymphom. Derartige Befunde bedürfen der endoskopischen bzw. radiologischen Abklärung. Bei Fällen von intramuralem Wachstum kann aber die Endoskopie negativ sein, während die Sonographie einen pathologischen Befund ergibt. Sind einzelne Anteile der Magenwand umschrieben verbreitert, so verliert das Lumen seine rundliche, konzentrisch zentral gelegene Struktur (Abb. 7). Der verdickte Teil der Magenwand nimmt nicht mehr an der Peristaltik teil und ist bei der *Einfingerpalpation* nicht kompressibel. Bei fortgeschrittenem Tumorwachstum kann man feststellen, daß die Magenwand nicht verschieblich und manchmal sogar als Tumor tastbar ist.

In Tabelle 3 sind die Differentialdiagnosen einer Magenwandverdickung über 5 mm hinaus zusammengestellt. Neben den malignen Infiltrationen wie Karzinom, Lymphom und Sarkom können auch gutartige Tumoren wie hyperplasiogene Polypen, Neurinome oder Leiomyome eine Magenwandverdickung hervorrufen. Weiterhin sind benigne Veränderungen in Erwägung zu ziehen, z. B. eine akute Gastritis mit erheblicher Schleimhautschwellung, narbige pseudopolypöse Veränderungen, ein Morbus Crohn der Magenwand oder ein Morbus Ménétrier. Magenwandverdickungen sind in der Praxis eine relativ häufiger Zufallsbefund. Als Screening-Methode für die Diagnose des Magenfrühkarzinoms eignet sich die Sonographie aus begreiflichen Gründen nicht.

III.7.5.2. Abnorme Flüssigkeitsfüllungen des Magens

Die Erkennung eines vermehrten Flüssigkeitsgehalts im Magen ist eine sonographische Anhiebsdiagnose. Sehr große Mägen mit gering aktiver Peristaltik können allerdings auch Probleme der Zuordnung hervorrufen. Es stellt sich eine große zystische Struktur dar, die vom Epigastrium bis weit in den linken Oberbauch reichen kann (Abb. 8). Man verweile mit dem Schallkopf längere Zeit an derselben Stelle, da durch die Peristaltik und die Luftfüllung eine Differenzierung gegenüber zystischen Gebilden wie einer *Pankreaspseudozyste* ge-

Tab. 3. Differentialdiagnose der Magenwandverdickung (Magenwand > 5 mm)

Maligne Veränderungen	Benigne Veränderungen
Karzinom; Linitis plastica Lymphominfiltration	Ulkus Morbus Ménétrier Zollinger-Ellison-Syndrom Fundusvarizen Rechtsherzinsuffizienz
submuköse Raumforderung: Neurinom, Lipom, ektopes Pankreas	

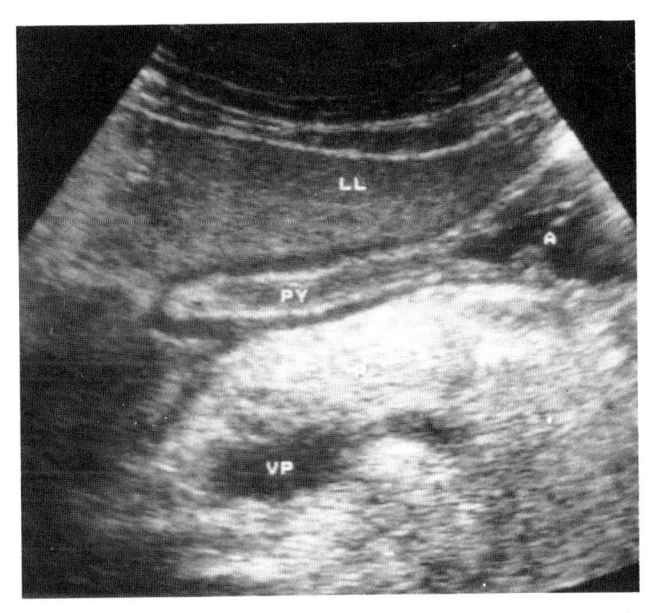

Abb. 5. Oberbauchquerschnitt bei einem 56jährigen Mann mit Darstellung von Magenvorder- und -hinterwand in Höhe des Magenantrum und des Pylorus (PY); ventral davon linker Leberlappen, dorsal Pankreascaput und -corpus.

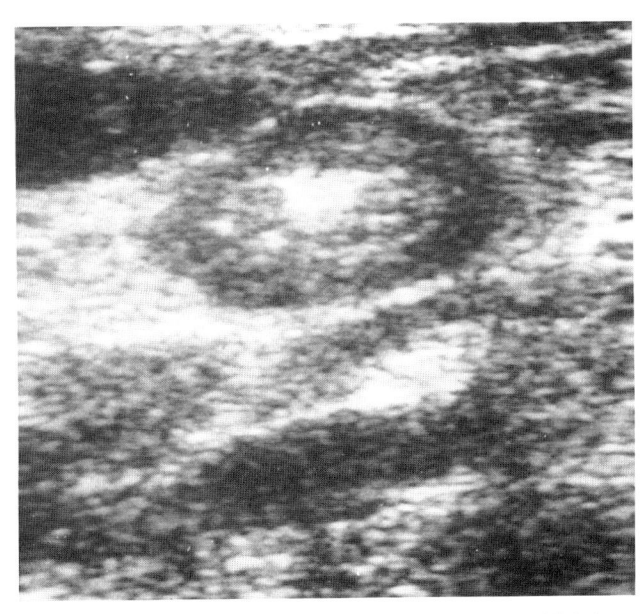

Abb. 6. Medianer Oberbauchlängsschnitt bei einem 65jährigen Mann; fast zirkuläre pathologische Wandverdickung der Magenwand, «pathologische Kokarde» bei Magenkarzinom.

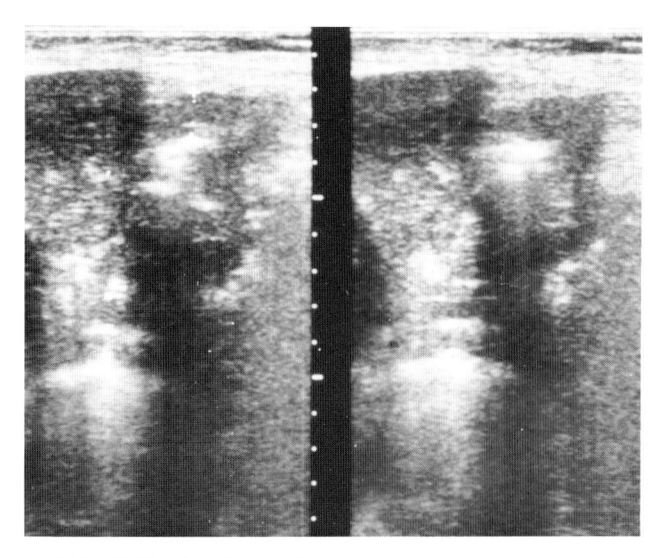

Abb. 7. Oberbauchlängsschnitt in der Medianlinie bei einem 72jährigen Mann mit ausgeprägter Gewichtsabnahme und Inappetenz; Verlust der runden Kokardenstruktur des Magenantrums bei asymmetrisch und infiltrativ in die Umgebung wachsendem Magenkarzinom.

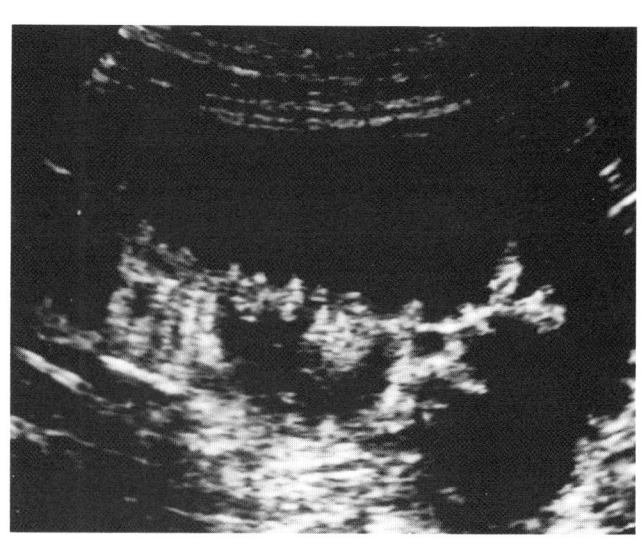

Abb. 9. Schräger Schnitt im rechten Mittelbauch; für den Dünndarm typische Kerckring'sche Falten, die bei starker Flüssigkeitsfüllung einer Dünndarmschlinge erkennbar werden.

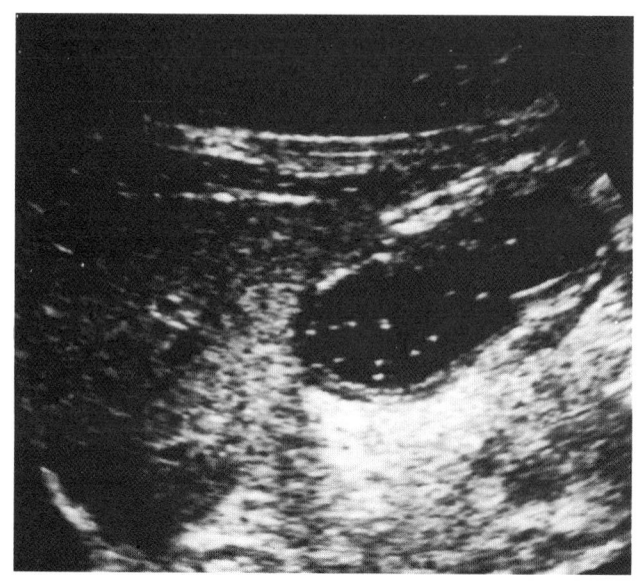

Abb. 8. Längsschnitt im Epigastrium rechts paramedian; Retentionsmagen mit ausgeprägter Flüssigkeitsfüllung; Differentialdiagnose zu zystischen Strukturen (z. B. Pankreaspseudozyste) durch mehrfache Wandschichtung und aufsteigenden Gasblasen.

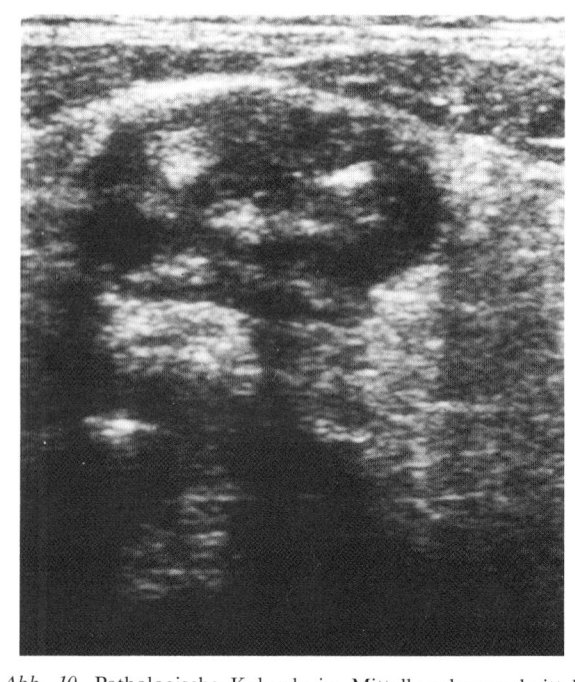

Abb. 10. Pathologische Kokarde im Mittelbauchquerschnitt bei Morbus Crohn; ventral davon sind die beiden quer geschnittenen Anteile des Musculus rectus abdominis zu erkennen.

lingt. Selbst wenn die Peristaltik fehlt, wie bei postoperativer Magenatonie oder diabetischer Gastroparese, so kann man intraluminal immer noch Luftblasen in Form von hellen, aufsteigenden Echos erkennen. Die Ursache eines *Retentionsmagens* ist sonographisch alleine meist nicht zu klären. Gelegentlich erkennt man eine Verdickung der Muskularis bei *hypertropher Pylorusstenose*. Weiterhin kommen eine Magenausgangsstenose als Komplikation eines Ulcus ad pylorum oder einer Tumorinfiltration in Frage. Auch hier hilft die Beobachtung der Peristaltik-Verhaltens weiter.

III.7.6. Dünndarm

Die normale Wand des Dünndarms ist zu dünn, um unter regulären Bedingungen von den ebenfalls echoreichen Strukturen wie Omentum und Mesenterium abgegrenzt werden zu können. Lediglich bei Aszites stellen sich auch die normal dicken Wände des Dünndarms gut dar. Bestehen gleichzeitig Aszites und eine intraluminale Flüssigkeitsvermehrung, so werden die Darmwände infolge der verbesserten Transmissionsfähigkeit scheinbar dicker abgebildet, als sie in Wirklichkeit sind. Dies darf nicht zu falschen Schlüssen führen. Bei pathologischen Prozessen der Darmwand wie Entzündung, Neoplasie, Ischämie oder Volvulus kann man die infiltrativ oder entzündlich bedingte Wandverdickung sonographisch erkennen. Bei vermehrter intraluminaler Flüssigkeitsansammlung wie im Ileus (siehe unten), kommt die Schleimhautstruktur in Form der für den Dünndarm typischen *Kerckring'schen Falten* gut zur Darstellung (Abb. 9). Ähnlich wie im Magen kommt es bei Wandverdickungen des Dünndarms zum Bild der Kokarde mit einer konzentrischen oder exzentrischen Lage des echoarmen Darmlumens bzw. einer Lumeneinengung. Wanddicken von mehr als 4 mm sind als pathologischer Befund zu werten. Die *Dünndarmkokarden* sind aber wesentlich kleiner als die des Magens und können bei flüchtiger Untersuchung leicht übersehen werden. In aller Regel gelingt aber selbst bei sorgfältigster Technik weder eine organtopographische Zuordnung noch eine auch nur annähernd spezifische Diagnose. Allerdings kann im Sinne der erweiterten körperlichen Untersuchung eine evtl. druckdolente Resistenz dem Dünndarm zugeordnet werden. Im Zusammenhang mit Anamnese und den klinischen Befunden liefert die Ultraschalluntersuchung wertvolle Informationen, ob es sich um ein Lymphom, eine entzündliche Darmerkrankung oder eine Durchblutungsstörung handelt. Frühstadien eines *Morbus Crohn* sind sonographisch nicht erkennbar. In fortgeschrittenen Fällen mit langstreckigen Darmwandverdickung und Konglomerat-Tumorbildung durch Beteiligung des Mesenteriums und der regionären Lymphknoten ergeben sich jedoch typische Ultraschallbilder (Abb. 10–12). Gelingt eine Lokalisation des Prozesses im Bereich des terminalen Ileum, so wird ein Morbus Crohn wahrscheinlich. Die betroffenen Darmabschnitte weisen keine Peristaltik auf und sind bei der Palpation auch kaum komprimierbar. Die Sonographie eignet sich allenfalls als Screening- oder additives Verfahren, eine Diagnose wird mit ihr in diesem Bereich nicht gestellt. Dazu sind die Differentialdiagnosen zu umfangreich: Lymphome, Karzinome, Sarkome, Karzinoide, Polypen, unspezifische und spezifische Entzündungen, Durchblutungsstörungen usw. (siehe Tabelle 4).

III.7.7. Dickdarm

Das normale Kolon ist ohne besondere Vorbereitung sonographisch nicht in seiner gesamten Länge zu untersuchen. Fast immer erkennt man die beiden *Flexuren*, die durch ihre Gasfüllung die übrige Organdiagnostik meist stören. Die Rektosigmoidregion ist in der Regel so schlecht beurteilbar, daß selbst ausgedehnte Befunde

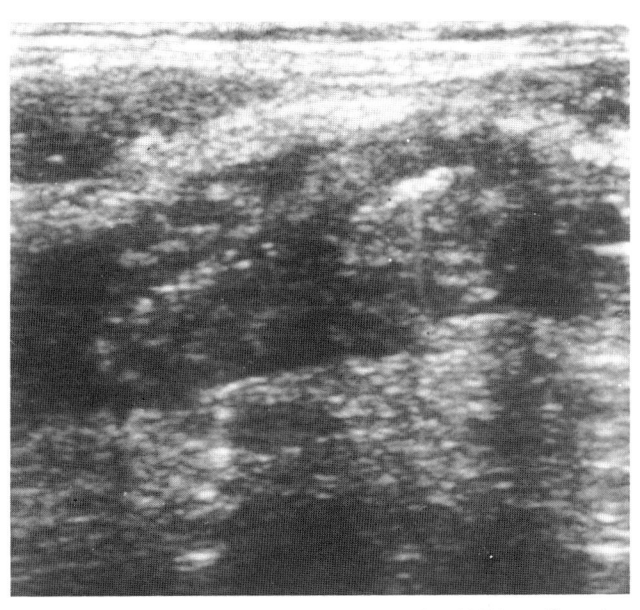

Abb. 11. Schräger Anschnitt des Befundes in Abbildung 10; pathologische Darmwandverdickung bei Morbus Crohn.

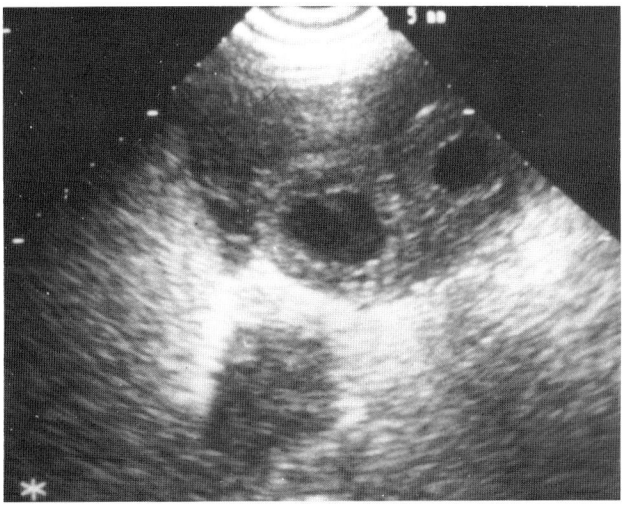

Abb. 12. Schräger Schnitt im linken Mittelbauch; ausgeprägte Wandverdickung der Wand aneinander liegender Darmschlingen bei Morbus Crohn.

Tab. 4. Differentialdiagnose der pathologischen Wandverdickung des Dünndarms (Wanddicke > 4 mm)

Lymphom	Invagination
Karzinom, Karzinoid	Durchblutungsstörung
Metastasen	Volvulus
	exsudative Enteropathie

dem Untersucher entgehen können. Bei günstigen Bedingungen, wie sie z. B. lokale Flüssigkeitsansammlungen im Kolon mit sich bringen, gelingt es jedoch manchmal, die normale Kolonwand mit hochfrequenten Schallköpfen darzustellen (Abb. 13). Durch die in regelmäßigen Abständen angeordneten *Haustren* und die nahezu konstant nachweisbare *Luftfüllung* kann das Kolon vom Dünndarm unterschieden werden. Die normale Kolonwand ist nicht dicker als 3 mm. Wandverdikkungen führen auch hier zum Bild der pathologischen Kokarde. Entzündliche Veränderungen des Kolon (Abb. 14) gehen meist nicht mit so ausgeprägten Wandverdickungen einher wie Karzinome (Abb. 15). Eine Ausnahme bilden die *Divertikulitis* und Peridivertikulitis, die im Bereich des Sigma eine ausgeprägte Wandverdickung zwischen 5 und 17 mm verursachen und vom sonographischen Bild her als Konglomerattumoren imponieren können (Abb. 16). Die Abgrenzung zum Karzinom ist sonographisch alleine nicht möglich, die Differentialdiagnosen können aber durch eine Synopsis von Anamnese, Laborbefunden und Ultraschallbefund durchaus eingeengt werden. Mögliche Diagnosen bei Wandverdickungen des Kolons zeigt Tabelle 5.

Der Goldstandard zur Entdeckung kleiner Tumoren und Polypen bleibt nach wie vor die Endoskopie. Allerdings wurde in jüngsten Untersuchungen ein interessanter Ansatz gezeigt, wie die Darstellbarkeit selbst kleinster Polypen doch sonographisch gelingen kann. Durch *retrograde Flüssigkeits-Instillation* in das Kolon verbessern sich die Untersuchungsbedingungen derart, daß Lumen, Wandstrukturen und umgebendes Bindegewebe detailliert dargestellt und entzündliche oder tumoröse Prozesse sogar im Frühstadium erkannt werden können. Selbst Polypen unter 1 cm Größe konnten mit einer Sensitivität von über 90% diagnostiziert werden (Abb. 17). Möglicherweise kann das kombinierte Verfahren aus Endoskopie und Sonographie mit flüssigkeitsgefülltem Darm die Röntgenuntersuchung in den

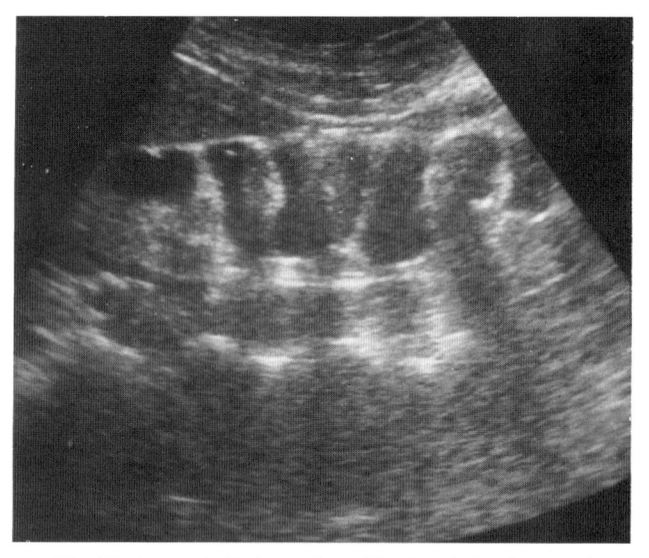

Abb. 13. Längsschnitt im rechten Oberbauch (nach ventral verschobener Flankenschnitt) bei einem 73jährigen Patienten mit intermittierenden Bauchschmerzen; massive Flüssigkeitsfüllung des Colon ascendens; die Haustren werden gut erkennbar.

Tab. 5. Differentialdiagnose der pathologischen Wandverdickung des Dickdarms (Wanddicke > 3 mm)

Morbus Crohn	Lymphom
Colitis ulcerosa	Kolitis (ischämisch, pseudomembranös, unspezifisch)
Divertikulitis	Appendixabszeß
Karzinom	Volvulus

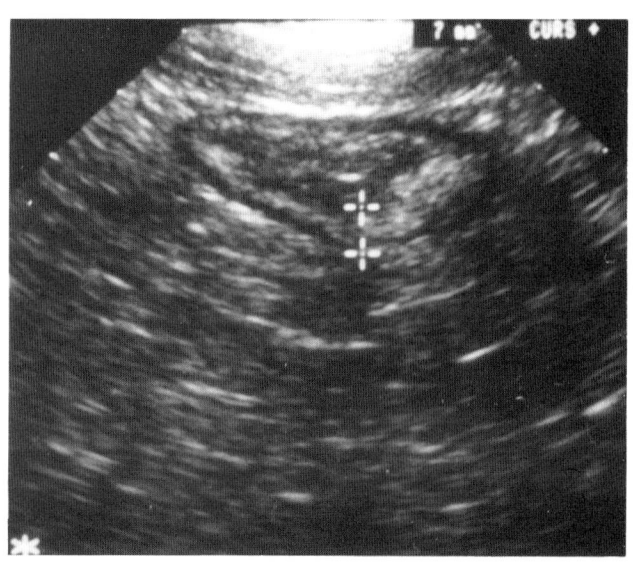

Abb. 14. Schräger Unterbauchschnitt bei einer 32jährigen Patientin mit Diarrhö und Senkungsbeschleunigung; Verdickung der Kolonwand auf fast 1 cm bei Morbus Crohn.

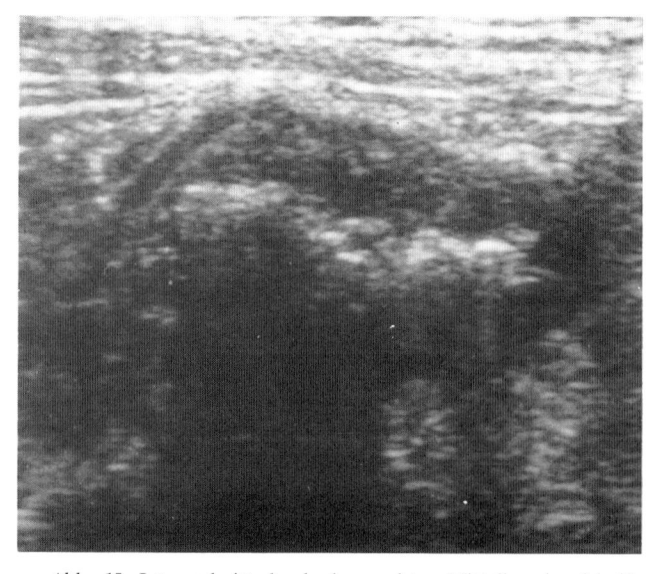

Abb. 15. Längsschnitt durch den rechten Mittelbauch; zirkulär verdickte Kolonwand bei Karzinom im Bereich des Colon ascendens.

Magen-Darm-Trakt

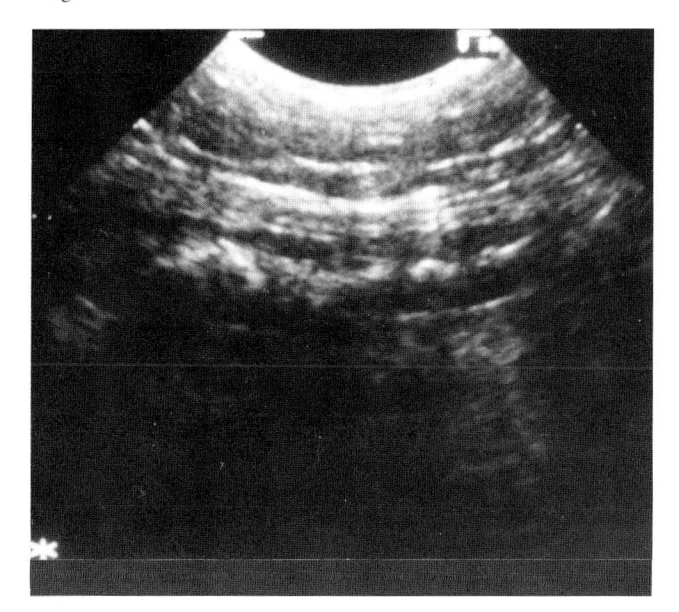

Abb. 16. Schräger Schnitt im linken Unterbauch bei einem 83jährigen Mann mit unregelmäßigem Stuhlgang; ausgeprägte Wandverdickkung bei Sigmadivertikulose.

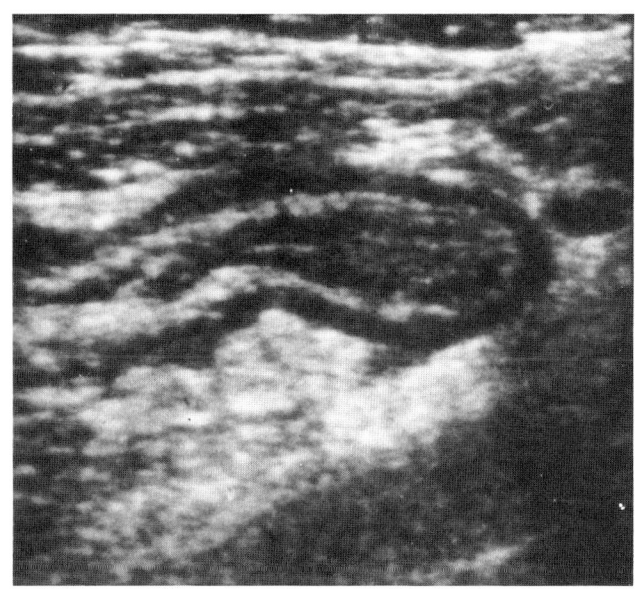

Abb. 18. Schräger Schnitt durch den rechten Unterbauch bei 13jähriger Patientin mit akutem Schmerz in diesem Bereich; seröse Appendizitis mit ödematöser Wandverdickung der Appendix; Appendix im Längsschnitt, bei Kompression organbezogener Druckschmerz.

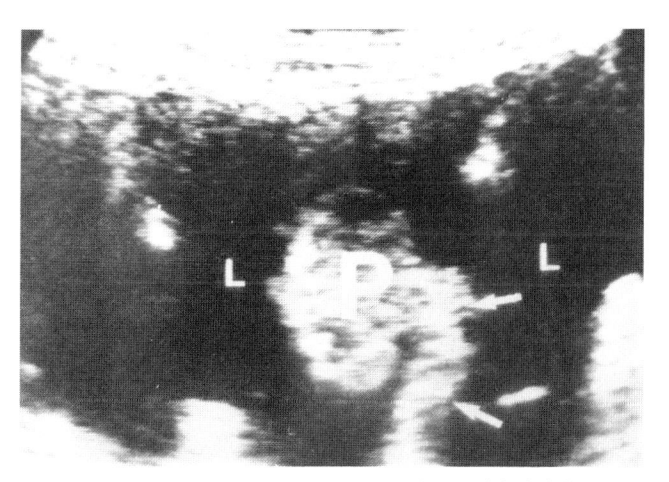

Abb. 17. Gestielter Polyp im Kolon nach Flüssigkeitsfüllung des Dickdarmes mit Wasser; Haustren an der gegenüberliegenden Wand erkennbar (Abb. entnommen aus [2])

Fällen ersetzen, in denen eine vollständige Koloskopie nicht gelingt. Der Methode kommt gerade im Hinblick auf die anzustrebende Screening-Untersuchung zur Karzinom-Früherkennung bei Personen über 50 Jahre eine hohe Bedeutung zu.

III.7.7.1. Appendix

Mehrere Untersuchungen aus der jüngsten Zeit haben einen prädiktiven Wert der Sonographie zwischen 75 und 90% in der Diagnose der *akuten Appendizitis* erwiesen. Dieser Wert übertrifft die klinische Diagnose bei weitem. Ihren augenfälligsten Ausdruck fanden diese Studien darin, daß die negative Laparotomierate von 33% auf 13% gesenkt werden konnte. Allerdings erfordern derart günstige Ergebnisse große Mühe und

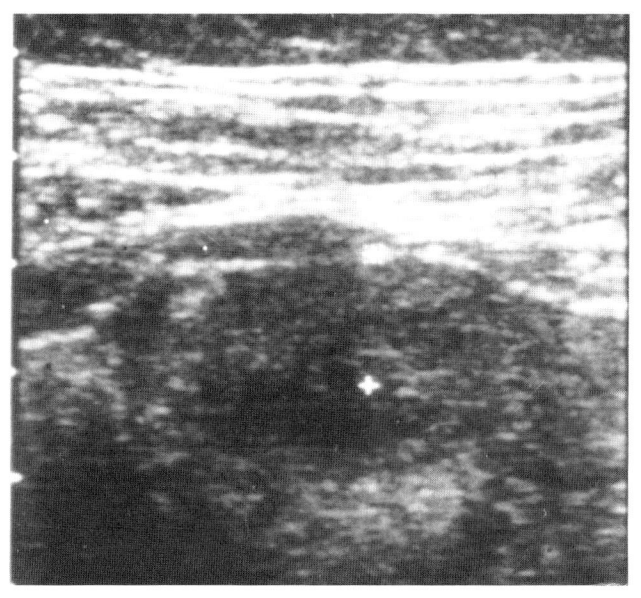

Abb. 19. Querschnitt im rechten Unterbauch bei 30jährigem Patienten mit HIV-Infektion; akute Appendizitis im Appendix-Querschnitt; ausgeprägte Wandverdickung.

hohen Zeitaufwand, sodaß sie sicher nicht ohne weiteres auf alle Institutionen zu übertragen sind.

Typische Befunde, die den Verdacht auf eine akute Appendizitis nahelegen, sind die Darstellung einer verdickten Appendixwand, die je nach dem Grad der perifokalen Entzündung von einem mehr oder weniger ausgedehnten echoarmen Areal umgeben ist (Abb. 18, 19). Bei Fortschreiten der Entzündung mit Ausbildung eines perityphlitischen Abszesses oder einer Perforation kann man auch in der Umgebung der Appendix gemischt echogene bis echoarme Bezirke erkennen (Abb. 20).

Besonders wichtig ist auch die Zuordnung des durch Einfingerpalpation ausgelösten lokalen Druckschmerzes unter sonographischer Kontrolle und die *Komprimierbarkeit der Appendix*. Die Methode ist ein interessanter Ansatz, um die sehr hohe Appendektomierate bei unauffälliger Appendix zu drücken. Daher wurden in den letzten Jahren gerade in chirurgischen Nothilfen zahlreiche Ultraschallgeräte angeschafft. Allerdings wird es schwer sein, traditionelle chirurgische Vorstellungen zu revidieren, vor allem, wenn sich die erste Appendixperforation nach einer abwartenden Haltung aufgrund eines Ultraschallbefundes in einer Abteilung einstellt.

III.7.8. Ileus

Im Zustand des Ileus bestehen für die Sonographie zum Teil wesentlich *verbesserte Untersuchungsbedingungen*. Die intraluminale Flüssigkeitszunahme bewirkt günstige Transmissionsverhältnisse, sodaß Detailstrukturen der Darmwände gut zu erkennen sind. Durch Darstellung von Kerckring'schen Falten bzw. Haustren kann die Lokalisation des Ileus dem Dünn- oder Dickdarm zugeordnet werden (Abb. 21, 22). Darüber hinaus erlaubt die Sonographie als dynamische Untersuchungsmethode Aussagen über die Pathogenese des Ileus. Beim Obstruktionsileus wird der Darminhalt in Form einer *Pendelperistaltik* hin und her bewegt, beim *paralytischen Ileus* ist keine oder nur sehr geringe Peristaltik erkennbar. Daher ist es wichtig, bei unklaren abdominellen Schmerzen längere Zeit mit dem Schallkopf an einer Stelle zu verweilen. Die Beurteilung der Darmwand, z. B. die Ausbildung einer Konkarde als Ausdruck des Wandödems, erlaubt Aufschlüsse über den Vitalitätszustand. Die Kriterien der sonographischen Ileusdiagnostik sind in Tabelle 6 zusammengestellt.

III.7.9. Endosonographie

III.7.9.1. Oberer Gastrointestinaltrakt

Nachdem die Ultraschalldiagnostik in ihrer Aussagefähigkeit häufig durch eine Schallauslöschung von Darmgasen oder Knochen beeinträchtigt wird, lag es nahe, diese Schwierigkeiten dadurch zu umgehen, indem man den Transducer näher an das interessierende Organ heranbrachte. Anfang der achtziger Jahre war der erste Prototyp eines *Ultraschallendoskops* verfügbar, das bis heute laufend weiterentwickelt wurde. Bei den gegenwärtig verfügbaren Modellen befindet sich an

Tab. 6. Kriterien der sonographischen Ileusdiagnostik

1. Weite flüssigkeitsgefüllte Darmschlingen
2. Pendelperistaltik
3. Darmwandödem (pathologische Kokarde)
4. Kerckring'sche Falten, Haustren
5. Freie peritoneale Flüssigkeit

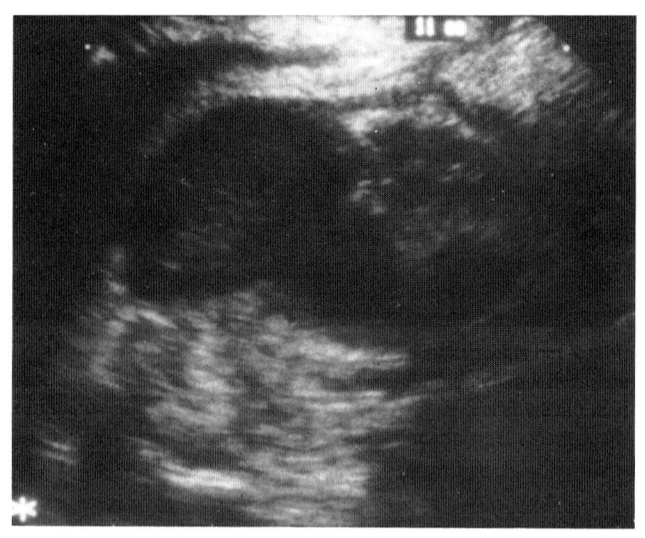

Abb. 20. Längsschnitt im rechten Unterbauch bei einem 16jährigen Mädchen; perforierte Appendizitis mit Wandverdickung und ausgedehntem semiliquiden Prozeß lateral der Appendix.

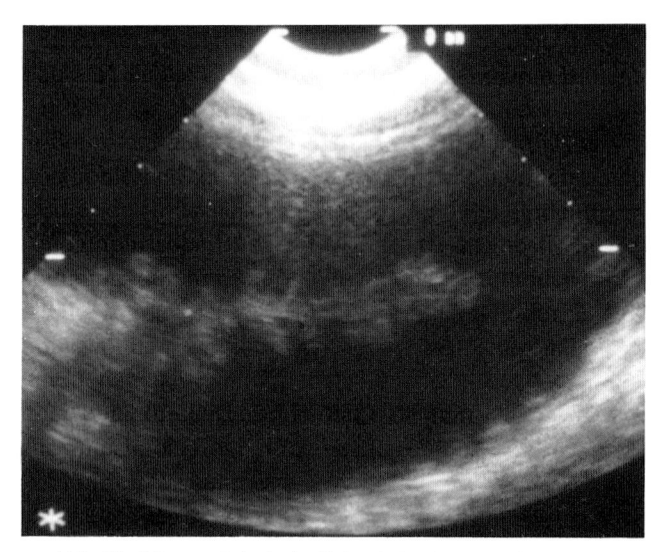

Abb. 21. Schräger Schnitt im linken Mittelbauch bei einer 81jährigen Patientin mit akutem Abdomen; Dünndarmileus mit reichlich Flüssigkeitsfüllung im Jejunum; verbesserte Darstellung der Kerckring'schen Falten durch intraluminale Flüssigkeit.

der Spitze eines Endoskops mit Seitblickoptik eine 2 cm lange Ultraschallsonde, die zehnmal pro Sekunde rotiert und ein kreisrundes Bild von 360° liefert. Durch hohe Frequenzen von 7,5–10 MHz wird eine *hervorragende Auflösung* der einzelnen Wandschichten des Ösophagus und des Magens erzielt und eine konventionellsonographisch nicht erreichbare Detaildarstellung des

Magen-Darm-Trakt

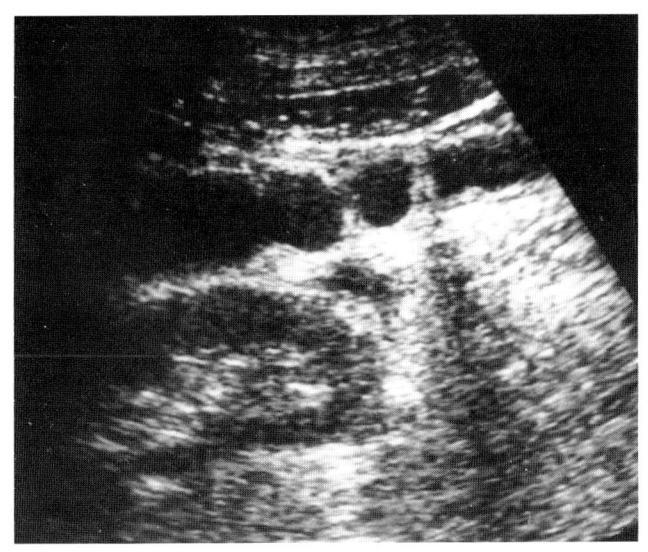

Abb. 22. Linker Flankenschnitt bei einem 72jährigen Mann mit Ileus des Colon descendens; flussigkeitsgefülltes Kolon mit Darstellung der Haustren.

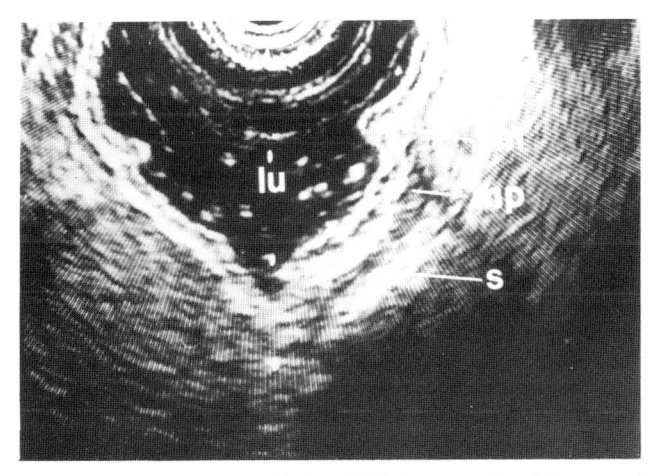

Abb. 23. Endosonographisches Bild der normalen Magenwand mit radiärem 360°-Schallkopf; lu: Lumen des Magens; m: Mucosa und Muscularis mucosae; sm: Submukosa; mp: Muscularis propria; s: Serosa.

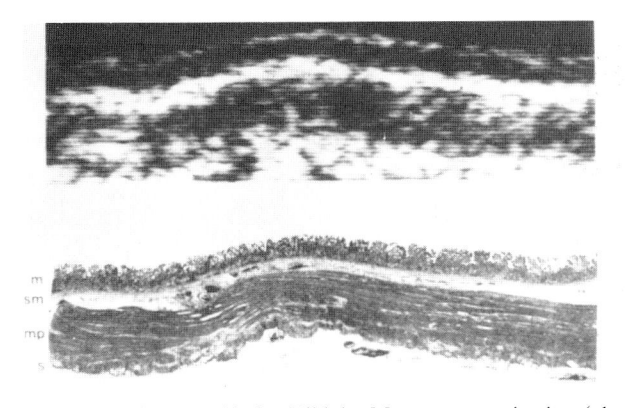

Abb. 24. Sonographisches Bild des Magenantrums in vitro (oben) und gleiches Präparat im histologischen Schnitt (unten).

Tab. 7. Histomorphologisches Korrelat der endosonographisch erkennbaren Echobänder

Sonographischer Aspekt		Histologisches Korrelat
Innere Schicht	echoreich	Mukosa
	echoarm	Muscularis mucosae
Mittlere Schicht	echoreich	Submukosa
Äußere Schicht	echoarm	Muscularis propria
	echoreich	Serosa

Pankreas ermöglicht (Abb. 23). Wie In-vitro-Untersuchungen zeigten, haben die in Tabelle 7 aufgeführten sonographisch feststellbaren Echos tatsächlich ein histomorphologisch definiertes Korrelat (Abb. 24). Die Indikationen der Endosonographie des oberen Gastrointestinaltrakts beschränken sich wegen der geringen Eindringtiefe auf Prozesse, die sich innerhalb einer das Darmrohr begleitenden Manschette von ca. 3–5 cm Tiefe befinden. Vor allem bei submukös oder in der Serosa liegenden Raumforderungen, polypoiden Läsionen, extragastrischen Impressionen und kleinen Prozessen im Bereich des Pankreas liefert die Endosonographie einen wertvollen diagnostischen Beitrag. Sie wird heute vor allem zum Tumorstaging beim Ösophaguskarzinom und zur Früherkennung kleiner Pankreastumoren eingesetzt.

Die Untersuchungstechnik erfordert einige Übung, die dabei entstehenden Bilder sind durch die kreis- bzw. sektorförmige Charakteristik des Schallkopfs und die ständige peristaltische Bewegung nicht leicht interpretierbar. Zudem haben die Geräte den Nachteil, sehr teuer zu sein. Daher ist die Endosonographie des Magens derzeit nur an wenigen Zentren verfügbar und bei vielen Fragestellungen heute noch als klinisch-experimentelle Methode anzusehen. Vor allem die Beantwortung der Frage, ob sich die Prognose von Pankreas- und Ösophaguskarzinomen durch die Endosonographie verbessern läßt, wird den Stellenwert der Methode entscheidend bestimmen. Mit weiterer Verbesserung der Geräte wird es vielleicht in Zukunft möglich sein, jedes konventionelle Gastroskop mit einer Ultraschallsonde auszustatten, die während der Untersuchung befundorientiert in Betrieb genommen werden kann. Gerade bei Pankreastumoren steht zu erwarten, daß die derzeit noch fehlende Möglichkeit einer endosonographisch gezielten transmuralen Feinnadelbiopsie zu einer früheren Diagnosestellung führt.

III.7.9.2. Unterer Gastrointestinaltrakt

Die Endosonographie des unteren Gastrointestinaltrakts hat sich insbesondere beim *präoperativen Staging* und zur Erkennung von *Lokalrezidiven* des Rektum-Karzinoms bewährt. Ihre Entwicklung wurde daher vor allem von chirurgischer Seite vorangetrieben. Naturgemäß ergeben sich hier auch Querverbindungen zur sonographischen Untersuchung der Prostata. Ähnlich wie im Bereich des Magens wurden in jüngster Zeit auch endosonographische Untersuchungen des gesamten Kolons mit einem Endokoloskop vorgenommen. Abgesehen von der technischen Durchführbarkeit lassen sich nach diesen ersten Erfahrungen bei wenigen Patienten noch keine Aussagen zum klinischen Stellenwert der Methode machen.

Literatur

1 Feifel G, Hildebrand U, Dhom G: Die endorektale Sonographie beim Rektumkarzinom. Chirurg 1985;56:398–403.
2 Limberg B: Diagnosis of large bowel tumours by colonic sonography. Lancet 1990;335:144–146.
3 Lorenz R, Rösch T, Suchy R, Classen M: Kolon-Endosonographie. Med Klin 1990;85:57–60.
4 Puylaert JBCM, Rutgers PH, Lalisang RI, de Vries BC, van der Werf SDJ, Dörr JPJ, Blok RAPR: A prospective study of ultrasonography in the diagnosis of appendicitis. N Engl J Med 1987;317:666–669.
5 Schwerk WB, Wichtrup B, Maroske D, Rüschoff J: Sonographie bei akuter Appendizitis. Eine prospektive Studie. Dt med Wschr 1988;113:493–499.

III.8. Gefäße

C. Stautner-Brückmann

III.8.1. Zusammenfassung

Die großen retroperitonealen Gefäße sind heute mit Hilfe des Ultraschalles in der Regel problemlos darstellbar. Sie stellen für die Ultraschalluntersuchung des Abdomens bei beliebiger Indikation stets gute *topographische Orientierungshilfen* für den Untersucher dar. Dabei sind Kenntnisse über den Verlauf und anatomische Varianten notwendig. Bei der Untersuchung der Gefäße selbst sind einmal die mit Hilfe des Ultraschalles faßbaren topographischen und morphologischen *Veränderungen der Gefäße* von Interesse. Es können sämtliche Formen atherosklerotischer Veränderungen der arteriellen Gefäße erkannt werden. Zu nennen sind hier Ektasien (diffuse Gefäßerweiterungen), atherosklerotische Plaques (echoarme oder echoreiche Wandauflagerungen), Stenosen (in Form von echoarmem oder echoreichem intraluminalem Material) und Aneurysmen (umschriebene Erweiterungen der Gefäße). In der Diagnose und Verlaufskontrolle von abdominellen Aortenaneurysmen nimmt der Ultraschall als nicht-invasives Untersuchungsverfahren eine führende Stellung ein. Größe, Form, Ausmaß der Thrombosierung und gegebenenfalls Dissektion eines Aneurysmas können erkannt werden.

Die großen retroperitonealen Gefäße dienen als Leitschienen bei der Suche nach retroperitonealen Lymphknoten und können indirekt durch den Nachweis von *tumorbedingten Gefäßverlagerungen* oder *Einbrüche von Tumoren in die Gefäße* zur Tumordiagnostik beziehungsweise der Verlaufskontrolle unter Chemotherapie beitragen.

Venöse Thrombosen sind in der Sonographie durch fehlende Kompressibilität des venösen Gefäßes nachweisbar. Die Vena cava und die Lebervenen geben durch aufgehobene Lumenschwankung, größeres Kaliber und fehlende Echos indirekt Hinweise auf eine Herzinsuffizienz oder eine Einflußstauung anderer Genese.

III.8.2. Indikationen zur Sonographie der Gefäße

Die Indikationen zur Sonographie der großen retroperitonealen Gefäße, soweit nicht Größe, Verlauf und Form der großen Gefäße als anatomischer Status und

Tab. 1. Indikationen zur sonographischen Untersuchung der abdominellen Gefäße

Fragestellung	Mögliche sonographische Befunde
Atherosklerose, obliterierende Angiopathie	unregelmäßige Wandkonturen, «harte» und «weiche» Plaques, Dilatation, Aneurysma, Elongation, Kinking
pulsierender Tumor	Bauchaortenaneurysma, normale Aorta bei Schlanken, prävasal gelegene Raumforderung
retroperitonealer Tumor	Verdrängung der Gefäße, Ummauerung durch Tumormassen, Einbruch in die Gefäße (Tumorzapfen in V. cava oder Vv. renales)
maligne Lymphome	paravasale Lymphknotenvergrößerung, stumpfwinkliger Abgang der A. mes. sup.
Rechtsherzinsuffizienz	weite V. cava ohne atemabhängige Lumenschwankung
Venenthrombose	Thrombus (echoarm oder mäßig echoreich), Gefäß nicht komprimierbar
nach Gefäßoperation	Darstellung der Gefäßprothese und Umgebung

Orientierungshilfe gefragt sind, zeigt Tabelle 1. Untersuchungsziele sind einmal Gefäßaneurysmen, die entweder klinisch bereits als pulsierender Tumor imponieren können oder bei vaskulären Risikopatienten vermutet werden. Daneben dient die Sonographie der Suche nach degenerativen Veränderungen der Arterien, Gefäßprothesen, Stauung und Thrombosierung von Venen, Zeichen der Rechtsherzinsuffizienz sowie pathologischen Impressionen und Verlagerungen von Gefäßen durch Tumoren von Leber, Pankreas, Niere und Nebenniere oder Lymphomen.

III.8.3. Anatomische Grundlagen und Untersuchungstechnik

Nach dem Durchtritt der Aorta durch das Zwerchfell verläuft die *Aorta abdominalis links paravertebral* der Lendenwirbelkörper (LWK) 1–5 nach distal und ist in diesem Bereich sonographisch gut darstellbar. Kleinere Äste der Aorta abdominalis wie die A. gastroduodenalis oder die Lumbalarterien sind sonographisch nicht darstellbar, gut dagegen größere Äste wie proximal der *Truncus coeliacus*, der in Höhe von LWK 1 abzweigt und sich in die A. hepatica communis, A. gastrica sinistra und A. lienalis aufteilt. In Höhe von LWK 2 ent-

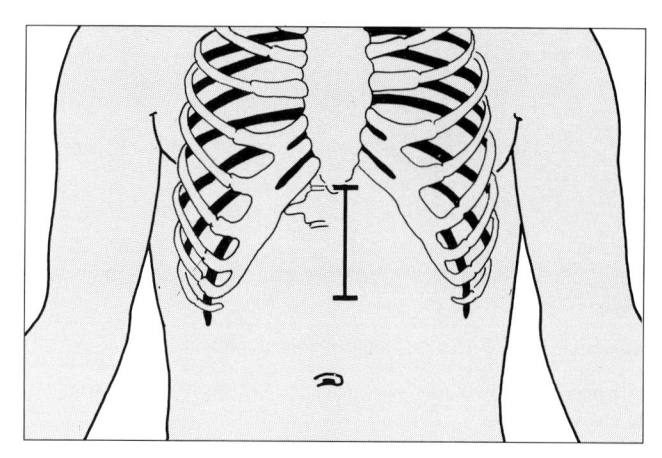

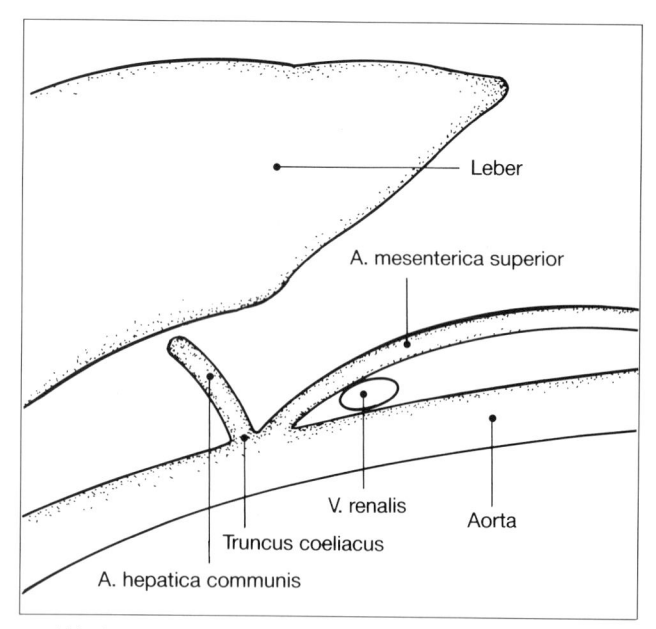

Abb. 1. Medianer Oberbauchlängsschnitt schematisch. Dorsal des linken Leberlappens zweigen die beiden Oberbaucharterien Truncus coeliacus und A. mesenterica superior aus der Aorta ab. Ersterer teilt sich kurz nach dem Abgang in die A. hepatica communis und die A. lienalis auf. Die linke Vena renalis unterkreuzt die A. mesenterica superior ventral der Aorta.

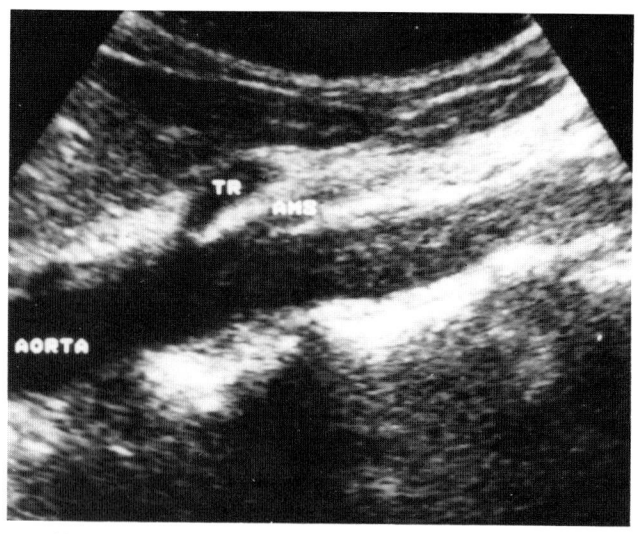

Abb. 2. Medianer Oberbauchlängsschnitt. Aorta mit ihren Ästen Truncus coeliacus und Arteria mesenterica superior. Im Winkel zwischen Aorta und Arteria mesenterica superior findet man schräg angeschnitten die linke Nierenvene. Normalbefund im Rahmen der internistischen Durchuntersuchung bei einem 20jährigen gesunden Mann.

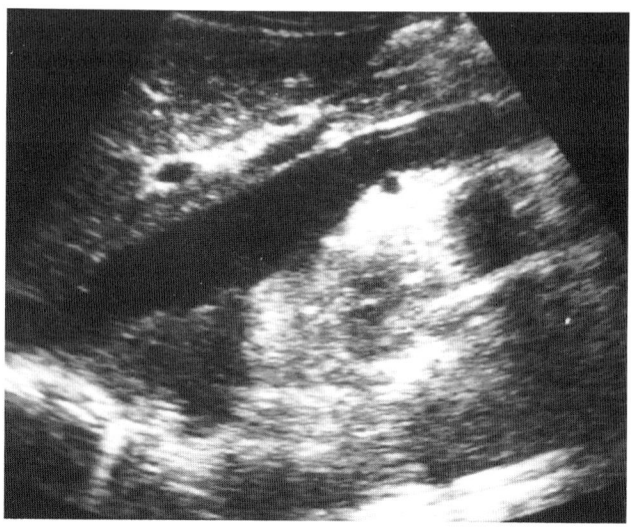

Abb. 3. Paramedianer Längsschnitt. Normale Vena cava unterkreuzt von der quer getroffenen V. renalis dexter. Normalbefund bei 31jährigem gesunden Mann.

springt ventral die *A. mesenterica superior* aus der Aorta abdominalis (Abb. 1). Die *A. mesenterica inferior* geht in Höhe von LWK 3 oder LWK 4 linksvertebral aus der Aorta ab. Die *Arteriae renales* zweigen in gleicher Höhe lateral oder dorsolateral aus der Aorta ab. In Höhe des Nabels findet man die Bifurkation vor dem 4. LWK, von der aus die Arteriae iliacae durchs Becken ziehen.

Die *Vena cava inferior* verläuft *rechts neben der Wirbelsäule* annähernd parallel zur Aorta abdominalis. Sie ist im kranialen Anteil etwas weiter von der Aorta entfernt als im kaudalen Anteil wo beide Gefäße unmittelbar nebeneinanderliegen. In der Leber liegt ventral die Vena portae, die Vena cava zieht dorsal des Lobus caudatus nach kranial und tritt im Foramen V. cavae durch das Zwerchfell. Im Rahmen der Ultraschalldiagnostik kommt den Ästen der V. cava inferior, den Venae hepaticae und den Venae renales, besondere Bedeutung zu, wie später ausgeführt wird. In der Regel sind die großen Gefäße des Oberbauchs sichtbar und problemlos auffindbar, zumal die Leber als akustisches Schallfenster die Darstellung der abdominellen Gefäße im kranialen Anteil wesentlich erleichtert. Etwas weiter kaudal der Leber können lufthaltige Darmschlingen die Gefäße überlagern. Es empfiehlt sich deshalb die Untersuchung am nüchternen Patienten. Meist kann aber durch Wegdrücken der lufthaltigen Darmschlingen mit dem Schallkopf und etwas Geduld das Untersuchungsgebiet einsehbar gemacht werden. Bei sehr sorgfältiger Untersuchungstechnik können Lageanomalien der Gefäße unschwer nachgewiesen werden.

Die großen retroperitonealen Gefäße werden in Rückenlage des Patienten zuerst im Längsschnitt und dann im Querschnitt, bzw. dem Pankreasschnitt untersucht. Letzterer ist ein modifizierter Oberbauchquerschnitt, bei dem der Schallkopf etwas weiter nach kranial gekippt wird. Man beginnt mit der Untersuchung am Patienten unterhalb des linken Rippenbogens in der Medioklavikularlinie und verschiebt den Schallkopf nach medial, wo man links der Medianen auf ein echofreies Band mit echoreichem Rand stößt, das sich nach kaudal verjüngt, die Aorta abdominalis. Im kranialen Anteil weist die Aorta abdominalis einen *Durchmesser* von maximal *2,5 cm* auf und im kaudalen Anteil, im Bereich der Bifurkation, einen von maximal *2,0 cm*. Sie stellt sich als echofreies Längsband mit deutlicher Wandreflexion und Einfachpulsation dar. Das Lumen der Aorta ist im Querschnitt *kreisrund* und mit dem Schallkopf nicht komprimierbar. Der Abstand zwischen Wirbelsäule und Aorta sollte 0,5 cm nicht überschreiten, ansonsten muß von einer retroperitonealen Raumforderung ausgegangen werden, wie z. B. vergrößerte Lymphknoten, Tumoren, fibröses Gewebe oder ausgeprägte Spondylophyten der Wirbelsäule. In Höhe von LWK 1–LWK 2 findet man ventral in unterschiedlichem Winkel abzweigend den Truncus coeliacus und etwa 1 cm weiter kaudal die eher spitzwinklig abzweigende A. mesenterica superior, die sich auf einer Länge von 6 cm verfolgen läßt (Abb. 2). Die A. mesenterica inferior stellt sich etwa 10 cm weiter distal dar. Sie ist nur bei guten Schallbedingungen aufzufinden.

Zur Darstellung der V. cava im Längsschnitt wird ausgehend von der Aorta abdominalis der Schallkopf nach rechts verschoben bis wenige Zentimeter rechts lateral der Medianen ein breites parallel zur Aorta abdominalis verlaufendes Gefäß erscheint. Der *Durchmesser* der normalen V. cava inferior entspricht dem der Aorta abdominalis mit *2,0–3,0 cm* (Abb. 3). In der Regel ist die V. cava durch leichten Druck des Schallkopfes auf die Vene komprimierbar. Bei tiefer Inspiration kollabiert die Vene und füllt sich dann wieder auf. Im Querschnitt stellt sich ihr Lumen *oval* dar. Bei der Untersuchung im Querschnitt wird langsam der Transducer von kranial nach kaudal geführt, wobei ventral der Wirbelsäule die Aorta abdominalis als rundliches Gebilde mit dorsaler Schallverstärkung zur Darstellung kommt sowie rechts davon die ovale Vena cava. Ventral der Aorta liegen im modifizierten Pankreasschnitt die quer getroffene und rund abgebildete A. mesenterica superior und die längs getroffene Vena lienalis, die dorsal des Pankreas verläuft.

Im Subkostalschnitt erkennt man die Einmündung der Lebervenen in die Vena cava. Im Oberbauchquerschnitt weiter distal stellen sich in Höhe der Hili der Nieren die Arteriae renales oder Venae renales dar. Die Nierenvenen weisen im Normalfall ein doppelt so großes Lumen auf als die Nierenarterien und liegen ventral der Nierenarterien.

III.8.4. Gefäßveränderungen der Aorta abdominalis

Mittels Ultraschall sind folgende Gefäßveränderungen erfaßbar: Aortenelongation, Atheromatose, Dilatationen, Stenosen oder Verschlüsse, Aneurysmen oder Gefäßprothesen.

III.8.4.1. Atherosklerotische Veränderungen

Die *atherosklerotische Aorta* ist gekennzeichnet durch Wandverdickung, Plaques, unregelmäßige Wandkonturen, Stenosen, Elongation oder Dilatation des Gefäßes. Atherosklerotische Veränderungen werden sehr gut mit höherfrequenten Schallköpfen (z. B. 5 MHz) erkannt. Mit höherem Alter kann der Durchmesser der Aorta zunehmen, wobei eine Erweiterung des Gefäßes im gesamten Verlauf als *Dilatation* oder *Ektasie* bezeichnet wird (Abb. 4). Bei einer umschriebenen Erweiterung des Gefäßes spricht man von einem Aneurysma. Hinsichtlich der Prognose des Patienten unterscheiden sich Aneurysma und Ektasie grundlegend. Die Ektasie ist eine harmlose Veränderung, die sich auch über das gesamte Gefäß erstrecken kann. Aneurysmen bergen dagegen die Gefahr der Ruptur. Zu bedenken ist, daß

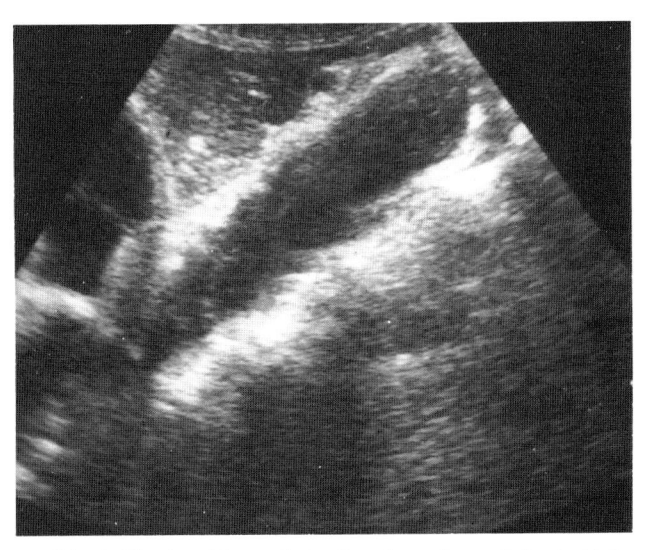

Abb. 4. Oberbauchlängsschnitt: Erweiterte Aorta abdominalis im Sinne einer Ektasie bei einem 78jährigen Patienten. Zufallsbefund im Rahmen der Tumorsuche.

Tab. 2. Normalwerte der Durchmesser der großen retroperitonealen Gefäße

Gefäß	Durchmesser
Aorta abdominalis proximal	2,5 cm, max. 3,0 cm bei über 50jährigen
distal	2,0 bzw. 2,5 cm bei über 50jährigen
Vena cava inferior	2,5–3,0 cm

bei *über 50jährigen* der Durchmesser der Aorta abdominals mit bis zu *3,0 cm* als normal angesehen wird. Für die Zunahme des Querdurchmessers beim älteren Patienten wird der Untergang elastischer Anteile der Media diskutiert. Bei einer lokalisierten Erweiterung von mehr als 3,0 cm oder einer 1,5fachen Zunahme des Durchmessers der distalen Aorta abdominalis im Vergleich zur Breite gemessen in Höhe der Nierenarterien wird von einem Aneurysma gesprochen. Nimmt die Länge des Gefäßes in höherem Alter zu kommt es zu einer Schlängelung des Gefäßes, dem sogenannten *Kinking*. Im Longitudinalschnitt gelingt keine vollständige Darstellung der Aorta, diese wird nur in Stücken abgebildet. Im Querschnitt imponiert dann das Gefäß auf ein kurzes Stück längs oder schräg getroffen. Es empfiehlt sich ein Aufsuchen des Gefäßes entlang der Achsenabweichung, um nicht auf den ersten Blick fälschlicherweise ein Bauchaortenaneurysma zu diagnostizieren (Abb. 5). Deshalb muß beim Ausmessen der Breite des Gefäßes immer *senkrecht* zur vorliegenden Gefäßachse gemessen werden und nicht senkrecht zu einer gedachten geraden Achse.

Atherosklerotische Plaques sind mäßig echoreiche Wandauflagerungen die ins Lumen des arteriellen Gefäßes ragen. Plaques können verkalken und imponieren dann als echoreiche Wandauflagerungen zum Teil mit dorsaler Schallauslöschung (Abb. 6).

III.8.4.2. Bauchaortenaneurysma

Aneurysmen sind in der Regel atherosklerotischer Natur und unterhalb des Abgangs der Nierenarterien lokalisiert. In 9–12% der Fälle werden die Iliacalarterien miteinbezogen, die Nierenarterien nur in 4%. Traumatische und mykotische Aneurysmen befinden sich in der Regel oberhalb des Abgangs der Nierenarterien. Form, Längen-, Breiten- und Höhenausdehnung, wandständige Verkalkungen, Thrombosierung (Abb. 7) und Dissektion oder Ruptur lassen sich sonographisch erkennen. Man kann zwischen spindel- und sackförmigen Aneurysmen differenzieren. Wie es scheint, sind spindelförmige Aneurysmen weniger rupturgefährdet als sackförmige. Die Beantwortung der Frage, ob bei einem Bauchaortenaneurysma die Nierenarterien mitbetroffen sind, kann allein auf Grund der Sonographie

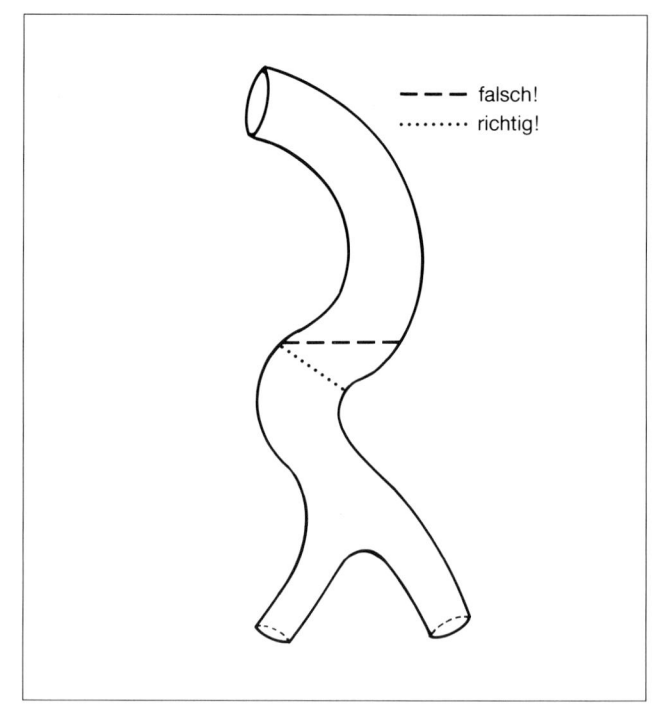

Abb. 5. Schematische Darstellung der geschlängelten, elongierten Aorta abdominalis, Kinking der Bauchaorta. Falsch großer Gefäßdurchmesser bei Abweichen von der Längsachse des Gefäßes, deshalb immer senkrecht zur Längsachse des Gefäßes messen.

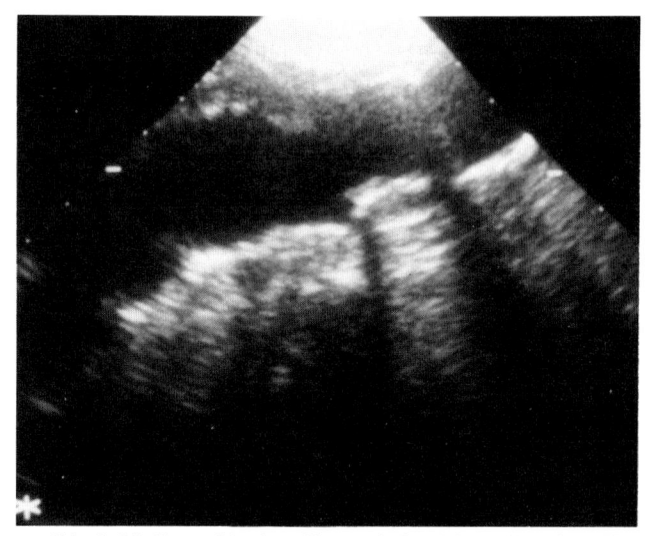

Abb. 6. Medianer Oberbauchlängsschnitt: Atherosklerotische Veränderungen der Aorta abdominalis mit Wandunregelmäßigkeiten und zum Teil verkalkten Plaques bei einem 56jährigen Patienten mit multiplen vaskulären Risikofaktoren.

gelegentlich Schwierigkeiten bereiten. Man orientiert sich deshalb am Abgang der A. mesenterica superior, die in der Regel problemlos darstellbar ist. Die Nierenarterien entspringen nur wenig kaudal der A. mesenterica superior. Bei der *Aortendissektion* bildet die flottierende Intima oft eine dünne echoreiche Linie mit pulssynchronen Schwingungen (Abb. 8). Mittels Duplexso-

Gefäße

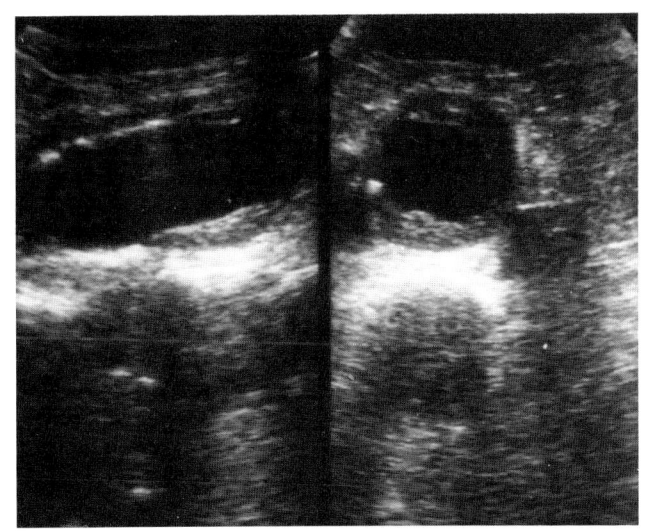

Abb. 7. Medianer Oberbauchlängsschnitt und Oberbauchquerschnitt: Bauchaortenaneurysma mit vollständiger Thrombosierung des Aneurysmasackes bei einem 63jährigen Hypertoniker und Raucher.

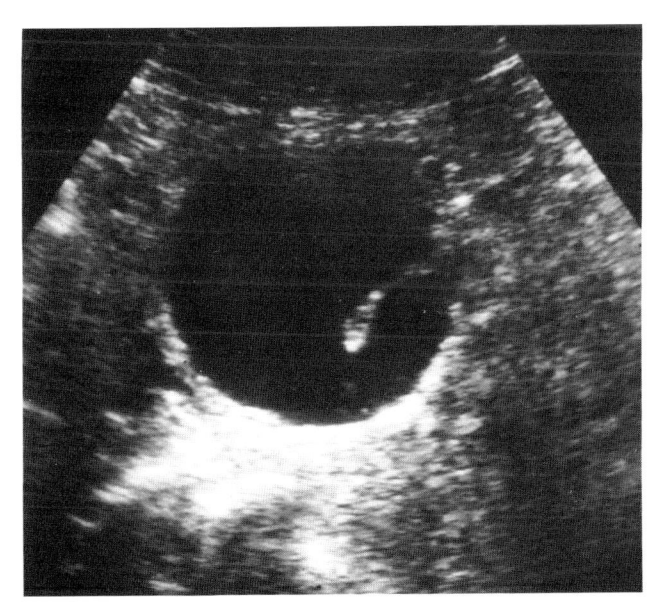

Abb. 8. Oberbauchquerschnitt: Aneurysmatisch erweiterte Aorta abdominalis mit flottierender Intima im bewegten Bild. Die Diagnose wurde durch Duplexsonographie mit Nachweis von Flüssen in beiden Lumina bestätigt. Disseziertes Bauchaortenaneurysma bei einem 66jährigen Patienten mit arterieller Hypertonie.

nographie kann dann der Blutstrom in beiden Lumina festgestellt werden.

Die meisten Bauchaortenaneurysmen werden heute zufällig mittels Sonographie oder Angiographie gefunden. Bei Vorliegen eines pulsierenden abdominellen Tumors möglicherweise mit Rücken- oder Bauchschmerzen oder Miktionsbeschwerden muß unbedingt sonographisch nach einem Bauchaortenaneurysma gesucht werden. Gelegentlich findet man auch ein symptomatisches Bauchaortenaneurysma als Emboliequelle bei Embolien in die Beinarterien. Differentialdiagnostische Schwierigkeiten bei der Diagnose eines Bauchaortenaneurysmas können gelegentlich paravasale Lymphknotenvergrößerungen, unmittelbar an die Aorta reichende Pankreaspseudozysten, eine retroperitoneale Fibrose (M. Ormond) (Abb. 9) oder das schon erwähnte Kinking bereiten. Durch den routinemäßigen Einsatz der Sonographie werden zunehmend mehr *asymptomatische Bauchaortenaneurysmen* entdeckt. Ein zufällig entdecktes kleines Bauchaortenaneurysma stellt keine Indikation zur Operation dar, sollte jedoch kontrolliert werden um Formänderung und Wachstumstendenz zu erfassen. Eine Operationsindikation gilt derzeit ab einem Durchmesser des Aneurysmas von 5 cm als gegeben, da dann das Risiko einer Ruptur stärker ansteigt. Um den Durchmesser zu bestimmen, benutzt man das arithmetische Mittel aus Sagittal- und Transversaldurchmesser, wobei die Wanddicke nur jeweils einmal in die Messung miteingeht (Abb. 10). *Symptomatische Bauchaortenaneurysmen* werden in der Regel operiert, aber unter strenger Berücksichtigung von Nutzen und Risiko der Operation, zumal Träger von Bauchaortenaneurysmen in der Regel ältere, multimorbide, vaskuläre Risikopatienten mit eingeschränkter Lebenserwartung sind, die eher ihren kardio- und cerebrovaskulären Komplikationen erliegen als den Komplikationen ihres Bauchaortenaneurysmas, wie auch Studien aus unserem Hause zeigen konnten. Die Sonographie ist heutzutage die Methode der Wahl zur Diagnostik von Bauchaortenaneurysmen. Sie ist der Angiographie in der Diagnostik vor allem thrombosierter Bauchaortenaneurysmen

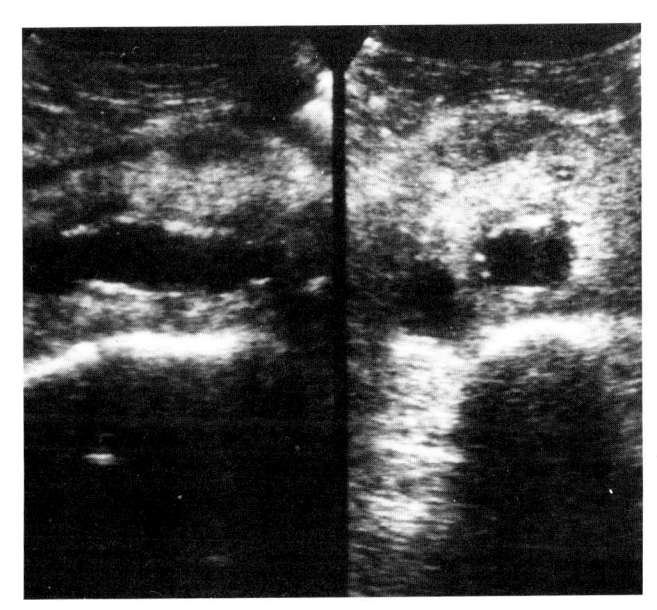

Abb. 9. Bauchaorta im Längs- und im Querschnitt. Das Gefäß ist von echoreichem Gewebe umgeben. M. Ormond bei einem 70jährigen Patienten mit beidseitigem Harnstau (nicht aufgezeigt). Auf den ersten Blick Verwechslung mit einem Bauchaortenaneurysma möglich.

überlegen und wird nur in bestimmten Fragestellungen von der Computertomographie oder der Kernspintomographie übertroffen. Die Sonographie eignet sich als nicht-invasive Untersuchungsmethode zur Verlaufskontrolle bei bekanntem Bauchaortenaneurysma oder zur Screeninguntersuchung bei Risikopatienten.

III.8.4.3. Stenosierungen

Zu den angeborenen Stenosen der Aorta zählt die Coarctatio aortae. Erworbene Stenosen entstehen auf dem Boden atherosklerotischer Veränderungen wie Plaques und Thrombosen oder durch gefäßummauernde und in das Gefäß einbrechende Tumoren. Arterielle Stenosen imponieren durch eine kurzstreckige umschriebene Einengung des echoarmen Lumens mit zum Teil mäßig echogreichem oder echoreichem Material.

III.8.4.4. Gefäßprothesen

Abdominelle Aortenprothesen lassen sich mit Hilfe des Ultraschalles gut abbilden. Bei der Rohrprothese der Aorta abdominalis stellt sich die Prothesenwand als echoreicher Reflexsaum von gleichmäßiger Dicke dar. Blutungen oder Protheseninfektionen sind an der die Prothese umgebenden echoarmen Raumforderung zu erkennen. Stärkere Blutungen, wie sie z. B. bei Nahtdehiszenzen auftreten können, lassen die typischen sonographischen Zeichen von freier Flüssigkeit im Abdomen erkennen.

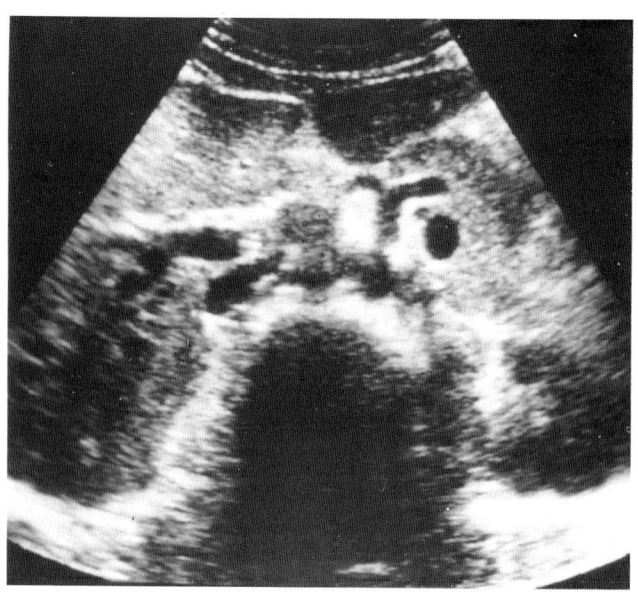

Abb. 11. Modifizierter Oberbauchquerschnitt. Truncus coeliacus mit seinen Ästen A. hepatica communis und A. lienalis als typische «Springbrunnenfigur». Normalbefund bei einem 20jährigen gesunden Mann.

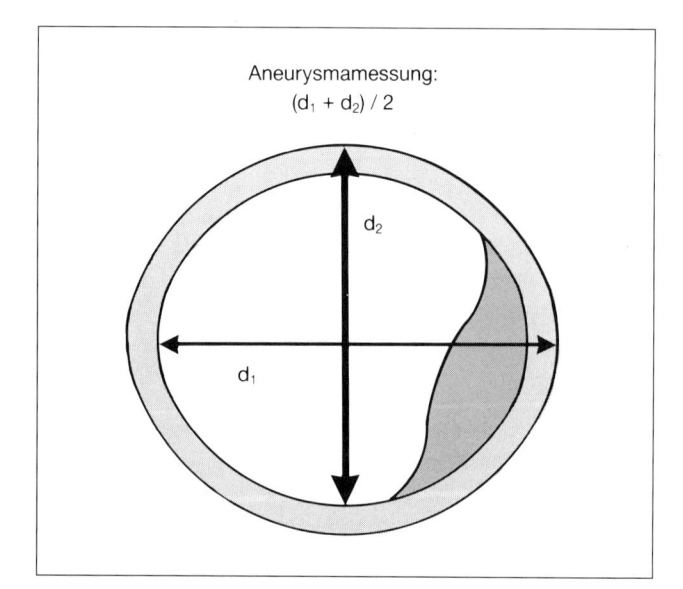

Abb. 10. Bestimmung des Durchmessers eines Bauchaortenaneurysmas. Transversal- und Sagittaldurchmesser werden ermittelt und von beiden das arithmetische Mittel errechnet. Die Wanddicke wird jeweils nur einmal miteinbezogen.

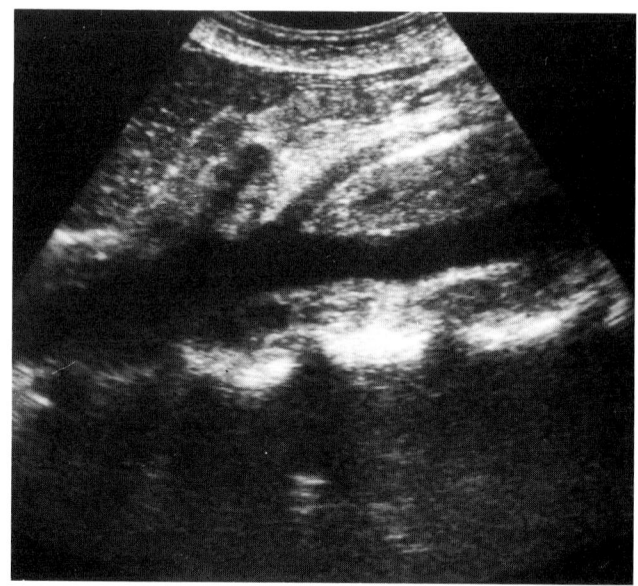

Abb. 12. Medianer Oberbauchlängsschnitt. Echoreiche Raumforderung im stumpfwinkligen Abgang der A. mesenterica superior; 52jähriger Patient mit Pankreaskopfkarzinom.

III.8.5. Äste der Aorta abdominalis

Der erste Hauptast der Aorta abdominalis ist der ventral abgehende *Truncus coeliacus*, der sich in die *A. hepatica communis*, die A. gastrica sinistra und die *A. lienalis* aufweigt. Die A. gastrica sinistra entzieht sich in der Regel dem sonographischen Nachweis. Im Pankreasschnitt stellt sich der Truncus coeliacus als typische Geweih-, Palmen-, Y-, Springbrunnen- oder Mövenschwingenfigur dar (Abb. 11). Etwa 2 cm unterhalb des Trun-

Gefäße

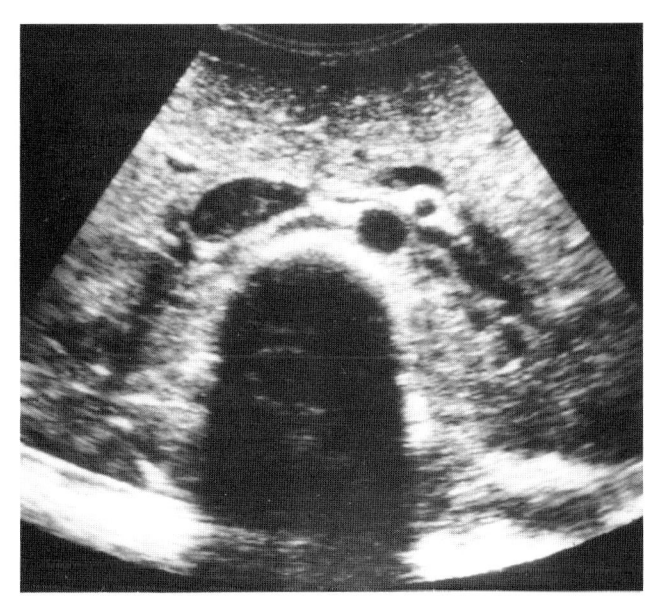

Abb. 13. Modifizierter Oberbauchquerschnitt: Arteria mesenterica superior als Leitstruktur ventral der Aorta und dorsal der längs getroffenen Vena lienalis. Normalbefund bei einer 31jährigen gesunden Patientin.

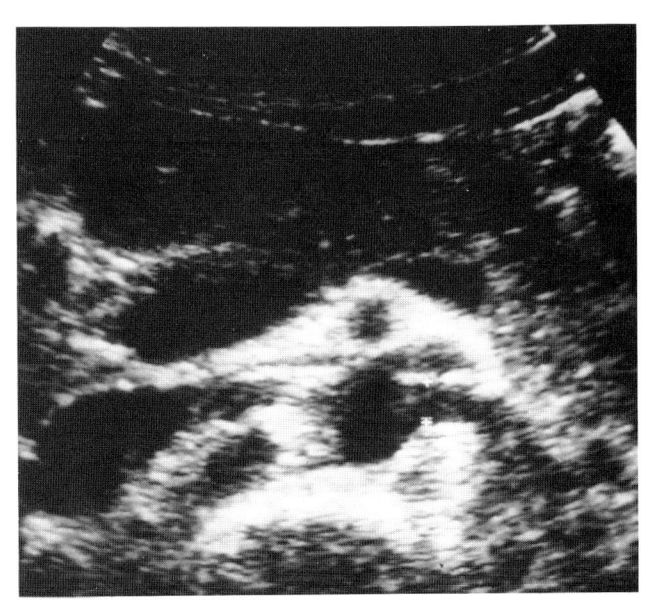

Abb. 14. Oberbauchquerschnitt. Abgang der linken A. renalis aus der Aorta. Ventral der Aorta die zwischen Aorta und A. mesenterica superior eingeengte Vena renalis sinister mit pseudoaneurysmatischer Erweiterung des distalen Gefäßabschnittes. Normalbefund bei einem 48jährigen Patienten im Rahmen der internistischen Durchuntersuchung.

cus coeliacus entspringt die *A. mesenterica superior* ventral aus der Aorta im Längsschnitt in einem *spitzen Winkel* von 15–30 Grad. *Stumpfwinkliger Abgang* kann auf eine *Raumforderung* hindeuten, was zur Suche nach Lymphknoten oder Tumoren im Pankreasbereich Anlaß geben sollte (Abb. 12). In dem Winkel zwischen Aorta und A. mesenterica superior stellt sich die schräg getroffene linke Nierenvene als ovales echoarmes Gebilde dar. Im Querschnitt findet man die A. mesenterica superior ventral des Aortenquerschnittes und dorsal der längsgetroffenen Vena lienalis gelegen als rundes pulsierendes Gebilde (Abb. 13, 14). *Mesenterialarterienverschlüsse*, seien sie thrombotischer oder embolischer Genese, können gelegentlich durch Darstellung des Thrombus oder Embolus erkannt werden, wobei fehlender Fluß in der Duplexsonographie die Diagnose sichern hilft. In der Regel erschwert jedoch der starke begleitende Meteorismus die Diagnosestellung im Akutfall.

Der Abgang der Nierenarterien ist häufig nur bei günstigen Bedingungen (nüchterner, schlanker, entblähter Patient) darstellbar. Die A. renalis dexter unterkreuzt die V. cava in typischer Weise im rechten Winkel und imprimiert sie von dorsal (vergleiche auch Abbildung 3), was im Längsschnitt gut dargestellt werden kann. Die rechte A. renalis kann im Gegensatz zur linken A. renalis fast immer im Querschnitt auf ganzer Länge abgebildet werden.

Die A. mesenterica inferior entzieht sich oft der Darstellung mittels Ultraschall.

In Höhe des Nabels teilt sich die Aorta abdominalis in die Iliacalarterien, die ventrolateral der Iliacalvenen schräg durch das Becken verlaufen (Abb. 15).

III.8.6. Vena cava inferior

Rechts neben der Aorta zieht die V. cava inferior nach kranial. Normvarianten sind selten. Die Vena cava ist gekennzeichnet durch die typische «weiche» *Doppelpulsation*, die durch die zeitversetzte Kontraktion von rechtem Vorhof und rechtem Ventrikel entsteht. Man erkennt eine deutliche *respiratorische Lumenschwankung*. Wie alle Venen läßt sich auch die V. cava inferior durch mäßigen Druck des Schallkopfes vollständig zu-

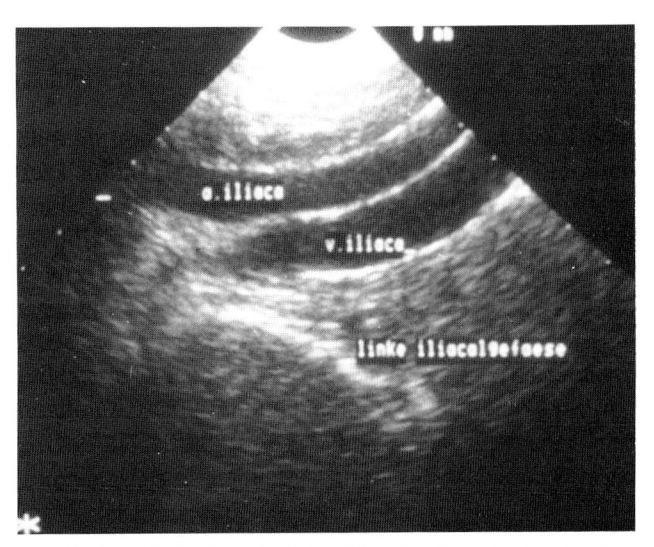

Abb. 15. Schrägschnitt im linken Unterbauch. Linke Arteria iliaca ventrolateral der Vena iliaca durch das kleine Becken verlaufend. Normalbefund bei einem 32jährigen Patienten.

sammendrücken. Im kranialen Anteil der Vena cava und in den Lebervenen erkennt man oft winzige, strichförmige, echoreiche Strukturen, die sich stromabwärts bewegen, ein Phänomen, das typisch ist für venöse Gefäße mit langsamem Blutfluß. Man erklärt es sich mit der «Geldrollenbildung» der Erythrozyten oder mit Turbulenzen bedingt durch unterschiedliche Flußgeschwindigkeiten in den größeren Venen. Die sonographischen Kriterien zur Differenzierung von Aorta und Vena cava inferior sind in Tabelle 3 aufgelistet, die Kriterien lassen sich auf alle venösen und arteriellen Gefäße übertragen. Die V. cava inferior ist bei *Rechtsherzinsuffizienz* oder bei Einflußstauung bei Perikarderguß als breites Gefäß mit einem Durchmesser von *3,5–4,0 cm* darstellbar (Abb. 16). Die Lebervenen sind ebenfalls aufgestaut. Im Querschnitt weist die gestaute Vena cava inferior eine runde Form im Gegensatz zur normalen ovalen Form auf. Doppelpulsation, respiratorische Lumenschwankung und Kompressibilität des Gefäßes sind weitgehend aufgehoben. Beim Valsalvamanöver kollabiert die Vene nicht. Die V. cava und der Konfluens sowie konfluensnahe Lebervenen sind echofrei (Tab. 4).

Hauptsächlich wird die V. cava durch Raumforderungen oder Lebervergrößerung verlagert und von außen eingeengt, selten sind Cavamembranen (echoreiche Septierung im Lumen). *Cavathrombosen* stellen sich in der Regel als Echogenität im Lumen der nicht komprimierbaren Vene dar. Kranial der Thrombose ist der Durchmesser der wieder kompressiblen Vene meist geringer als kaudal. Anhand der Echogenität des Thrombus kann aber kein sicherer Rückschluß auf das Alter der Thrombose gezogen werden. Als Ursachen von Cavathrombosen sind apositionelles Thrombenwachstum bei tiefer Bein-Beckenvenenthrombose (Abb. 17), Operation, Hyperkoagulabilität (paraneoplastisch oder im Rahmen von Systemerkrankungen) oder essentielle Thrombozytose zu nennen. Auch können Tumorzapfen von Nieren- oder Nebennierenkarzinomen in die Vena cava einwachsen.

III.8.7. Nierenvenen

Die rechte Nierenvene ist meist einfach darstellbar, da die Leber als akustisches Fenster dient. Die linke Nierenvene bereitet gelegentlich Schwierigkeiten beim Auffinden. Im Längsschnitt erscheint sie schräg angeschnitten zwischen Aorta und A. mesenterica superior, manchmal ist eine Verwechslung mit einem Lymphknoten im Längsschnitt möglich, dies kann aber durch Drehung des Schallkopfes um 90 Grad leicht ausgeschlossen werden, da sich dann die ovale Struktur in eine längliche Struktur auflöst. Im Querschnitt kommt die linke Vena renalis ventral der quer getroffenen Aorta abdominalis zur Darstellung.

Als Normalbefund ist die sogenannte *Pseudodilatation* der *A. renalis sinistra* zu werten. Die linke Nierenvene wird in der physiologischen Enge zwischen Aorta und A. mesenterica superior eingeengt und der weiter distal gelegene Gefäßabschnitt kommt im Querschnitt erweitert zur Darstellung (Abb. 14). Bei Nierenkarzinomen können gelegentlich echogene Tumorthromben im Gefäß nachgewiesen werden.

Tab. 3. Sonographische Unterscheidungsmerkmale zwischen Aorta und Vena cava

Sonographisches Merkmal	Aorta	Vena cava
Querschnitt	rund	oval
Pulsation	einfach «hart»	doppelt «weich»
Echogenität im Lumen	nicht vorhanden	vorhanden
Respiratorische Lumenschwankung	nicht vorhanden	vorhanden
Kompressibilität	nicht vorhanden	vorhanden

Tab. 4. Sonographische Veränderungen der Vena cava bei Rechtsherzinsuffizienz

Merkmal	Normalbefund	Rechtsherzinsuffizienz
Weite	unterschiedlich	erweitert, ohne Lumenschwankung
venöser Puls	vorhanden	nicht nachweisbar
Kompressibilität	vorhanden	gering
Valsalva	Kollaps der Vene	Lumen unverändert
atemabhängige Lumenschwankung	vorhanden	fast aufgehoben
Form im Querschnitt	oval	rund

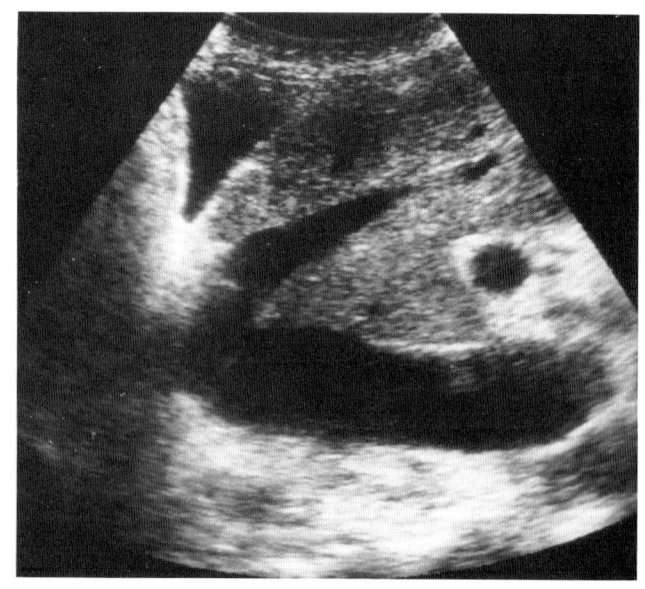

Abb. 16. Oberbauchlängsschnitt. Weite, «starre» Vena cava bei Rechtsherzinsuffizienz. Zwischen Leberrand und Diaphragma ist freie Flüssigkeit erkennbar. Lebervenenstauung. 88jährige Patientin mit schwerer Stauungsherzinsuffizienz auf dem Boden einer koronaren Herzkrankung.

Gefäße

III.8.8. Beckenvenenthrombose

Bei Thrombosen der Beckenvenen ist die *Kompressibilität* der Vene aufgehoben. Meist findet man echoreiches Material im Lumen der Vena iliaca. Die Diagnose kann durch den fehlenden Fluß im Gefäß mittels Duplexsonographie gesichert werden.

III.8.9. Gefäße der Extremitäten

Sonographisch lassen sich die größeren Gefäße der oberen und unteren Extremitäten erfassen, wobei jedoch Darstellung und Beurteilung in der Regel Domäne der Duplexsonographie sind. In diesem Zusammenhang soll nur auf einige wenige Gefäßabschnitte hingewiesen werden, die in der Routinediagnostik von Interesse sein könnten und die mit einem 5 oder 7,5 MHz Schallkopf abgebildet werden können.

III.8.9.1. A. femoralis, A. femoralis superficialis und A. poplitea

Periphere Aneurysmen, seien sie atherosklerotischer, bakterieller oder traumatischer Natur, können mit Hilfe des Ultraschalls erkannt werden und in Lage und Ausdehnung meist besser als in der Angiographie beschrieben werden, vor allem wenn Teile oder das gesamte *Aneurysma* thrombosiert sind (Abb. 18). Auch Extravasate lassen sich meist als echoarme Raumforderungen abgrenzen. Periphere Gefäßprothesen sind darstellbar. Insbesondere zur Beantwortung der Frage, ob Infektion oder Nahtdehiszenzen vorliegen, kann der Ultraschall beitragen.

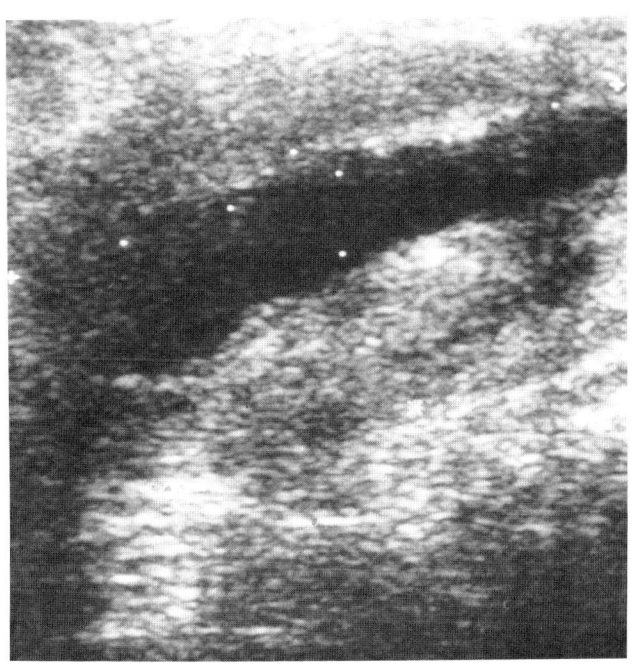

Abb. 18. Längsschnitt durch die A. poplitea. Aneurysma der A. poplitea mit vollständig thrombosiertem Aneurysmasack, in der Angiographie nicht darstellbar. 68jähriger Patient mit Claudicatio intermittens bei dilatativer Angiopathie.

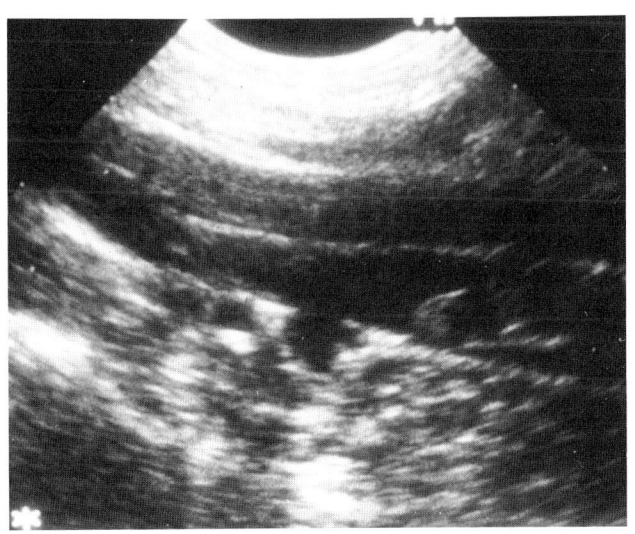

Abb. 19. V. femoralis im Längsschnitt. Im Lumen der Vena femoralis zeigt sich die echoreiche Thrombusspitze. Gefäß proximal komprimierbar, distal nicht komprimierbar. Thrombose der V. femoralis bei einer 42jährigen Patientin.

III.8.9.2. Vena femoralis und Vena poplitea

Venöse Gefäße sind gekennzeichnet durch Kompressibilität des Lumens. *Fehlende Kompressibilität* und aufgehobener Fluß sind die Kriterien zur Diagnostik einer tiefen Beinvenenthrombose. Das Lumen des venösen Gefäßes kann echogene Strukturen aufweisen (Abb. 19). Anhand der Echogenität auf das Alter der Thrombose zu schließen ist nach neueren Kenntnissen

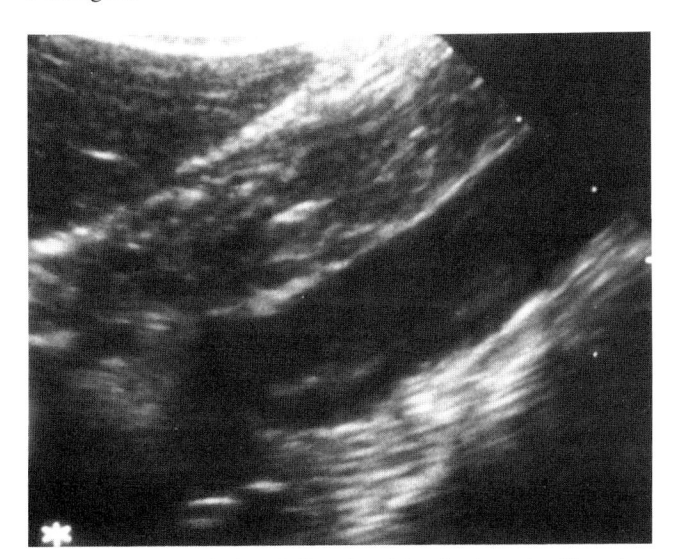

Abb. 17. Längsschnitt. Mäßig echoreicher flottierender Thrombus in der nicht komprimierbaren Vena cava. Aufsteigen einer Beckenvenenthrombose in die V. cava bei 37jährigem Patienten mit AIDS.

umstritten. Allein mit Hilfe des Ultraschalles (5 MHz) ohne Dopplereinheit, wobei fehlende Komprimierbarkeit als einziges Kriterium herangezogen wird, kann bei der Diagnostik der Beinvenenthrombose eine Sensitivität von 91% und eine Spezifität von 99% erreicht werden, wenn die Phlebographie als Referenzmethode fungiert. Wenn möglich, ist dennoch der Duplexsonographie Vorrang zu gewähren.

III.8.10. Gefäße des Halses

Atherosklerotische Veränderungen der A. carotis interna und Jugularvenenstauung oder -thrombose können erkannt werden.

III.8.11. Wertigkeit der Sonographie bei Gefäßuntersuchung im Vergleich zu anderen bildgebenden Verfahren

Die Ultraschallsonographie nimmt bei der Darstellung von Gefäßen einen vorrangigen Platz ein. Sie stellt eine nicht invasive Untersuchungsmethode dar, die beliebig oft wiederholbar ist und dank deren Hilfe invasive Verfahren immer mehr in den Hintergrund gedrängt werden. In der *Diagnostik von Aneurysmen*, insbesondere der des *Bauchaortenaneurysmas* ist die Ultraschallsonographie führend. Sie hat dabei die Angiographie abgelöst, da in der Angiographie nur die durchflossenen, nicht aber die thrombosierten Anteile eines Aneurysmas, wie mit der Sonographie möglich, dargestellt werden. Computertomographie und Kernspintomographie sind weniger untersuchungsabhängig als die Sonographie und genauer hinsichtlich der Einbeziehung von Ästen der Aorta abdominalis. Umstritten ist, ob die Wandbeschaffenheit des Aneurysmas mit der Computertomographie oder Kernspintomographie besser erkannt werden kann als im Ultraschall. Zu bedenken sind bei der Computertomographie die Strahlenbelastung und wie bei der Kernspintomographie der hohe Kosten-, Apparat- und Personalaufwand. Während derzeit ein Oberbauchstatus mittels Ultraschall mit DM 53 abgerechnet werden kann, kostet ein Computertomogramm mit Kontrastmittel ca. DM 540 und eine Kernspintomographie ca. DM 630.

Bei kleineren asymptomatischen Aneurysmen ist unserer Meinung nach eine sonographische Verlaufskontrolle gerechtfertigt, bei grenzwertig großen Aneurysmen kann die Computertomographie eventuell Zusatzinformationen bringen, wobei aber, wenn nicht operiert wird, in der weiteren Kontrolle des Aneurysmas sicher die Sonographie wieder die führende Rolle einnimmt.

In der *Diagnostik venöser Thrombosen* hat die Sonographie, insbesondere die Duplexsonographie, die Phlebographie in den Hintergrund gedrängt.

Literatur

1 Crawford ES und Hess KR: Abdominal aortic aneurysms. N Engl J Med 1989;321:1040–1042.
2 Lensing WA, Prandoni P, Brandjes D, Huisman PM, Vigo M, Tomasello G, Krekt J, ten Cate JW, Huisman MV, Büller HR: Detection of deep vein-thrombosis by real-time B-mode ultrasonography. N Engl J Med 1989;320:342–346.
3 Nevitt MP, Ballard DJ, Hallett, JW: Prognosis of abdominal aortic aneurysms: A population based study. N Engl J Med 1989;321:1009–1014.
4 Weigold B, Zoller WG, Spengel F, Zöllner N: Überlebenswahrscheinlichkeit von Patienten mit zufällig entdeckten Bauchaortenaneurysmen. Klin Wschr 1989;65:92.

III.9. Duplexsonographie abdomineller und retroperitonealer Gefäße

W. G. Zoller

III.9.1. Zusammenfassung

Die Duplexsonographie, eine *Kombination aus Real-time-B-Bild und gepulstem Doppler*, stellt eine große Bereicherung in der sonographischen Diagnostik dar. Seit etwa 10 Jahren zählt sie zur Standardmethode in der Untersuchung oberflächennaher Gefäße im Bereich der Angiologie und der Kardiologie. Durch technische Weiterentwicklungen können auch *abdominelle Gefäße* duplexsonographisch erfaßt, das Flußmuster analysiert und eine Aussage über *hämodynamische Verhältnisse* getroffen werden. Dies bedeutet eine Erweiterung der Diagnostik über rein sonomorphologische Veränderungen hinaus.

Im Bereich der Arterien kann die Duplexsonographie nichtinvasiv *Stenosen* und *Gefäßverschlüsse* erkennen. Dies ist wichtig bei dem klinischen Verdacht einer *Mesenterialarterienembolie*. Die sonographisch vermutete *Dissektion eines Bauchaortenaneurysmas* kann die Duplexsonographie durch den Nachweis eines wahren und falschen Lumens bestätigen oder widerlegen. Die dopplersonographische Analyse der *Nierenarterieneinengungen* und -verschlüsse ist bei der Frage nach sekundärer Hypertonie von größter Bedeutung.

Dopplersonographische Flußmuster der Venen zeigen einen kontinuierlichen, atemabhängigen Fluß. Thrombosen der Vena cava und der Beckenvenen sind mit hochauflösenden Ultraschallköpfen im allgemeinen schon mit dem konventionellen B-Bild sonographisch gut erfaßbar. Die Duplexsonographie vermag nicht nur eine eindeutige Aussage über das Ausmaß der Thrombose zu machen, sondern auch die *Flußverhältnisse* vor und nach einer Thrombose festzustellen, so daß sich meist eine Phlebographie erübrigt. Durch die duplexsonographische Untersuchung der Pfortader und ihrer Äste läßt sich erstmals eine nichtinvasive Aussage zur *Hämodynamik der Vena portae* machen. Strömungsgeschwindigkeitsmessungen, Angaben über die Strömungsrichtung des Blutes können zur nichtinvasiven Diagnostik einer portalen Hypertension beitragen.

Für die Zukunft wird der nichtinvasive duplexsonographische Wirksamkeitsnachweis einiger *Pharmaka* auf die Leberdurchblutung von größter Wichtigkeit sein.

Die *farbcodierte Duplexsonographie* stellt eine Weiterentwicklung dar. Im Gegensatz zur konventionellen Schwarzweiß-Dopplertechnik erfolgt die Darstellung der Dopplerfrequenz innerhalb des gewohnten zweidimensionalen Bildes farbcodiert. Im Prinzip handelt es sich dabei um die Anwendung des gepulsten Dopplerverfahrens, nur daß nicht an einem Punkt («Sample volume»), sondern an vielen Stellen in einem Gefäß Dopplerfrequenzänderungen gleichzeitig bestimmt werden können, die farbcodiert wiedergegeben werden.

Ob die Farbduplexsonographie im Abdomen auch eine Verbesserung gegenüber der konventionellen Schwarzweiß Dopplersonographie ist, kann zum jetzigen Zeitpunkt noch nicht sicher beantwortet werden.

III.9.2. Indikationen

Die Indikation zur abdominellen Duplexsonographie ist immer dann gegeben, wenn über sonomorphologische Veränderungen hinaus Informationen über *Blutfluß*, die *Blutflußrichtung*, sowie Stenosen oder Gefäßverschlüsse von Interesse sind.

Dies gilt sowohl für das arterielle wie für das venöse System. Neben der Darstellung von Thrombosen werden in Zukunft die nichtinvasiv nachweisbaren pharmakokinetischen Veränderungen der *Leberdurchblutung* von größtem Interesse sein.

In beiden Bereichen werden durch den Einsatz der Duplexsonographie wichtige Informationen über die Hämodynamik des jeweiligen Gefäßsystems vermittelt, die in vielen Fällen auch schon zu einer eindeutigen Diagnose führen und invasive Untersuchungen einsparen helfen.

III.9.3. Physikalische Grundlagen

Die Duplexsonographie stellt eine Kombination der gepulsten Dopplersonographie und der Real-time-B-Bild-Sonographie dar. Überträgt man die physikalischen Gesetzmäßigkeiten des Dopplereffektes auf die Kreislaufverhältnisse, so bedeutet dies: Dringt eine vom Schallkopf ausgesandte *Ultraschallwelle* einer bestimmten vorgegebenen *Frequenz* in Gefäße ein, so wird diese an den sich bewegenden Erythrozyten reflektiert, um schließlich vom Schallkopf wieder empfangen zu werden (Abb. 1). Die empfangene Schallwelle hat dabei eine *Frequenzänderung* erfahren, die in direkter

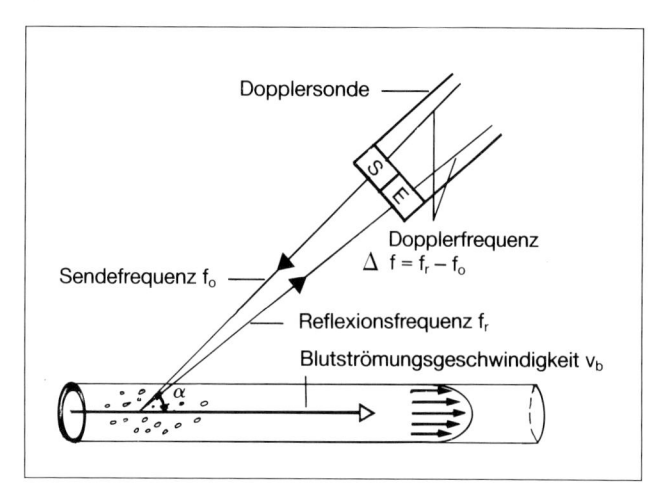

Abb. 1. Prinzip der dopplersonographischen Meßmethode.

Beziehung zur Blutströmungsgeschwindigkeit steht: je höher die Blutströmungsgeschwindigkeit ist, desto höher ist auch die Frequenzänderung.

Unter der *Dopplerfrequenz* versteht man demnach die Differenz zwischen Sendefrequenz (F_O) und der von einem bewegten Objekt reflektierten Frequenz (F_R). Ist der Winkel (α) zwischen dem Ultraschallstrahl und der Blutflußachse bekannt, so läßt sich aus der Dopplergleichung die *Blutströmungsgeschwindigkeit* errechnen.

Im Gegensatz zum Continuous-wave Doppler wird bei der gepulsten Dopplertechnik ein Quarzkristall gleichzeitig als Sender und Empfänger benutzt. Dies ist möglich, da das gepulste Dopplersystem wesentlich komplexer aufgebaut ist: eine Schallwelle wird mit einer bestimmten vorgegebenen *Pulswiederholungsfrequenz (PRF)* ausgesandt. Die Höhe der Pulswiederholungsfrequenz wird durch die Meßtiefe und durch die innerhalb des Meßpunktes auftretende maximale Blutflußgeschwindigkeit bestimmt. Das reflektierte Signal wird während der Sendepause, also nach einer kurzen zeitlichen Verzögerung, von der Sendeempfangseinheit (Transducer) wieder aufgenommen. Sobald eine Schallwelle den Transducer verlassen hat, steht das gesamte System für den Empfang und die Verarbeitung der reflektierten Signale zur Verfügung.

Für die maximal detektierbare Strömungsgeschwindigkeit v_{max} sind folgende Zusammenhänge wichtig: Die PRF kann nicht beliebig gesteigert werden. Nach dem «*Nyquist-Theorem*» darf die PRF das Zweifache der zu messenden Dopplerfrequenz (F_D) nicht überschreiten. Aufgrund dieser Nyquistbeziehung und der bekannten Dopplergleichung heißt dies, daß die Strömungsgeschwindigkeit direkt von der maximal möglichen PRF abhängt: Übersteigt die PRF nun die Nyquistgrenze, so können höhere Dopplerfrequenzen nicht mehr eindeutig zugeordnet werden und es kommt zu einer paradoxen Registrierung: die entsprechenden Strömungssignale werden abgeschnitten und es erfolgt eine in Bezug auf die Nullinie entgegengesetzte Registrierung. Dieses Phänomen bezeichnet man als «*Aliasing*» (Abb. 2).

Um «Aliasing» zu verhindern, muß entweder durch Verschieben der Nullinie versucht werden, das empfangene Frequenzspektrum innerhalb des gewählten Nyquistbereiches darzustellen, doer die Nyquistfrequenz muß erhöht werden.

Bei allen Systemen wird mit Hilfe des Real-time-B-Bildes das zu untersuchende Gefäß aufgesucht, identifiziert und dargestellt. Das in einem günstigen *Dopplerwinkel* von ca. 40–70 Grad zur Schallausbreitungsrichtung ins Gefäß positionierte «Sample volume» (Informationsvolumen) entspricht dem Raum, in dem Flußsignale erfaßt und quantitativ in Form der *Spektrumanalyse* dargestellt werden. Die Angabe erfolgt entweder in Kiloherz (KHz), d. h. Frequenzverschiebung durch den Dopplereffekt oder in Metern pro Sekunde (winkelkorrigiert, umgerechnet in Blutströmungsgeschwindigkeit).

Das Dopplersignal gibt Aufschluß über den Blutfluß und kann somit zwischen arteriellem und venösem Fluß unterscheiden. Damit besteht die Möglichkeit, im Real-time-B-Bild sichtbare tubuläre Strukturen durch die Dopplersonographie zu unterscheiden, Änderungen des Flußmusters festzustellen und Thrombosen und Gefäßeinengungen abzugrenzen.

III.9.4. Arterien des Abdomens

III.9.4.1. Anatomische Grundlagen

Die große Bauchschlagader, *Aorta abdominalis*, verläuft unmittelbar ventral der Wirbelsäule und gibt noch zwischen den Schenkeln ihres Zwerchfellschlitzes, Hiatus aorticus, in Höhe des 12. Brustwirbels, den *Truncus coeliacus* ab. Dieser teilt sich am oberen Rande des Pankreas sofort in seine 3 Hauptäste: die Arteria hepatica communis, die Arteria gastrica sinistra und die Arteria lienalis. Im weiteren Verlauf nach kaudal entspringt die unpaare *Arteria mesenterica superior* vor dem 1. Lendenwirbel und hinter dem Pankreas. Die Arteria mesenterica inferior entspringt gegenüber dem 3. Lendenwirbel aus der Aorta und teilt sich wie die *Arteria mesenterica* superior in mehrere Äste auf. Die Aorta teilt sich vor dem 4. Ledenwirbel in die paarigen *Arteriae iliacae communes*. Die *Arteriae renales* entspringen zwischen dem 1. und 2. Lendenwirbel seitlich aus der Aorta. Die rechte verläuft hinter der Vena cava und dem Pankreaskopf, die linke hinter dem Pankreaskörper zur Niere.

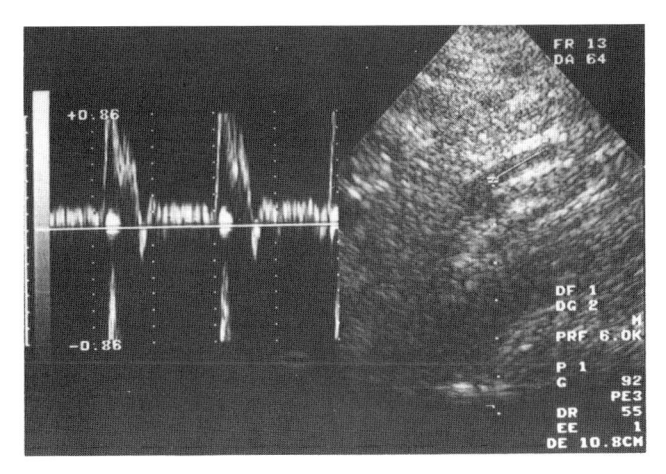

Abb. 2. Längsschnitt medianer Oberbauch. Rechts im Bild: B-Bild mit Lage des Sample volumes in der Arteria mesenterica superior. Links im Bild: Spektrumanalyse der Arteria mesenterica superior. Die maximale Flußgeschwindigkeit übersteigt die Nyquist-Grenze, so daß Strömungssignale oberhalb und unterhalb der Null-Linie registriert werden. «Aliasing-Effekt».

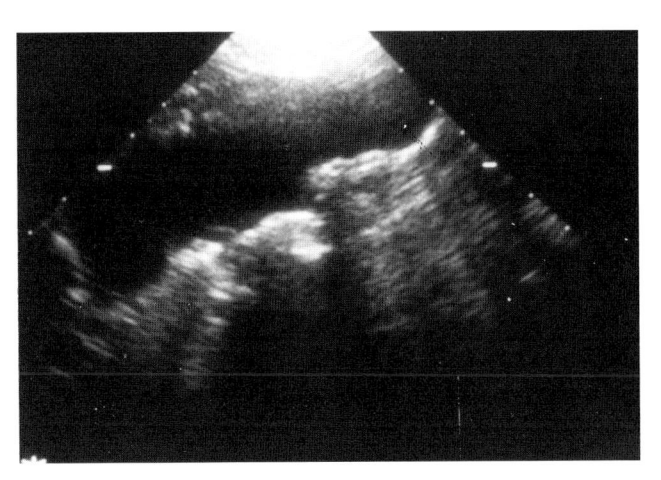

Abb. 4. Längsschnitt medianer Oberbauch. 5 MHz Schallkopf. Entlang der dorsalen Wand der Aorta abdominalis multiple helle Echos mit Schallschatten. Plaques in der Aorta bei 43jährigem Patienten mit Hypercholesterinämie.

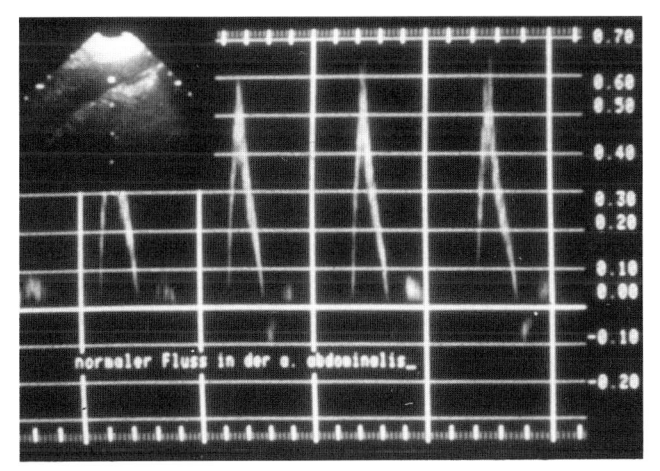

Abb. 3. Oberbauchlängsschnitt. Spektrumanalyse der Aorta abdominalis mit steilem systolischen Anstieg, steilem diastolischem Abfall und anschließendem Dip. Breites frequenzfreies Fenster unterhalb des systolischen Anstiegs. Normalbefund eines 20jährigen Mannes.

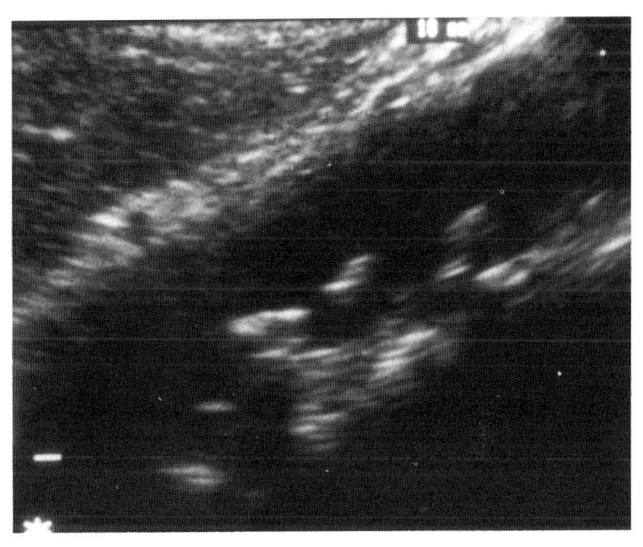

Abb. 5. Medianer Oberbauchlängsschnitt. 7,5 MHz. Grobschollige exulcerierte, ins Gefäßlumen hineinragende Plaques bei 22jährigem Patient mit homozygoter familiärer Hypercholesterinämie.

III.9.4.2. Aorta abdominalis

Die Arterien des Abdomens liefern in Abhängigkeit von ihrer Größe, ihrem Blutdurchsatz und der Art des peripheren Widerstandes unterschiedliche Dopplersignale. Da es sich um einen pulsierenden Blutstrom handelt, findet sich ein *komplexes Dopplerfrequenzspektrum*, dessen Analyse aufgrund der charakteristischen Kurvenformen eine Zuordnung zu einzelnen Gefäßen gestattet. Die Duplexmessung erfolgt im Längsschnitt mit einem Winkel möglichst kleiner als 60 Grad.

Die Aorta zeigt normalerweise einen annähernd *laminaren, pulsierenden Blutfluß*. Die Geschwindigkeit der einzelnen korpuskulären, reflektierenden Elemente pro Querschnitt sind annähernd gleichmäßig verteilt. Lediglich an den Rändern, wo Scherkräfte entstehen, finden sich geringfügige Turbulenzen.

Die Blutflußkurven der proximalen Aorta sind charakterisiert durch eine hohe Strömungsgeschwindigkeit in der Systole mit einem steilen *systolischen Anstieg*, gefolgt von einem *schnellen Absinken* der Strömungsgeschwindigkeit im diastolischen Abschnitt. Es findet sich ein Spektrum mit sogenanntem *«frequenzfreiem Fenster»* unterhalb des systolischen Anstiegs.

Im distalen Aortenabschnitt bzw. im Beckenbereich wird mit zunehmendem peripheren Widerstand diese Flußkurve verändert. Während der schnelle systolische Anstieg und der schnelle diastolische Abfall erhalten

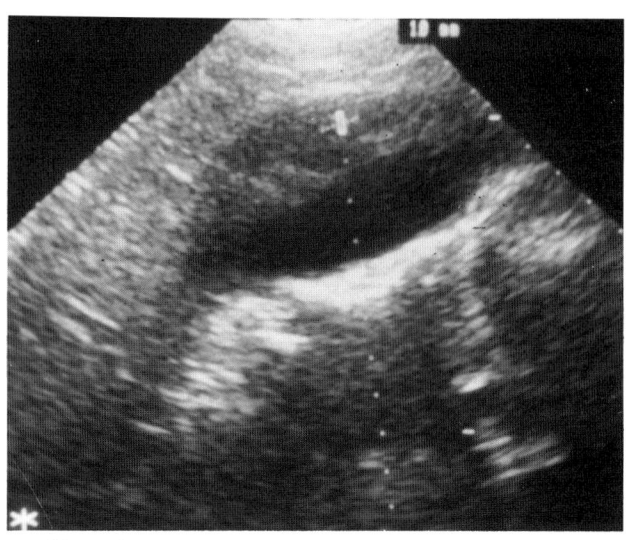

Abb. 6. Oberbauchlängsschnitt. Großes infrarenales Bauchaortenaneurysma mit breitem Thrombusmantel. 55jähriger Patient.

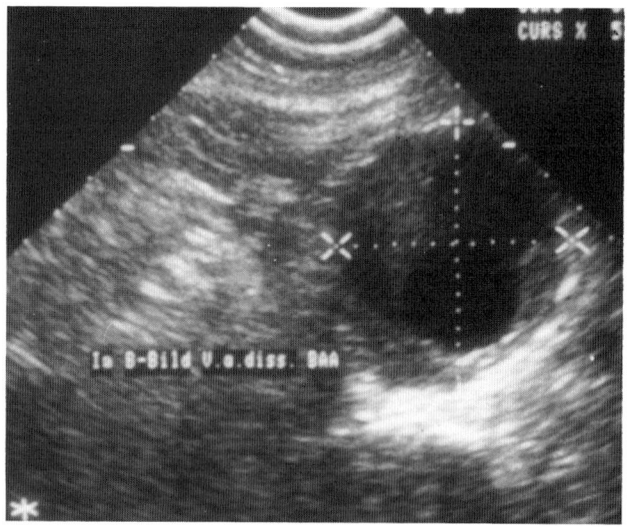

Abb. 7. Gleicher Patient wie Abb. 6. Oberbauchquerschnitt. Das infrarenale Bauchaortenaneurysma hat ein Ausmaß von 6,7×5,7 cm. Sonographisch dringender V.a. Dissektion.

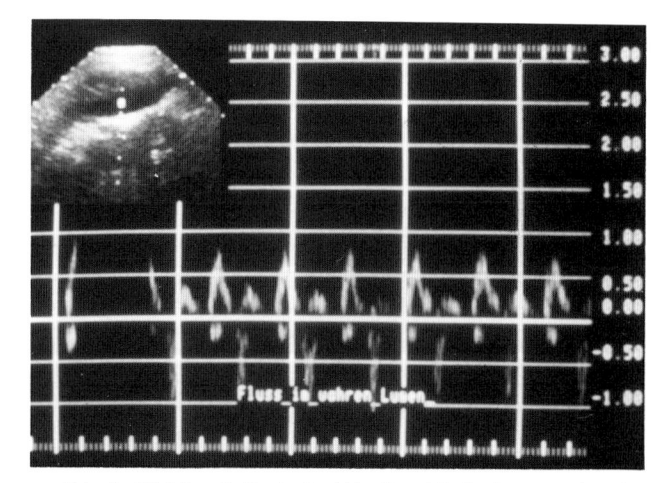

Abb. 8. Gleicher Patient wie Abb. 6 und 7. Spektrumanalyse im wahren Lumen des Bauchaortenaneurysmas. Regelrechter arterieller Fluß.

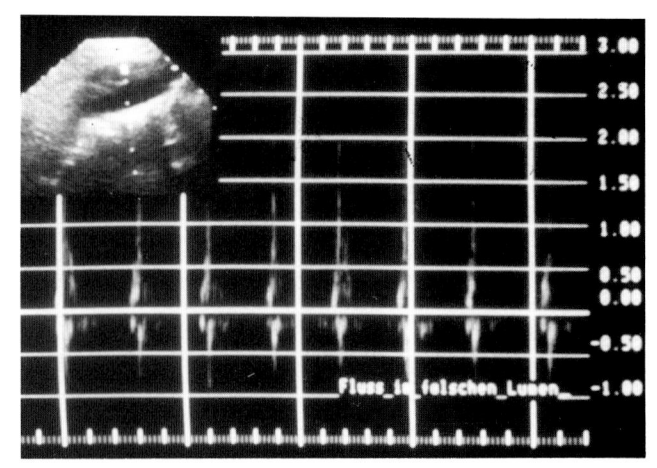

Abb. 9. Gleicher Patient wie Abb 6 bis 8. Spektrumanalyse im falschen Lumen des Bauchaortenaneurysmas. Arterielle Signale als Zeichen eines durchflossenen falschen Lumens; damit duplexsonographische Bestätigung der Verdachtsdiagnose einer Dissektion.

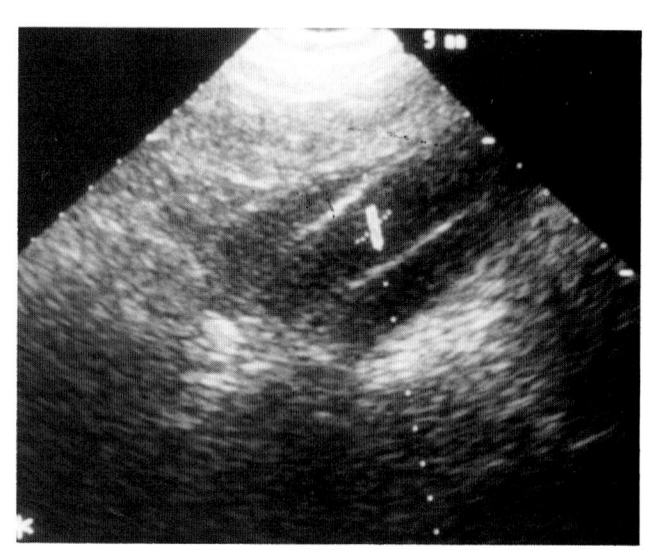

Abb. 10. Gleicher Patient wie Abb. 6 bis 9. Zustand nach Operation des Bauchaortenaneurysmas und Anlegen einer Gore-Tex-Rohrprothese. Positionierung des Sample-volumes im Lumen der Prothese. Ventral und dorsal echoarme Strukturen als Ausdruck der sackförmigen Überstülpung des alten Aneurysmasackes

bleiben, kehrt aufgrund des hohen peripheren Widerstandes im diastolischen Abschnitt der Blutfluß zur Null-Linie zurück.

Mit zunehmendem peripheren Widerstand findet sich auch ein herzwärts gerichteter Blutfluß, der durch Frequenzspektren unterhalb der Null-Linie (sogenannter «*Dip*», entsprechend einer kleinen Rückflußwelle) gekennzeichnet ist (Abb. 3).

Mit hochauflösenden Schallköpfen (5,0 MHz; 7,5 MHz) ist bei schlanken und nüchternen Patienten eine morphologische Feindiagnostik möglich und es können *Plaques* von wenigen Millimetern Dicke erkannt werden (Abb. 4, 5).

Die Spetrumanalyse ist häufig unauffällig, da die Veränderungen noch zu keiner hämodynamisch wirksamen Stenosierung führen.

Der Nachweis eines *Aortenaneurysmas* durch die Realtime-B-Bild-Sonographie ist einfach und sicher. Die Sonographie liefert allerdings keine Information bezüglich der funktionellen Veränderungen des Blutstromes. Beim Aortenaneurysma findet sich im Duplex ein Absinken der systolischen Höchstgeschwindigkeit und eine *Verbreiterung des Spektrums* als Ausdruck der Turbulenzen. Systolische Anstiegsgeschwindigkeit und Abfallgeschwindigkeit der Diastole sind deutlich verlangsamt. Im Falle eines *dissezierenden Aortenaneurysmas* ist im B-Bild allein oft nicht zu unterscheiden, ob es sich um zwei Lumina handelt (wahres und falsches Lumen) oder ob nur ein ausgedehnter echoarmer Thrombusmantel vorliegt (Abb. 6, 7).

Der Nachweis eines Blutflusses im Dissekat mittels Duplexsonographie gelingt meist ohne Probleme; *wahres und falsches Lumen* können eindeutig unterschieden werden, so daß invasive Maßnahmen, wie die Angiographie eingespart werden können (Abb. 8, 9). Postoperativ ist duplexsonographisch eine Kontrolle der Flußverhältnisse in der Prothese sehr gut möglich; dabei ist die Kenntnis der jeweiligen Operationstechnik wünschenswert, um Fehlinterpretationen zu vermeiden (Abb. 10).

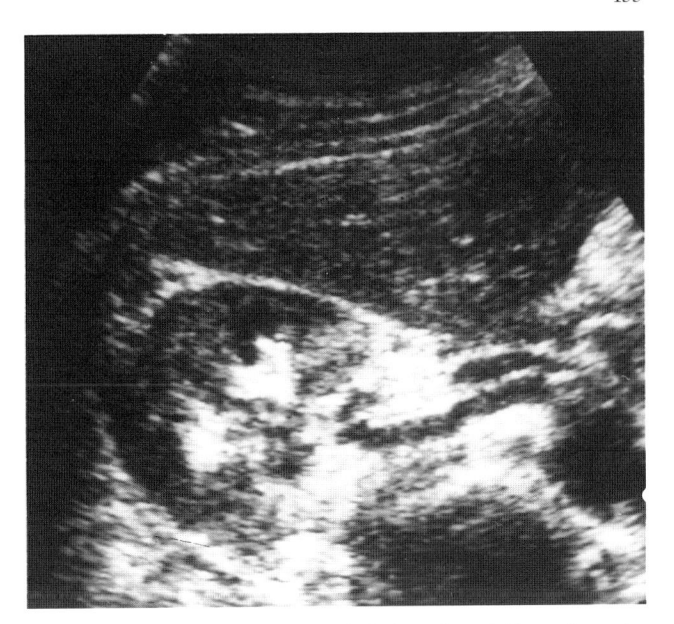

Abb. 11. Modifizierter Subcostalschnitt rechts mit Darstellung des Nierenhilus im Querschnitt. Unterhalb des rechten Leberlappens Darstellung der rechten Niere im Querschnitt mit Vena renalis dextra (ventral gelegen) und Arteria renalis dextra (dorsal gelegen) mit Einmündung in die Aorta abdominalis. Normalbefund; 25jähriger Mann.

III.9.4.4. Nierenarterien

Die Dopplersonographie der Nierenarterien ist bei der Frage nach *sekundären Hochdruckformen* von größter Bedeutung, da sie als erstes nichtinvasives Verfahren Nierenarterienstenosen auffinden kann. Im modifizierten Subkostalschnitt rechts gelingt die Darstellung des Nierenhilus und der Nierengefäße relativ einfach (Abb. 11).

Die rechte Nierenarterie läßt sich in ihrem gesamten Verlauf darstellen. Bei schlanken Patienten gelingt auch im Oberbauchquerschnitt die Darstellung der linken Nierenarterie unmittelbar vor der Einmündung in die Aorta (Abb. 12). Meistens muß man sich aber mit der Beurteilung eines kurzen Abschnittes der linken Nierenarterie im linken Hilus zufrieden geben, da aus anatomischen Gegebenheiten Darmgasüberlagerungen die Beurteilung der linken Nierenarterie erschweren.

Die normale Nierenarterie zeigt nach entsprechender Lage des «Sample volumes» in der Spekrumanalyse einen *hohen systolischen Fluß mit turbulenzfreiem Fenster* in der Systole und steil abfallender diastolischer Schulter (Abb. 13, 14). Das Frequenzband ist somit sehr schmal. Je turbulenter der Fluß ist, d. h. je unterschiedlicher die Geschwindigkeiten sind, desto breiter wird das Frequenzband (Abb. 15). Über hochgradigen, hämodynamisch wirksamen Stenosen beschleunigt sich der Fluß, dargestellt an einer Frequenzzunahme über 4 KHz. Ein hochturbulenter Fluß ist durch Frequenzen in allen Bereichen gekennzeichnet, so daß kein Fenster

III.9.4.3. Viszeralarterien

Der Truncus coeliacus ist der erste Viszeralast der Bauchaorta, der viele anatomische Varianten aufweisen kann. Klinisch bedeutsam ist die Duplexsonographie in der Beurteilung der Mesenterialgefäße bei Verdacht auf *Angina abdominalis*. Die Duplexsonographie hat den Nachweis oder Ausschluß von Verschlüssen der Arteria mesenterica superior oder des Truncus coeliacus zum Ziel. Eine Abgangsstenose des Truncus coeliacus schlägt sich in einer erheblichen Spektralverbreiterung über den gesamten Herzzyklus nieder. Es kommt zu einer Geschwindigkeitsbeschleunigung in der Systole und einer Frequenzerhöhung auf mehrere Kiloherz als Ausdruck der hämodynamischen Wirksamkeit. Der Verschluß der Arteria mesenterica superior ist gekennzeichnet durch ein fehlendes Signal. Das «Sample volume» muß im Gefäß exakt plaziert sein. Dies ist im Einzelfall extrem schwierig, da die Patienten häufig sehr unruhig sind und durch atembedingte Pulsationen Artefakte entstehen können, die nicht fehlinterpretiert werden dürfen.

mehr sichtbar wird (Abb. 16). Typische duplexsonographische Befunde werden in Tabelle 1 beschrieben. Die Befundbestätigung erfolgt durch die Angiographie (Abb. 17).

Transplantatnieren eignen sich durch die günstige anatomische Lage in der Fossa iliaca ebenfalls zur duplexsonographischen Untersuchung der Arteria renalis. So erhält man rasch Aussagen über morphologische Gefäßveränderungen wie Gefäßabknickungen im Liegen oder Sitzen (Abb. 18, 19).

Bildet sich nach einer Nephrektomie postoperativ viele Jahre später ein *AV-Shunt* aus, so wird dieser in der Duplexsonographie sehr gut nachvollziehbar (Abb. 20, 21).

Tab. 1. Typische duplexsonographische Befunde

Arterielle Stenose	– systolische Flußbeschleunigung
	– Verlust des frequenzfreien Fensters
	– Verbreiterung des Spektrum
	– Flach abfallende diastolische Schulter
Arterieller Verschluß	– Nullfluß
Disseziierendes Aortenaneurysma	– Flußnachweis im wahren und falschen Lumen
Venöse Thrombose	– B-Bild: echogener Thrombus, fehlende Kompressibilität
	– Spektrumanalyse: Nullfluß, verstärkter, nicht atemabhängiger Fluß
Portale Hypertension	– Senkung der Strömungsgeschwindigkeit in der Vena portae
	– hepatofugaler Fluß, Ort der Flußumkehr

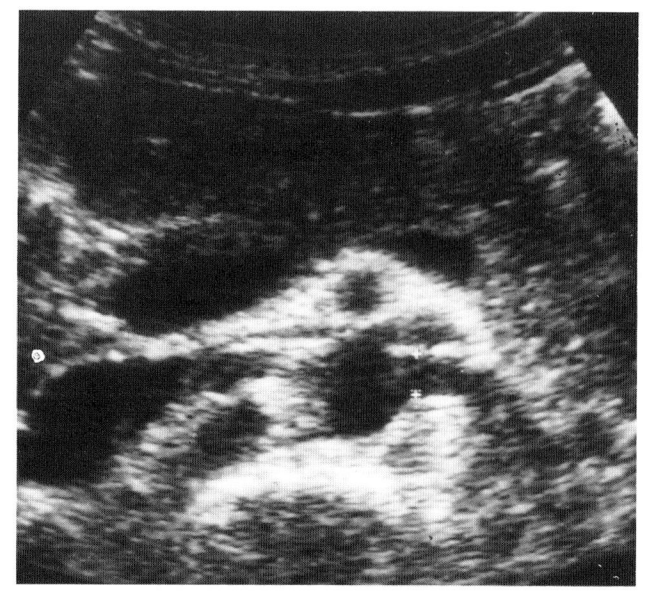

Abb. 12. Oberbauchquerschnitt mit Einmündung der linken Arteria renalis in die Aorta abdominalis (mit Kreuzen markiert). 25jähriger Patient.

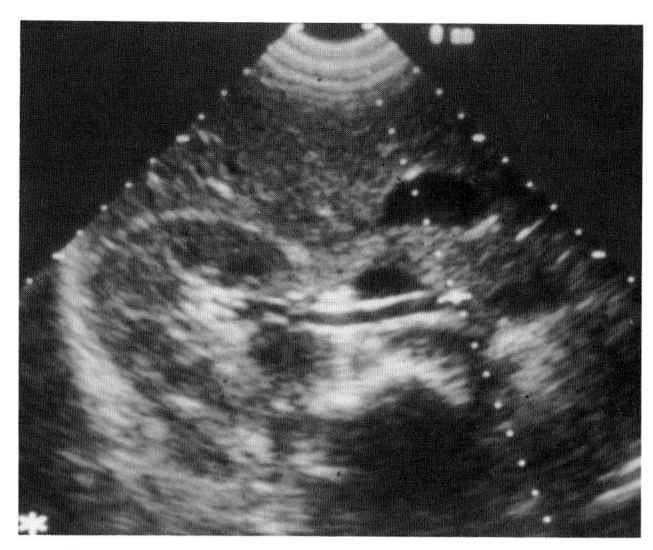

Abb. 13. Gleicher Patient wie Abb. 12. Positionierung des Sample volumes in der rechten Arteria renalis. 25jähriger Patient.

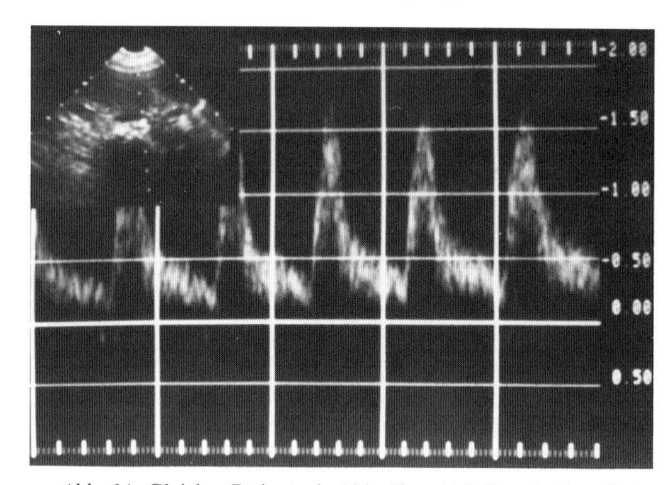

Abb. 14. Gleicher Patient wie Abb. 12 und 13. Regelrechtes Spektrum. Steiler systolischer Anstieg, steiler diastolischer Abfall mit frequenzfreiem Fenster unterhalb des systolischen Anstiegs. Links oben im Bild verkleinertes B-Bild. Normalbefund; 25jähriger Patient.

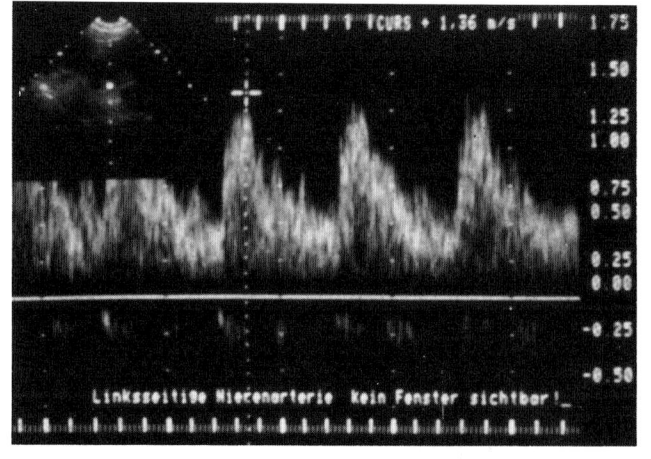

Abb. 15. Flankenschnitt links. Spektrumanalyse einer linksseitigen Nierenarterie. Unterhalb des systolischen Anstiegs wird kein Fenster mehr sichtbar; schräg abfallende diastolische Schulter. Nicht hämodynamisch wirksame Nierenarterienstenose. 34jährige Patientin mit V.a. sekundäre Hypertonie.

Duplexsonographie abdomineller und retroperitonealer Gefäße

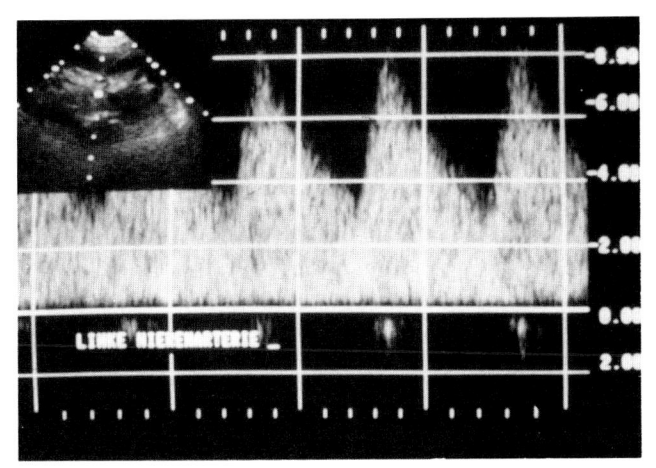

Abb. 16. Flankenschnitt links. Spektrumanalyse der linken Nierenarterie. Deutliche Flußbeschleunigung bis auf 8 m/sec, schräg abfallende diastolische Schulter, das frequenzfreie Fenster unterhalb des systolischen Anstiegs wird nicht mehr sichtbar. Hochgradige, hämodynamisch wirksame Nierenarterienstenose links. 38jähriger Patient mit V.a. sekundäre Hypertonie.

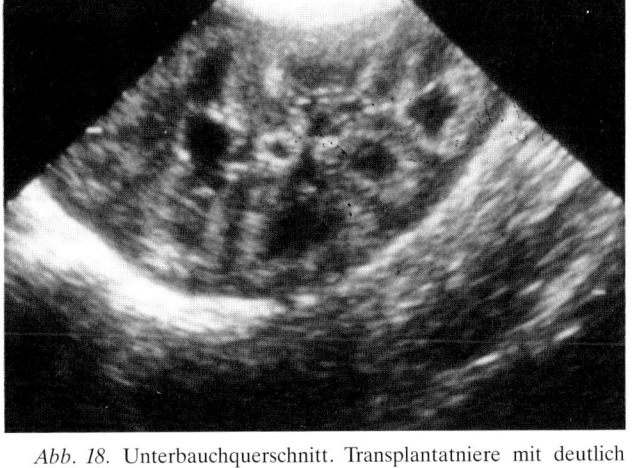

Abb. 18. Unterbauchquerschnitt. Transplantatniere mit deutlich verbreitertem und aufgelockertem Nierenparenchym. 54jährige Patientin bei Z.n. Transplantation und klinischem V.a. Verschluß der Arteria renalis

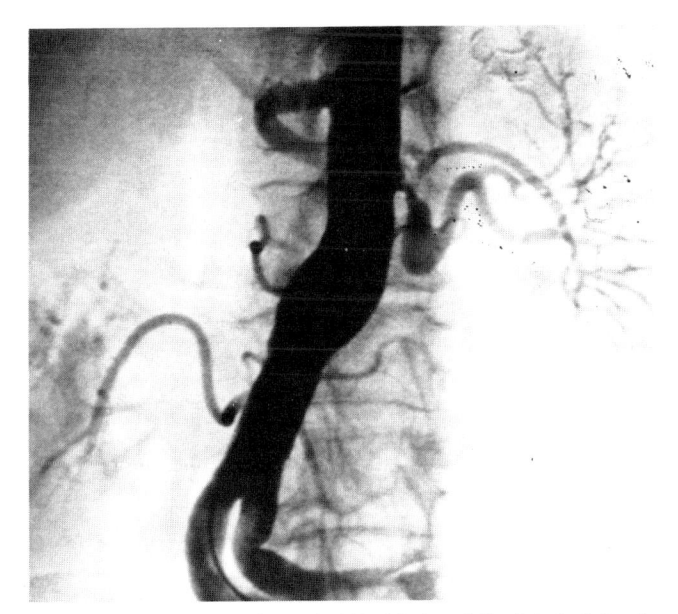

Abb. 17. Gleicher Patient wie Abb. 16. Arterielle digitale Subtraktionsangiographie. Hochgradige, filiforme Nierenarterienstenose links nach dem Abgang aus der Aorta abdominalis. Bestätigung des Duplexbefundes.

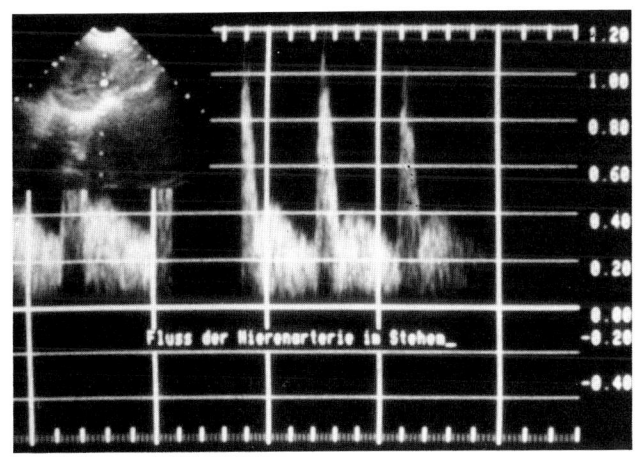

Abb. 19. Gleiche Patientin wie Abb. 18. Spektrumanalyse der Arteria renalis im Stehen. Regelrechter systolischer Anstieg, diastolischer Abfall mit frequenzfreiem Fenster unterhalb des systolischen Anstiegs.

III.9.5. Abdominelles Venensystem

III.9.5.1. Anatomische Grundlagen

Die untere Hohlvene, Vena cava inferior, entsteht vor dem 5. Lendenwirbel durch Vereinigung der beiden Venae iliacae communes. Durch das Foramen v. cavae im Centrum tendineum des Zwerchfells gelangt sie zum rechten Vorhof.

Die Venae renales verlaufen ventral von den Arterien und münden direkt unterhalb des Ursprungs der Arteria mesenterica superior in die Vena cava inferior. Die rechte ist kurz und von der Pars descendens duodeni zugedeckt. Die linke verläuft ventral von der Aorta und ist vom Pankreas verdeckt.

Die Vena portae, die sich aus 4 Gefäßen zusammensetzt, verläuft im Ligamentum hepatoduodenale. Sie wird ventral von der Arteria hepatica propria und vom Ductus choledochus begleitet. Das Foramen epiploicum trennt sie von der Vena cava inferior.

III.9.5.2. Vena cava inferior

Das dopplersonographische Flußmuster der Venen ist gekennzeichnet durch einen *kontinuierlichen atemabhängigen Fluß*. Das normale Dopplersignal ergibt entsprechend dem großen Gefäßdurchmesser einen laminaren, nicht pulsierenden Fluß, der, je näher die Meßpunkte an den rechten Vorhof plaziert werden, Herzpulsationen erkennen läßt.

Thrombosen der Vena cava und der Beckenvenen sind im allgemeinen schon sonographisch gut erkennbar. Der Thrombus kommt insbesondere unter Einbeziehung höherfrequenter Schallköpfe gut zur Darstellung. In diesen Fällen vermag die Duplexsonographie nichtinvasiv eine klare Aussage über Flußverhältnisse vor und nach einer Thrombose zu treffen, so daß sich eine Phlebographie erübrigt (Abb. 22).

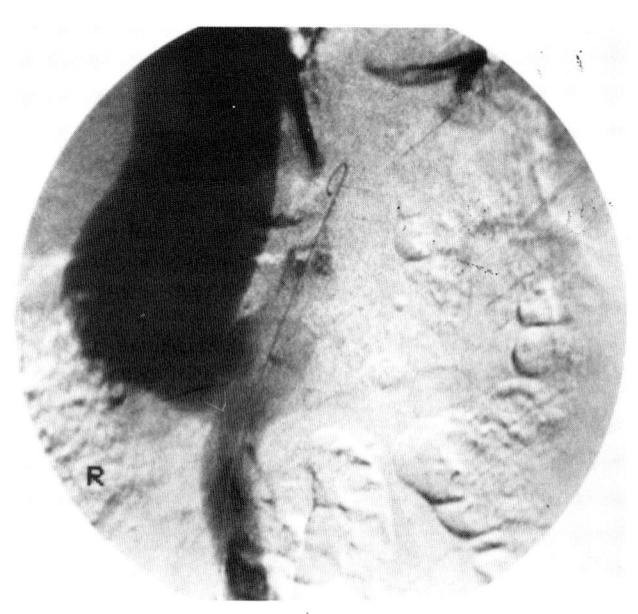

Abb. 20. Arterielle DSA. Es zeigt sich eine deutlich erweiterte Vena cava inferior, die mit dem Gefäßstumpf der rechten Arteria renalis kommuniziert bei Z.n. Nephrektomie vor 35 Jahren. 75jähriger Patient.

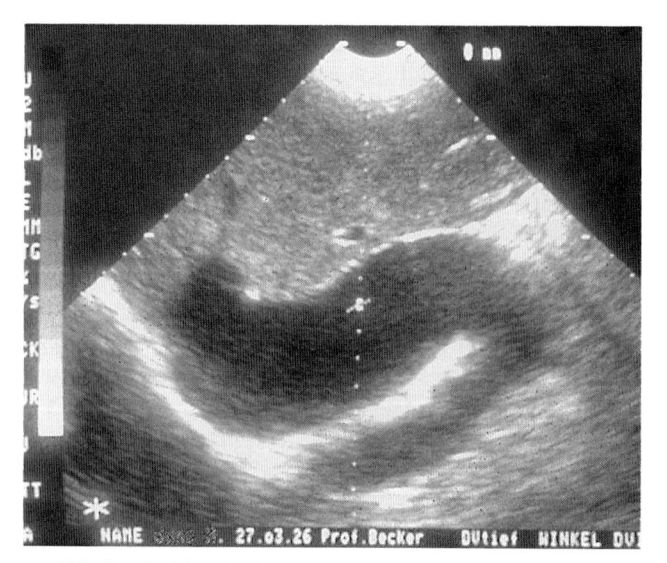

Abb. 21. Gleicher Patient wie Abb. 20. Im B-Bild zeigt sich eine massiv erweiterte Vena cava inferior, welche mit dem Gefäßstumpf der rechten Arteria renalis kommuniziert. In der Spektrumanalyse Beweis des ausgeprägten AV-Shunts durch den gemischt venös-arteriellen Fluß.

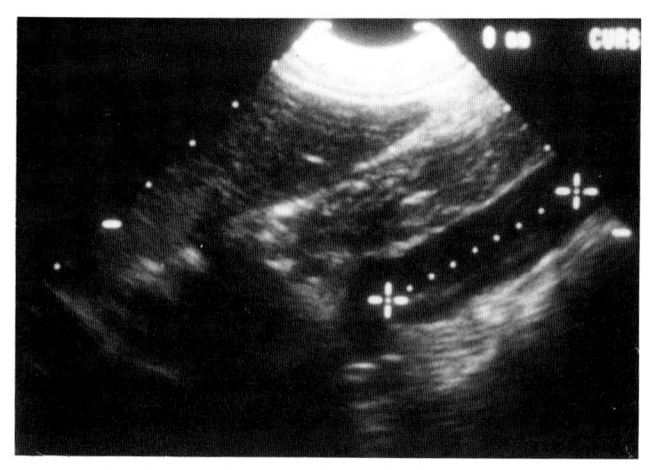

Abb. 22. Oberbauchlängsschnitt. Im B-Bild echoreiches Material im Lumen der Vena cava inferior. Dringender V.a. Vena cava inferior Thrombose. 24jährige Patientin.

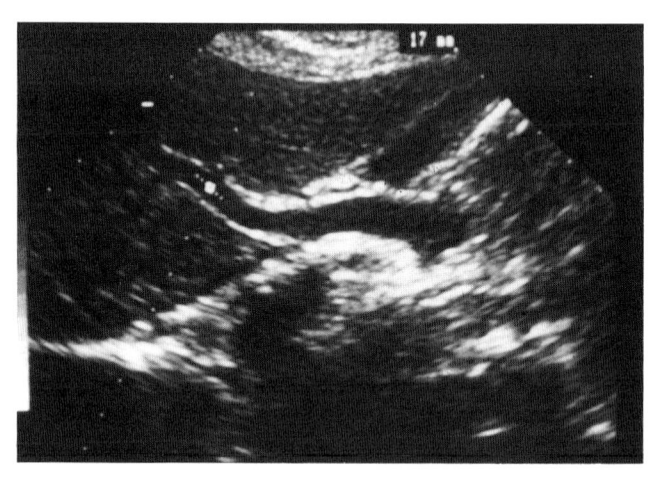

Abb. 23. Modifizierter Subkostalschnitt rechts. Darstellung der Vena portae im B-Bild mit Positionierung des Sample volumes im Gefäß und exakter Winkeleinstellung (56 Grad), parallel zur ventralen und dorsalen Gefäßwand. 22jähriger Patient.

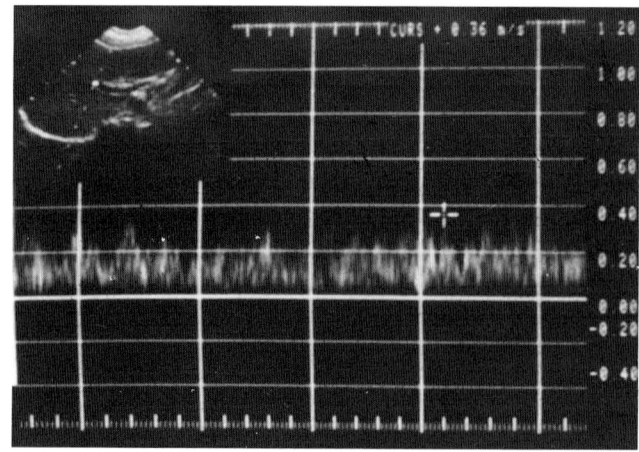

Abb. 24. Gleicher Patient wie Abb. 23. Spektrumanalyse der Vena portae. Kontinuierlicher Fluß mit $V_{max} = 36$ cm/sec.

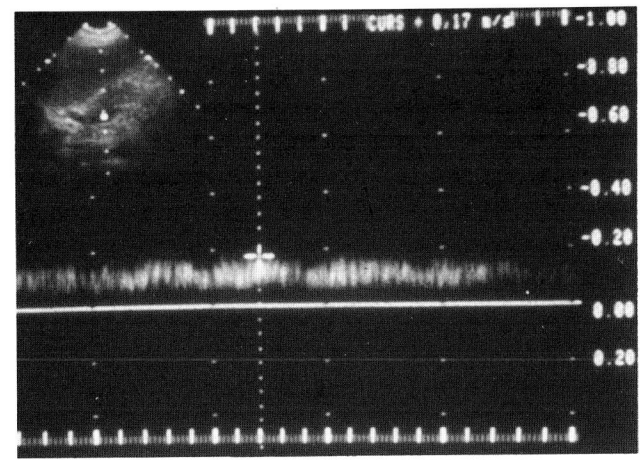

Duplexsonographie abdomineller und retroperitonealer Gefäße

Abb. 25. Spektrumanalyse der Vena portae vor Gabe von 80 mg Propranolol. V_{max} = 17 cm/sec. 40jähriger Patient mit Leberzirrhose (Child B).

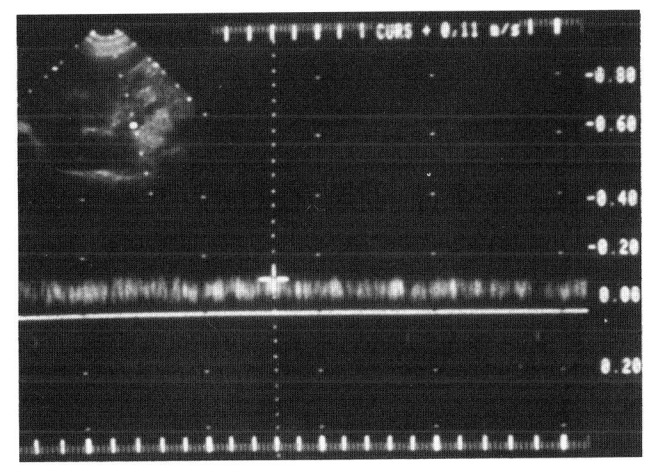

Abb. 26. Gleicher Patient wie Abb. 25. Spektrumanalyse der V. portae 2 Stunden nach 80 mg Propranolol. V_{max} zeigt eine Abnahme auf 11 cm/sec.

Tab. 2. Sonographische Befunde bei portaler Hypertension

- Erweiterung der Vena portae über 11 mm
- Darstellung porto-systemischer Kollateralen:
  Vena coronaria ventriculi
  Gastro-oesophageale Venen
  Rekanalisierte Vena umbilicalis
  Gastro-spleno-renale Anastomosen
  Pancreato-duodenale Venen
- Splenomegalie
- Aszites

Bei sogenannten weichen, frischen Thromben kann jedoch ein echogenes Binnenmuster im Real-time-B-Bild fehlen, so daß nur der Null-Fluß in der Spektrumanalyse die Verifizierung einer Beckenvenenthrombose gestattet.

III.9.5.3. Pfortadersystem, Lebervenen

Die Real-time-B-Bild-Sonographie erlaubt eine genaue Beschreibung der Gefäßsituation im Bereich des Leberhilus. Die *portale Hypertension* kann in vielen Fällen durch typische sonographische Befunde vermutet werden, wie Tabelle 2 zeigt. In Kombination mit der Duplexsonographie läßt sich die Diagnose nichtinvasiv nahezu sichern.

Mittels eine Strömungsmessung in der Vena portae ist eine genaue Aussage über Richtung und Größe des *portalen Blutflusses* möglich. Normalerweise ist der Blutfluß zur Leber gerichtet. In der Spektrumanalyse wird dann der Fluß von der Sonde weg als *hepatopetal* bezeichnet (Abb. 23). Liegt eine Flußumkehr vor, besteht also ein *hepatofugaler Fluß*, so ist der Fluß auf die Sonde zugerichtet (Abb. 24).

Verwertbare Messungen, möglichst mehrere, sollten mit einem Winkel nicht größer als 60 Grad durchgeführt werden. Die Patienten sollten nüchtern sein, in Atemmittellage wird die Pfortader aufgesucht und das

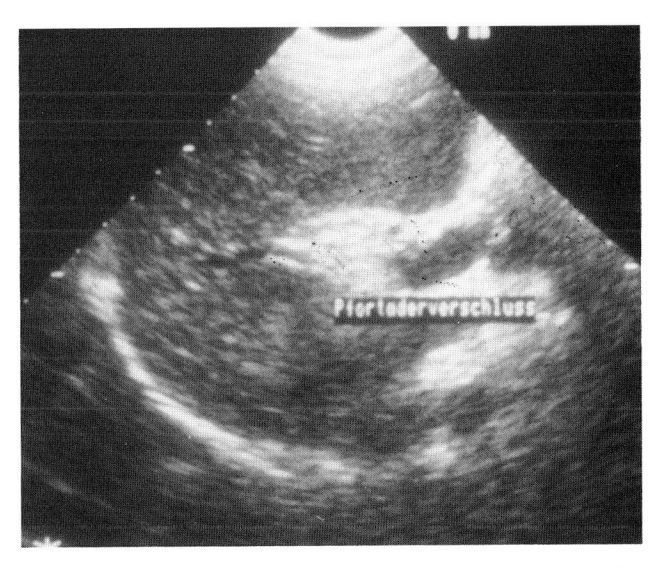

Abb. 27. Medianer Oberbauchlängsschnitt. Im B-Bild V.a. eine Pfortaderthrombose. 57jähriger Patient mit metastasierendem Bronchialkarzinom.

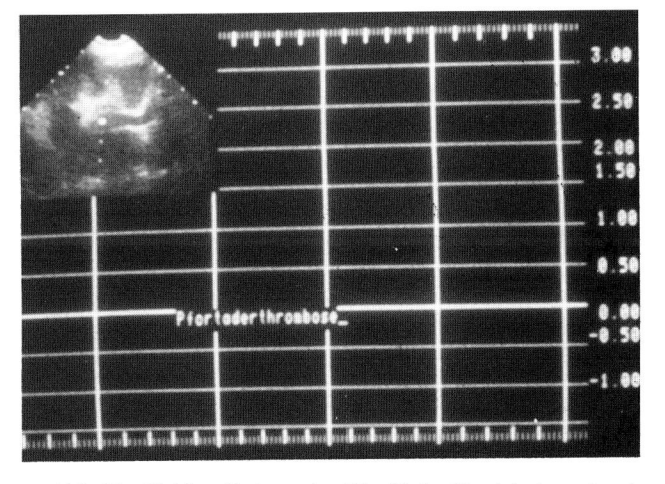

Abb. 28. Gleicher Patient wie Abb. 27. Im Bereich der echoreichen Strukturen in der Vena portae zeigt sich im Duplex kein Fluß. Beweis einer Pfortaderthrombose.

«Sample volume» exakt plaziert. Die Angaben in der Literatur sind uneinheitlich und nicht immer miteinander vergleichbar, jedoch zeigt sich, daß sich die Strömungsgeschwindigkeiten und die Pfortaderdurchmesser zwischen Gesunden und Patienten mit Leberzirrhose deutlich unterscheiden. Mit zunehmender Lebererkrankung nimmt der Pfortaderdurchmesser zu und die Strömungsgeschwindigkeit in der Pfortader ab. Mit Hilfe der *Kreisflächenformel* und in Kenntnis des Pfortaderdurchmessers kann auch über die maximale Strömungsgeschwindigkeit der Blutfluß berechnet werden, der ebenfalls mit der Schwere der Erkrankung abnimmt.

Dies ist bei dem *Wirksamkeitsnachweis pharmakologischer Substanzen* auf das portalvenöse System von Bedeutung. So lassen sich *hämodynamische Veränderungen* der Vena portae unter Medikation duplexsonographisch gut erkennen. Über die reproduzierbare Verminderung der maximalen Strömungsgeschwindigkeit und Abnahme des portalen Blutflusses unter *Betablockade* sind erstmals Aussagen über pharmakologische Wirkungen im hepato-portalen System möglich. Dies wird in Zukunft eine große Rolle spielen, da hiermit nichtinvasiv medikamentöse Wirkungen auf die Leberdurchblutung nachgewiesen werden können (Abb. 25, 26).

Die Thrombose der Vena portae infolge einer Tumorinfiltration oder diffusen Metastasierung ist im Ultraschall meist gut sichtbar, der eindeutige Beweis gelingt mittels der Duplexsonographie, da hier genau der Flußabbruch beschrieben werden kann (Abb. 27, 28).

Ebenso gelingt meist die Darstellung der rekanalisierten Vena umbilicalis, der sichere Nachweis des wiedereröffneten Gefäßes infolge einer dekompensierten Leberzirrhose ist nur duplexsonographisch möglich (Abb. 29, 30)

Auch Gefäßanomalien nach einer Leberoperation

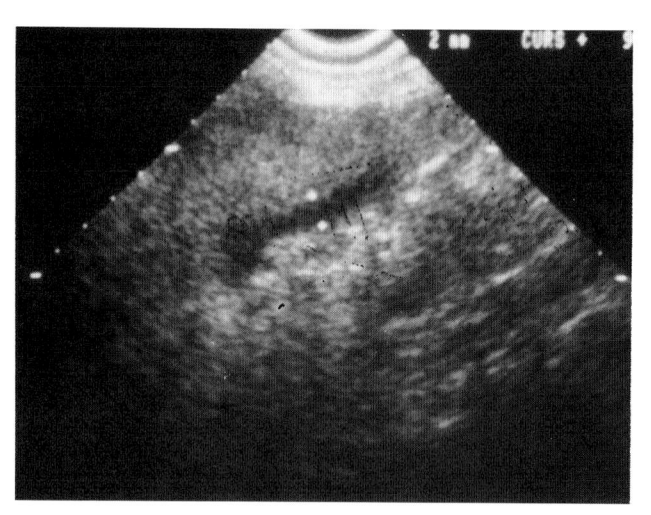

Abb. 29. Paramedianer Oberbauchlängsschnitt rechts. Sonographisch V.a. rekanalisierte Umbilikalvene (9 mm) bei bekannter Leberzirrhose. 44jährige Patientin mit histologisch gesicherter Leberzirrhose.

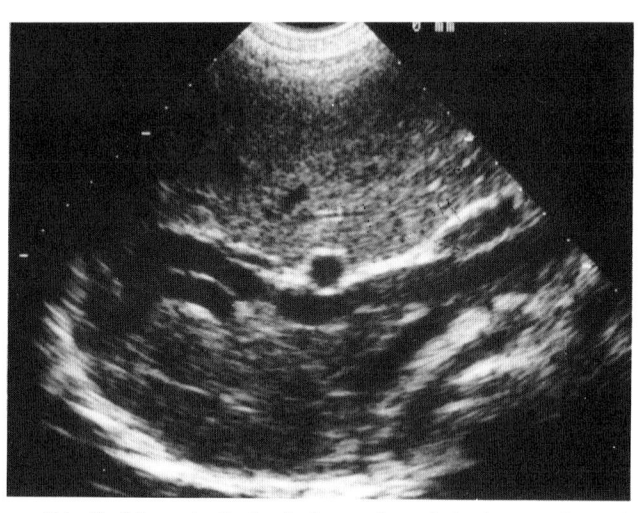

Abb. 31. Längsschnitt durch den rechten Leberlappen. Darstellung echofreier bandförmiger Strukturen im rechten Leberlappen. 22jähriger Patient bei Z.n. Operation einer Leberruptur vor 10 Jahren infolge eines Traumas; jetzt sonographisch V.a. AV-Shunt.

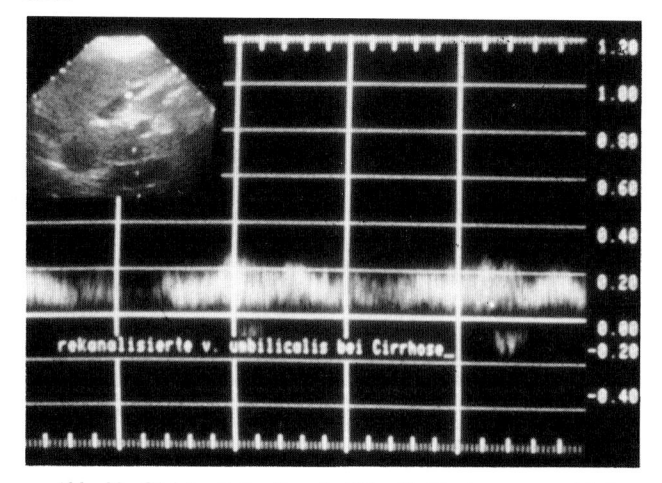

Abb. 30. Gleiche Patientin wie Abb. 29. Duplexsonographischer Nachweis einer rekanalisierten Vena umbilicalis bei bekannter Leberzirrhose.

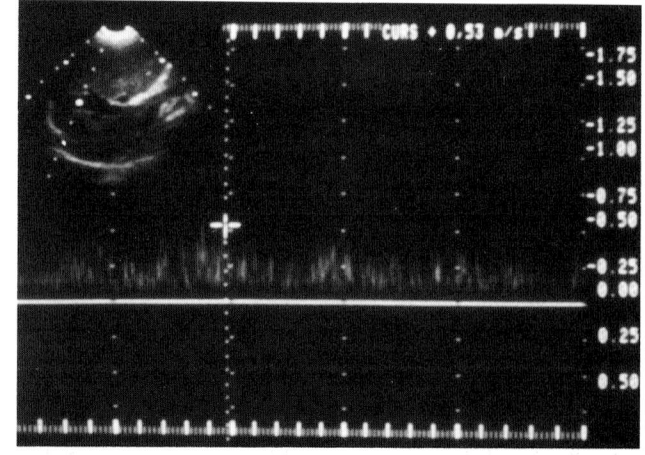

Abb. 32. Gleicher Patient wie Abb. 31. Spektrumanalyse im Bereich des Gefäßkonvolutes im rechten Leberlappen. Es zeigt sich ein gemischt venöser-arterieller Fluß; Erhärtung der Verdachtsdiagnose eines AV-Shuntes.

lassen sich duplexsonographisch gut verifizieren; im vorliegenden Falle erkennt man einen ausgeprägten AV-Shunt im Bereich des rechten Leberlappens, der jedoch hämodynamisch nicht wirksam war (Abb. 31, 32).

III.9.6. Wertung der Methode

Die Duplexsonographie ist eine wesentliche *Bereicherung in der nichtinvasiven Diagnostik*. Durch die technische Weiterentwicklung, insbesondere durch die Verwendung niederfrequenter Schallfrequenzen, ist es möglich geworden, auch im Abdomen Gefäße und die Blutversorgung einzelner Organe, Organteilbereiche oder von Tumoren quantitativ zu bestimmen.

Das Verfahren hat sich bei Arterien wie der Aorta abdominalis, den Mesenterialgefäßen, den Nierenarterien und den arteriovenösen Fisteln bewährt.

Im venösen Bereich zeichnen sich weitere Möglichkeiten bei der Beurteilung des Pfortadersystems, für die Diagnose von Thrombosen im Bereich der Vena cava inferior, den Venae iliacae und für die Beurteilung von Nierenvenenthrombosen ab.

Die duplexsonographische Beurteilung der Vena portae gewinnt in der Abklärung einer portalen Hypertension große Bedeutung, ebenso in der damit möglich gewordenen medikamentösen Beeinflussung der Leberdurchblutung.

Durch die Untersuchung des Patienten in Atemmittellage braucht man oft viel Zeit und Geduld. Die Mühe lohnt sich, da hiermit oft *invasive* und *kostenträchtige Untersuchungen eingespart* werden können.

Literatur

1 Grant EG, White EM: Duplex Sonography of the Abdomen. Berlin, Springer 1987.
2 Seitz KH, Kubale R: Duplexsonographie der abdominellen und retroperitonealen Gefäße. Weinheim, VHC Verlagsgesellschaft, 1987.
3 Stapff M, Betzl G, Küffer G, Hahn D, Spengel F: Stellenwert der Duplexsonographie in der Diagnostik der tiefen Bein- und Beckenvenenthrombose. Bildgebung 1989;56:52–56.
4 Zoller WG, Hermans H, Bogner JR, Hahn D, Middeke M: Duplexsonography in the Diagnosis of Renovascular Hypertension. Klin Wochenschr 1990;68:830–834.
5 Zoller WG: Duplexsonographie der Pfortader. Germering/München, Karger, 1991.

III.10. Harnblase, Prostata und Hoden

R. Tauber, T. Fröhlich

III.10.1. Zusammenfassung

Die *Urosonographie* nimmt heute nach Anamnese und klinischer Untersuchung in der Diagnostik einen zentralen Platz ein. Rasch lassen sich wichtige Veränderungen besonders der parenchymatösen Organe erfassen (Tab. 1). Bei dem Hohlorgan Harnblase kommt vor allem der Darstellung des Inhalts wie Urinmenge, Blut, Steine und Tumoren ab einer gewissen Größe Bedeutung zu. Die Betrachtung der Blasenschleimhaut bleibt aus methodischen Gründen ausschließlich Aufgabe der Zystoskopie. Blase, Prostata und Samenblasen lassen sich durch die engen anatomischen Beziehungen bei voller Blase als Vorlaufstrecke des kleinen Beckens oft gemeinsam überblicken. Dem klassischen suprapubischen transvesikalen sonographischen Zugangsweg stehen heute die *transurethrale Zystosonographie* und die *transrektale Prostatasonographie* als endosonographische Verfahren gegenüber. Ihre Bedeutung liegt in der hohen Auflösung der verwendeten Sonden bei direkter Nähe zur beobachteten Struktur. Besonderes Interesse finden diese Methoden beim *präoperativen Tumorstaging* von Harnblase und Prostata, da andere bildgebende Verfahren wie Computer- oder Kernspintomographie nur z. T. zuverlässige Darstellungen erbringen. Die sonographische Abbildung der normalen anatomischen Verhältnisse ist z. T. sehr genau und läßt auch oft die Betrachtung weniger Millimeter großer Strukturen zu. Insbesondere die Vorstellungen vom *zonalen Aufbau* der Prostata nach McNeal lassen sich überzeugend nachvollziehen, so daß die alte klinische Lappeneinteilung verlassen werden sollte. Lediglich bei der Blasenwand ist die Darstellung der Wandschichten durch gleichartiges Echoverhalten unbefriedigend. An pathologischen Veränderungen lassen sich an und in der Blase vor allem die Folgen der subvesikalen Obstruktion (Restharn, Divertikel, Steine) darstellen. Bei Tumoren der Blase gelingt das Auffinden ab einer Größe von ca. 5 mm, während entzündliche Veränderungen sich völlig der sonographischen Darstellung entziehen. Bei den parenchymatösen Organen Hoden und Prostata sind benigne, vor allem entzündliche Veränderungen besser darstellbar. Die Suche und das präoperative Staging von Tumoren hat hier die größte Bedeutung, da maligne Veränderungen eine deutliche Störung des Parenchymmusters verursachen können. Hierin ist die Sonographie den anderen o. g. bildgebenden Verfahren sowie der klinischen Untersuchung überlegen.

III.10.2. Harnblase

III.10.2.1. Indikationen zur sonographischen Untersuchung

Die technisch einfache Untersuchung der Harnblase sollte bei allen *dysurischen Beschwerden* durchgeführt werden; sie läßt bei vielen Fragestellungen schnell wichtige Hinweise erkennen. So wird bei Anurie die leere Blase den Blick auf die Nieren lenken, bei voller Blase wird der Harnverhalt gesichert. Bei Makrohämaturie ist nach Tumoren, Blasensteinen, Fremdkörpern oder endovesikal entwickelten Prostataadenomen zu suchen. Ein- oder beidseitiger Nierenaufstau, Harninkontinenz und vor allem die Restharnbestimmung erfordern die sonographische Untersuchung der Harnblase.

III.10.2.2. Anatomische Grundlagen und Untersuchungstechnik

Die Harnblase liegt subperitoneal hinter der Symphyse auf dem Beckenboden (Abb. 1). Füllungszustand der Blase, Größe und Lage der Nachbarorgane sowie die Körperlage beeinflussen hauptsächlich die Form des Blasenkörpers, weniger die des bindegewebig fixierten Blasenbodens. Das Blasendach ist gegen das Peritoneum gerichtet und im Apex vesicae durch das Lig. umbilicale medianum beweglich an die ventrale Bauch-

Tab. 1. Normalmaße Harnblase. Max. Füllungsvolumen

Beim Mann:	350–750 ml
Bei der Frau:	250–550 ml.
Erlaubter Restharn:	< 100 ml
Prostata: Normalgewicht:	10–20 g
Abmessungen:	Latero-lateral 35–45 mm
	Ventro-dorsal 15–25 mm
	Basis-Apex 30–40 mm
Samenblasen:	Länge 5 cm
	Breite 1 cm
Hoden:	Länge 3–5 cm
	Breite 2–3 cm

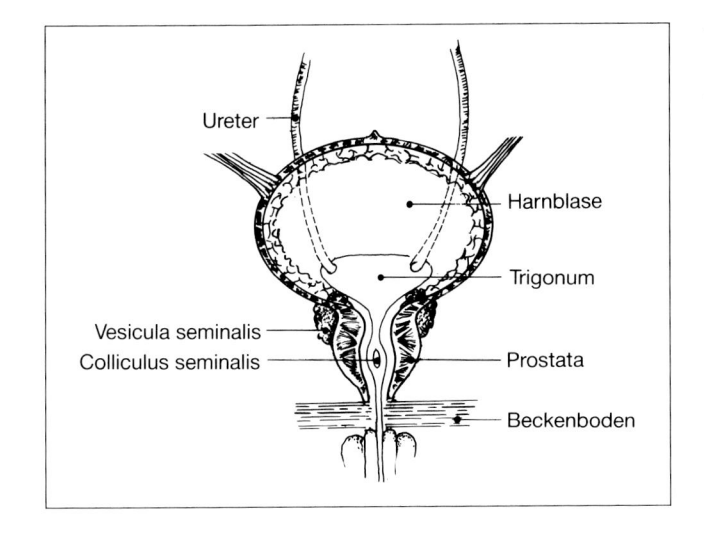

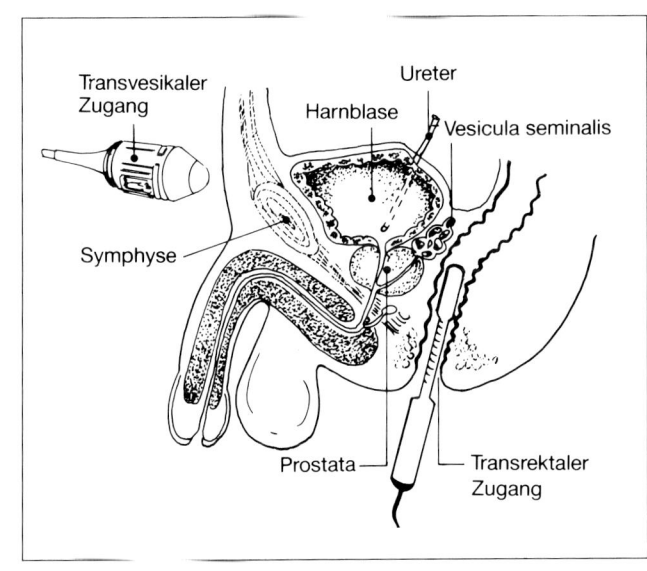

Abb. 1. Halbschematische Darstellungen von Prostata, Samenblasen und Harnblase mit ihren sonographischen Zugängen in transversaler und sagittaler Schnittebene.

wand geheftet. Abhängig vom *Füllungszustand* ist die Lage des Blasenscheitels. Bei zunehmender Füllung steigt die Blase im Spatium retropubicum zwischen Peritoneum und vorderer Bauchwand bis über den Rand der Symphyse hoch und ermöglicht so die *perkutane Blasenpunktion* ohne Gefahr der Peritoneal- oder Darmverletzung. Der bindegewebig mit Beckenboden und Nachbarorganen fixierte Blasengrund läuft trichterförmig zum Blasenhals aus und nimmt in der Hinterwand die beiden Harnleiter auf. Beim Mann bestehen besondere bindegewebige Verwachsungen mit der Prostata, bei der Frau mit dem Uterushals und der Scheidenvorderwand. Untersucht wird die möglichst volle Harnblase in Rückenlage des Patienten, da die echofreie gefüllte Harnblase als akustisches Fenster für das kleine Becken wirkt. Zur Darstellung der transversalen Schallebene von kranial nach kaudal und sagittal zur Seite wird der Schallkopf direkt oberhalb der Symphyse aufgesetzt (Abb. 1). Zur Darstellung der Blasenvorderwand und der Prostata muß der Schallkopf z. T. tief in die Blase hineingedrückt werden, um den dorsalen Schallschatten der Symphyse zu umgehen. Hier ist eine weniger gefüllte Blase von Vorteil. Noch besser gelingt die Darstellung allerdings mit dem transrektalen Ultraschall wegen der direkten Nähe und der höheren Auflösung der Sonden. Zur *endovesikalen Untersuchung* muß die Sonde über einen 24-Charriere-Zystoskopieschaft in die Blase eingeführt werden.

III.10.2.3. Normalbefunde

Abhängig vom Füllungszustand ändert sich die Form der Harnblase. Bei der Frau ist die wenig gefüllte Blase napfförmig durch den Uterus imprimiert; sie nähert sich bei stärkerer bzw. Maximalfüllung der Kugel- bis Quadratform, welche auch bei niedrigerer Füllung die Blase des Mannes kennzeichnet (Abb. 2a). Im Sagittalschnitt stellt sich die Blase als verschieden breites Dreieck mit Basis zum Peritoneum und Spitze zum Beckenboden dar. Eine wenig gefüllte Blase wird in ihrer Form stark von den Nachbarorganen beeinflußt, besonders von den Dünndarmschlingen, deren Peristaltik aber während der Untersuchung beobachtet werden kann und so vor Verwechslungen mit intra- oder perivesikalen Raumforderungen schützt. Die volle Blase dient mit ihrem echofreien Inhalt als *natürliche Vorlaufstrecke* bei der Betrachtung der Organe des kleinen Beckens. Durch Neigen des Schallkopfes tauchen zunächst kaudal der Harnblase als symmetrische paarige echoarme Bänder die Samenblasen auf. In der gleichen Schallebene findet man oft den intramuralen Ureterverlauf mit den *Ureterostien* (Abb. 2a). Bei der Suche nach den Ostien hilft das sog. *Jet-Phänomen*, verursacht von der Urinejakulation: über dem Ostium sieht man sich rasch verändernde kräftige Echos, die von Flüssigkeitsströmungen in Medien gleicher Dichte hervorgerufen werden (Abb. 2c). Neigt man die Schallebene weiter nach kaudal, so taucht in der Mitte des Blasenbodens als Einziehung der *Blasenhals* auf (Abb. 2b u. 3). Die Samenblasen sind nun länger dargestellt. Neigt man die Schallebene noch weiter nach kaudal, so gehen die Reflexe der Samenblasen dorsokranial in das Echo der Prostata über, die sich als normalerweise ca. 3 × 3 cm großes, rundliches, homogenes Echo darstellt (Abb. 3). Gelegentlich läßt sich als länglicher heller Reflex der Colliculus seminalis darstellen. Kaudal der Prostata läßt sich im Schallbild als rundliches, echoreiches Gebilde das Rektum finden. Bei der Frau findet sich cranial der Blase der Uteruskörper und kaudal im Schallbild der Uterushals. Noch weiter kaudal taucht als echoarme

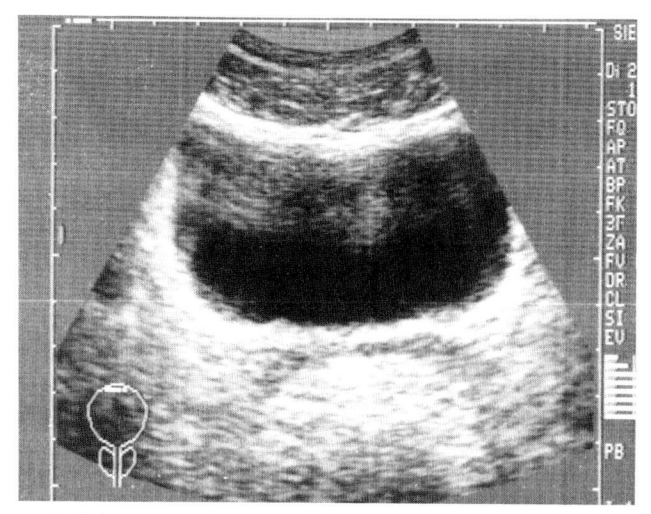

Abb. 2a. Transvesikaler Querschnitt der Harnblase eines 29jährigen Mannes. Die prallgefüllte Harnblase stellt sich rechteckig dar. Am Blasenboden zeigen sich als symmetrische feine Erhebungen die Ureterostien; distal davon gehen als echoarme gebogene Strukturen die Samenblasen ab, die kaudal die Prostata begrenzen. Normalbefund.

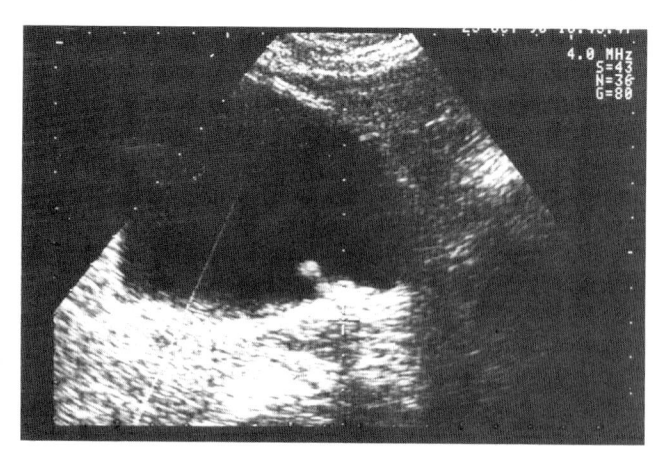

Abb. 2c. Jet-Phänomen: über dem Ureterostium zeigt sich im echofreien ruhenden Urin die einfließende Urinportion aus dem Harnleiter als wolkiges echoreiches Gebilde, hervorgerufen von der Strömungsturbulenz.

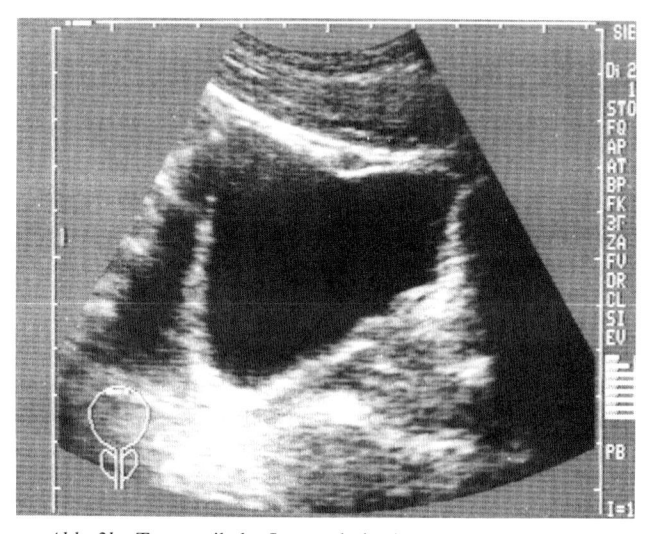

Abb. 2b. Transvesikaler Längsschnitt der Harnblase eines 29jährigen Mannes. Rechts kaudal im Bild zeigt sich als deutliche Einkerbung des Blasenbodens der Blasenhals mit Auslaß. Distal schließt sich als echoarme homogene Struktur die Prostata an. Aus dem Blasenboden-Prostata-Winkel zieht die Samenblase von dorsokranial in die Prostata ein. Normalbefund.

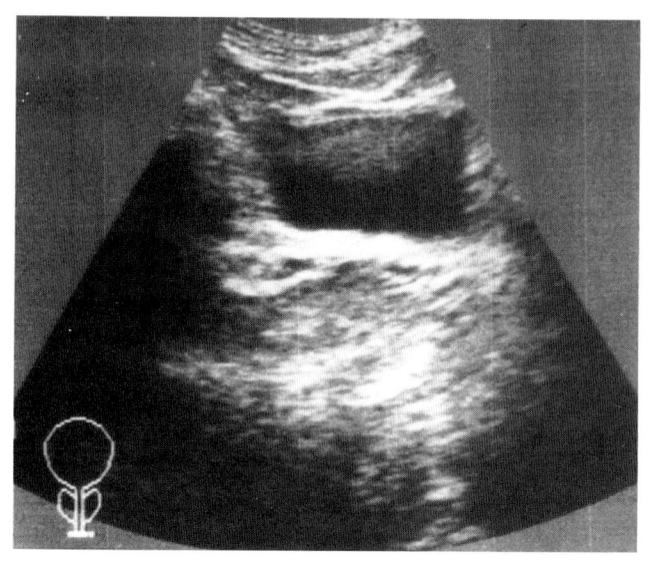

Abb. 3. Transvesikaler Querschnitt der Prostata eines 31jährigen Mannes: die im Durchmesser 3 × 3 cm große Prostata zeigt eine gleichmäßige Binnenstruktur mittlerer Echogenität. Zwischen Blasenboden und Prostata sind die Samenblasen zu erkennen. Die feine Einkerbung in Blasenbodenmitte entspricht dem Blasenhals, der in die prostatische Harnröhre übergeht. Normalbefund.

ovale Ringstruktur die Vagina auf. Dorso-lateral der Blase findet man als z. T. pulsierende Ringstrukturen die Vasa iliacae communes.

III.10.2.4. Pathologische Befunde:

III.10.2.4.1. Benigne Veränderungen

Blasenwandverdickung mit Muskeltrabekulierung, Restharn, Blasendivertikel und Blasensteine sowie z. T. Blasentumoren können als Folge von subvesikalen Harnabflußstörungen auftauchen. Daher ist bei Vorliegen eines *obstruktiven Prostataadenoms* nach ihnen zu suchen. Die Blasenwanddicke im Sonogramm ist neben der Muskelhypertrophie abhängig vom Füllungszustand der Blase und dem Einfallswinkel der Schallwellen, d. h. sie ist sonographisch nicht zuverlässig beurteilbar. Mittel der Wahl ist die Zystoskopie. Die bei zunehmender Detrusordekompensation ansteigende Restharnmenge ist nur mit dem Katheterismus exakt zu erfassen, aber für klinische Zwecke ist die Berechnung nach den sonographischen Durchmessern der Blase völlig ausreichend. Höhe mal Breite im Transversalbild mal maximale Breite im Sagittalschnitt wird halbiert: $H \times T \times B/2$.

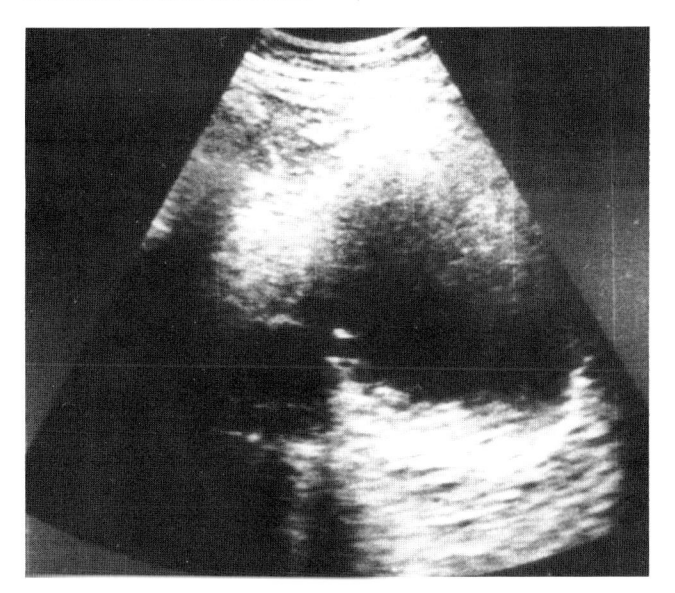

Abb. 4a. Längsschnitt der Harnblase eines 78jährigen Mannes mit obstruktivem Prostataadenom. Man erkennt eine dorso-kaudal gelegene echofreie Raumforderung mit einer über 1 cm weiten Verbindung zur Harnblase. Blasendivertikel.

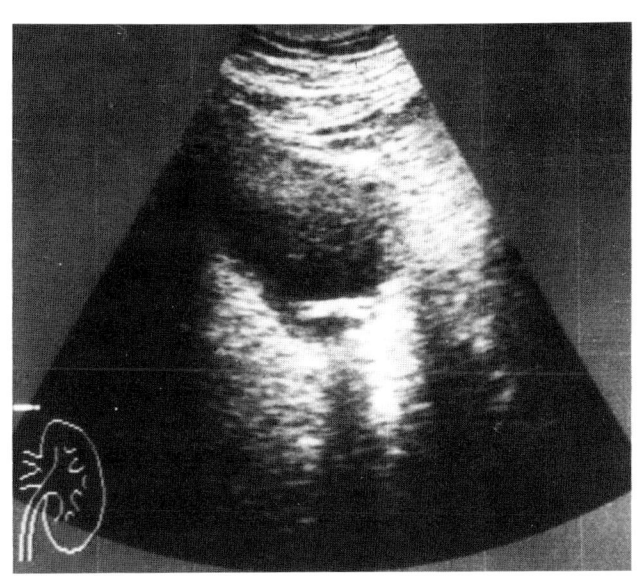

Abb. 5. Längsschnitt der Harnblase eines 78jährigen Mannes mit obstruktivem Prostataadenom. Als Zeichen der Abflußstörung fand sich zusätzlich ein Blasendivertikel (gleicher Patient wie in Abb. 4a). Ein 2 cm breiter, zweischichtig erscheinender stark echodichter Körper ist der Schwerkraft folgend nach dorsal gesunken. Die deutliche Schallauslöschung dient als indirektes Steinzeichen. Blasenstein.

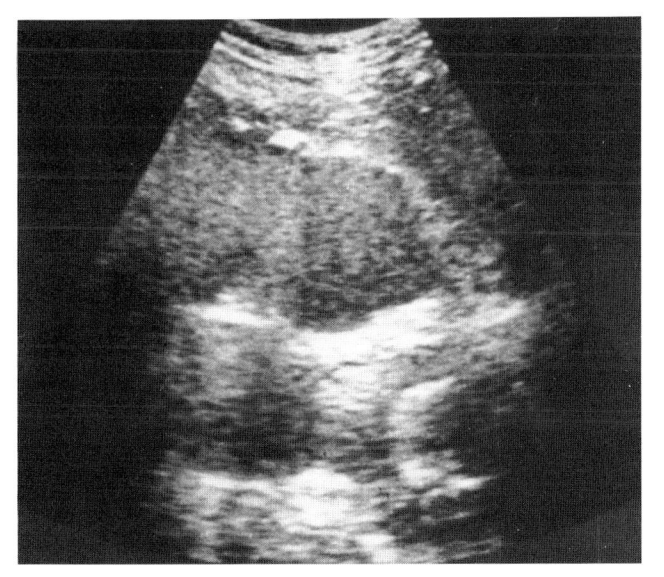

Abb. 4b. Querschnitt der Harnblase eines 83jährigen Mannes mit obstruktivem Prostataadenom. Die Blase liegt rechts unten im Bild und wird durch den intravesikalen Ballon eines Dauerkatheters markiert. Direkt links neben der Blase erkennt man ein größeres Divertikel mit Anschnitt des weiten Divertikelhalses, kranial davon ein riesiges weiteres Divertikel.

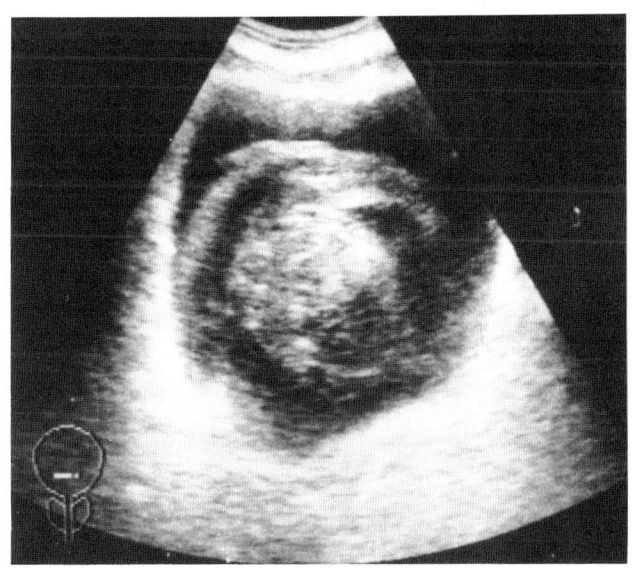

Abb. 6. Querschnitt der Harnblase eines 64jährigen Mannes: als Blutungsfolge bei einem großen Prostataadenom ist die Blase von Lagen unterschiedlich echodichter Massen ausgefüllt, den verschiedenen alten Koageln entsprechend. Caudal der Blase sind schwach die Samenblasen mit einem Teil des Prostataadenoms zu erkennen. Blasentamponade.

Bei der Indikationsgrenze von 100 ml zur transurethralen Resektion der Prostata ist diese Formel ausreichend genau, bei kleineren oder sehr großen Volumina schwankt die Fehlerbreite bis zu 30%. *Pseudodivertikel* als Schleimhautausstülpungen zwischen den Blasentrabekeln zeigen sich als rundliche, glatt begrenzte, echofreie Gebilde ohne eigene Muskelwand direkt neben der Harnblase. Oft läßt sich der Divertikelhals als direkte Verbindung zum Blasenlumen einstellen (Abb. 4a,b). Gelingt dieses nicht, muß differentialdiagnostisch an Darmschlingen oder an Raumforderungen gedacht werden. Die Sonographie und die retrograde Kontrastmittelfüllung der Harnblase ist zur Abklärung eines Divertikels oft hilfreicher als die Zystoskopie, da sich nicht immer in der trabekulierten Harnblasenwand der Divertikeleingang finden läßt. Außerdem läßt sich so ohne Perforationsgefahr die Frage eines Divertikeltumors oder -steines abklären. *Blasensteine* (Abb. 5) zeigen sich als echoreiche Reflexbänder, die immer am tiefsten Punkt der Blase zu finden sind (Lagewechsel!). Da wegen der dorsalen Schallauslöschung nur die Oberfläche sonographisch zur Abbildung kommt und kleinere Steine bei normaler Geräteeinstellung oft nicht zu erfassen sind, empfiehlt sich zur genauen Bestimmung der Form, Größe und Anzahl der Steine eine Röntgenleeraufnahme der Blase. Eine Sonderstellung nehmen die nicht-röntgendichten Harnsäure- und Zystinsteine ein. Fremdkörper lassen sich ebenso sonographisch darstellen, doch auch hier ist eine Röntgenleeraufnahme hilfreich, da die Oberfläche meist völlig inkrustiert ist und somit keine weitere sonographische Differenzierung erlaubt. *Blutkoagel* fallen sonographisch als echoreiche unregelmäßige Gebilde auf, die keinen Schallschatten besitzen und die Blase vollständig austamponieren können (Abb. 6). Hier ist baldmöglichst mit Zystoskopie

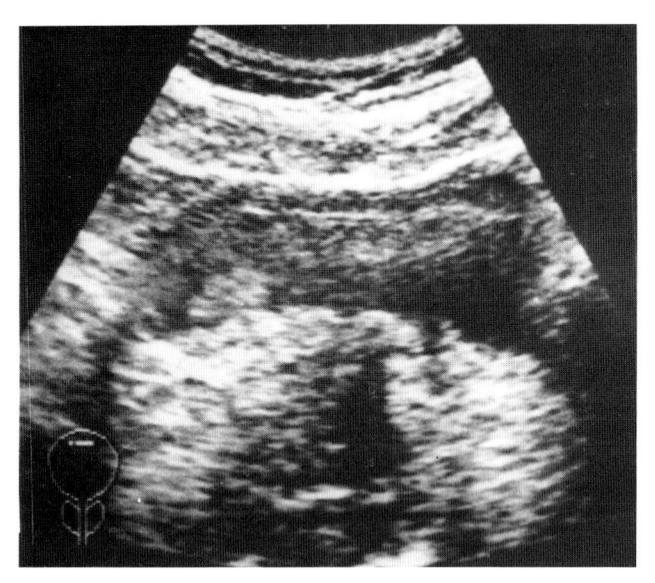

Abb. 7. Querschnitt der Blase eines 55jährigen Mannes bei mäßiger Füllung: links ist ein 1 × 1 cm großer gestielter homogener, zystoskopisch bestätigter Prozeß ca. 2 cm neben der feinen Einkerbung des Blasenhalses zu erkennen. Caudal davon stellt sich die Prostata unscharf dar. Gestielter Blasentumor.

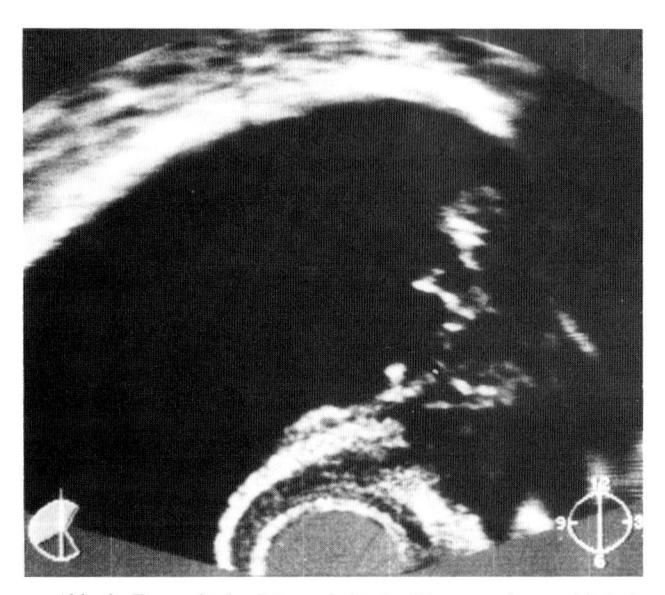

Abb. 8. Transrektaler Längsschnitt der Blasenvorderwand bei einem 62jährigen Patienten mit schmerzloser Makrohämaturie unklarer Genese: im transvesikalen Ultraschall und im Ausscheidungsurogramm war die Raumforderung nicht nachweisbar. Transrektal zeigt sich die unregelmäßig konturierte Vorderwand der Blase mit deutlicher Inhomogenität. Caudal des Blasenbodens die längs getroffene Samenblase mit kraniodorsaler Einmündung in die Prostata. Blasentumor der Vorderwand.

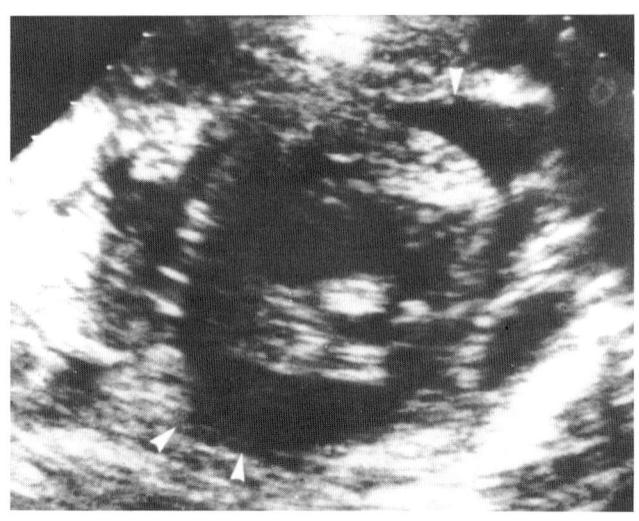

Abb. 9. Querschnitt der Blase eines 48jährigen Patienten nach Beckenringfraktur. Die Blase zeigt sich mit ödematös verdickter Wand und echofreien Bezirken, die sich außen an die Blasenkonvexität subperitoneal anschmiegen und von frischem Blut hervorgerufen werden. Perivesikales Hämatom nach Trauma.

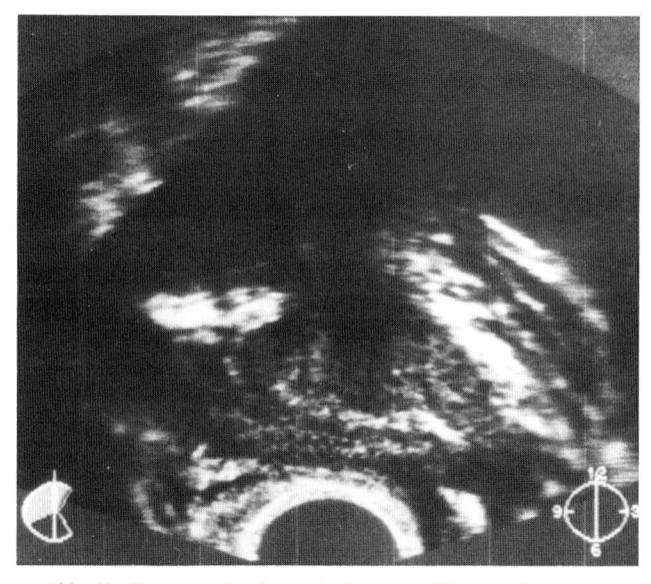

Abb. 10. Transrektaler Sagittalschnitt von Blasenboden, Prostata und Samenblasen eines 47jährigen Mannes zum Vergleich. Normalbefund.

und I.V.-Urogramm bzw. Sonographie der Nieren nach der Blutungsquelle zu suchen.

III.10.2.4.2. Maligne Veränderungen

Blasentumoren können sich zwar auch echoreich und bizarr geformt wie Koagel darstellen, ändern aber bei Lagewechsel ihre Wandständigkeit nicht. Ebenfalls ohne Schallschatten können Blasentumoren von der einfachen Wandverdickung über papilläre gestielte Tumoren bis zu blasenausfüllenden Raumforderungen alle Gestalten annehmen (Abb. 7). Die Zystoskopie bietet die beste Möglichkeit, Informationen über den Tumor zu gewinnen. Die Blasentumoren der Vorderwand lassen sich mit dem transrektalen Ultraschall einfacher finden als transvesikal, weil der störende Schallschatten der Symphyse nicht die Abbildung beeinträchtigt (Abb. 8). Die Frage der Tumorausdehnung und Wandinfiltration ist präoperativ von besonderem Interesse.

Untersuchungen mit *endovesikalem Ultraschall* haben zwar bei kleinen Tumoren das Staging bis zu 90% richtig vorhersagen können, aber dennoch hat diese Methode zwei entscheidende Einschränkungen: da zur Beurteilung die Schallwellen möglichst senkrecht auf die Blasenwand treffen müssen, bleibt mit der über einen Zystoskopieschaft eingeführten Sonde in der kugeligen Blase der Blick auf Blasenboden und Blasendach unbefriedigend. Große Tumoren zeigen bei den hochfrequenten Sonden eine zunehmende dorsale Schallabschwächung, so daß oft eine zu tiefe Ausbreitung des Tumors angenommen wird. Das Computertomogramm sollte wegen methodischer Schwierigkeiten im kleinen Becken zur Bestimmung der Tumorausdehnung der Harnblase nicht primär eingesetzt werden.

III.10.3. Prostata

III.10.3.1. Indikationen zur sonographischen Untersuchung

Die Indikation zur sonographischen Untersuchung der Prostata und der Samenblasen, besonders durch den *transrektalen Ultraschall*, ist heute durch die hohe diagnostische Sicherheit weit zu stellen. Dysurie, Pollakisurie, Restharn und Hämaturie lenken den Verdacht auf eine Adenomyomatose der Prostata. Die Vorsorgeuntersuchung zur Früherfassung des Prostatakarzinoms in einem kurablen Stadium hat mit dem transrektalen Ultraschall ihre z. Zt. wesentlichste Bereicherung erfahren. Aber nicht nur Karzinomsuche, sondern auch Staging und versuchsweise präoperatives Grading des Karzinoms sowie Therapiekontrolle nach Radiatio und Hormon-Therapie haben den transrektalen Ultraschall dem Computer- und Kernspintomogramm gegenüber als überlegen erwiesen. Die Samenblasen als direkt anhängige Organe werden im gleichen Untersuchungsgang betrachtet: bei Hämatospermie und Infertilität wird gezielt nach pathologischen Veränderungen gesucht.

III.10.3.2. Anatomische Grundlagen und Untersuchungstechnik

Die in Größe und Gestalt mit einer Eßkastanie vergleichbare Prostata liegt zwischen Blasengrund und Beckenboden bindegewebig fixiert hinter der Symphyse (Abb. 1). Vom Rektum durch die Denonvillier'sche Faszie getrennt ist sie unterhalb der Kohlrausch'schen Falte zu tasten. Zwischen der eigentlichen Organkapsel und einem besonderen Blatt der Beckenfaszie verläuft der stark ausgeprägte Plexus venosus prostaticus. An der Prostatabasis tritt aus dem Blasenhals die Harnröhre in die Prostata ein und teilt diese in eine ventrale und dorsale Hälfte. Nach *McNeal* wird die ventrale Hälfte von fibromuskulärem Gewebe gebildet, während die eigentliche Drüse in der dorsalen Hälfte liegt und in die periphere, transitionale, zentrale und periurethrale Zone unterteilt werden kann (Abb. 10). Zugunsten dieser anatomisch-pathologisch sinnvollen Aufteilung sollte die alte klinische Unterscheidung in Seiten- und Mittellappen aufgegeben werden. Die mehrfach S-förmig gefalteten, ca. 5 cm langen paarigen Samenblasen liegen dorsocaudal der Blase unterhalb der Uretereneinmündung und treten dorsocranial in die zentrale Zone der Prostata ein und münden im Colliculus seminalis.

Untersucht wird der Patient beim transrektalen Ultraschall in Linksseitenlage mit angezogenen Knien. Über den Kopf der stabförmigen Sonde wird ein Ballon gezogen, der mit entgastem Wasser gefüllt wird. Mit dieser Vorlaufstrecke wird der Fokus der hochfrequenten Schallwellen (7,5 MHz) in den optimalen Abstand zum Organ gebracht. Die meisten modernen Sonden lassen sich in situ von der transversalen in die longitudinale Schallebene umschalten. Der Patient sollte vor der transrektalen Untersuchung durch geeignete Abführmaßnahmen eine leere Ampulla recti haben (Mikroklistier). Schwierigkeiten bei der Untersuchung können *rektoanale Erkrankungen* bieten: Fissuren, thrombosierte Hämorrhoidalknoten, eine akute Proktitis und die akute Prostatitis lassen sich aber mit der digitalen Untersuchung einfach diagnostizieren.

III.10.3.3. Normalbefunde

Im transvesikalen Ultraschall erscheint die Prostata im Querschnitt als elliptisches oder rundes Gebilde mittlerer Echodichte caudal der Blase. Organkapsel, Basis und Samenblasen lassen sich zumeist noch gut abgrenzen, während der beckenbodennahe Apex durch die zunehmende Schallauslöschung oft nicht mehr zu beurteilen ist. Im transrektalen Ultraschall läßt sich die Prostata differenzierter betrachten (Abb. 10b): das Drüsengewebe mittlerer Echogenität, die prostatische Harnröhre als länglicher feiner dunkler Strich mit dem prostatischen Harnröhrenwinkel, der Colliculus seminalis als Eiffelturm-ähnliches Gebilde im transversalen Schnitt, Samenblasen mit prostatischer Eintrittsstelle, Organkapsel und Plexus venosus prostaticus sowie das echoarm dargestellte anteriore fibromuskuläre Gewebe lassen sich regelmäßig auffinden (Abb. 11b). Die größte latero-laterale Ausdehnung beträgt bei der normalen Prostata 35–45 mm, die ventrodorsale Ausdehnung 15–25 mm und der Basis-Apex-Abstand 30–40 mm (Abb. 3).

III.11.3.4. Pathologische Befunde

III.11.3.4.1. Benigne Veränderungen

Fibromuskuläres Gewebe wird aufgrund geringer Impedanzsprünge sonographisch echoarm dargestellt, Drüsengewebe mit weiten Lumina wegen großer Impedanzunterschiede echoreich. Da diese Gewebsformen die Hauptkomponenten der *Adenomyomatose* der Prostata sind, wird das normale homogene Reflexmuster zunehmend von einem inhomogenen Bild beim Adenom ersetzt (Abb. 11a,b). Das Adenomgewebe entsteht in der Transitionalzone, die normalerweise nur 5–10 % des Drüsengewebes ausmacht, und verdrängt das Gewebe der peripheren Zone, welches sonst 2/3 des Drüsengewebes stellt, nach lateral. Durch Obstruktionen der peripheren Drüsenlumina entstehen durch Eiweißausfällung Calculi, die als echoreiches Band zusammen mit dem homogenen peripheren Drüsengewebe die Adenomknoten von dorsal umfassen. Da bei der operativen Adenomentfernung die periphere Zone erhalten bleibt, wird sie als *chirurgische Kapsel* bezeichnet. Der sogenannte Mittellappen, der sich oft weit endovesikal entwickelt, entsteht aus den periurethralen Drüsen, die normalerweise nur 1% des Drüsengewebes ausmachen. Die Nähe zum Blasenboden läßt den Mittellappen im Computertomogramm oft als Blasentumor erscheinen. Mit dem transrektalen Ultraschall lassen sich derartige Veränderungen besser erkennen. Vor der Operation ist die Kenntnis des Adenomvolumens zur

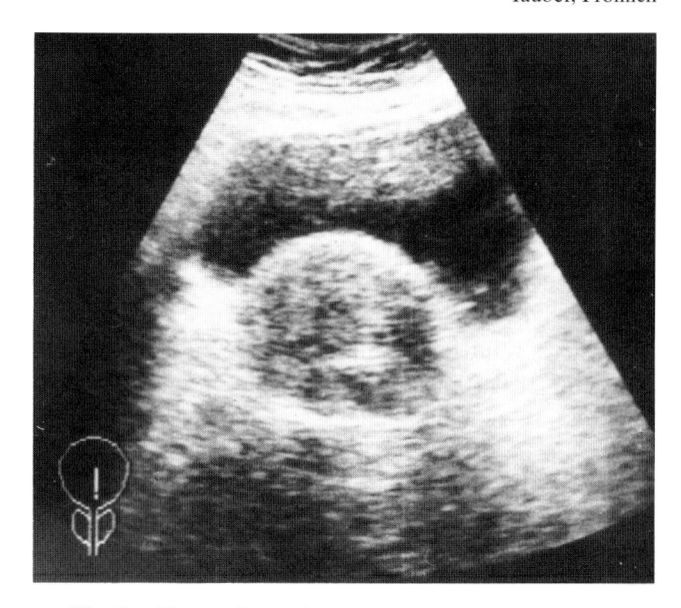

Abb. 11a. Transvesikaler Querschnitt der Prostata eines 66jährigen Mannes mit endovesikaler Vorwölbung: das 4 × 5 cm große Organ ist von einem echodichten Ring umgeben, der subvesikal der Kapsel entspricht. Das quere helle Echo im unteren Prostatateil entspricht der chirurgischen Kapsel. Das Parenchymmuster ist mehr grobfleckig. Prostataadenom.

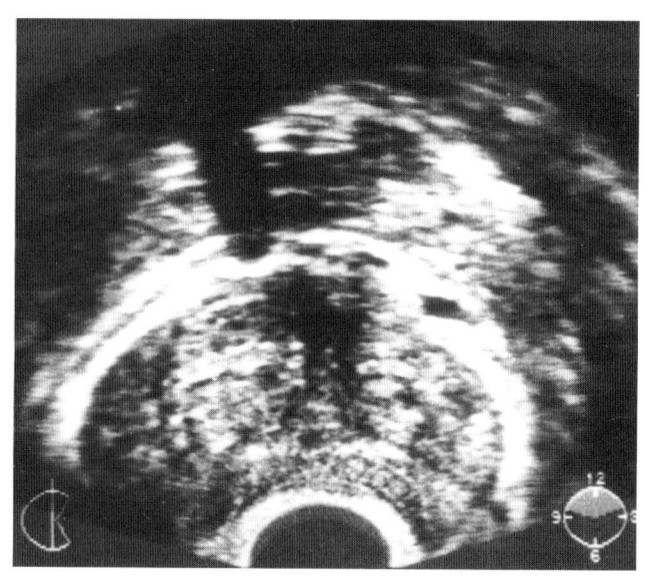

Abb. 11b. Transrektaler Querschnitt der Prostata eines 61jährigen Mannes: Der Plexus venosus prostaticus ist als echofreier Ring deutlich zwischen Organkapsel und umgebender Beckenfaszie zu erkennen. Rektumnah zeigt sich die feine helle transversale Linie der chirurgischen Kapsel mit Calculi. Die Parenchymstruktur der Prostata ist gröber und inhomogener als normal. Prostataadenom.

Wahl der richtigen Methode wichtig: bis zu 60 g Adenomgewebe ist die transurethrale Resektion vorzuziehen, bei größeren Adenomen die offene Ektomie. Besondere Meßprogramme, die in der Software der Sonographiegeräte enthalten sind, lassen den Ultraschall durch hohe Genauigkeit gegenüber der digitalen Palpation und Urethrozystoskopie bei der Volumenbestimmung zur Methode der Wahl werden. Postoperativ anhaltende Miktionsbeschwerden durch Adenomreste, Fibrinmassen und Koagel lassen sich in vielen Fällen durch Beurteilung der *Prostatalage* rascher abklären (Abb. 12). Die sehr häufigen Prostatasteine stellen sich als echoreiche Gebilde dar und weisen bei entsprechender Größe einen dorsalen Schallschatten auf. Sie entstehen durch Adenomdruck (s. o.) vorwiegend in der peripheren und zentralen Zone. Ebenso können sie als postentzündliche Veränderungen auftreten (Abb. 13). Entzündungen der Prostata lassen sich in verschiedene Verlaufsformen einteilen: Bei der *akuten Prostatitis* findet man neben allgemeiner Schwellung und schlechter sonographischer Abgrenzbarkeit als sicheres Zeichen

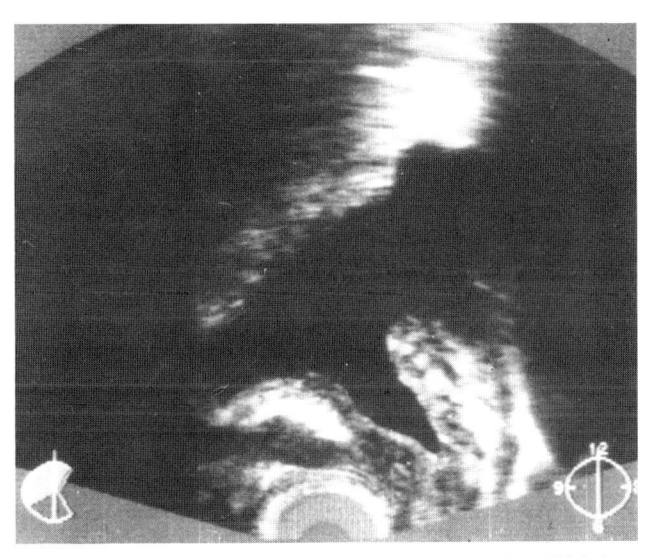

Abb. 12. Transrektaler Längsschnitt der Prostata eines 72jährigen Mannes: Weite glattwandige kegelförmige Loge der Prostata mit Spitze am Colliculus seminalis, 1 cm vom Sphinkter externus (re. im Bild) entfernt. Darstellung der postoperativ gering aufgetriebenen Samenblase mit Eintrittsstelle in die Prostata. Z. n. transurethraler Resektion eines Prostataadenoms.

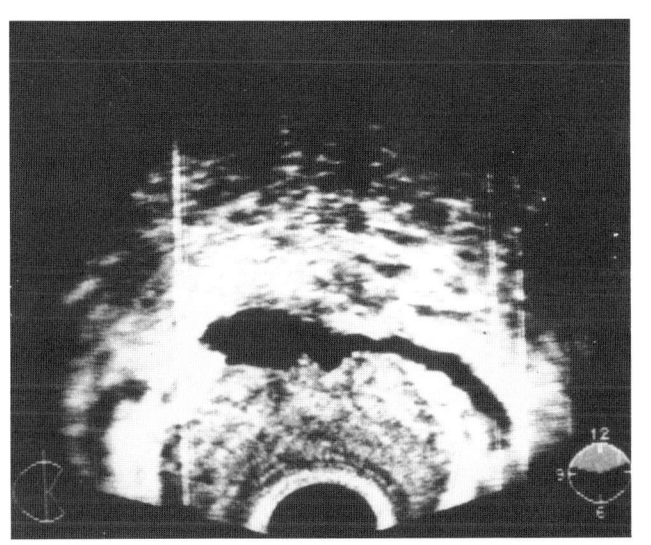

Abb. 14. Transrektaler Querschnitt der Prostata eines 45jährigen Mannes: Re. lateral erkennt man eine echofreie fingerförmige Höhle, die von der Prostata ins umgebende Gewebe zieht. Ventro-medial stellt sich eine kleine Resektionsloge mit Colliculus seminalis und Anschluß an die Höhle nach rechts dar. Z. n. transurethral eröffnetem Prostataabszeß.

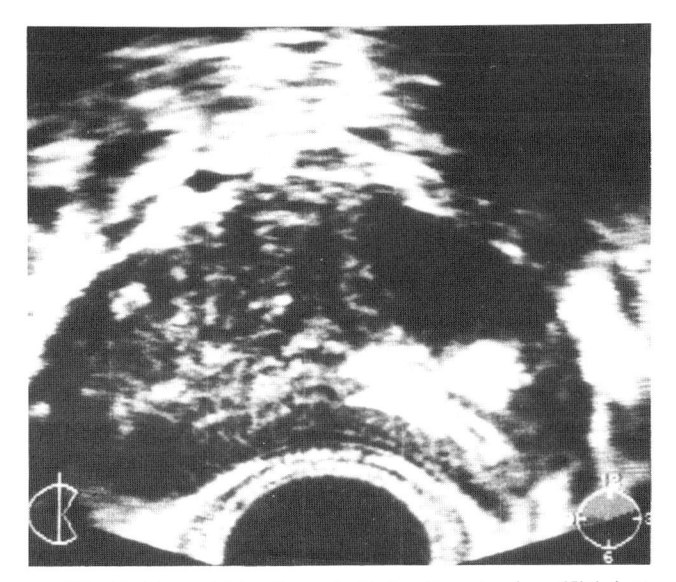

Abb. 13. Transrektaler Querschnitt der Prostata eines 65jährigen Mannes: Rechts im Bild sind rektumnah im Bereich der chirurgischen Kapsel die hellen Reflexe von Steinen mit dorsaler Schallauslöschung zu sehen. In der Mitte der Prostata ist als «Eiffelturm»-Figur deutlich der Colliculus seminalis zu erkennen. Das Parenchymmuster ist deutlich vergröbert. Chronische Prostatitis mit Prostatasteinen.

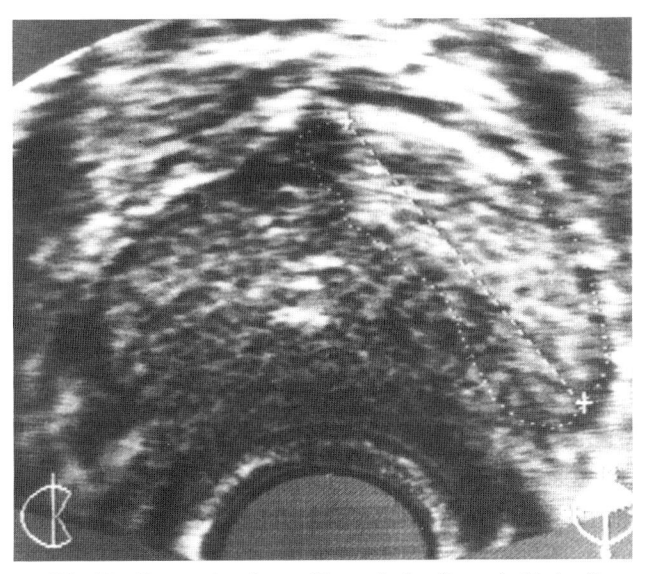

Abb. 15a. Prostatakarzinom. Transrektaler Querschnitt der Prostata eines 71jährigen Mannes. Rechts im Bild eine relativ homogene, glatt begrenzte, kapselvorwölbende Raumforderung der Prostata, die histologisch einem GI-Karzinom entspricht. Medioventral anschließend das echoarme periurethrale Gewebe.

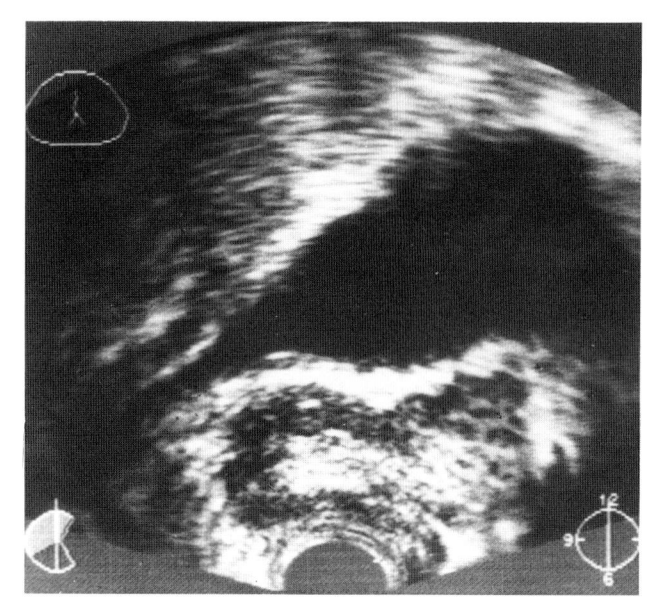

Abb. 15b. Transrektaler Längsschnitt der Prostata eines 78jährigen Mannes: Raumforderung rechts im Bild mit Zunahme der Inhomogenität und Abnahme der Echodichte im Vergleich zu 15a.; unscharfe polyzyklische Abgrenzung, Infiltration gegen den Blasenboden, histologisch GII-Karzinom der Prostata.

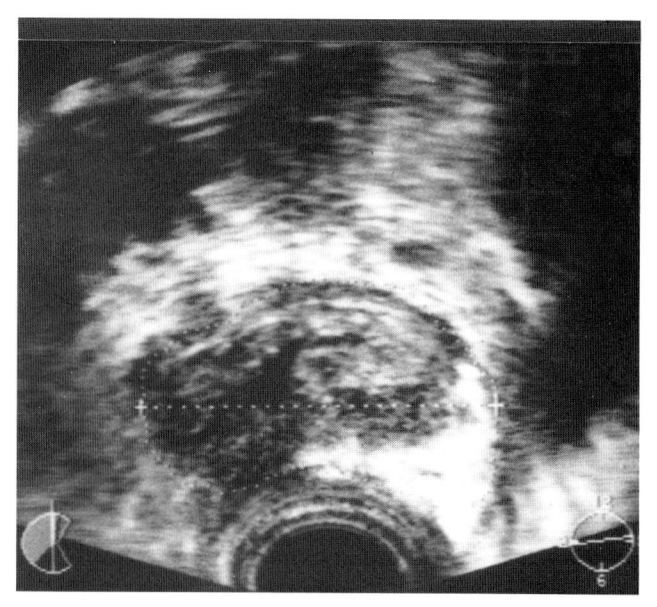

Abb. 15d. Transrektaler Querschnitt der Prostata eines 81jährigen Mannes mit Z. n. transurethraler Resektion: links unten im Bild eine vom Rektum nicht sicher abgrenzbare Raumforderung der Prostata; die ältere geschrumpfte Resektionsloge der Prostata wird durch das verdrängend-infiltrierende Wachstum der Raumforderung deformiert. Lokal ausgedehntes Prostatakarzinom.

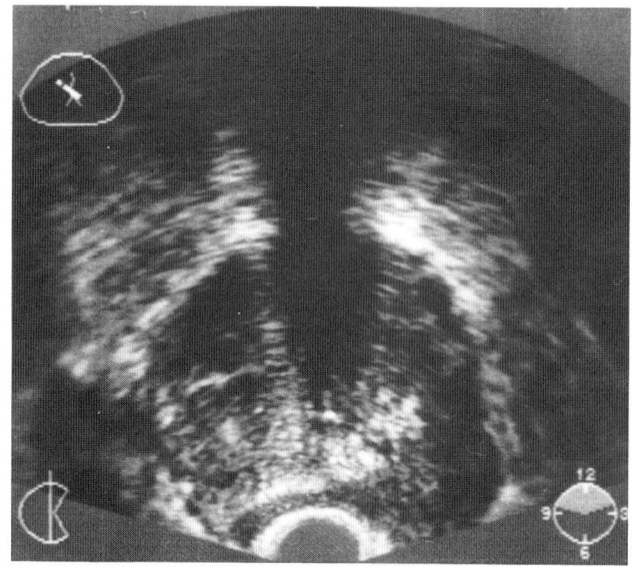

Abb. 15c. Transrektaler Querschnitt der Prostata eines 57jährigen Mannes. Multiple echoarme subkapsuläre Herde, die besonders rechts im Bild die Kapsel zu infiltrieren scheinen. Histologisch GIII-Karzinom der Prostata.

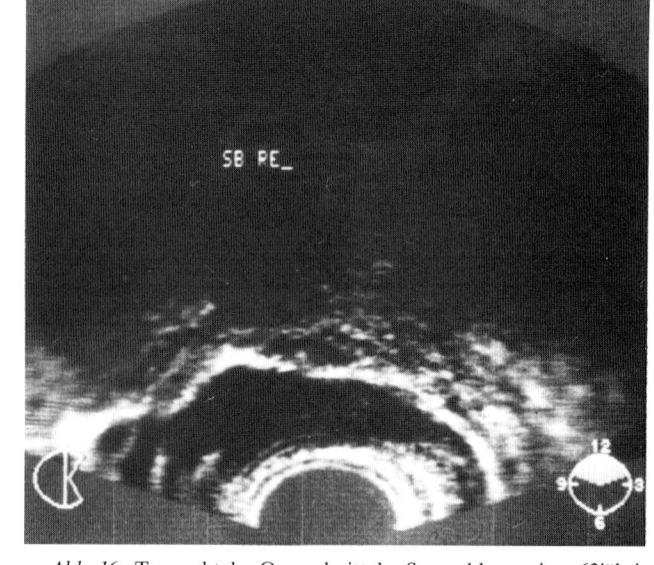

Abb. 16. Transrektaler Querschnitt der Samenblasen eines 63jährigen Mannes: die rechts im Bild gelegene linke Samenblase erscheint normal. Links lateral im Bild zeigt die rechte Samenblase deutlich zystische Aufweitungen. Ursache des Aufstaus ist das mehr medial infiltrierende echoarme Prostatakarzinom.

einen breiten echoarmen Saum um das periurethrale Gewebe; zunehmende Inhomogenität und deutliche Aufweitung des periprostatischen Venenplexus sind weniger zuverlässig. Der *Prostataabszeß* zeigt sich als gelegentlich septierte echofreie Höhle im Prostatagewebe neben den o. g. Zeichen der akuten Prostatitis (Abb. 14). Die *chronische Prostatitis* mit oft uncharakteristischen klinischen Symptomen ist durch echoreiche Steine und echoarmes vernarbendes Bindegewebe und damit grobes inhomogenes Echomuster gekennzeichnet (Abb. 13). Da hier häufiger durch digitale Palpation der Verdacht auf ein Neoplasma besteht, ist die sonographische Untersuchung besonders wichtig und kann häufig den Karzinomverdacht entkräften, denn die chronische Prostatitis ist niemals kapselüberschreitend und nur echoarm.

III.10.3.4.2. Maligne Veränderungen

Das *Prostatakarzinom* entsteht zu 80% in der peripheren Zone. Dort finden sich z. T. multiple echoarme Herde, die unscharf begrenzt sind und die Kapsel vorwölben oder durchdringen (Abb. 15a–d). Die ältere Meinung, Prostatakarzinome seien echoreich, trifft nur für die sehr seltenen Komedokarzinome zu. Es konnte gezeigt werden, daß die Echoarmut der Karzinomherde mit ihrer Größe, dem Tumorstadium und dem Grad der histologischen Entdifferenzierung zunimmt. Da auch häufig Adenome der Prostata sich asymmetrisch entwickeln, ist dieses Zeichen zur Karzinomerkennung zu unsicher. Außerdem liegt in der Regel ein fortgeschrittenes Stadium vor. Zuverlässiger ist der *einseitige Stau* der Samenblasen durch innerprostatische Kompression der Ausführungsgänge (Abb. 16). Hier findet man zystisch aufgetriebene echofreie Samenblasen mit dünner Wand; in diesen Fällen ist besonders nach echoarmen Herden zu suchen, die schon ab 4 mm Durchmesser mit 7,5 MHz-Sonden gefunden werden können. Diese hohe Auflösung macht den transrektalen Ultraschall der digitalen Palpation bei der *Früherkennung* des lokalisierten Prostatakarzinoms eindeutig überlegen, d. h. es werden viele nicht palpable Prostatakarzinome erkannt. Die Beziehung des Karzinoms zur Organkapsel läßt sich zur Klärung der Operabilität relativ genau darstellen, notfalls können multiple sonographisch geführte Stanzen in dem fraglichen Gebiet die Ausbreitung exakt bestimmen. In der Genauigkeit des Stagings sind Computer- und Kernspintomogramm dem transrektalen Ultraschall unterlegen. Findet man sonographisch echoarme Herde in der Prostata, so muß differentialdiagnostisch an Adenombezirke, Entzündungsfolgen und Infarkte, also benigne Veränderungen gedacht werden. Da diese aber vorwiegend in den inneren Zonen der Prostata entstehen, Karzinome aber zu 80% in der peripheren Zone, ist eine Unterscheidung meist möglich. Darüber hinaus findet man bei Karzinomen weniger grobe Störungen des Parenchymmusters als bei benignen Veränderungen. In Zweifelsfällen ist immer die sonographisch geführte Punktion zu empfehlen.

III.10.4. Hoden

III.10.4.1. Indikationen zur sonographischen Untersuchung

Jeder auffällige Befund am Scrotum, insbesondere bei Rötung, Schwellung, Überwärmung und Schmerzen, sollte wegen des einfachen direkten Zugangs sonographisch untersucht werden; erstens ist eine genaue Darstellung des Scrotalinhaltes mit Ultraschall möglich und zweitens ist eine differenzierte klinische Untersuchung gerade bei akuten Befunden oftmals wegen Schmerzen und Schwellung nicht durchführbar. Die Scrotal-Sonographie ist ein unverzichtbarer Bestandteil der Tumorsuche bei plötzlich aufgetretener Gynäkomastie und bei retroperitonealen Lymphomen ohne bekannten Primärtumor. Oft erhält man wertvolle Hinweise durch den Ultraschall bei Hämatospermie und Infertilität.

III.10.4.2. Anatomische Grundlagen und Untersuchungstechnik

Der pflaumenförmige Hoden liegt mit seinem schmaleren Rand nach ventral gerichtet im Scrotum. Am breiteren Hinterrand treten im Mediastinum testis Gefäße ein und aus. Der Nebenhodenkopf sitzt dem oberen Hodenpol kappenförmig auf, Corpus und Cauda des Nebenhodens sind mit dem Mediastinum testis verwachsen. Der Hoden hängt beweglich am nerven- und gefäßführenden Stiel des Samenstranges. Der Hoden mitsamt dem Nebenhoden wird vom viszeralen Blatt der Tunica vaginalis testis umgeben, die am Mediastinum testis in das parietale Blatt umschlägt. Der Verschiebespalt zwischen den serösen Blättern ist mit wenig Flüssigkeit gefüllt und stellt das Cavum testis dar. Zur sonographischen Untersuchung wird der Hoden mit der linken Hand fixiert und mit der rechten der Schallkopf nach Anlage einer üblichen Vorlaufstrecke angekoppelt. Bei einer *Hydrocele* dient die Flüssigkeit im Cavum

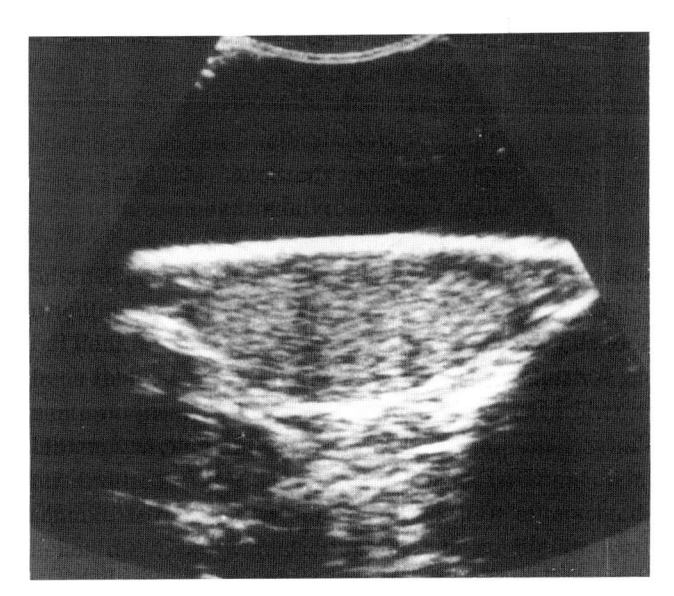

Abb. 17. Längsschnitt des Hodens eines 31jährigen Mannes: das Organ zeigt gleichmäßig fein strukturiertes Gewebe mittlerer Echogenität. Gröber strukturiert und eher inhomogen sitzt der Nebenhodenkopf rechts dem oberen Pol auf. Kranial ist die echofreie Vorlaufstrecke zu sehen. Normalbefund.

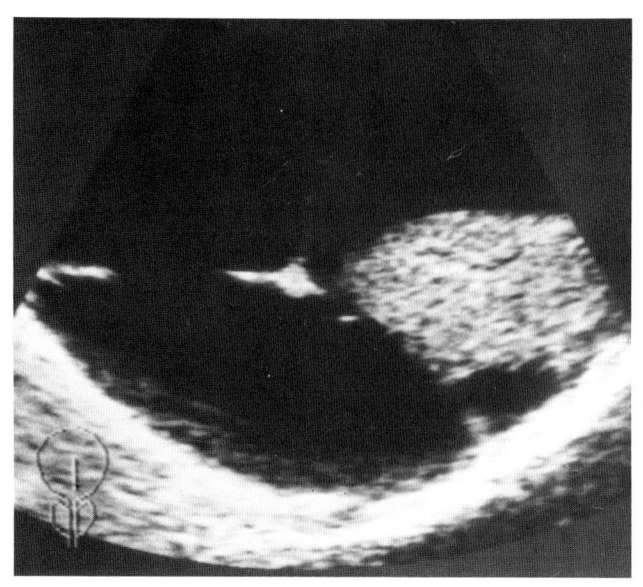

Abb. 18. Längsschnitt des Scrotums und Hodens eines 64jährigen Mannes: der Hoden schwebt in der echofreien Flüssigkeit, die von echoreichen Fibrinfäden «gekammert» wird. Als indirektes Entzündungszeichen erscheint die Scrotalwand in der caudalen Bildhälfte deutlich echoreich verdickt. Postentzündliche symptomatische Hydrozele testis.

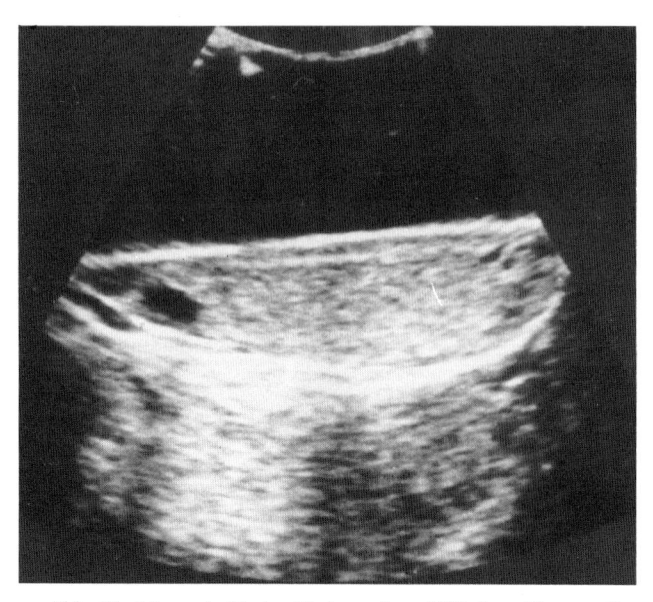

Abb. 19. Längsschnitt des Hodens eines 65jährigen Mannes: Im Bereich des Nebenhodenkopfes findet sich ein 1 × 1 cm großes glatt begrenztes, rundliches echofreies Gebilde, welches deutlich vom unauffälligen Hodengewebe getrennt ist. Spermatozele.

testis als natürliche Wasservorlaufstrecke. Benutzt werden möglichst Linearscanner hoher Auflösung (5–7,5 MHz).

III.10.4.3. Normalbefunde und Normvarianten

Der Hoden in typischer Form ist 3–5 cm lang und 2–3 cm breit (Abb. 17). Die Organe können seitenunterschiedlich groß sein, sollten aber in ihrer dichten feinen Struktur mittlerer Echogenität immer miteinander verglichen werden. Vom Nebenhoden sind in der Regel nur Caput und Corpus darstellbar. Diese schmiegen sich an den Hinterrand des Hodens an und zeigen im Vergleich zum Hodenparenchym ein weniger feines bis grobes Echomuster, welches auch inhomogen sein kann. Tunica albuginea des Hodens und Tunica viszeralis bzw. parietalis lassen sich als echoreiche Bänder darstellen. Zwischen ihnen findet sich oft ein schmaler echofreier Flüssigkeitssaum ohne pathologische Bedeutung, das Cavum testis. Ist das Cavum testis durch eine Hydrocele vergrößert, lassen sich oft am Nebenhodenkopf wenige Millimeter große Gebilde darstellen: die Appendix epididymis oder die Appendix testis, ohne daß eine sonographische Unterscheidung möglich wäre.

III.10.4.4. Pathologische Befunde

III.10.4.4.1. Benigne Veränderungen

Die *Hydrocele testis* ist eine manchmal bis mehrere hundert ml fassende Flüssigkeitsansammlung im Cavum testis (Abb. 18). In den meisten Fällen ist die Ursache unbekannt, d. h. es liegt eine idiopathische Form vor. Aber auch im Zusammenhang mit Entzündungen oder Tumoren treten sie auf und werden dann symptomatische Hydrocelen genannt. Bei entzündlicher Ursache durchziehen oft organisierte Fibrinfäden, als echoreiche Septen im Ultraschall kenntlich, die Hydrocelen und kammern diese. Durch die Entzündungsvorgänge (in der Regel Epididymitiden) wird auch die Scrotalhaut betroffen und zeigt sich bis auf 1 cm und mehr verdickt. In entzündlichen Hydrocelen findet man gelegentlich der Schwerkraft folgend am tiefsten Punkt echoreiche Gebilde, Corpora libera, die verkalktem entzündlichen Gewebe entsprechen, das sich abgeschnürt hat.

Die Diaphanoskopie hat heutzutage keine Bedeutung mehr, da mit ihr nur der Flüssigkeitsnachweis im Scrotum erbracht werden kann, eine Beurteilung von Hoden und Nebenhoden aber nicht möglich ist. Ebenso kann das Scrotalödem nicht abgegrenzt werden, was leicht mit der Sonographie gelingt, denn an Stelle freier Flüssigkeit zeigt sich die Scrotalwand echoreich verdickt.

Als kleinere, manchmal bis mehrere cm im Durchmesser große echofreie glattwandige Struktur im Bereich des Nebenhodenkopfes stellt sich die *Spermatocele* dar (Abb. 19). Bei der *Varicocele testis*, der pathologischen Erweiterung der Venen des Plexus pampiniformis mit Reflux, finden sich im Samenstrang oberhalb des Hodens multiple rundliche bis längliche, wenige Millimeter breite echoleere Gebilde, die sich unter dem

Valsalva-Manöver deutlich verdicken (Abb. 20). Varicocelen treten vorwiegend bei asthenischen jungen Männern auf, dazu in 9/10 der Fälle links. Da jedoch auch Nierentumoren und retroperitoneale Raumforderungen eine Abflußbehinderung der V. testicularis verursachen können, ist besonders bei rechtsseitigen Varicocelen

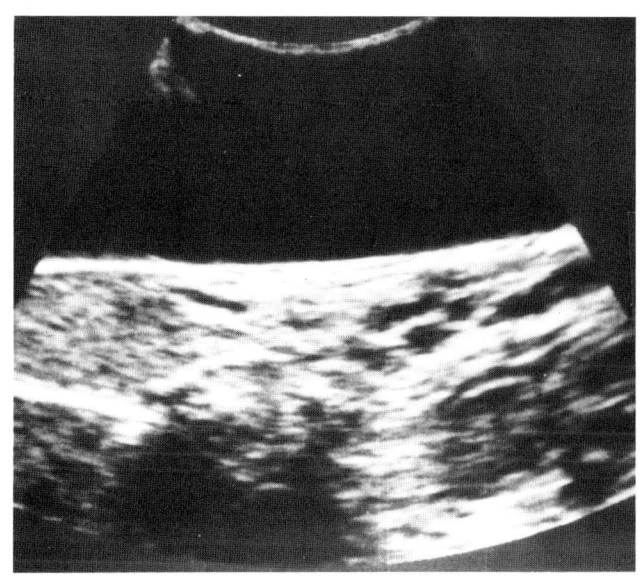

Abb. 20. Längsschnitt des linken Hodens mit Samenstrang eines hochgewachsenen 18jährigen Asthenikers. In der rechten Bildhälfte rundliche bis längliche echofreie Anschnitte des varikös erweiterten Plexus pampiniformis. Links im Bild der nicht vollständig abgebildete unauffällige Hoden. Varikozele testis.

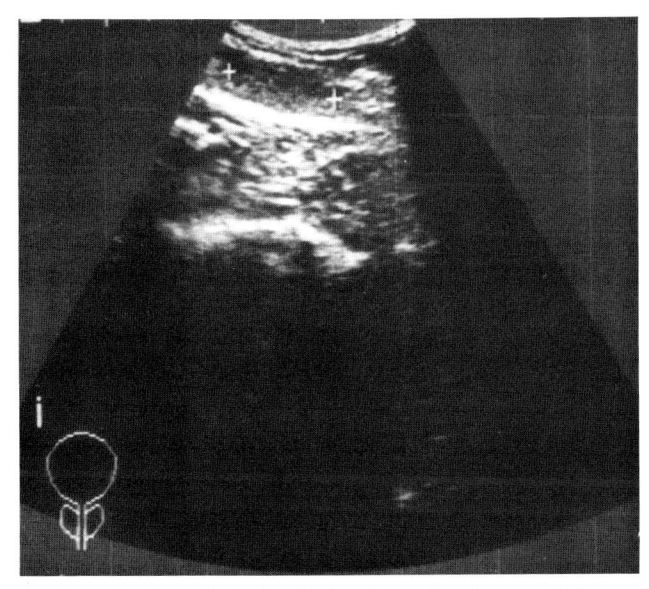

Abb. 21. Längsschnitt durch den Leistenkanal eines 25jährigen Mannes: 2 × 2 cm große rundliche, glatt begrenzte Struktur zwischen den hellen Reflexbänden der begrenzenden Faszien des Leistenkanals, die den Hoden darstellt. Der Hoden zeigt multiple kleine echoarme Herde als Ausdruck der gestörten Spermiogenese. Die feine Struktur des normalen Hodengewebes fehlt völlig. Über dem Hoden zwischen den Markierungen der Rosenmüller'sche Leistenlymphknoten. Hodenretention, Leistenhoden.

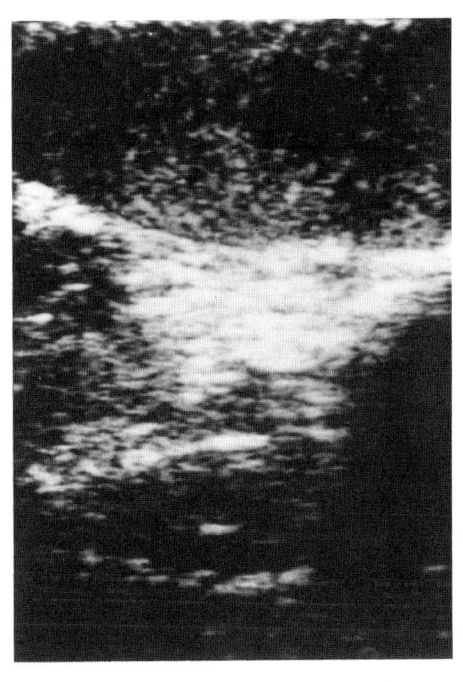

Abb. 22. Längsschnitt des Hodens eines 23jährigen Mannes mit pötzlich aufgetretener Gynäkomastie beidseits: ein Tumor findet sich als 6 × 6 mm großer glatt begrenzer Bezirk mit geringer Echodichte. Der Hoden war palpatorisch unauffällig. Non-palpabler Leydig-Zell-Tumor.

nach ihnen zu fahnden. Bei lange bestehenden Varicocelen kann eine *Hodenatrophie* auftreten; dann zeigt sich der betroffene Hoden kleiner und mit deutlich dunklerem Parenchym unter Verlust der feinen Struktur. Atrophische bzw. nicht voll entwickelte Hoden finden sich auch beim *Maldeszensus testis*. Die Sonographie kann oft den Hoden, der auf dem Weg ins Scrotum im Bauch oder Leistenkanal liegenblieb, auffinden (Abb. 21). Das Parenchym solcher immer kleinen Hoden zeigt multiple, unscharf echoarme hypodense Herde als Ausdruck der partiellen Keimschädigung, bei vollständiger Atrophie nur noch echoarme Reflexe. Die partielle Keimschädigung kann in ihrer sonographischen Darstellung malignen Hodentumoren gleichen. Wegen des hohen Entartungsrisikos ist bei länger als zwei Jahre nicht deszendierten Hoden jedoch sowieso die chirurgische Entfernung angezeigt (inguinale Ablatio). Bei plötzlich einsetzendem Hodenschmerz mit Scrotalschwellung ist differentialdiagnostisch an eine *akute Epididymitis* oder eine *Hodentorsion* zu denken. Da beide Krankheitsbilder innerhalb weniger Stunden die gleichen sonographischen Merkmale wie Hodenvergrößerung mit Abnahme der Echogenität, Vergrößerung des Nebenhodens und eine Begleithydrocele zeigen können, muß man sich auf die Klinik stützen und ggf. den Hoden rasch freilegen. Auch die dopplersonographische Darstellung der A. testicularis, die bei Torsion geringen bis keinen Durchfluß und bei Epididymitis erhöhten Durchfluß zeigen soll, ist nicht zuverlässig, da bei inkompletten Torsionen noch Durchfluß zu finden ist. Bei einer chronischen Epididymitis zeigt sich der z. T. deutlich vergrößerte Nebenhoden stark inhomogen mit echoreichen Arealen. Nicht selten findet sich eine symptomatische Hydrocele.

Die *abszedierende Epididymitis* weist im Kopfbereich multiple echofreie zystische Gebilde auf, die eitrigen Einschmelzungen entsprechen. Diese können in breiter Front über das Rete testis das Hodenparenchym befallen. Sonographisch ist dann keine Unterscheidung zum malignen Hodentumor möglich; in diesen Fällen ist allein die Klinik führend.

III.10.4.4.2. Maligne Veränderungen

Hodentumoren können durch Störung des feinen dichten Echomusters sonographisch vor ihrer Palpierbarkeit entdeckt werden (Abb. 22). Da in bis zu 6% im kontralateralen Hoden später ebenfalls ein maligner Tumor entsteht, ist dieser besonders engmaschig sonographisch zu kontrollieren. Hodentumoren zeigen sich sowohl echoarm als auch echoreich. *Seminome* stellen sich oft als rundliche, scharf begrenzte Gebilde dar (Abb. 23); *maligne Teratokarzinome* werden oft als multiple unscharf begrenzte Bereiche beschrieben (Abb. 24). Insgesamt gibt es aber keine für den jeweiligen Hodentumor typische sonographische Erscheinungsform. Da die faserige Tunica albuginea des Hodens das Tumorwachstum stark behindert, ist eine sonographisch darstellbare Organüberschreitung eher selten zu

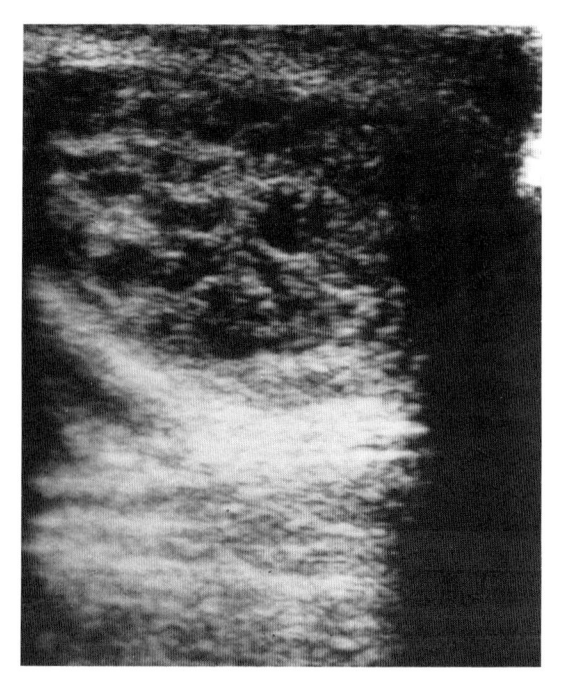

Abb. 24. Längsschnitt des Hodens eines 21jährigen Mannes: in dem 2,5 × 4,5 cm großen Hoden finden sich zahlreiche unregelmäßig begrenzte Herde geringer Echogenität. Es läßt sich kein normales Hodenparenchym sonographisch darstellen. Histologisch malignes Teratokarzinom.

erwarten. Hodentumoren können das gesamte Hoden parenchym ersetzen und daher durch ein sonographisch homogenes Bild unauffällig sein. Dies ist der einzige Fall, wo die klinische Untersuchung durch Palpation des harten Hodens der Sonographie bei der Tumorbeurteilung überlegen ist.

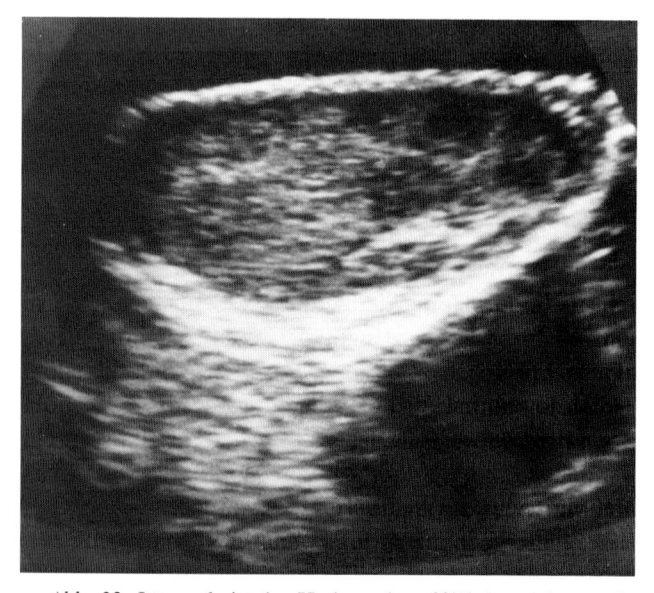

Abb. 23. Längsschnitt des Hodens eines 30jährigen Mannes: in der rechten Bildhälfte finden sich mehrere bis 1 cm im Durchmesser große echoarme Herde ohne Vorwölbung der Hodenkapsel. Die linke Hodenhälfte ist unauffällig strukturiert; keine symptomatische Hydrozele. Histologisch Seminom des Hodens.

Literatur

1 Martin B, Conte J: Ultrasonography of the acute scrotum. JCU 1987;15:37–44.
2 Matouschek E: Experimentelle Untersuchungen zu transurethralen, intravesikalen Ultraschalluntersuchungen. Ultraschall 1986;7:37–45.
3 Bisset RAL, Khan AN: Detection of active bleeding from a transitional cell carcinoma of the bladder by ultrasonography. JCU 1987;15:269–272.
4 Gooding AW: High-resolution sonography of the scrotum, in Margulis AR, Gooding CA: Diagnosic Radiology. Saint Louis, Mosby, 1985, pp 49–56.
5 Lee F, Torp-Pedersen ST, Siders DB: Use of transrectal ultrasound in diagnosis, guided biopsy, staging, and screening of prostate cancer. Supplement to Urology, 1989;33,6:7–12.
6 McNeal JE: The zonal anatomy of prostate. Prostate 1981;2:35–49.
7 Goldstone LM, Egawa S, Scardino PT: Echo characteristics, tumor location, and tumor size, in Resnick MI: Prostatic ultrasonography. Philadelphia, BC Decker Inc, 1990, pp 55–70.

III.11. Uterus und Ovarien

T. Schramm, C. Schweighart

III.11.1. Zusammenfassung

Uterus und Ovarien sind der transabdominalen Darstellung bei gefüllter Harnblase gut zugänglich. Die korrekte Lokalisation von Intrauterinpessaren (IUP) läßt sich gut beschreiben. Fehlbildungen wie der Uterus duplex imponieren oft als Zufallsbefunde. Abzugrenzen sind dagegen echte Neubildungen, vor allem Myome. Ihre Darstellung ist zur objektiven Verlaufskontrolle und zur Indikation einer etwaigen operativen Therapie wichtig. Die Abgrenzung gegen Sarkome des Uterus kann schwer sein. Beim Zervix- und Endometriumskarzinom kommt der Sonographie derzeit nur eine additive Rolle zu. Bei Adnextumoren ist die Zuordnung zu klinischen Befunden und zur Anamnese wichtig. Echofreie Zysten können funktionell bedingt oder seröse Kystome sein. Homogen echoarm veränderte Zysten können einer Endometriose, muzinösen Kystomen, eingebluteten Zysten oder einer Saktosalpinx nach Adnexitis entsprechen. Gemischte Tumoren sind entweder Dermoide, papilläre Kystome oder bei sehr inhomogenen Strukturen häufig Ovarialkarzinome, vor allem bei Aszites und/oder anderen Sekundärveränderungen. Im Rahmen der Tumornachsorge kann die Ausmessung von Tumoren den Behandlungserfolg überprüfen, die systematische Untersuchung des Beckens und des Abdomens ergänzt die Palpationsuntersuchung zur Aufdeckung von Rezidiven.

III.11.2. Indikationen zur sonographischen Untersuchung von Uterus und Ovarien

Indikationen zur sonographischen Untersuchung von Uterus und Ovarien ergeben sich vor allem bei *auffälligen Befunden der gynäkologischen Palpationsuntersuchung*. Ferner soll sie stattfinden bei Frauen mit *Intrauterinpessar*. Uneinigkeit besteht über den Wert von *Screeninguntersuchungen* asymptomatischer Frauen. Im Rahmen der *Tumornachsorge* dient die Sonographie der Überprüfung des Behandlungserfolges sowie der Suche nach Rezidiven. Für den nicht gynäkologisch tätigen Arzt ist die sonographische Darstellung des kleinen Beckens als *Ergänzung der Sonographie von Ober- und Mittelbauch* sinnvoll. Eine wesentliche Rolle kommt der Ultraschalldiagnostik im Rahmen der *Schwangerenvorsorge* zu.

III.11.3. Anatomische Grundlagen und Untersuchungstechnik

Der zwischen Blase und Rektum im kleinen Becken gelegene *Uterus* hat annähernd die Gestalt einer Birne. Er besteht aus zwei anatomisch abgrenzbaren Teilen: Cervix und Corpus uteri. Diese sind bei 90% aller Frauen in einem nach ventral offenen Winkel gegeneinander gekippt, anteflektiert. Das ganze Organ ist gegen die Körperlängsachse nach ventral geneigt, antevertiert. Bei 10% aller Frauen besteht eine Retroversion und -flexion des Uterus. Die Portio vaginalis der Cervix uteri ragt zapfenförmig in die schlauchartige muskulöse Vagina. Die Länge des Uterus beträgt in der Geschlechtsreife ca. 7–9 cm, seine Breite etwa 4 bis 5 cm. Von den Beckenwänden einstrahlende bindegewebige Ligamente fixieren den Uterus in seiner Position. Die beiden zwetschgenförmigen *Ovarien* liegen lateral und etwas kranial des Uterus. Sie sind mit diesem jeweils durch das Ligamentum ovarii proprium, mit der Beckenwand durch das Ligamentum infundibulo-pelvicum verbunden, in dem auch die Ovarialgefäße verlaufen. Das überwiegend bindegewebig aufgebaute Ovar enthält die zyklusabhängig unterschiedlich großen Follikel. Es hat in der Geschlechtsreife eine Länge von etwa 3 bis 4 cm. Die seitlich vom Uterus abgehenden überwiegend muskulösen *Eileiter* (Tuben) sind etwa 10 bis 14 cm lang und am uterusnahen Teil 2–3 mm, am ampullären Ende 1 cm breit. Der Fimbrientrichter steht mit dem Ovar über die sog. Leitfimbrie in Verbindung (Abb. 1). Bei leerer Blase werden die inneren Genitalorgane ventral durch Darmschlingen überlagert. Sie müssen vor Durchführung der *transabdominalen Sonographie* von Uterus und Ovarien durch Füllung der Harnblase nach kranial abgedrängt werden. Dazu sollte die Patientin etwa eine Stunde vor der Untersuchung einen Liter Flüssigkeit trinken und die Blase nicht entleeren. Das so entstehende Schallfenster ist groß genug, wenn der Abstand zwischen Blasenvorder- und -hinterwand etwa 8 cm beträgt. Bei der transabdominalen Sonographie werden Sektor- oder Konvex-Schallköpfe mit 5 oder 3,5 MHz benützt. Da dieses Vorgehen umständlich und bei sehr adipösen Frauen die Befunderhebung nur eingeschränkt möglich ist, hat sich in der Gynäkologie weitgehend die *transvaginale Sonographie* durchgesetzt, bei der der vaginal eingeführte Schallkopf bei leerer Blase

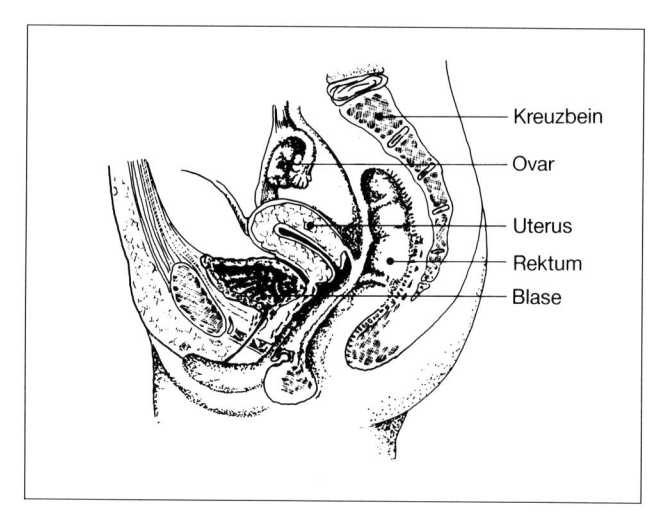

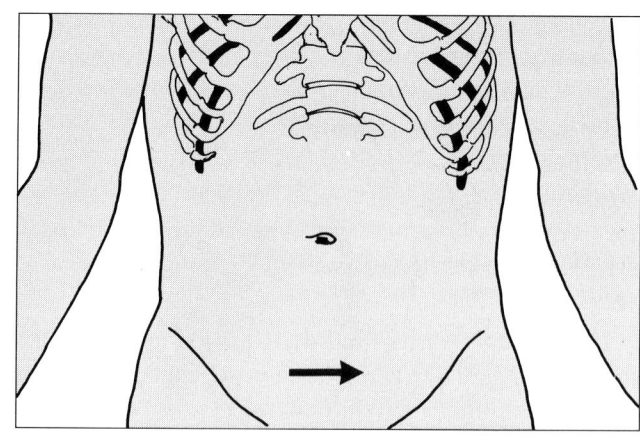

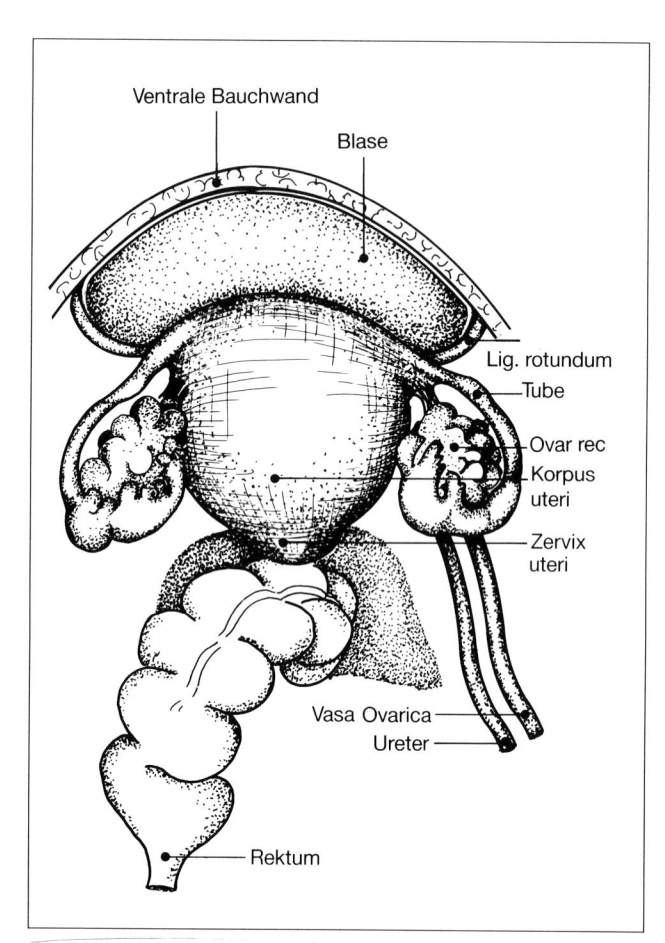

Abb. 1a, b. Topographie des kleinen Beckens.

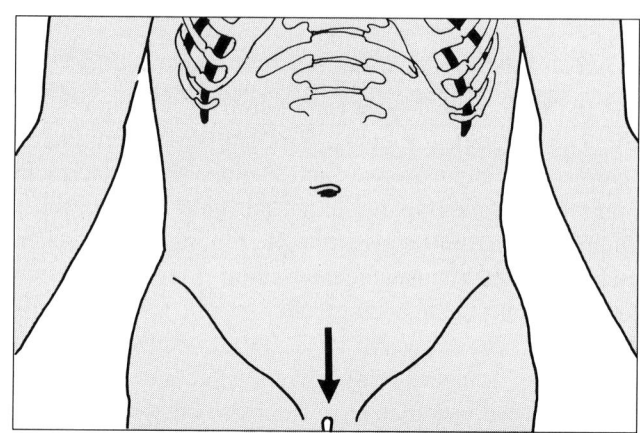

Abb. 2a, b. Schnittebenen im kleinen Becken.

direkt an das innere Genitale appliziert werden kann.

Wesentlicher Vorteil der transvaginalen Sonographie ist die exzellente Darstellung durch Verwendung höherer Frequenzen bis zu 7,5 MHz. Dadurch gelingt es, die Binnenstruktur von Tumoren bis zu Größen von etwa 8 cm eindeutiger als mit der transabdominalen Methode zu beurteilen. Dies ist insbesondere bei der Entscheidung über das Vorgehen bei Zysten im Adnexbereich re-

levant. Die transabdominale Diagnostik ist bei Tumoren über 8 cm und zur Beurteilung der Topographie überlegen. Die transvaginale Technik ist außerdem bei der Diagnostik und Therapie der weiblichen Sterilität von Bedeutung für die Beurteilung des Endometriums, des Follikelwachstums sowie die Follikelpunktion. Die Diagnostik in der Frühschwangerschaft ist sowohl hinsichtlich der Frage der Vitalität als auch der Lokalisation einer Gravidität durch die Vaginalsonographie wesentlich verbessert worden.

Da dem Nicht-Gynäkologen im Regelfall die transvaginale Technik nicht zur Verfügung steht, wird im Weiteren die Technik und Befunderhebung mittels der Transabdominalsonographie erläutert.

Zur Darstellung von Uterus und Ovarien sind sagittale und transversale, sowie ergänzend schräge Schnitte durch das kleine Becken möglich (Abb. 2).

III.11.4. Normalbefunde

Der *Uterus* läßt sich im *medianen Sagittalschnitt* durch das kleine Becken annähernd birnenförmig darstellen. Gelegentlich ist er nicht streng mittelständig, sondern nach rechts verlagert (physiologische Dextropositio). Die Führung des Schallkopfs muß dann entsprechend korrigiert werden. Portio vaginalis, Zervix, Korpus und Fundus sind gut abgrenzbar (Abb. 3). Die Außenbegrenzung des Uterus ist glatt, die Binnenstruktur homogen echoarm. Bei der Retroversio uteri ist die transabdominale Darstellung deutlich schwerer als die transvaginale (Abb. 4). Insbesondere die Binnenstruktur ist oft nicht eindeutig zu erkennen.

Im Cavum uteri ist das Endometrium je nach Zyklusphase unterschiedlich echogen: unmittelbar postmenstruell zeigt sich das Cavum strichförmig, in der Follikelphase ist das Endometrium echoarm und im Längsschnitt keulenförmig, während postovulatorisch unter dem Einfluß von Progesteron eine schlaufenförmige Aufweitung entsteht (periovulatorisches Ringphänomen). Das sekretorische Endometrium ist echoreich und höher aufgebaut (Abb. 5). Pro Schicht wird maximal eine Höhe von 7 mm erreicht. In der Portio vaginalis zeigen sich bei geschlechtsreifen Frauen gelegentlich zystische Einschlüsse, die überhäuteten Zervikaldrüsen entsprechen (Ovula Nabothi). Kaudal der Portio vaginalis sind die beiden *Vaginalwände* als echodichte Streifen zu erkennen, die von einer unterschiedlich breiten echoarmen Schicht getrennt sind.

Die *Größe des Uterus* kann in der Sagittalschnittebene durch die Messung des Portio-Fundus-Abstands und des antero-posterioren Durchmessers bestimmt werden. Zusätzlich wird in der Querschnittsebene der größte transversale Durchmesser des Corpus uteri ermittelt (Abb. 6). Die Uterusmaße sind altersabhängig unterschiedlich (Tab. 1).

Die *Ovarien* lassen sich ausgehend von Querschnitten durch das Becken auffinden. Sie liegen lateral des Uterus und sind ebenfalls glatt begrenzt und relativ echoarm (Abb. 7). Gelegentlich lassen sich die *Vasa ovarica* im Ligamentum infundibulopelvicum als Leitstrukturen zu den Ovarien darstellen. Das linke Ovar ist bei der transabdominalen Sonographie manchmal durch das Sigma verdeckt. Bei der transvaginalen Sonographie werden in der fertilen Phase fast immer beide Ovarien gefunden. Auch die Ovarien sind zyklischen Verän-

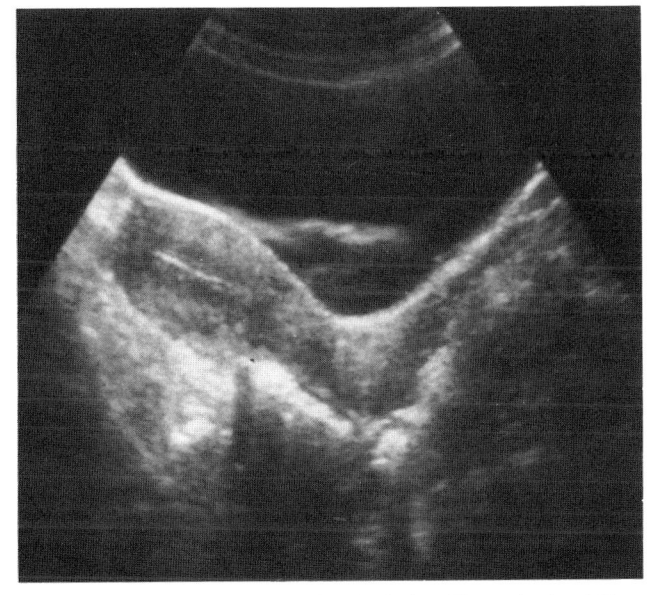

Abb. 3. Sagittaler Längsschnitt durch den Uterus in der frühen Follikelphase. 25jährige Probandin, beschwerdefrei. Das Cavum uteri ist «strichförmig dargestellt».

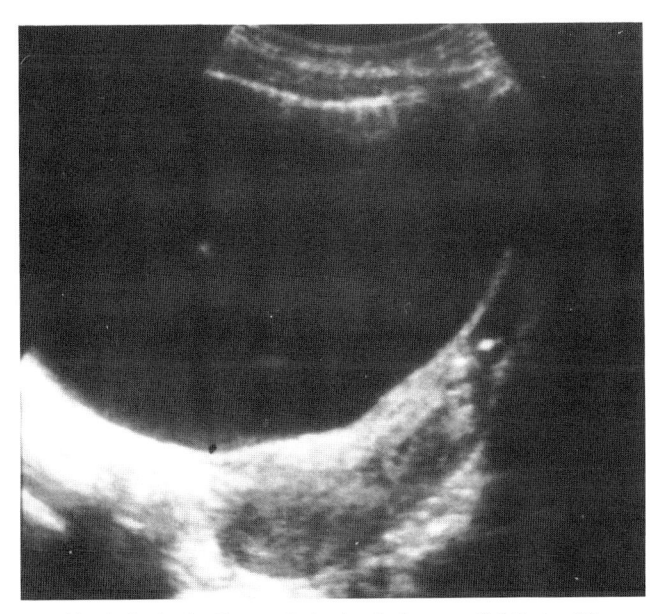

Abb. 4. Sagittaler Längsschnitt durch den retroflektierten Uterus. 30jährige Probandin, beschwerdefrei. Das Cavum uteri ist bei der transabdominalen Sonographie nur schlecht darstellbar.

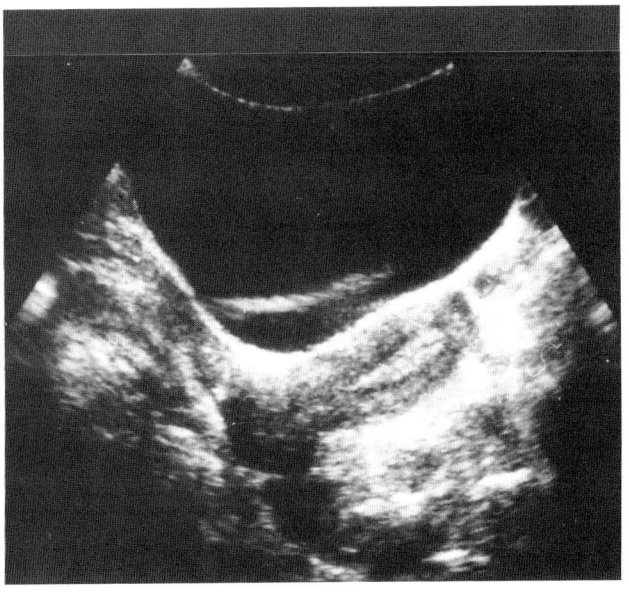

Abb. 5. Sagittaler Längsschnitt durch den Uterus. 25jährige Patientin in der frühen Sekretionsphase. Das Endometrium ist echoreich und hoch aufgebaut.

Tab. 1. Altersabhängige Maße des normalen Uterus in mm

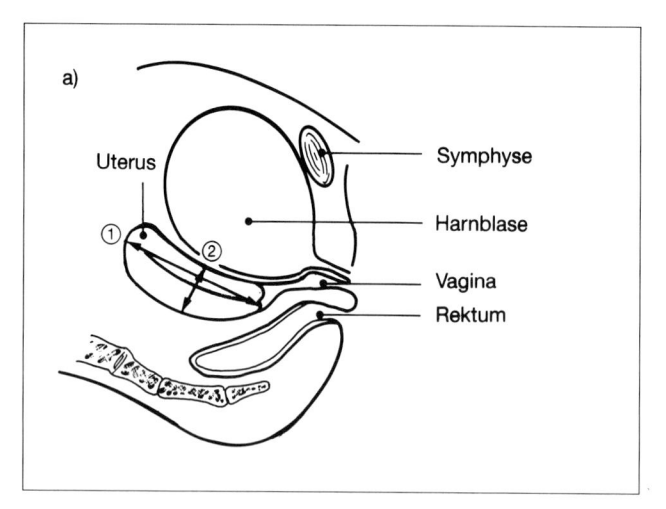

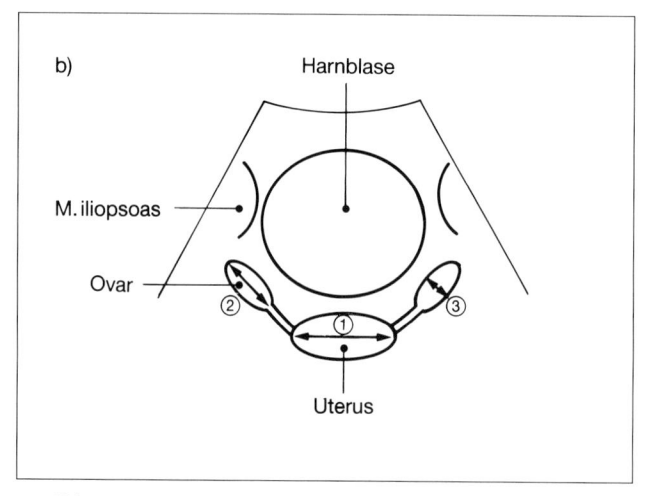

Alter	Länge	Antero-Posterior	Quermaß
Vorpubertär	20–35	10	5–10
Geschlechtsreif			
Nullipara	< 80	< 40	< 40
Multipara	< 95	< 55	< 55
Postmenopausal	35–65	12–18	12–18

Abb. 6. Ausmessen des Uterus: a) im sagittalen Längsschnitt werden Portio-Fundus-Abstand (1) und Antero-Posteriorer Durchmesser (2) bestimmt. b) Im Transversalschnitt werden das Quermaß des Uterus (1) sowie Längs- und AP-Maße der Ovarien (2 und 3) ermittelt.

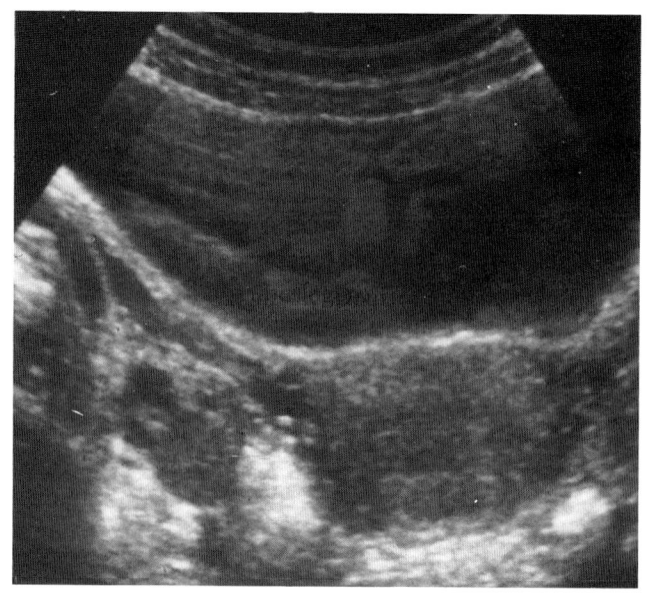

Abb. 7. Querschnitt durch Uterus und das rechte Ovar. 27jährige Probandin in der Follikelphase. Die von lateral-kranial zum Ovar ziehenden Vasa ovarica sind deutlich zu erkennen.

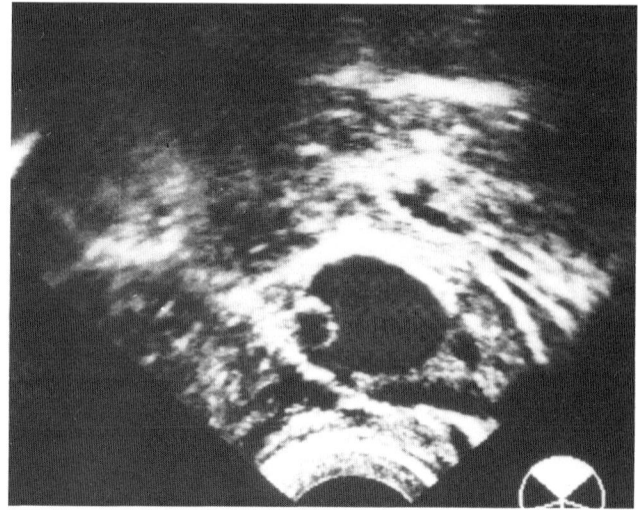

Abb. 8. Transvaginaler Längsschnitt durch ein Ovar mit sprungreifem Follikel. 30jährige Sterilitätspatientin vor Insemination. Der kumulus oophorus ist als kleine Zyste im Follikel zu erkennen.

derungen unterworfen: Die Follikel sind zu Beginn der Follikelphase als etwa 3–4 mm messende Zysten zu erkennen, zunehmend sondert sich ein *Leitfollikel* ab, der präovulatorisch bis zu 24 mm Durchmesser erreichen kann (Abb. 8). In der Sekretionsphase sowie in der Frühschwangerschaft ist das *Corpus luteum* als Zyste mit schwachen homogen verteilten Binnenechos zu identifizieren (Abb. 9). Die zyklischen Veränderungen des Uterus und der Ovarien sind insbesondere bei der sonographischen Überwachung einer Sterilitätstherapie von Bedeutung.

Die *Größe der Ovarien* ist ebenfalls altersabhängig (Tab. 2). Im Senium lassen sich die Ovarien sowohl transabdominal als auch transvaginal nur selten darstellen, sie sind dann aufgrund der nahezu erloschenen hormonellen Funktion echoarm und schlecht abgrenzbar, Follikel sind nicht mehr zu erkennen. Die *Eileiter* sind durch die transabdominale Sonographie im physiologischen Zustand nicht darstellbar.

Tritt eine *Schwangerschaft* ein, so wird das Endometrium dezidual verändert, etwa drei Tage nach Ausbleiben der erwarteten Periodenblutung läßt sich bei einem Serum-HCG-Wert von etwa 750 bis 1000 U/l erstmals der Fruchtsack mit einem Durchmesser von 3 mm dar-

Uterus und Ovarien

stellen (Abb. 10). Dieser ist differentialdiagnostisch gegen das periovulatorische Ringphänomen durch seine asymmetrische Lage im Cavum uteri charakterisiert. Ab der 6. Woche post menstruationem läßt sich der Embryo identifizieren, dessen anatomische Details sich zunehmend deutlich darstellen (Abb. 11). Etwa in der 20. SSW können Mißbildungen wie z. B. Anenzephalie erkannt werden. Zu weiteren Details der pränatalen Sonographie wird auf die einschlägige Literatur verwiesen.

Zur Kontrazeption tragen etwa 1,5 Millionen Frauen in Deuschland ein *Intrauterinpessar (IUP)*. Die sonographische Kontrolle der IUP-Lage verbessert Verträglichkeit und Sicherheit (Pearl-Index 0,5–4,0). Die Längsschenkel der überwiegend verwendeten T- oder 7-förmigen IUPs stellen sich intrakavitär sehr echoreich mit deutlichen Wiederholungsartefakten dar (Abb. 12). Der oberste Punkt des Intrauterinpessars sollte am Ende des

Tab. 2. Altersabhängige Größe der normalen Ovarien in mm

Alter	Länge	Quermaße
Vorpubertär	25	25
Geschlechtsreif	40–50	20–25
Postmenopausal	30	10–15

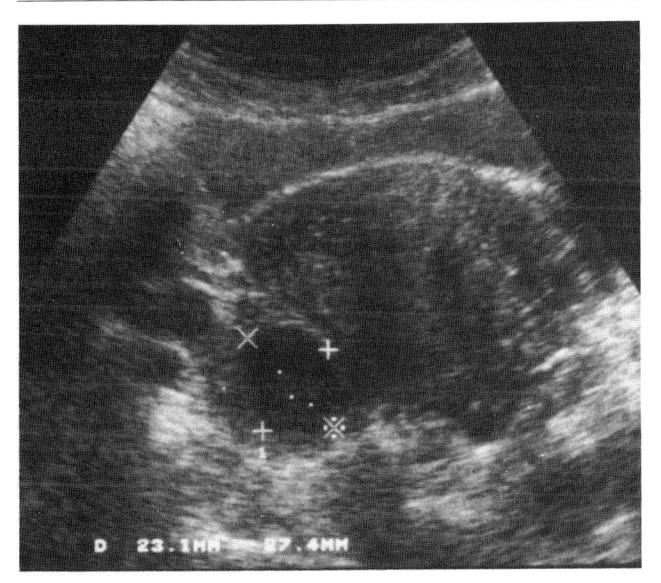

Abb 9. Querschnitt durch den Uterus und das rechte Ovar bei leerer Blase. 28jährige Probandin in der späten Sekretionsphase. Das Corpus luteum ist als längliche mit wenigen zarten Binnenechos gefüllte zystische Struktur dargestellt.

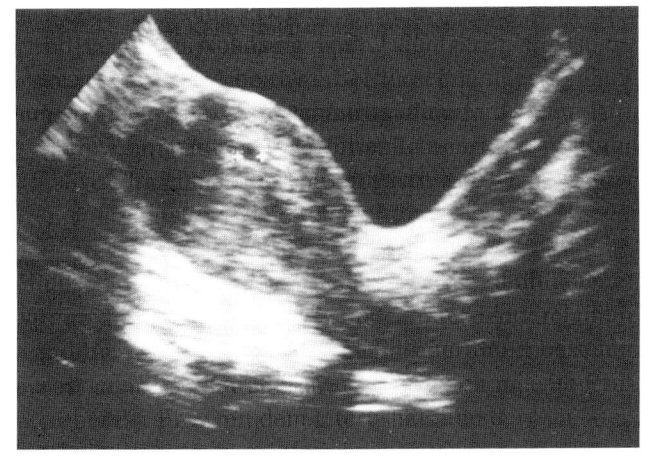

Abb. 10. Sagittaler Längsschnitt durch den Uterus. 32jährige 1. Gravida in der 5. Schwangerschaftswoche post menstruationem. Im Cavum uteri stellt sich die Fruchtblase mit 3 mm Durchmesser als exzentrisch gelegene klar abgegrenzte «ausgestanzte» zystische Struktur dar.

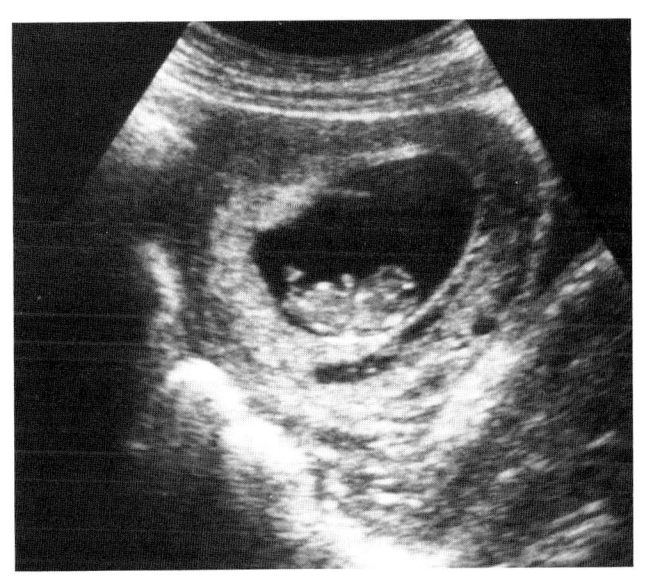

Abb. 11. Frontaler Längsschnitt durch einen Embryo in der 9. Schwangerschaftswoche post menstruationem. Kopf, Rumpf, Arme und Beine sind bereits zu unterscheiden. Die Scheitel-Steiß-Länge beträgt etwa 2 cm.

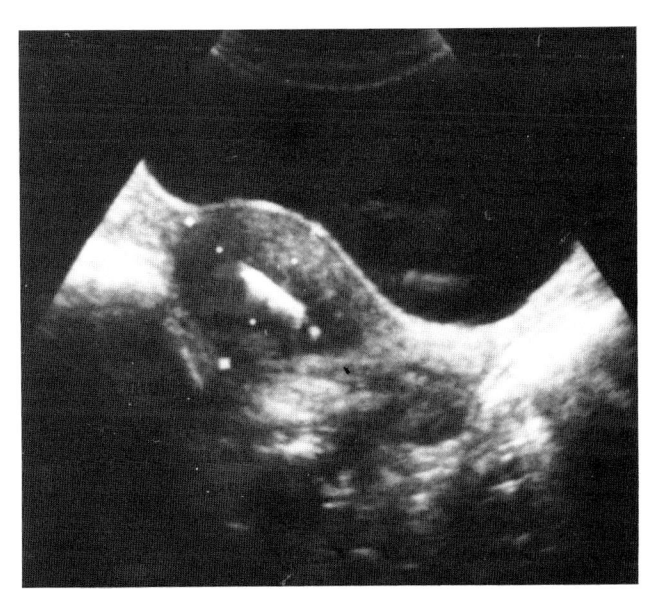

Abb. 12. Sagittaler Längsschnitt durch den Uterus. 42jährige Frau, seit 10 Jahren Kontrazeption mittels IUP. Sonographische Kontrolle nach Einlegen eines Kupfer-T: Das IUP erzeugt intrakavitär ein sehr hartes Echo. Der Abstand zwischen IUP und Fundus beträgt 2 cm – die Lage ist somit korrekt.

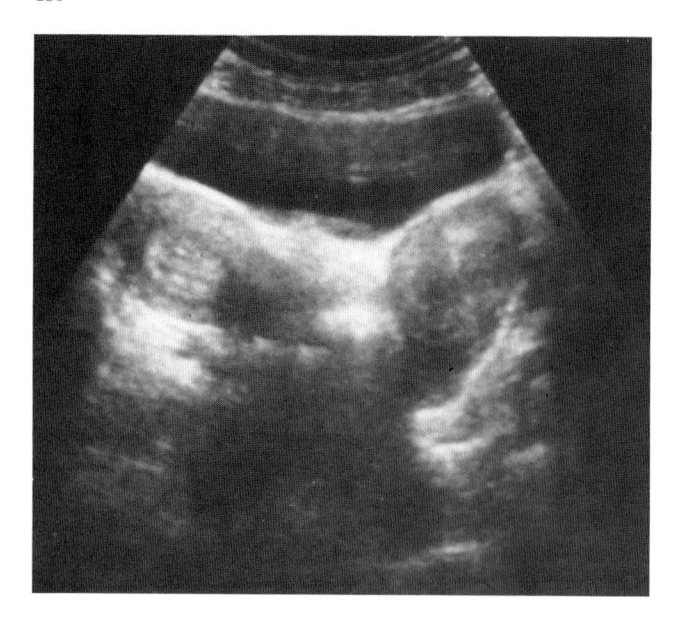

Abb. 13. Querschnitt durch das kleine Becken einer 18jährigen beschwerdefreien Patientin, bei der gelegentlich der Vorsorge ein Uterus duplex festgestellt wurde. Die beiden Uteri mit ihren Endometrien sind links und rechts zu identifizieren.

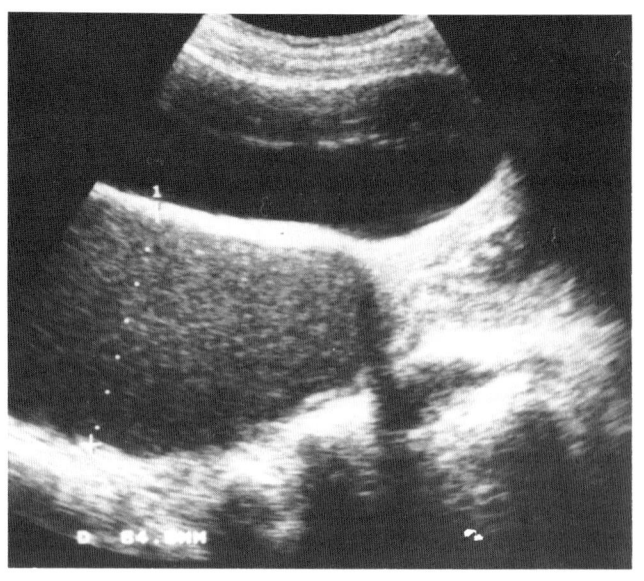

Abb. 14. Sagittaler Längsschnitt durch das Becken eines 14jährigen Mädchens. Bisher amenorrhoisch. Jetzt akute Unterbauchschmerzen. Bei der gynäkologischen Untersuchung wird eine Hymenalatresie diagnostiziert. Uterus und Scheide sind homogen mit echoarmem Material ausgefüllt. Die Verdachtsdiagnose einer Hämatometra und Hämatokolpos bei Hymenalatresie wird bei der operativen Spaltung des Hymen bestätigt.

Cavum uteri zu finden sein, der Abstand zum Fundus beim normal großen Uterus nicht über 2 cm liegen. Dislozierte IUPs müssen entfernt und gegebenenfalls ersetzt werden, um unerwünschten Schwangerschaften und Infektionen vorzubeugen.

III.11.5. Pathologische Befunde

III.11.5.1. Veränderungen des Uterus

Von den typischen *Hemmungsfehlbildungen*, die sich aus der paarigen Anlage der Müller'schen Gänge erklären lassen, werden die meisten erst in der Geschlechtsreife oder als Zufallsbefund bei der gynäkologischen oder sonographischen Untersuchung erkannt: Beim Uterus duplex und beim Uterus bicornis unicollis finden sich sonographisch im kleinen Becken zwei uterusähnliche Strukturen mit Endometriumsechos (Abb. 13). Andere uterine Fehlbildungen wie Uterus arcuatus und Uterus subseptus sind oft erst während einer Schwangerschaft zu erkennen. *Hymenalatresien* führen bei der ersten Menstruation (Menarche) zu einer schmerzhaften Aufstauung in der Vagina (Hämatokolpos) und im Uterus (Hämatometra). Das eingedickte Blut läßt sich dann als homogen echoarme Masse intravaginal nachweisen (Abb. 14).

Etwa 20% aller Frauen jenseits des 30. Lebensjahres haben *Myome*. Besteht eine klare Beziehung zum Uterus, ist die sonographische Diagnose leicht, z. B. bei subserösen, intramuralen und submukösen Myomen.

Die häufigste Lokalisation ist der fundale Anteil des Uterus (Abb. 15). Gestielte Myome sind differentialdiagnostisch gegen Ovarialtumoren abzugrenzen.

Die Binnenstruktur von Myomen ist meistens ähnlich wie die des Uterus homogen echoarm. Gelegentlich imponieren sie jedoch extrem echoreich. Auch Verkalkungen und echofreie Areale als Zeichen der Nekrose werden beobachtet. Neben der oft bereits klinisch erfolgten Artdiagnose kommt der Sonographie eine Rolle vor geplanten Enukleationen von Myomen zu. Aus Myomen können sich, vor allem bei älteren Frauen, *Sarkome* entwickeln. Diese machen etwa 3% aller uterinen Malignome aus. Sonographische Hinweise sind insbesondere rasches Wachsen eines länger bekannten Myoms und Zunahme echofreier Areale als Ausdruck der Nekrotisierung. Sarkome sind wesentlich inhomogener als Myome. Ein weiterer Hinweis kann der im Senium vergrößerte Uterus sein (Abb. 16).

Beim *Zervixkarzinom* kommt der Sonographie lediglich eine additive Rolle zu. Erst die bereits klinisch erkannten Stadien, eventuell mit parametraner, vesikaler oder/und rektaler Infiltration sind der transvaginalen, mit Einschränkungen auch der transabdominalen Darstellung zugänglich. Das Karzinom imponiert als echoreiche inhomogene Raumforderung, die die Zervix auftreibt und die Parametrien unterschiedlich stark infiltriert (Abb. 17).

Das *Endometriumskarzinom* fällt klinisch in der Regel durch eine Postmenopausenblutung auf. Sono-

Uterus und Ovarien

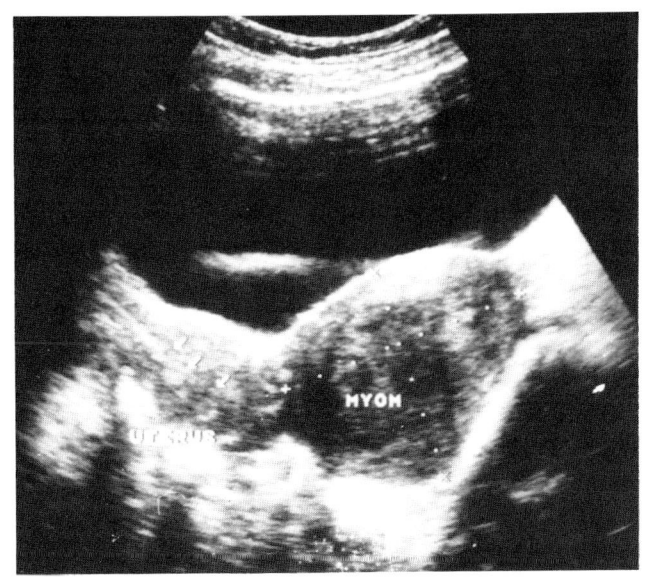

Abb. 15. Sagittaler Längsschnitt durch das kleine Becken einer 40jährigen Patientin mit Druckgefühl im Unterbauch. Das Endometrium ist mit Pfeilen gekennzeichnet. Palpatorisch und sonographisch Diagnose eines gestielten Myoms im Fundusbereich. Der Zusammenhang mit dem Uterus ist klar zu erkennen, das Myom annähernd von gleicher Echogenität wie der Uterus.

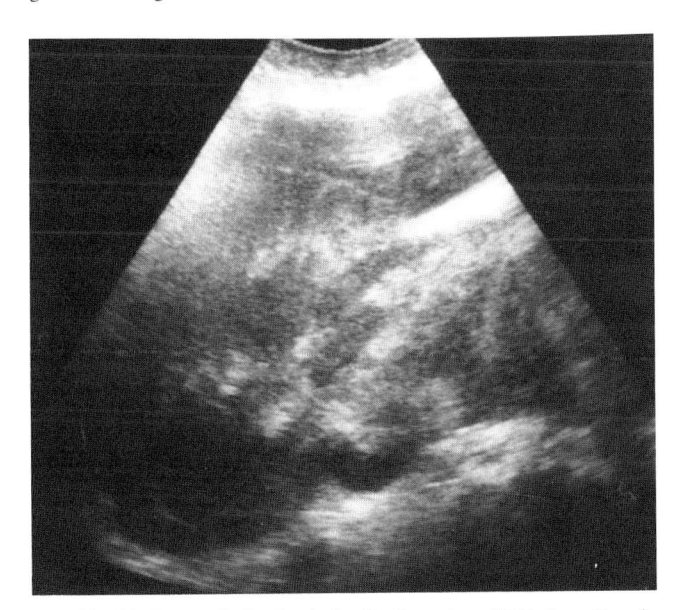

Abb. 16. Längsschnitt durch das Becken einer 56jährigen Frau in der Postmenopause mit bekanntem Uterus myomatosus. Palpatorisch deutliche Größenzunahme und Konsistenzwechsel. Sonographisch sehr inhomogener Tumor, der bis zum Nabel reicht. Histologie: Sarkom des Uterus.

Tab. 3. Sonographische Kriterien, die auf Malignome des Uterus hinweisen

- Rasche Größenzunahme des Uterus außerhalb einer Schwangerschaft
- Änderung des Echomusters in einem präexistenten Myom
- Tumorhinweise außerhalb des Uterus, z. B. Hydronephrose, Lebermetastasen unklarer Herkunft
- Postmenopausal vergrößerter Uterus und/oder auffällige Veränderungen im Cavum uteri

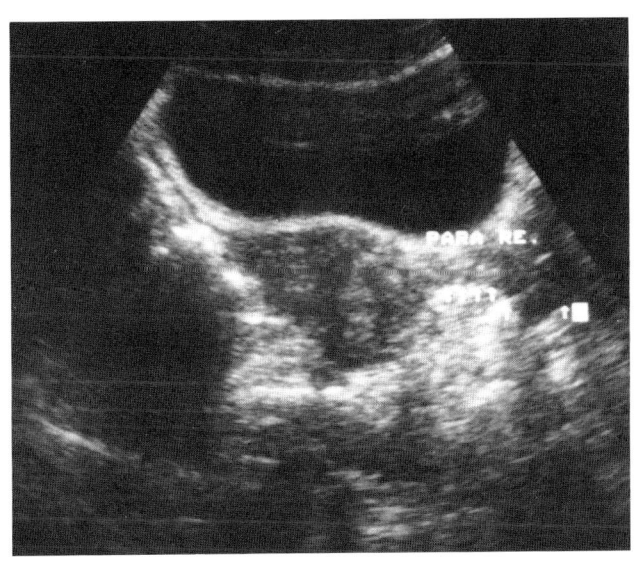

Abb. 17. Querschnitt durch das Becken einer 46jährigen Patientin, die wegen eines Zervixkarzinoms des Stadiums III b (Infiltration des Parametriums bis zur Beckenwand) kombiniert bestrahlt wird. Darstellung des infiltrierten Parametriums rechts (seitenverkehrte Darstellung).

graphisch lassen sich dann unterschiedlich große echoreiche Tumorstrukturen erkennen, die differentialdiagnostisch auch Matronenpolypen, einer Endometriumshyperplasie oder einer zystischen Atrophie des Endometriums entsprechen können (Abb. 18). Ob eine vaginalsonographische Früherkennung des Endometriumskarzinoms vor dem Auftreten einer Postmenopausenblutung möglich ist, läßt sich derzeit nicht klar beantworten. Tabelle 3 faßt die sonographischen Kriterien zusammen, die auf Malignome des Uterus hinweisen.

III.11.5.2. Veränderungen der Adnexe

Zystische Veränderungen des Ovars können nur im klinischen Zusammenhang richtig interpretiert werden: Bei geschlechtsreifen Frauen sind dünnwandige echofreie einkammrige Zysten bis zu 5 cm Durchmesser häufig *funktionelle Zysten* (z. B. Follikelpersistenz, Corpus-Luteum-Zysten). Diese können bei fehlenden Beschwerden konservativ behandelt werden (Abb. 19). Persistierende Zysten und solche, die im Senium beobachtet werden, müssen allerdings einer operativen Abklärung zugeführt werden, da es sich um *Kystome* handeln kann. Diese können unterschiedliche Größe annehmen, gelegentlich die Peritonealhöhle ganz ausfüllen. Bei serösem Inhalt sind sie nahezu echofrei, muzinöse Kystome enthalten homogen verteilte mittelstarke strichförmige Binnenechos (Abb. 20). Kystome können ein- oder mehrkammrig sein. Überwiegend sind

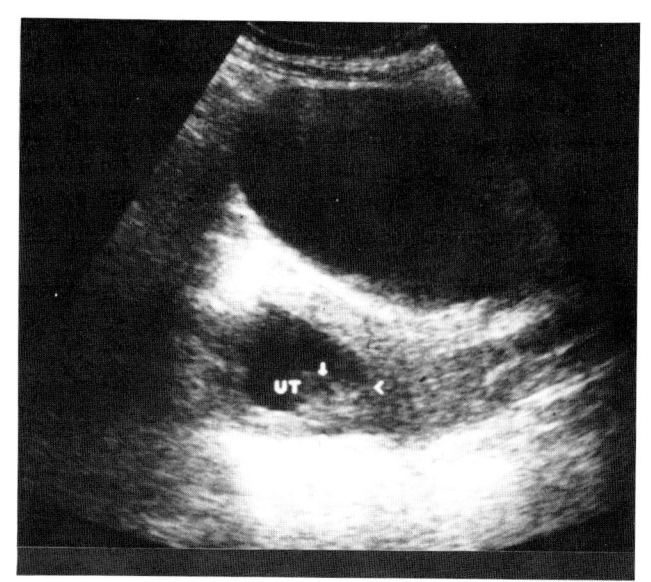

Abb. 18. Sagittaler Längsschnitt durch den Uterus. 70jährige Frau mit Postmenopausenblutung. Intrakavitär echoreiche Struktur, die von echoarmem Material (Blut) umgeben ist. Histologie: Endometriumkarzinom.

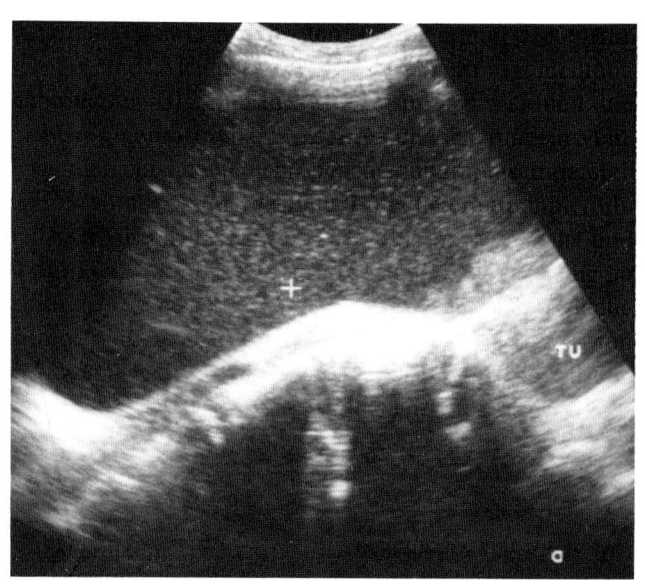

Abb. 20. Sagittaler Längsschnitt durch das Abdomen einer 32jährigen Patientin mit deutlicher Zunahme des Leibesumfangs. Tumor, der das ganze Abdomen ausfüllt, die Binnenstruktur ist homogen echoarm mit vereinzelten echoreicheren Ablagerungen, die Wand glatt. Der sonographisch geäußerte Verdacht eines muzinösen Kystoms wird histologisch bestätigt.

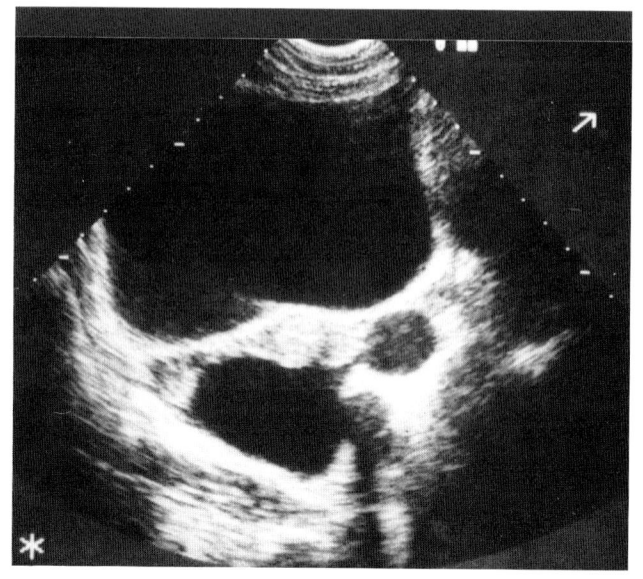

Abb. 19. Querschnitt durch das Becken einer 44jährigen Patientin mit dysfunktioneller Blutung. 5 mal 4 cm messende echoleere Ovarialzyste rechts, echoarme Zyste links. Verdacht auf Follikelpersistenz. Nach erfolgreicher hormoneller Behandlung sind die Zysten nicht mehr nachweisbar.

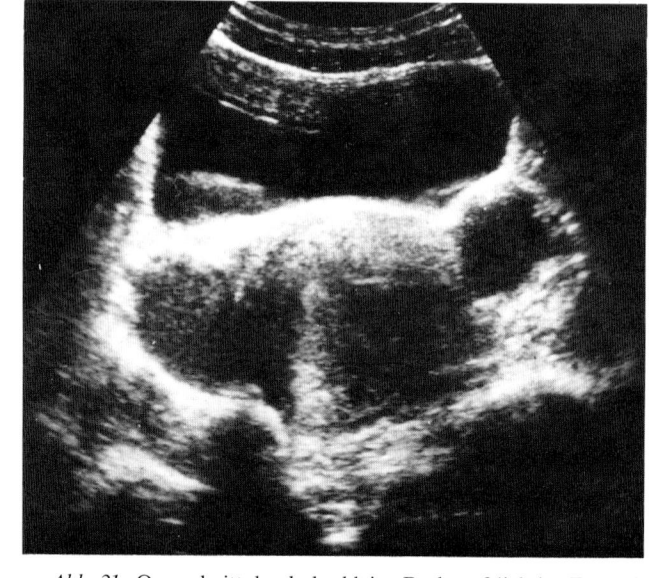

Abb. 21. Querschnitt durch das kleine Becken. 34jährige Frau mit prämenstruellen Schmerzen beidseits. Palpatorisch Druckdolenz beider Adnexe, die zystisch verändert erscheinen. Neben dem Uterus finden sich zwei echoarme zystische Tumoren, die bei der Laparotomie als «Schokoladezysten» bei Endometriose imponieren.

sie unilateral. Differentialdiagnostisch müssen gegen das muzinöse Kystom eingeblutete funktionelle Zysten abgegrenzt werden; auch ihre Diagnose läßt sich nur aus Anamnese und klinischem Verlauf stellen. Weiterhin sind bei prämenstruellen Schmerzen *Endometrioseherde* («Schokoladenzyste») und bei vorausgegangenen Adnexitiden Veränderungen der Tuben wie *Saktosalpinx* bzw. Pyo- oder Hämatosalpinx zu diskutieren (Abb. 21 und 22). Ihr Inhalt kann sich ebenfalls homogen echoarm darstellen. Bei Schmierblutung, unilateralen Unterbauchschmerzen und positivem Schwangerschaftstest (Urin-HCG) muß eine *ektope Gravidität* erwogen werden. Es finden sich intrauterin ein leeres Cavum mit unterschiedlich hoch aufgebauter Dezidua sowie ein inhomogener Adnextumor, in dem gelegentlich die Fruchtblase zu erkennen ist. Retrouterine bzw. intraabdomi-

Uterus und Ovarien

nelle freie Flüssigkeit deuten bei fortgeschritteneren Stadien mit Tubarabort bzw. -ruptur auf ein Hämoperitoneum hin (Abb. 23).

Finden sich in zystischen Adnextumoren echoreiche zapfen- oder blumenkohlförmige Anteile, so kann ein *Kystom mit papillären Anteilen* (Cystoma papilliferum) oder ein *Zystadenofibrom* vorliegen (Abb. 24). Differentialdiagnostisch kann es sich, vor allem bei jungen Frauen, um ein *Dermoid* handeln. Dermoide haben meist sehr scharf gegeneinander abgegrenzte in sich ho-

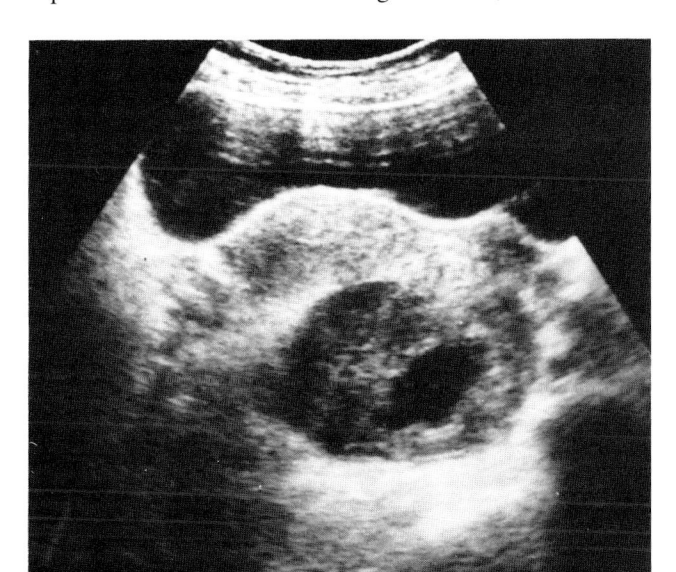

Abb. 22. Querschnitt durch das kleine Becken. 22jährige Frau. Zustand nach antibiotischer Behandlung einer aszendierenden Adnexitis bei IUP. Jetzt deutliche Druckdolenz der linken Adnexe, die palpatorisch fixiert und aufgetrieben erscheinen. Retrouterin findet sich eine zentrale echoleere Raumforderung mit dicker Wand. Befund bei Laparotomie: Schwartig veränderte Pyosalpinx mit Verwachsungen zum Ovar.

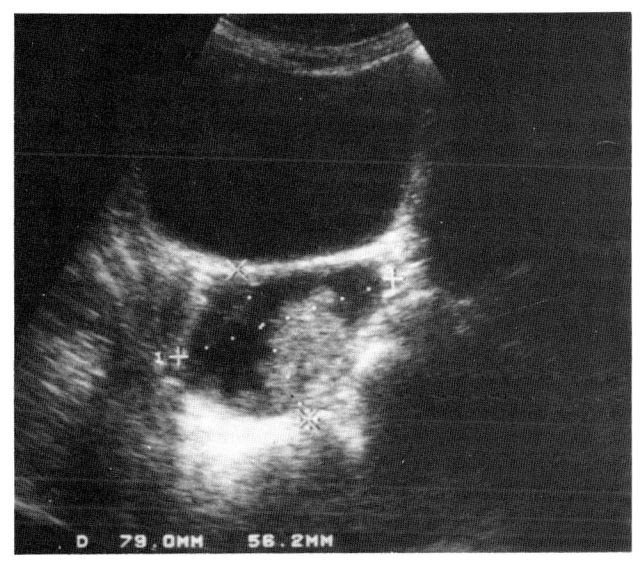

Abb. 24. Querschnitt durch das kleine Becken. 47jährige Frau. Palpatorisch bei der Vorsorge mandarinengroßer zystischer gut mobiler Tumor der rechten Adnexe. Sonographisch zystischer Tumor mit papillären echoreichen Anteilen. Wand glatt. Histologie: Cystoma serosum papilliferum.

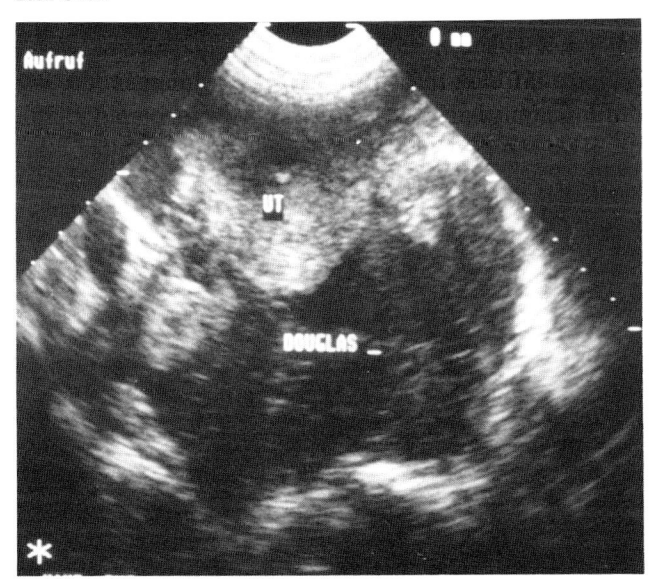

Abb. 23. Querschnitt durch das kleine Becken. 27jährige Frau mit 2wöchiger Schmierblutung, letzte regelrechte Menstruation vor sechs Wochen. Palpatorisch druckdolenter Adnextumor rechts. Urin-HCG positiv. Retrouterin findet sich freie Flüssigkeit (Hämoperitoneum), im rechten Adnexbereich eine echoreiche Raumforderung. Laparoskopie: Tubargravidität rechts, die aus der Tube nach Salpingotomie entfernt wird.

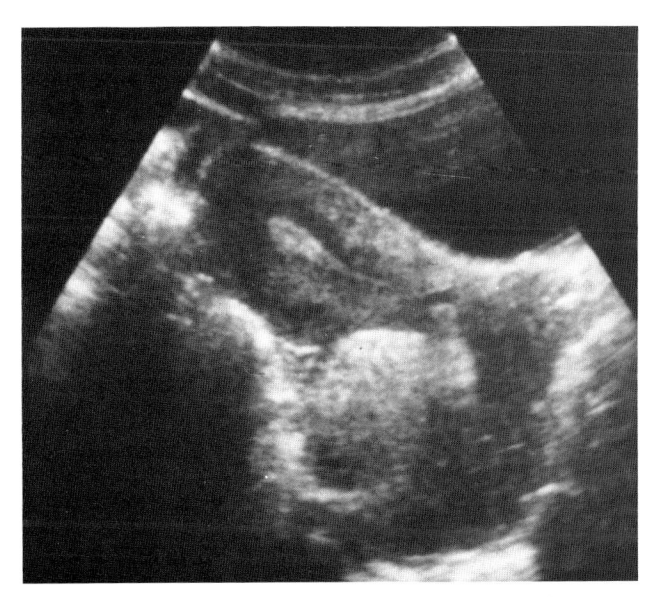

Abb. 25. Sagittaler Längsschnitt durch das Becken. 22jährige Patientin mit diffusem Völlegefühl. Palpatorisch Adnextumor retrouterin. Sonographisch retrouterin glatt begrenzter Tumor von 6 cm Durchmesser. Binnenstruktur durch drei scharf gegeneinander abgegrenzte unterschiedlich echogene Anteile charakterisiert. Uterus mit sekretorisch umgewandeltem Endometrium. Laparotomie und Adnektomie rechts. Histologie: Dermoid mit Haaren (sonographisch streifenförmiger Anteil), Kopfhöcker (echoreicher Anteil) und Talg (echoarmer Anteil).

Tab. 4. Sonographische Befunde bei Ovarialtumoren, die auf Benignität oder Malignität hinweisen

	Eher benigne	Eher maligne
Oberfläche	glatt	höckrig
	regelmäßig	unregelmäßig
	scharf	unscharf
Wanddicke	dünn	dick
	gleichmäßig	wechselnd
Binnenstruktur	homogen	inhomogen
	geordnet	bizarr gemischt
Solide Anteile		
in zystischen Strukturen	selten	häufig
Befall beider Ovarien	selten	häufig
Aszites	selten	häufig

mogene Anteile unterschiedlicher Echogenität: Zähne und Kopfhöcker imponieren sehr echoreich, Schleim und Talgdrüseninhalt echoarm, Haare streifenförmig echoreich (Abb. 25). *Ovarialkarzinome*, die klinisch oft erst in fortgeschritteneren Stadien erkannt werden, sind meist größere sonographisch bizarr imponierende Tumoren mit unterschiedlich echogenen Anteilen und überwiegend unregelmäßiger Oberfläche (Abb. 26). Nach Aszites, Pleuraergüssen sowie Obstruktion der ableitenden Harnwege und Leber- und Lymphknotenmetastasen muß in diesen Fällen gesucht werden. Tabelle 4 faßt die sonographischen Kriterien von Adnextumoren zusammen, die auf Benignität bzw. Malignität hinweisen können.

III.11.5.3. Sonographie in der onkologischen Nachsorge

Die Validität der Sonographie in der Erkennung von Lokal- bzw. Regionalrezidiven ist abhängig von der Art der Tumorerkrankung und der Vorbehandlung. Nach primärer Strahlen- bzw. Chemotherapie uteriner Malignome ist die Volumetrie sowie die Beurteilung der Binnenstruktur des Uterus anzuraten. Darüberhinaus sollte die Inspektion der Adnexregionen und der Beckenwände größere regionäre Rezidive erfassen. Nach operativer Therapie ist die sonographische Bestätigung des negativen sowie auch des etwaigen positiven Tastbefundes von Bedeutung (Abb. 27). Darüberhinaus kann bei palpatorisch und sonographisch erhobenem Verdacht auf ein Rezidiv je nach Situation die zytologische und histologische Bestätigung des Verdachts durch sonographisch geführte transvaginale oder transabdominale Punktionen erfolgen. Die Ergebnisse sind deutlich besser als bei der blinden nur palpatorisch kontrollierten Punktion.

Die Auffindung nicht tastbarer Tumorknoten kranial des kleinen Beckens ist entscheidend von der Größe und der Abgrenzung von der Umgebung abhängig: Bei Patientinnen mit klinisch kompletter Remission werden

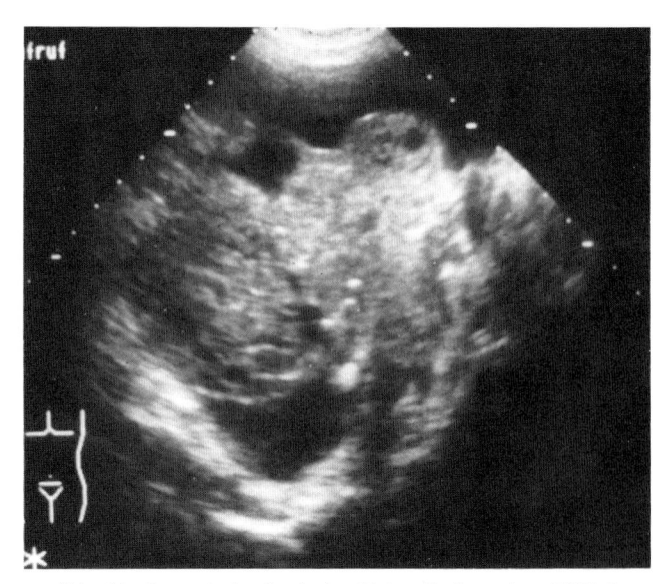

Abb. 26. Querschnitt durch das kleine Becken einer 73jährigen Frau: Zunahme des Leibesumfanges bei Gewichtsabnahme. Klinisch Aszites. Palpatorisch kleines Becken von Tumor ausgefüllt. Sonographie: inhomogener unregelmäßig abgegrenzter Tumor mit echofreien, echoarmen und echoreichen Anteilen sowie Aszites. Probelaparotomie: Inoperables Ovarialkarzinom.

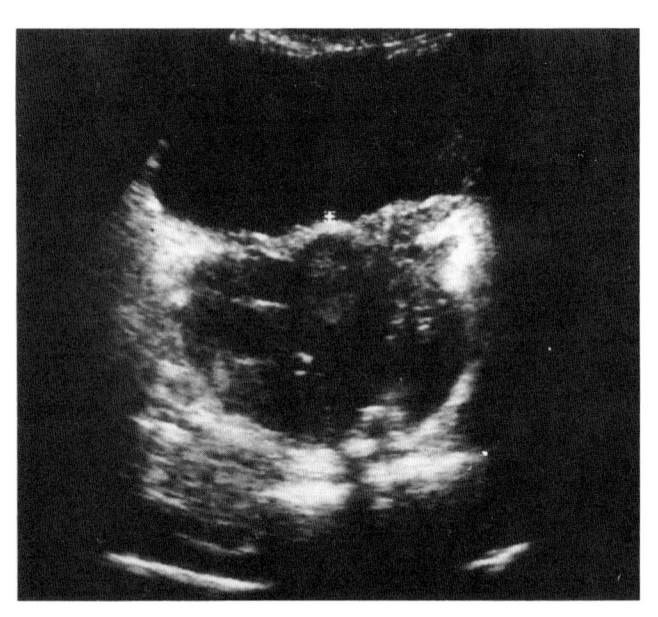

Abb. 27. Querschnitt durch das kleine Becken einer 63jährigen Frau. Zustand nach primärer Chemotherapie eines inoperablen Ovarialkarzinoms und Second-Look-Laparotomie mit Entfernung von Resttumor. Makroskopisch zunächst komplette Remission. Nach 17 Monaten palpatorisch in der onkologischen Nachsorge gut apfelsinengroßer immobiler Tumor am Scheidenabschluß. Sonographisch 9 cm durchmessender inhomogener, teils echofreier, teils echoreicher Tumor am Scheidenabschluß. Feinnadelpunktion unter sonographischer Sicht: Tumorrezidiv.

Rezidive erst bei Größen über 2 cm sonographisch und computertomographisch erkannt. Die chirurgische Verifizierung des Behandlungserfolgs kann also nicht durch ein bildgebendes Verfahren ersetzt werden. Wird sonographisch der Verdacht auf ein intraabdominelles Rezidiv geäußert, so kann auch hier die Feinnadelpunktion unter Sicht mit anschließender zytologischer Beurteilung des Aspirats die Diagnose sichern.

III.11.6. Wertigkeit der Sonographie

Die höchste Validität kommt der Sonographie sicher in der Diagnostik von *Adnextumoren* und in der Feststellung der Operationsnotwendigkeit zu. Unter optimalen Bedingungen werden ähnliche Resultate wie bei der makroskopischen Beurteilung von Tumoren erreicht: Granberg et al. fanden 1989 bei 142 abdominalsonographisch untersuchten Frauen mit Adnextumoren eine Übereinstimmung mit der makroskopischen Beurteilung in 84%. Auch für die Differenzierung zwischen malignen und benignen Raumforderungen besteht eine hohe Wertigkeit. In einem von uns (Schramm et al., 1989) retrospektiv ausgewerteten Kollektiv mit 270 Adnextumoren (Prävalenz von Ovarialkarzinomen 26%) wurden Ultraschall, Computertomographie (CT) und vaginale Untersuchung (VU) hinsichtlich ihrer Fähigkeit zur Unterscheidung zwischen benignen und malignen Adnextumoren verglichen (Tab. 5). Daraus ergibt sich, daß zwar die Sonographie, nicht aber die Computertomographie einen diagnostischen Zugewinn gegenüber der Palpation darstellt. Gleichzeitig wird klar, daß eine große Grauzone in der Beurteilung der Befunde besteht, und daß die Klärung der Dignität selbstverständlich immer der Histologie überlassen bleibt.

Wesentlich schlechter ist die Validität beider Verfahren in der Entdeckung von Peritoneal- und Netzmetastasen: Erst große Tumoren, häufig nur bei gleichzeitig bestehendem Aszites, werden erkannt (Lund et al., 1990).

Da das Ovarialkarzinom in den meisten Fällen erst in fortgeschrittenen Stadien entdeckt wird, liegt der Gedanke eines sonographischen Screenings im Rahmen der Vorsorgeuntersuchung nahe. So fanden Bhan und Campbell 1986 bei 5540 palpatorisch unauffälligen Frauen über 45 Lebensjahren im Rahmen eines abdominalsonographischen Screenings anhand der Beurteilung der Ovarialvolumina und der sonographischen Morphologie neben 112 benignen Tumoren sieben auf die Ovarien beschränkte Malignome des Stadium I (= 0,13%). Die in dieser Studie berichtete hohe Zahl falsch-positiver Ergebnisse von 20% läßt sich durch den Einsatz der transvaginalen Sonographie deutlich absenken: Higgins et al. fanden 1989 bei einem vaginalsonographischen Screening unter 506 asymptomatischen Frauen über 40 Lebensjahren bei 10 (2,0%) auffällige Ovarialbefunde, die sich histologisch richtig-positiv als Neoplasien bestätigten.

Bei *Malignomen des Uterus* kommt der Sonographie als additiver Methode eine wesentlich geringere Bedeutung als bei Adnextumoren zu. Insbesondere die therapeutisch wichtige Information über die parametrane Ausdehnung des *Zervixkarzinoms* gelingt mit der transabdominalen Sonographie wie auch mit der Computertomographie nicht besser als palpatorisch. Sanders et al. weisen darauf hin, daß in etwa 40% der Fälle sonographisch ein Under-Staging des Zervixkarzinoms, vor allem der Stadien III und IV, also bei parametraner Infiltration bis zur Beckenwand bzw. Infiltration von Blase oder Rektum erfolgt.

Die operative und die adjuvante Therapie sowie die Prognose des *Endometriumkarzinoms* hängen entscheidend ab von der Tiefe der myometranen Invasion. Mit der transabdominalen Sonographie gelingt die Beurteilung der Invasionstiefe nach Cacciatore et al. mit einer Genauigkeit von 80% Übereinstimmung. Mit transkavitären Methoden ist bisher keine genauere Einteilung möglich. Da das Endometriumkarzinom sich ähnlich wie das Ovarialkarzinom bisher einer Früherkennung entzieht, wird ein *sonographisches Screening* asymptomatischer postmenopausaler Frauen diskutiert. Die bisherigen Ergebnisse müssen allerdings zurückhaltend interpretiert werden, da nur Berichte über auffällige sonographische Befunde vorliegen; eine Validierung nach epidemiologischen Gesichtspunkten durch prospektive Studien ist nicht erfolgt. Als Screeningparameter werden die Höhe und das Erscheinungsbild des Endometriums diskutiert: Nasri und Coast fanden 1989 bei Endometrien über 5 mm in 90% der Fälle Polypen, Hyperplasien und Karzinome. In der Diagnostik von *Lymphknotenmetastasen* gynäkologischer Tumoren ist die Validität der Sonographie unter günstigen Bedingungen gleich der der CT. Kerr-Wilson et al. berichteten 1984, daß sowohl CT als auch Sonographie in etwa 30% der Fälle mit vergrößerten Lymphknoten falsch negativ sind. Erst Tumoren über 2 cm sind mit einer Sensitivität von etwa 80% darstellbar.

Tab. 5. Validität von Sonographie (US), Computertomographie (CT) und vaginaler Untersuchung (VU) bei bekanntem Adnextumor bei einer Prävalenz von 26% Ovarialmalignomen (nach Schramm et al. 1989)

	VU	US	CT
Sensitivität	74%	82%	68%
Spezifität	51%	68%	56%
Pos. präd. Werte	35%	48%	35%
Neg. präd. Werte	85%	91%	83%

Literatur

1 Granberg S, Wikland M, Jansson I: Macroscopic Characterization of Ovarian Tumors and the Relation to the Histological Diagnosis: Criteria to be used for Ultrasound Evaluation. Gynecol Oncol 1989;35:139–144.
2 Schramm T, Pröbstl R, Mayr B, Baltzer J: Validierung moderner bildgebender Verfahren in der präoperativen Diagnostik von Adnextumoren. Arch Gynecol Obst 1989;245:368–369.
3 Lund B, Jacobsen K, Rasch L, Jensen F, Olesen K, Feldt-Rasmussen K: Correlation of Abdominal Ultrasound and Computed Tomography Scans with Second- or Third-Look Laparatomy in Patients with Ovarian Carcinoma. Gynecol Oncol 1990;37:279–283.
4 Bhan V, Campbell S: Ultraschall als Screening-Verfahren zur Entdeckung von Ovarialtumoren. Gynäkol 1986;19:135–141.
5 Higgins RV, van Nagell JR, Donaldson ES, et al: Transvaginal Sonography as a Screening Method for Ovarian Cancer. Gynecol Oncol 1989;34:402–406.
6 Sanders RC, Mc Neil BJ, Finberg HJ, et al: A Prospective Study of Computed Tomography and Ultrasound in the Detection and Staging of Pelvic Masses. Radiol 1983;146:439–442.
7 Cacciatore B, Lehtovirta P, Wahlström T, Ylöstalo P: Preoperative Sonographic Evaluation of Endometrial Cancer. Am J Obstet Gynecol 1989;160:133–137.
8 Nasri MN, Coast GJ: Correlation of Ultrasound Findings and Endometrial Histopathology in Postmenopausal Women. Br J Obstet Gynecol 1989;96:1333–1338.
9 Kerr-Wilson RHJ, Shingleton HM, Orr JW, et al: The Use of Ultrasound and Computed Tomography Scanning in the Management of Gynecologic Cancer Patients. Gynecol Oncol 1984;18:54–61.

IV. Pleura, Lunge und Perikard

IV. Pleura, Lunge und Perikard

U. Gresser, G. Rauh

IV.1. Zusammenfassung

Die sonographische Untersuchung von Zwerchfell, Zwerchfellwinkeln und Perikard sollte bei jeder Ultraschalluntersuchung des Abdomens mitdurchgeführt werden. Da die knöchernen Strukturen des Thorax schallundurchlässig sind, empfiehlt sich die Verwendung von *Sektorschallköpfen*, die man in den Interkostalräumen gut aufsetzen kann.

Die *normale luftgefüllte Lunge* reflektiert die Schallenergie und kann sonographisch *nicht* beurteilt werden. *Entzündlich verändertes Lungengewebe* leitet den Schall gut. Ein Pleuraerguß wirkt als Schallfenster und ermöglicht die Beurteilung der angrenzenden Lungenanteile.

Die Darstellung von *Flüssigkeit* ist eine Domäne des Ultraschalls, mit dessen Hilfe sich schon Mengen im Bereich weniger Milliliter auffinden lassen. Diagnostik und Verlaufsbeobachtung von Pleuraergüssen oder Perikardergüssen sind zuverlässig möglich. *Solide Gewebsvermehrungen* sind sonographisch nur dann zu beurteilen, wenn sie der Thoraxwand oder dem Zwerchfell anliegen oder von Flüssigkeit umgeben sind.

Veränderungen der *Thoraxwand* lassen sich sonographisch unter Verwendung eines hochfrequenten Schallkopfes mit guter Auflösung im Nahbereich gut differenzieren. Die ultraschallgesteuerte Punktion ist hier die einfachste und sicherste Möglichkeit zur Diagnostik.

Die Sonographie des Thorax ist *einfach* und in nahezu jeder Körperlage des Patienten anwendbar, beliebig wiederholbar, *preisgünstig* und *ohne Strahlenbelastung*. Aufgrund der großen Verbreitung der Ultraschalldiagnostik gibt es für die sonographische Untersuchung praktisch *keine Wartezeiten* wie zum Beispiel bei der Computertomographie oder der Kernspintomographie. Dies ist gerade bei Fragestellungen der Thoraxsonographie von Bedeutung.

IV.2. Einleitung

Der Brustkorb ist sonographisch schwer zugänglich. Die knöchernen und knorpeligen Strukturen des Thorax (Rippen, Sternum, Wirbelkörper) sind für Ultraschallwellen des diagnostischen Frequenzbereiches so gut wie undurchlässig. Strukturen innerhalb des Brustkorbes können nur von den *Interkostalräumen* aus sonographisch untersucht werden.

Die normale Lunge ist luftgefüllt und reflektiert die Schallenergie. Deshalb können im Thorax nur Bereiche eingesehen werden, die direkt der Thoraxwand oder dem Zwerchfell anliegen oder von Flüssigkeit so umgeben sind, daß die Flüssigkeit zwischen Schallkopf und zu betrachtender Struktur liegt.

IV.3. Indikationen

IV.3.1. Lunge und Pleuraraum

Die Betrachtung des Zwerchfells und der Zwerchfellwinkel ist Bestandteil der sonographischen Untersuchung des Abdomens.

Indikationen (Tab. 1) für die spezielle sonographische Untersuchung von Lunge und Pleuraraum sind die Frage nach freier oder abgekapselter *Flüssigkeit* sowie nach thoraxwandnahen *Gewebsvermehrungen*. Mit Hilfe der Sonographie kann man – besser als durch Röntgen – zwischen einer Schwarte, einem Pleuraerguß, abgekapselter Flüssigkeit, einem Abszeß oder einer soliden Gewebsvermehrung unterscheiden. Die So-

---

Tab. 1. Indikationen zur Ultraschalluntersuchung des Thorax

Abklärung von klinischen Untersuchungsbefunden (Asymmetrien, Dämpfung, abgeschwächtes Atemgeräusch) ohne Strahlenbelastung, z. B. bei Schwangerschaft

Differenzierung von thoraxwandnahen Verschattungen im Röntgenbild (freie Flüssigkeit, abgekapselte Flüssigkeit, Abszeß, Schwarte, solide Gewebsvermehrung)

Suche nach kleinen, im Röntgen noch nicht darstellbaren Pleuraergüssen

Ausschluß bzw. Größenbestimmung eines Perikardergusses

Abklärung eines Zwerchfellhochstandes und Untersuchung der Zwerchfellbeweglichkeit

Tast- oder sichtbare Veränderungen der Thoraxwand

Bestimmung des Punktionsortes bei pathologischen soliden oder flüssigen Prozessen

Verlaufsbeobachtung bekannter solider oder flüssiger Prozesse

nographie ermöglicht eine exakte *Verlaufsbeobachtung* ohne Strahlenbelastung.

Meistens sind Auffälligkeiten bei der klinischen Untersuchung oder ein pathologischer Befund im Röntgenbild des Thorax Anlaß zu einer sonographischen Untersuchung.

IV.3.2. Perikard

Bei jeder sonographischen Untersuchung des Abdomens oder des Thorax sollte das Perikard mitangesehen werden. Auch ohne spezielle Kenntnisse in Echokardiographie kann man einen *Perikarderguß* erkennen oder ausschließen.

Abnahme der Ausschläge im EKG oder eine verstrichene Herztaille im Röntgenbild sind zwingende Indikationen zur sonographischen Untersuchung des Perikard.

IV.3.3. Thoraxwand

Indikationen zur sonographischen Untersuchung der Thoraxwand sind alle *tast- oder sichtbaren Gewebsveränderungen*. Mit Hilfe des Ultraschalls kann zwischen flüssigen (Hämatom, Abszeß), soliden (Tumoren, Metastasen, Fremdkörpern) oder lufthaltigen (Hautemphysem, Infektion mit luftbildenden Bakterien) Veränderungen unterschieden und deren Ausdehnung, vor allem in die Tiefe, bestimmt werden.

IV.4. Anatomische Grundlagen und Untersuchungstechnik

IV.4.1. Lunge und Pleuraraum

Zur Darstellung von Befunden innerhalb des Thorax empfiehlt sich die Verwendung eines *Sektorschallkopfes*, da zwischen den Rippen nur wenig Raum für das Aufsetzen des Schallkopfes vorhanden ist. Beim linearen Schallkopf liegt ein großer Teil der Schallkopffläche über den Rippen und die dort austretenden Schallwellen werden von den Rippen reflektiert.

Die Untersuchung des *Thorax* beginnt am *liegenden Patienten* mit der Darstellung der Zwerchfellkuppen. Die rechte Zwerchfellhälfte wird in rechtsseitigen *Sub- bzw. Interkostalschnitten* unter Benutzung der Leber als Schallfenster untersucht. Bei der linken Zwerchfellhälfte dient die Milz als Schallfenster. Kippung des Schallkopfes nach kranial erleichtert die Darstellung der Zwerchfelle. Durch Verschiebung des Schallkopfes kann von den Interkostalräumen aus der gesamte Thorax sonographisch untersucht werden.

Anschließend erfolgt die Untersuchung mit den gleichen Schallkopfpositionen sowie in *paravertebralen Längsschnitten* von dorsal am *sitzenden oder stehenden Patienten*. Freie Flüssigkeit im Thorax sammelt sich bei aufrechter Haltung des Oberkörpers im dorsalen Sinus phrenicocostalis und kann dort bereits in kleinen Mengen nachgewiesen werden.

IV.4.2. Perikard

Die Untersuchung des *Perikard* mit der Frage nach einem Perikarderguß kann im Rahmen einer abdominellen Untersuchung von *apikal, subxiphoidal* oder von *links parasternal* erfolgen. Die Untersuchung wird durch leichte *Linksseitenlagerung* des Patienten erleichtert, da dann das Herz der Thoraxwand auf einer größeren Fläche anliegt.

IV.4.3. Thoraxwand

Veränderungen der Thoraxwand werden mit *hochfrequenten Schallköpfen* (7,5 oder 10,0 MHz), die eine gute Auflösung im Nahfeld haben, untersucht. Die Wahl der Schnittebene richtet sich nach der Lage der zu untersuchenden Struktur.

IV.5. Normalbefunde und Normvarianten

Da der Schall an der Grenzfläche Gewebe-Luft zu nahezu 100% reflektiert wird, ist keine ausreichende Schalldurchdringung der Lungen zu erreichen. Die normale luftgefüllte *Lunge* kann deshalb sonographisch nicht beurteilt werden (Tab. 2).

Das *Zwerchfell* stellt sich beim Gesunden als gleichmäßige kräftige sehr echoreiche Linie kranial von Leber bzw. Milz, die sich atemsynchron bewegt, dar. Im *Pleuraspalt* findet sich beim Gesunden ebenso wie zwischen den *Perikardblättern* keine Flüssigkeit.

Die *Thoraxwand* zeigt sich beim Gesunden als gleichmäßig kräftige muskuläre Struktur. Im Interkostalbereich ist die Thoraxwand gut schalldurchlässig, über den Rippen ist sie schallundurchlässig.

Tab. 2. Normalbefunde von Pleura, Lunge und Perikard

Thoraxwand	gleichmäßig dick ohne Auflagerungen
Pleuraraum	keine freie Flüssigkeit nachweisbar
Lunge	sehr echoreich, vollständig schallschluckend
Zwerchfell	kräftige, gleichmäßig dicke echoreiche Linie, symmetrisch atemsynchrone Bewegung
Perikard	keine Flüssigkeit im Herzbeutel nachweisbar

IV.6. Pathologische Befunde

IV.6.1. Pleuraerguß und Pleuraempyem

Freie Flüssigkeit zwischen Pleura viszeralis und Pleura parietalis sammelt sich im Sitzen oder Stehen im hinteren Sinus phrenicocostalis (Abb. 1). Röntgenologisch sind Ergüsse erst ab circa 300 ml faßbar, sonographisch bereits ab circa 30 ml. Kleine Pleuraergüsse stellen sich im Ultraschall als schmale sichelförmige echofreie Struktur kranial des Zwerchfells (Abb. 2) oder als dreiecksförmige Struktur im dorsalen Sinus phrenicocostalis dar. Größere Mengen verdrängen das Lungengewebe nach kranial und medial und sind im Ultraschall als große echofreie Strukturen zu sehen (Abb. 3, 4 und 5). Bei Umlagerung des Patienten ändert freie Flüssigkeit ihre Lage entsprechend der Schwerkraft.

Flüssigkeit stellt sich im Ultraschall echofrei bis echoarm dar. Eine echofreie Flüssigkeitsansammlung findet sich bei Herzinsuffizienz, Hypalbuminämie, Perikarditis constrictiva, Myxödem oder Pankreatitis. Befinden sich Zellen, Detritus oder solide Substanzen im Erguß (Hämato- oder Chylothorax) ist der Erguß nicht mehr echofrei sondern echoarm. Insgesamt gilt die Regel: *Je mehr solide Bestandteile ein Erguß enthält, desto echoreicher wird er.* Zu sicheren Artdiagnostik (Transsudat/Exsudat, benigne/maligne, Blut/Chylus; Tabelle 3) ist eine *Punktion* erforderlich, die bei kleinen Ergüssen am besten ultraschallgezielt erfolgt.

Bei *gekammerten Ergüssen* ist der echofreie Raum durch echoreiche Septen unterteilt (Abb. 6). Abgekapselte gekammerte Flüssigkeitsansammlungen können

Tab. 3. Differentialdiagnosen beim Pleuraerguß

Kardial bedingte Stauung (Herzinsuffizienz, Pericarditis constrictiva)

Hypalbuminämie (nephrotisches Syndrom, EPH-Gestose, Leberzirrhose)

Pneumonie (bakteriell, spezifisch, seltener viral oder bei Mykosen)

Pleuritis (nach Radiatio, bei Kollagenosen, selten bei rheumatischem Fieber, chronischer Polyarthritis)

Malignome (Pleuramesotheliom, Pleurametastasen)

Myxödem

Meigs-Syndrom

Lungeninfarkt

Begleiterguß bei extrapleuralen Prozessen (Pankreatitis, subphrenischer Abszeß)

Hämatothorax (Traumen, Malignome)

Chylothorax (Traumen, Malignome, Lymphgefäßaplasie)

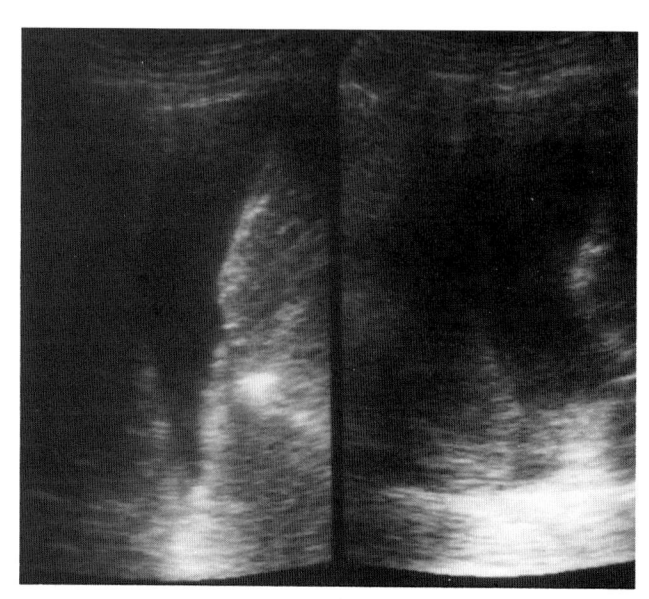

Abb. 1. Paravertebrale Längsschnitte links bei einem 63jährigen Raucher mit Bronchialkarzinom. Kranial des Zwerchfells (echoreiche Linie) sieht man einen dreieckigen echofreien Bezirk. Diagnose: Pleuraerguß links.

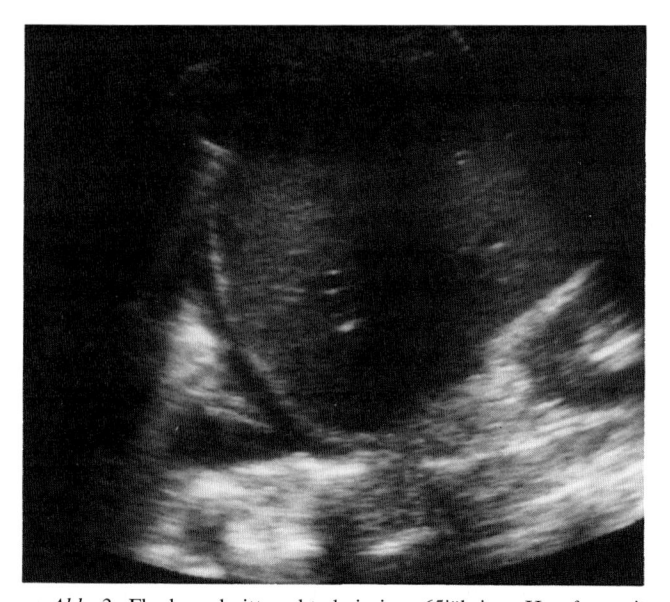

Abb. 2. Flankenschnitt rechts bei einer 65jährigen Hausfrau mit Pneumonie. Kranial des Zwerchfells sieht man einen schmalen echofreien Saum, der sich Zwerchfell und Thoraxwand anschmiegt. An die Flüssigkeit angrenzend stellt sich die entzündlich veränderte Lunge als echoreiche, oberflächlich gut schalldurchlässige Struktur dar. Diagnose: Pneumonie mit Pleuraerguß rechts.

Pleura, Lunge und Perikard

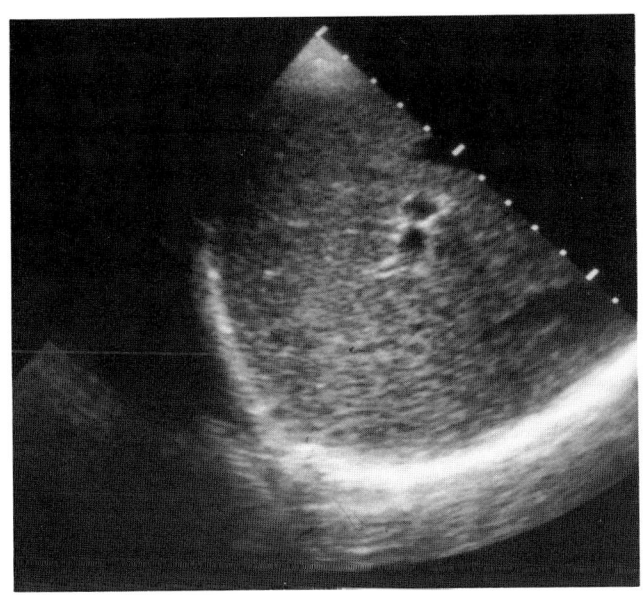

Abb. 3. Nach kranial gekippter Subkostalschnitt rechts bei einem 72jährigen Rentner mit Herzinsuffizienz. Kranial des Zwerchfells sieht man im Sinus phrenicocostalis anstelle des normalen echoreichen Lungengewebes eine große echofreie Struktur. Diagnose: Pleuraerguß rechts.

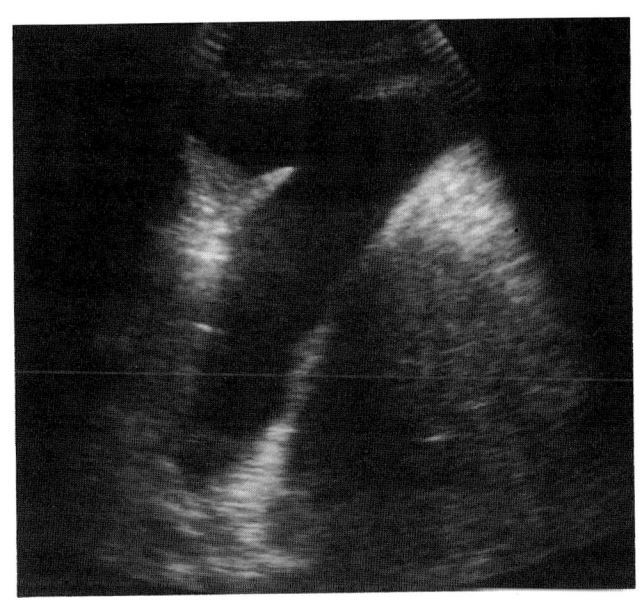

Abb. 5. Interkostalschnitt rechts dorsal bei einer 74jährigen Rentnerin mit Pneumonie. Kranial des Zwerchfells sieht man einen großen echofreien Pleuraerguß. Innerhalb der Flüssigkeit stellt sich die entzündlich veränderte Lunge als echoreiche, oberflächlich gut schalldurchlässige Struktur dar. Diagnose: Pneumonie mit Pleuraerguß rechts.

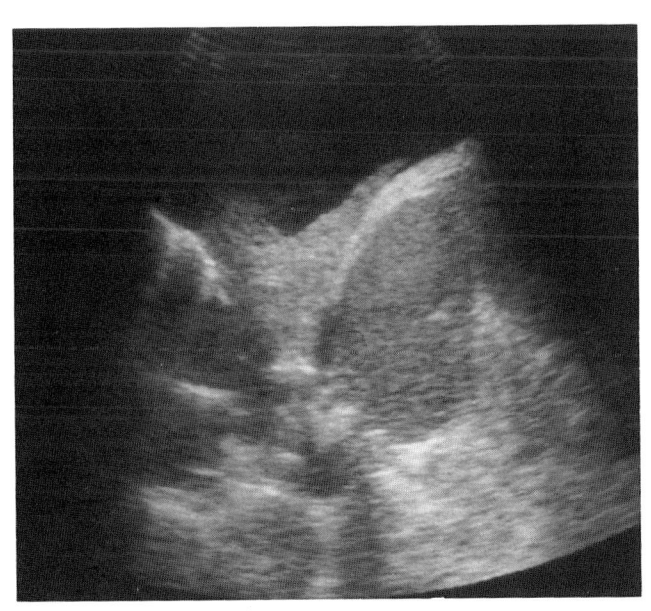

Abb. 4. Interkostalschnitt links bei einem 27jährigen Studenten mit Pneumonie. Kranial von Milz und Zwerchfell sieht man einen großen echofreien Pleuraerguß. Innerhalb der Flüssigkeit stellt sich die entzündlich veränderte Lunge als echoreiche, oberflächlich gut schalldurchlässige Struktur dar. Diagnose: Pneumonie mit Pleuraerguß links.

bei günstiger Lokalisation schon in kleinsten Mengen (wenige Milliliter) bei der Ultraschalluntersuchung dargestellt werden. Im Unterschied zur freien Flüssigkeit bleibt beim Umlagern des Patienten ein Großteil der Flüssigkeit an gleicher Stelle.

Die Differenzierung zwischen freier und abgekapselter Flüssigkeit ist von großer Bedeutung für die Therapie des Patienten. Während freie Flüssigkeit der *therapeutischen Punktion* gut zugänglich ist, können stark gekammerte Flüssigkeitsansammlungen nur selten befriedigend abpunktiert werden.

Im Unterschied zum Pleuraerguß enthält des *Pleuraempyem* deutliche *Binnenechos*. Ursache dieser Binnenechos sind Zellen und Fibrinabsonderungen. Die Binnenechos sind in der Flüssigkeit verteilt. Die Echodichte nimmt mit dem Grad des Zellreichtums oder der Organisation eines entzündlichen Ergusses zu.

Die wichtigsten Ursachen eines Pleuraempyems sind Tuberkulose, andere bakterielle Pneumonien oder ein Abszeß. Durch die wachsende Zahl von Patienten mit Immundefekt sieht man zunehmend häufiger Pleuraempyeme. Durch *Gasbildung* oder Entstehen einer *Lungenfistel* kann sich beim Empyem als Zusatzbefund Luft (sehr helle Echos mit dorsalem Schallschatten, oberhalb eines Ergusses) zwischen den Pleurablättern darstellen.

IV.6.2. Pneumonie

Von einer *Pneumonie* betroffenes Lungengewebe enthält weniger Luft und *vermehrt Flüssigkeit* und ist so der sonographischen Untersuchung zugänglich. Führt eine Pneumonie zu einem Pleuraerguß, der die Lunge umgibt, so kann das der Flüssigkeit angrenzende Lungengewebe sonographisch eingesehen werden (Abb. 2, 4 und 5). Eine Artdiagnose einer Pneumonie ist sonographisch nicht möglich.

echoreich, homogen/inhomogen) gibt keinen Hinweis auf die Dignität eines soliden Prozesses. Enthält eine Gewebsvermehrung echofreie bis echoarme Anteile, deutet dies auf zystische Degeneration, nekrotische Areale oder einen weitgehend organisierten Erguß hin. Bei malignen Gewebsvermehrungen handelt es sich meist um Pleurametastasen (Abb. 7 und 8) oder Pleuramesotheliome.

Nichtbelüftete Lungenanteile (Atelektase, Pneumonie) können im Ultraschall einer Raumforderung ähn-

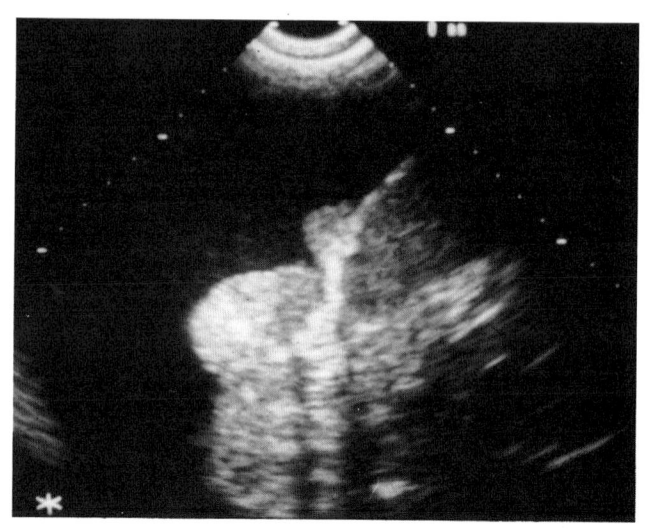

Abb. 7. Interkostalschnitt links bei einem 76jährigen Rentner mit metastasierendem Magenkarzinom. Kranial des Zwerchfells sieht man, dem Zwerchfell (schmale echoreiche Linie) aufsitzend, mehrere kugelige echoreiche Strukturen, die von echofreiem Material umgeben sind. Diagnose: Pleurametastasen und Pleuraerguß bei Magenkarzinom.

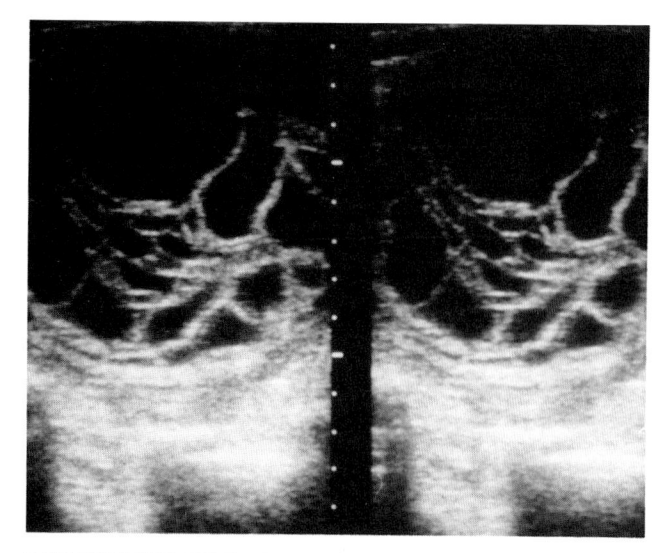

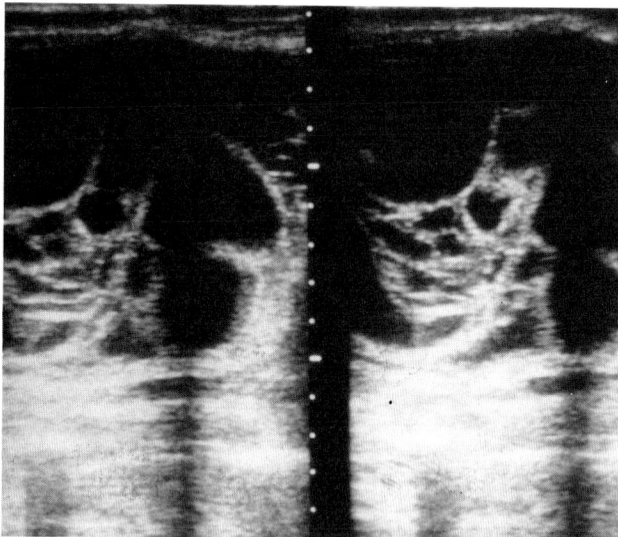

Abb. 6. Linksseitige Interkostalschnitte bei einem 34jährigen Mann mit Z.n. Operation eines Pleuramesothelioms. Zwischen Thoraxwand und Lunge findet sich eine große echofreie Struktur mit echoreichen Binnensepten. Diagnose: gekammerter Pleuraerguß bei Z.n. operativer Entfernung eines Pleuramesothelioms.

IV.6.3. Tumoren an der Pleura

Innerhalb des Brustkorbes lassen sich *solide Gewebsvermehrungen* nur darstellen, wenn sie nicht von belüftetem Lungengewebe überlagert werden. Das heißt, die Gewebsvermehrung muß entweder der Thoraxwand aufsitzen oder von Flüssigkeit umgeben sein (Abb. 7 und 8). Entzündlich oder tumorös infiltriertes Lungengewebe, das nicht belüftet ist, leitet die Schallwellen ebenso gut.

Pleuraschwarten stellen sich echoreich dar und sind gelegentlich von soliden Tumoren nur schwer zu unterscheiden. Im Zweifelsfall kann die Punktion die Klärung bringen.

Ein solider *Tumor* stellt sich als mehr oder weniger echoreiche Struktur dar. Das Echomuster (echoarm/

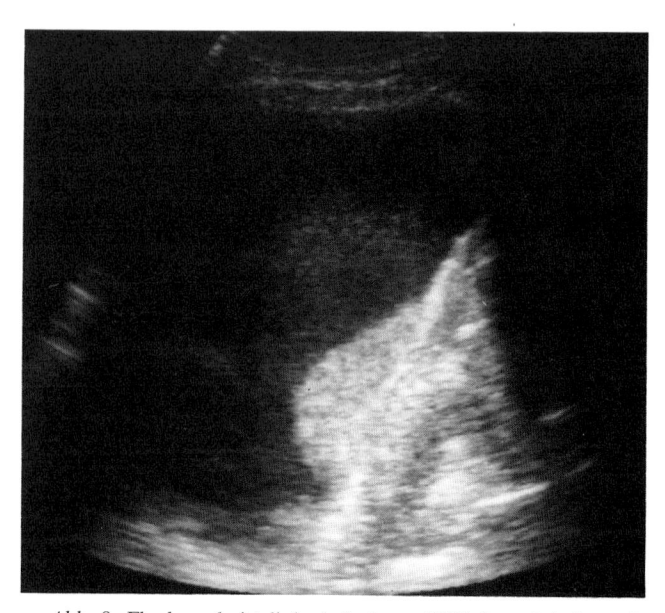

Abb. 8. Flankenschnitt links bei einem 56jährigen Arbeiter mit Z.n. Sarkom. Kranial des Zwerchfells sieht man eine flach dem Zwerchfell aufsitzende echoreiche Struktur, die von echoarmem Material umgeben wird. Diagnose: Pleurametastase und Pleuraerguß bei Sarkom.

Pleura, Lunge und Perikard

lich sehen. Die Differenzierung muß mit Hilfe der klinischen Befunde und des Röntgenbildes erfolgen.

IV.6.4. Zwerchfellveränderungen

Die Ursache eines *Zwerchfellhochstandes* oder einer *unphysiologischen Zwerchfellbeweglichkeit* läßt sich mit Hilfe der Sonographie besser als mit der Röntgendurchleuchtung abklären. Raumforderungen (Metastasenleber) oder Flüssigkeitsansammlungen kaudal des Zwerchfells (Aszites; subphrenischer Abszeß, Abb. 9) als Ursache eines Zwerchfellhochstandes sind gut darzustellen.

Bei Verdacht auf eine *Parese des Nervus phrenicus* kann die Beweglichkeit der Zwerchfellhälften in Abhängigkeit von der Atmung beobachtet werden.

IV.6.5. Perikarderguß

Normalerweise liegen die beiden Perikardblätter aufeinander. Bei Vorliegen eines *Perikardergusses* sieht man beide Perikardblätter als schmale echoreiche Linien und dazwischen einen bandförmigen echofreien Streifen (Abb. 10, 11 und 12). Je dicker dieser Streifen ist, desto größer ist der Perikarderguß. Bei Verdacht auf einen Perikarderguß sollte man eine umfassende *echokardiographische Untersuchung* anschließen.

IV.6.6. Veränderungen der Thoraxwand

Frische *Hämatome* im Bereich der Thoraxwand sind echofrei, mit zunehmendem Alter und zunehmender Organisation werden sie echoarm bis echoreich.

Abszesse zeigen sich als inhomogene echoarme Strukturen, die bei Druck fluktuieren und schmerzen (Abb. 13). Abszesse, die mit luftbildenden Bakterien

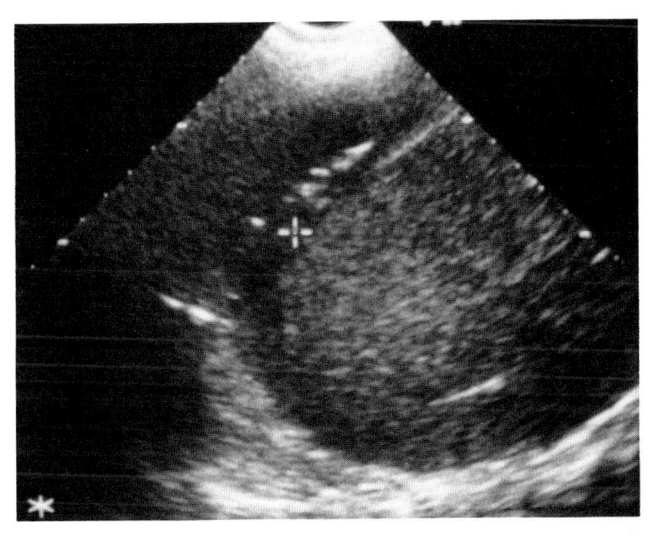

Abb. 9. Rechtsseitiger Interkostalschnitt bei einem Patienten mit schwerer nekrotisierender Pankreatitis. Zwischen Leber und Zwerchfell (echoreiche Linie) findet sich eine inhomogene echoarme Struktur (mit einem Kreuz markiert). Diagnose: subphrenischer Abszeß.

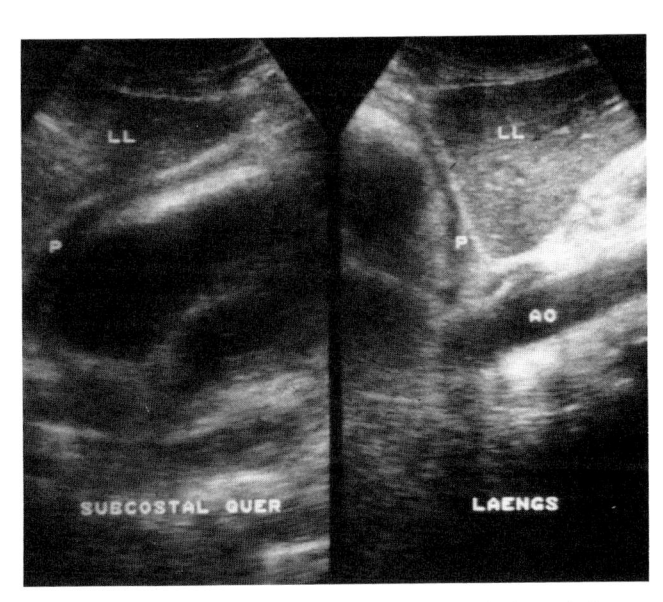

Abb. 10. Nach kranial gekippter Subxiphoidalschnitt sowie Längsschnitt im Epigastrium bei einer 23jährigen Schülerin mit systemischem Lupus erythematodes. Das Herz ist von einem schmalen echofreien Saum umgeben (P), der von den beiden Perikardblättern, die sich als schmale echoreiche Linien darstellen, eingegrenzt wird (LL = linker Leberlappen; P = Perikarderguß; AO = Aorta). Diagnose: Perikarderguß bei systemischem Lupus erythematodes.

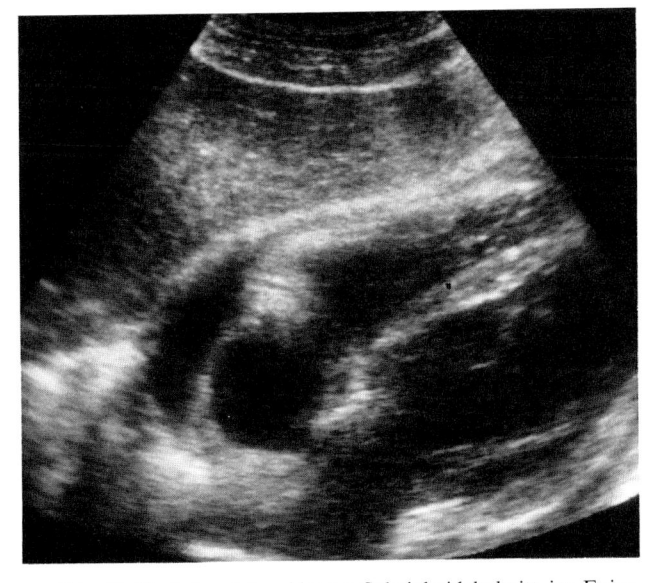

Abb. 11. Nach kranial gekippter Subxiphoidalschnitt im Epigastrium (Vierkammerebene) bei einer 45jährigen Arbeiterin mit thorakalen Schmerzen, in den Hals ausstrahlend, und R-Reduktion im EKG. Das Herz ist von einem echofreien Saum umgeben, der von den beiden Perikardblättern, die sich als schmale echoreiche Linien darstellen, eingegrenzt wird. Diagnose: Perikarderguß bei Perikarditis.

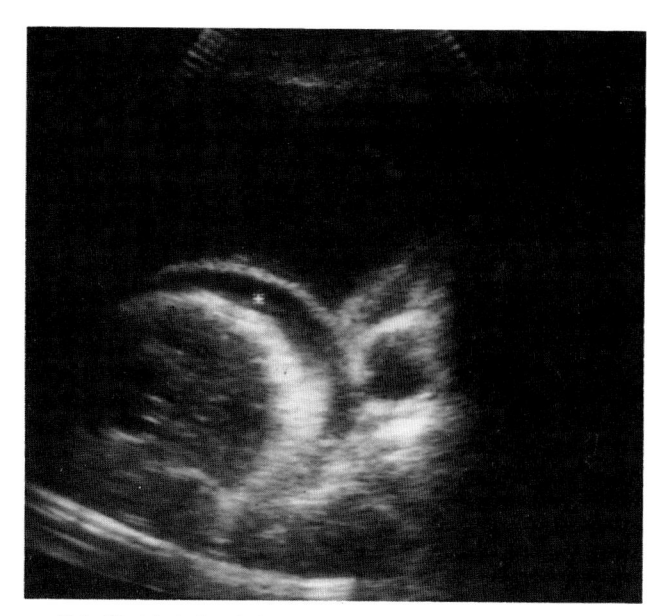

Abb. 12. Nach kranial gekippter Subxiphoidalschnitt im Epigastrium bei einem 69jährigen Rentner mit Leberzirrhose. Das Herz ist von einem echofreien Saum (mit Kreuz markiert) umgeben, der von den beiden Perikardblättern, die sich als schmale echoreiche Linien darstellen, eingegrenzt wird. Direkt daneben findet sich ein großes echofreies Areal im Thoraxraum. Diagnose: Pleuraerguß und Perikarderguß bei Leberzirrhose.

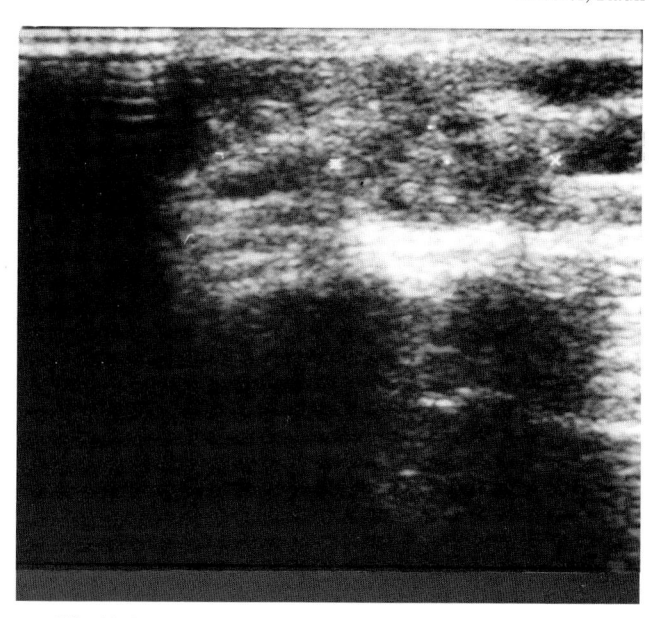

Abb. 14. Modifizierter Längsschnitt (Schallkopf 7,5 MHz) über einer Rippe bei einem 78jährigen Patienten mit Blasenkarzinom. Im Bereich der Rippe sieht man eine rundliche inhomogene echoreiche Struktur (mit Kreuzen markiert), die polyzyklisch begrenzt und von der Umgebung nicht eindeutig abgrenzbar ist. Die Rippe ist im dargestellten Bereich für den Schall durchlässig, die bei gesunden Rippen zu findende dorsale Schallauslöschung fehlt. Diagnose: Knochenmetastase eines Blasenkarzinoms in der Rippe.

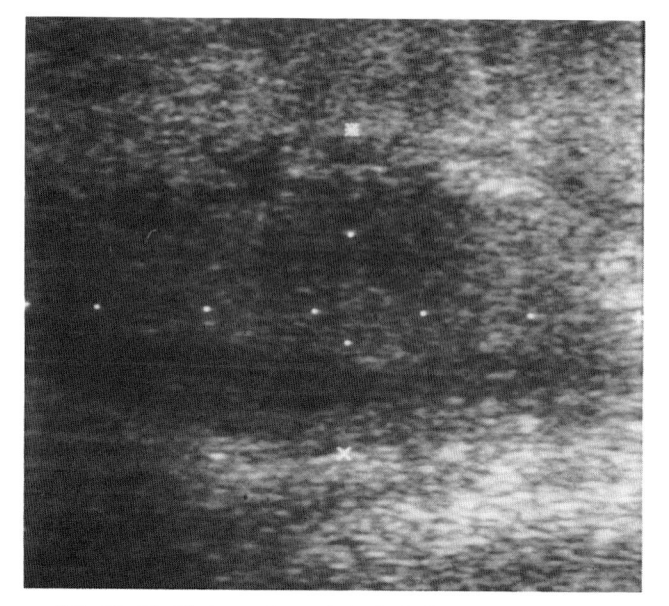

Abb. 13. Modifizierter Querschnitt (Schallkopf 7,5 MHz) am Rücken bei einem 24jährigen Patienten mit AIDS. Etwa 1 cm unterhalb der Haut sieht man eine oväläre, inhomogene vorwiegend echoarme Struktur (durch Kreuze markiert), die bei Druck fluktuiert und schmerzt. Diagnose: Abszeß am Rücken.

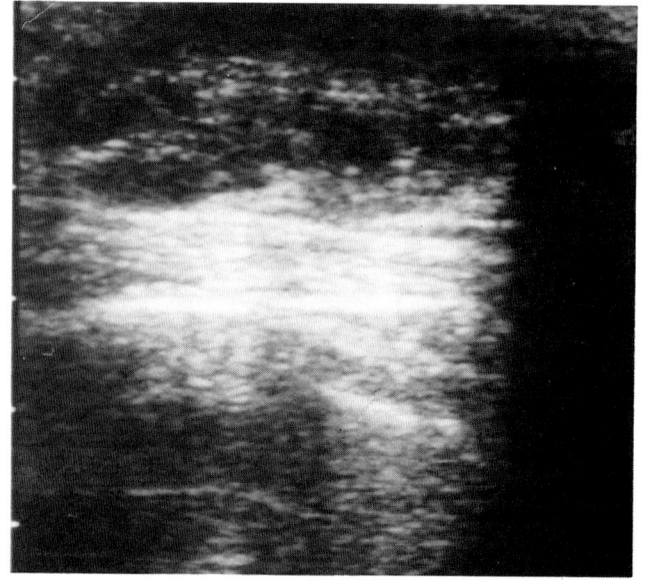

Abb. 15. Modifizierter Querschnitt (Schallkopf 7,5 MHz) am Rücken bei einer 53jährigen Hausfrau 2 Jahre nach operativer Entfernung eines malignen Melanoms an dieser Stelle. Direkt unter der Oberfläche sieht man eine inhomogene, teils echoarme, teils echoreiche oväläre Struktur, die schwer gegen die Umgebung abzugrenzen ist. Diagnose: Lokalrezidiv eines malignen Melanoms.

besiedelt sind, zeigen echoreiche Bläschen mit dorsaler Schallauslöschung als Zeichen für Luft. *Hautemphyseme* stellen sich als knisternde polsterartige Verdickung des Unterhautgewebes mit echoreichen Binnenstrukturen mit dorsalem Schallschatten dar.

Metastasen der Thoraxwand sind meist umschriebene inhomogene echoarme bis echoreiche Gewebsveränderungen. Metastasen der knöchernen Strukturen können deren Echoverhalten so ändern, daß beispielsweise von Metastasen durchsetzte Rippen für den Schall durchlässig werden (Abb. 14). Maligne *Tumoren* der Thoraxwand sind meist inhomogen unregelmäßig begrenzt und können sowohl echoarm als auch echoreich sein (Abb. 15).

IV.7. Wertigkeit der Sonographie im Vergleich mit anderen Methoden

Die Sonographie ist dem Röntgen in der Differentialdiagnostik thoraxwand- oder zwerchfellnaher röntgendichter Strukturen überlegen. Kleine Pleuraergüsse oder Perikardergüsse sind sonographisch einfach zu erfassen. Die sonographische Untersuchung ist *einfach* und in nahezu jeder Körperlage des Patienten anwendbar, beliebig wiederholbar, *preisgünstig* und *ohne Strahlenbelastung*. Aufgrund der großen Verbreitung der Ultarschalldiagnostik gibt es für die sonographische Untersuchung praktisch *keine Wartezeiten* wie zum Beispiel bei der Computertomographie oder der Kernspintomographie. Dies ist gerade bei der Thoraxsonographie wichtig.

Innerhalb der Lunge liegende Veränderungen sind der sonographischen Untersuchung nicht zugänglich und eine Domäne von konventionellem Röntgen, Computertomographie, Kernspintomographie oder bei speziellen Fragestellungen Szintigraphie oder Angiographie.

Veränderungen der Thoraxwand sind mit Hilfe der Sonographie besser als mit anderen bildgebenden Verfahren zu differenzieren. Die ultraschallgesteuerte Punktion ist hier die einfachste und sicherste Möglichkeit zur Diagnostik.

Literatur

Banholzer P: Pleura und Lunge, in: Kremer H, Dobrinski W (eds): Sonographische Diagnostik. 3. Auflage. München, Urban & Schwarzenberg, 1988, pp 235–240.

Gresser U: Flüssigkeitsansammlungen in Thorax und Abdomen. Bildgebung/Imaging 1989; 56 (suppl 2): 48–53.

Schwerk W: Pleura und Lunge, in Braun B, Günther R, Schwerk W (eds): Ultraschalldiagnostik. Landsberg, Ecomed, 1983; III.2.2.

V. Schilddrüse und Epithelkörperchen

V. Schilddrüse und Epithelkörperchen

F. Tatò, K. Westermeier

V.1. Zusammenfassung

In der Schilddrüsendiagnostik ist die Sonographie die wichtigste *technische Untersuchung* zur Beurteilung der Schilddrüsenmorphologie. Neben der genauen Erfassung der Topographie der Schilddrüse in allen *drei Raumebenen* ermöglicht der Einsatz hochauflösender Schallköpfe mit Schallfrequenzen zwischen 5 und 10 MHz einen sehr empfindlichen Nachweis von umschriebenen oder diffusen Parenchymveränderungen. Manche sonographische Veränderungen sind so charakteristisch, daß sie im klinischen Zusammenhang zur Diagnose führen. Hierzu zählen Zysten, die Struma diffusa, der Morbus Basedow und die Thyreoiditiden. Bei der Struma nodosa ist die sonographische Beurteilung von *Echogenität* und *Binnenstruktur* der Schilddrüsenknoten richtungsweisend für die Indikation zur Schilddrüsenszintigraphie und ultraschallgezielten Schilddrüsenpunktion.

Bei gesichertem oder vermutetem Hyperparathyreoidismus ist die Sonographie als einfache, nicht-invasive Methode die Untersuchung der Wahl zur primären *Lokalisationsdiagnostik*. Bei typischer Lage lassen sich vergrößerte Epithelkörperchen ab einer Größe von *5 mm* mit einer Trefferquote von 75% nachweisen. Problematisch ist mit allen bisher üblichen, bildgebenden Verfahren der Nachweis kleiner oder ektop gelegener Epithelkörperchen. Bei negativem oder unsichererem sonographischen Befund stehen als weiterführende diagnostische Maßnahmen die Thallium-Technitium-Subtraktionsszintigraphie, die Computer-Tomographie und die Magnet-Resonanz-Tomographie zur Verfügung.

V.2. Indikation zur Schilddrüsensonographie

Palpation und Sonographie der Schilddrüse bilden die Grundlage der morphologischen Schilddrüsendiagnostik. Die Palpation ermöglicht die orientierende Beurteilung von Größe, Konsistenz, Verschieblichkeit und evtl. Druckschmerzhaftigkeit des Organs. Die Sonographie ergänzt diese Befunde durch die genaue Bestimmung des *Schilddrüsenvolumens* und die weitere Differenzierung umschriebener oder diffuser Veränderungen des Parenchyms. Je nach klinischer Fragestellung muß die Sonographie mit den anderen Säulen der Schilddrüsendiagnostik kombiniert werden: *Hormonanalyse, Szintigraphie, Schilddrüsenpunktion*. Alle diese diagnostischen Verfahren konkurrieren nicht miteinander, sondern sie ergänzen sich, und in der Regel wird nur die Kombination einiger oder aller Verfahren die endgültige Diagnose ermöglichen. Die Sonographie sollte am Anfang der Diagnostik stehen, da der erhobene Befund häufig richtungsweisend für die Auswahl und die Interpretation der anschließenden technischen Untersuchungen ist.

Tab. 1. Indikationen zur Schilddrüsensonographie

Euthyreote endemische Struma	Volumenbestimmung und Verlaufskontrollen unter Jod und/oder Substitutionstherapie
Hyperthyreose	umschriebene oft echoarme Läsion bei autonomem Adenom normales Echomuster bei disseminierter Autonomie diffus echoarme Schilddrüse bei Morbus Basedow
Hypothyreose	Hypoplasie, Aplasie, echoarmes Schilddrüsenparenchym bei Hashimoto-Thyreoidits normale Echogenität bei hypophysärer Hypothyreose
Tastbare Knoten	Zyste solider echoreicher, -gleicher oder -armer Knoten teils solide, teils zystische Knoten extrathyreoidale Raumforderung (z. B. Lymphknoten, Halszyste)
Subakute Thyreoiditis	Druckschmerz, Vergrößerung und Echoarmut der befallenen Areale
Szintigraphisch einseitige Speicherung	supprimiertes paranoduläres Gewebe bei dekompensiertem autonomen Adenom, einseitige Schilddrüsenlage
Knochenmetastasen	Tumorsuche
Schilddrüsenpunktion	exakte Lokalisation, Steuerung der Feinnadelpunktion
Vor Schilddrüsenoperation	Organmorphologie, Volumenbestimmung, Beziehung zu extrathyreoidalen Strukturen
Vor Radiojodtherapie	Volumetrie und Dosisberechnung

Die verschiedenen Indikationen zur Ultraschalluntersuchung der Schilddrüse und der jeweilige Beitrag der Sonographie zur Diagnostik sind in Tabelle 1 zusammengefaßt.

V.3. Technische Voraussetzungen

Jedes moderne Sonographiegerät mit Sektor- und/oder Linearschallkopf kann zur Schilddrüsensonographie eingesetzt werden. Die oberflächliche Organlage ermöglicht den Einsatz hochauflösender Ultraschallköpfe mit Frequenzen zwischen *5 und 10 MHz*. Insbesondere die feinstrukturellen Veränderungen sind beim Einsatz von niedrigeren Frequenzen nicht beurteilbar. Die früher verwendeten Wasservorlaufstrecken oder Kunststoffkissen erübrigen sich durch die Verwendung hochauflösender Schallköpfe.

V.4. Anatomische Grundlagen, Untersuchungstechnik und Befundbeschreibung

Die beiden durch den Isthmus verbundenen Schilddrüsenlappen umfassen hufeisenförmig die Trachea etwa in Höhe des zweiten bis vierten Trachealrings. Vom Isthmus oder einem der beiden Lappen kann sich ein Parenchymzapfen, der sogenannte Lobus pyramidalis, nach kranial erstrecken. Zwischen einer dünnen Organkapsel und der äußeren Capsula fibrosa laufen die größeren Schilddrüsengefäße, von denen kleinere Äste mit den Septen der Organkapsel in die Drüse ziehen und die Lobuli begrenzen. Ventral und lateral wird die Schilddrüse von Halsfaszie und Muskulatur eingehüllt, laterodorsal liegt sie dem Gefäßnervenstrang des Halses an, dorsal grenzt sie an den Ösophagus, paravertebrale Muskulatur und Wirbelsäule (Abb. 1).

Die sonographische Untersuchung der Schilddrüse wird ohne spezielle Vorbereitung des Patienten im Anschluß an die klinische Untersuchung durchgeführt. Die Schilddrüse wird in Rückenlage des Patienten mit dorsal (nicht maximal) überstreckter Halswirbelsäule untersucht. Eine gute Lagerung erreicht man durch Unterpolsterung der Schulterblätter mit einer Rolle oder einem weichen Kissen. Bei älteren Patienten mit degenerativen Halswirbelsäulenveränderungen oder Neigung zu vertebrobasilärer Insuffizienz sowie bei Patienten mit einer Instabilität der Halswirbelsäule (z. B. bei chronischer Polyarthritis) muß die Lagerung mit besonderer Vorsicht erfolgen. Gegebenenfalls kann eine Untersuchung im Sitzen erforderlich sein.

Die Schilddrüse wird in *Quer-, Längs- und befundadaptierten Schrägschnitten* untersucht. Man setzt den Schallkopf in horizontaler Ebene oberhalb des Krikoids ohne zusätzlichen Druck auf und führt langsam parallel nach kaudal bis zum Brustbein. Sonographisch zeigen sich bei der Darstellung der Schilddrüse im Querschnitt hinter der echoreichen Haut die sehr echoarmen vorderen Halsmuskeln. Hinter dem mittelständigen, hellen Trachealreflex wird die distale Schallschattenbildung gelegentlich von Wiederholungsechos unterbrochen. Die beiden Schilddrüsenlappen kommen beidseits der Trachea zur Darstellung. Sie sind im Normalfall glatt begrenzt und zeigen eine typische, feingranulierte, echoreiche Binnenstruktur (Abb. 2). Intrathyreoidale Gefäße stellen sich in der Regel nicht dar. Das Echomuster ist abhängig von Follikelzahl und -größe sowie Bindegewebsanteil und Durchblutung der Schilddrüse. Pathologische Veränderungen dieser Parameter führen daher zu einer diffusen Änderung von Echogenität und Struktur

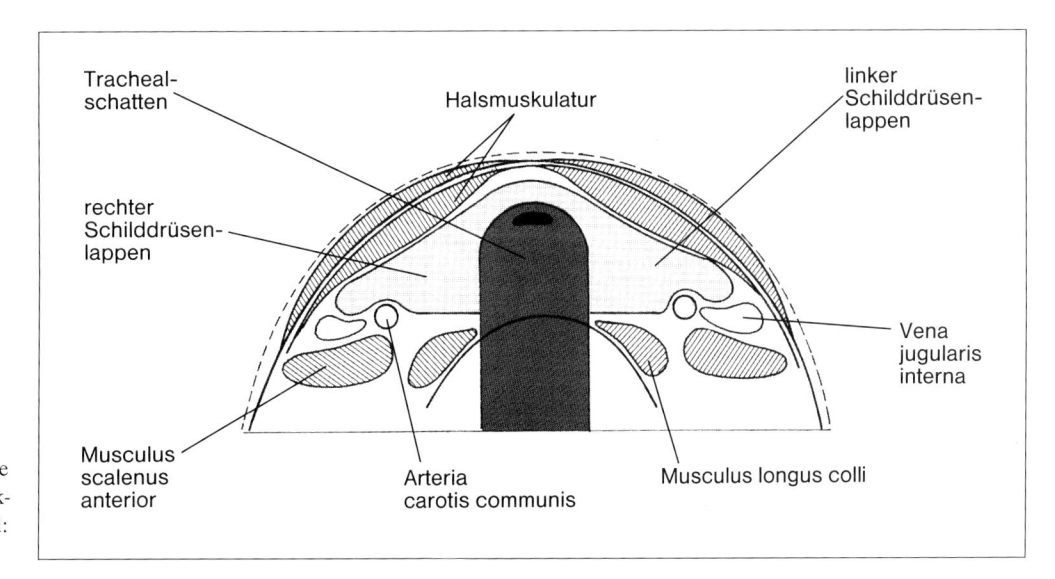

Abb. 1. Schematische Darstellung der Schilddrüse und der benachbarten Strukturen im Querschnitt (Bild: Imaging 56:Suppl. 2: 57).

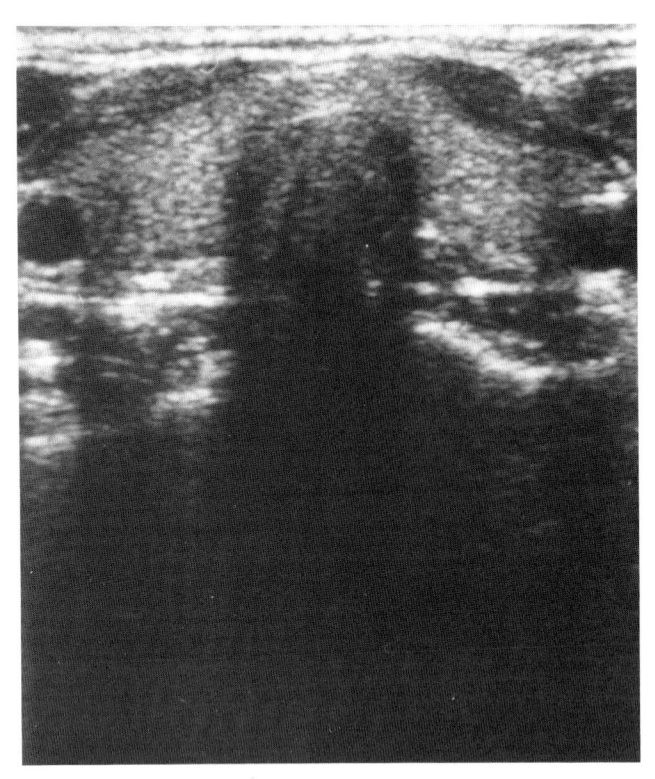

Abb. 2. Querschnitt durch die normale Schilddrüse.

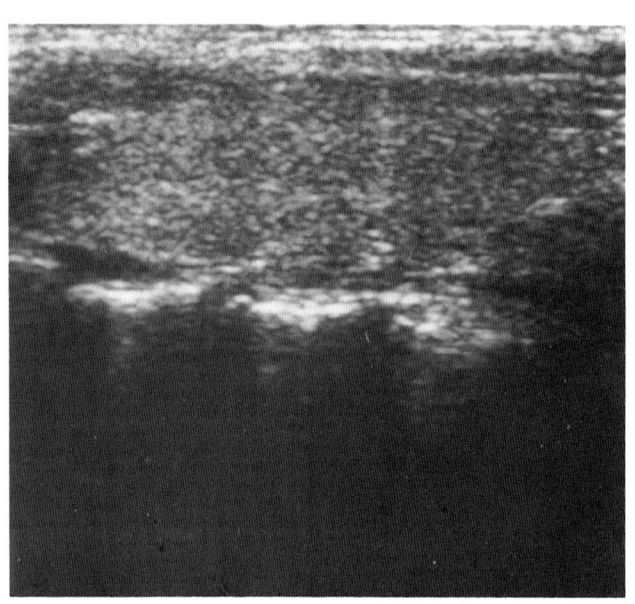

Abb. 3. Längsschnitt durch die normale Schilddrüse.

des Parenchyms (s.u.). Zur Beurteilung der anatomischen Beziehungen und der Echogenität des Schilddrüsenparenchyms müssen die anliegenden Muskelgruppen und Gefäße als Referenz mit dargestellt werden. Nach der Untersuchung im Querschnitt wird der Schallkopf um ca. 90 Grad gedreht, und jeder Seitenlappen im Längsschnitt untersucht. Entsprechend der anatomischen Lage der Schilddrüse verlaufen die Längsschnitte gering schräg von kraniolateral nach mediokaudal. Der Schallkopf wird dabei von lateral (Vena jugularis) nach medial bis zur Trachea geführt (Abb. 3). Da derzeit eine Quantifizierung der sonographischen Graustufen noch nicht möglich ist, müssen die erhobenen Befunde genau beschrieben werden. Im Vergleich zur echoarmen Halsmuskulatur weist die gesunde Schilddrüse ein helleres (echoreicheres) Binnenmuster auf. Durch totale Schallreflexion weiß erscheinende Strukturen mit dorsalem Schallschatten (Trachea, Verkalkungen) sind echodicht, Strukturen ohne schallreflektierende Grenzflächen (A. carotis, V. jugularis, Zysten) sind echofrei. Inhomogene Bilder mit nebeneinanderliegenden, zum Teil konfluierenden echogleichen, -reichen und -armen Arealen werden als echokomplex bezeichnet. Mit Begriffen wie diffus, fokal, scharf begrenzt, solitär und multipel kann der Befund weiter charakterisiert werden.

V.5. Volumenbestimmung der Schilddrüse

Nach Definition der Weltgesundheitsorganisation WHO soll ein Seitenlappen der Schilddrüse nicht größer als das Daumenendglied der untersuchten Person sein. Dabei ist zu berücksichtigen, daß in Endemiegebieten wie in Bayern die Schilddrüsenlappen größer sind. Tabelle 2 zeigt durch sonographische Untersuchungen und Autopsiedaten an ausreichend mit Jod versorgten Bevölkerungsgruppen ermittelte Normgrenzen (Mittelwert plus drei Standardabweichungen) für das Schilddrüsenvolumen. Eine bewährte Methode zur sonographischen Volumenbestimmung eines Schilddrüsenlappens stellt die *Ellipsoidformel* aus Breite (B), Dicke (D) und Länge (L) dar:

$V = \pi/6\ B \times D \times L\ \sim\ \frac{1}{2} \times B \times D \times L$

Der maximale Fehler liegt bei ± 10% und ist damit für klinische Zwecke tolerierbar.

Durch Vergleich der Tiefenausdehnung der Schilddrüse im Quer- und im Längsschnitt kann die korrekte Einstellung der Schnittebene kontrolliert werden (Abb. 4, 5). Differenzen bis zu 2 mm sind tolerabel, bei größeren Differenzen ist, wenn die Schilddrüsenoberfläche nicht bizarr verändert ist, die Untersuchung zu wie-

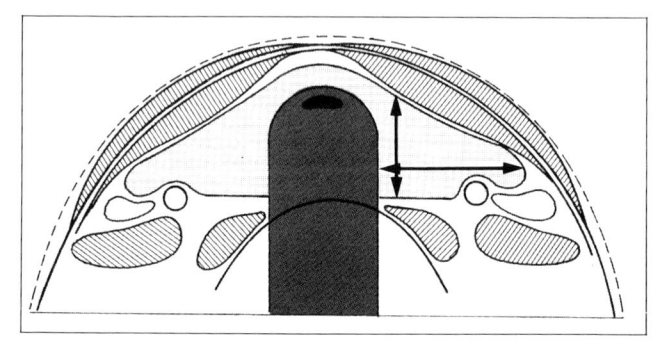

Abb. 4. Schematische Darstellung der Schilddrüse im Querschnitt mit Meßlinien.

derholen. Bei sehr großen Schilddrüsen, retrosternalen Strumen und Isthmusdicken von mehr als einem Zentimeter sind genaue Volumenangaben nicht mehr möglich.

V.6. Pathologische Schilddrüsenveränderungen

Die sonographisch faßbaren, pathologischen Befunde der Schilddrüse werden in *diffuse und umschriebene Veränderungen* unterteilt. Zu ersteren zählen die isolierte Größenzunahme bei normalem Parenchym sowie die diffuse Veränderung von Echogenität und/oder Binnenstruktur des Parenchyms. Umschriebene Veränderungen sind die soliden Knoten, die Zysten und die Verkalkungen (Tab. 3).

Tab. 2. Obere Grenzwerte des normalen Schilddrüsenvolumens für beide SD-Lappen

Geschlecht/Alter	Volumen (ml)*
6 Jahre	4
13 Jahre	8
Frauen	18
Männer	25

* Aus sonographischen Untersuchungen und Autopsiedaten einer ausreichend mit Jod versorgten Bevölkerungsgruppe

Tab. 3. Sonographische Schilddrüsenbefunde und ihre differentialdiagnostische Zuordnung

Ultraschallbefund	Differentialdiagnose
Diffuse Vergrößerung mit normaler Binnenstruktur	euthyreote Struma diffusa disseminierte Autonomie
Diffuse Echoarmut mit und ohne Struma	Morbus Basedow Struma lymphomatosa Hashimoto subakute oder akute Thyreoiditis Riedel Struma
Echofreier Bezirk mit Schallverstärkung	Zyste, sekundäre zystische Degeneration
Maximale Schallreflexion mit dorsalem Schallschatten	Verkalkung
Solider echogleicher bis echoreicher Knoten	knotige Hyperplasie autonomes Adenom (1/3 der Fälle) sehr selten Karzinom (evtl. papilläres Ca.)
Solider echoarmer Knoten	autonomes Adenom (2/3 der Fälle) hormoninaktives Adenom Zyste mit Einblutung Abszeß Schilddrüsenkarzinom Metastase Lymphom fokale Thyreoiditis Nebenschilddrüsentumor

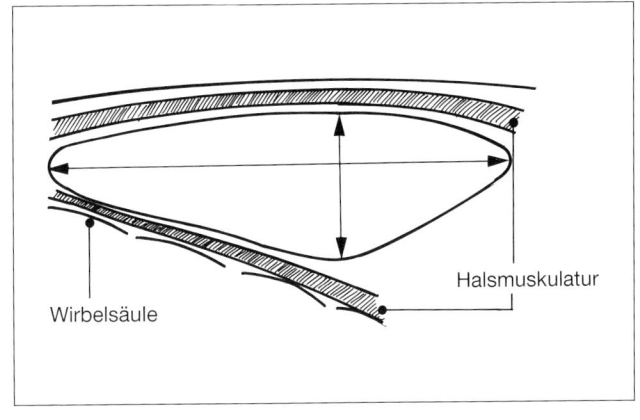

Abb. 5. Schematische Darstellung der Schilddrüse im Längsschnitt mit Meßlinien.

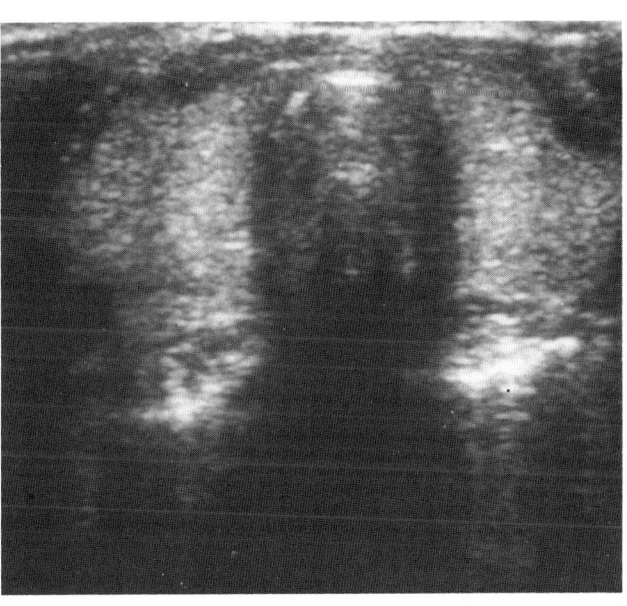

Abb. 6. Querschnitt; diffuse Vergrößerung der Schilddrüse bei weitgehend unauffälligem Binnenstrukturmuster, 42jähriger, euthyreoter Patient.

V.6.1. Diffuse Veränderungen des Schilddrüsenparenchyms

V.6.1.1. Endemische Struma

Die endemische Struma ist die häufigste Schilddrüsenveränderung, charakterisiert durch eine gutartige, nicht entzündliche Schilddrüsenvergrößerung und euthyreoter Stoffwechsellage. Als Hauptursache gilt der endemische Jodmangel, gelegentlich können auch strumigene Substanzen (in Medikamenten, Nahrung, Wasser) oder auch eine angeborene Jodverwertungsstörung in Frage kommen. Für sporadisch, nicht in Endemiegebieten auftretende Strumen werden auch wachstumsstimulierende Immunglobuline verantwortlich gemacht.

Auf die vermehrte Stimulation durch TSH reagiert die Schilddrüse mit einer Vergrößerung im Sinne einer Anpassungshyperplasie. Die so enstehende Struma ist anfangs diffus, bei längerem Fortbestehen des Jodmangels häufig knotig verändert. Das sonographische Bild der endemischen Struma diffusa ist gekennzeichnet durch eine globale oder auch asymmetrische Organvergrößerung bei unauffälliger Binnenstruktur (Abb. 6).

Bei stärkerer Organvergrößerung und langem Verlauf kommt häufig ein *buntscheckiges Bild* mit insgesamt inhomogenem Echomuster bei einem Nebeneinander von echoreicheren und echoärmeren Knoten zur Darstellung (Abb. 7, 12, 22). Als Folge regressiver Veränderung entstehen häufig zystische Areale (echofrei mit dorsaler Schallverstärkung (Abb. 10) und Verkalkungen (echodicht mit dorsalem Schallschatten, (Abb. 11, 12, 13) oder Kalkschalen (Abb. 13).

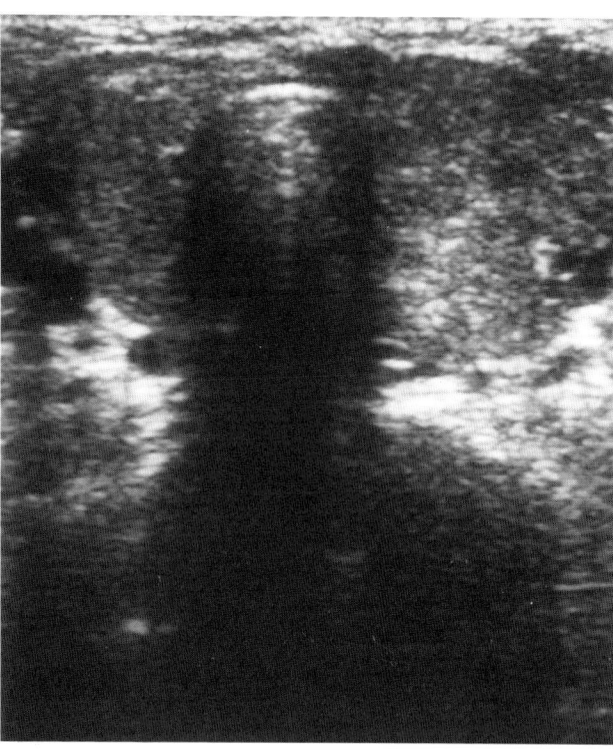

Abb. 7. Querschnitt; Struma diffusa partim nodosa mit inhomogenem Binnenstrukturmuster und asymmetrischer Organvergrößerung. Endemische Jodmangelstruma eines 54jähriger Landwirts.

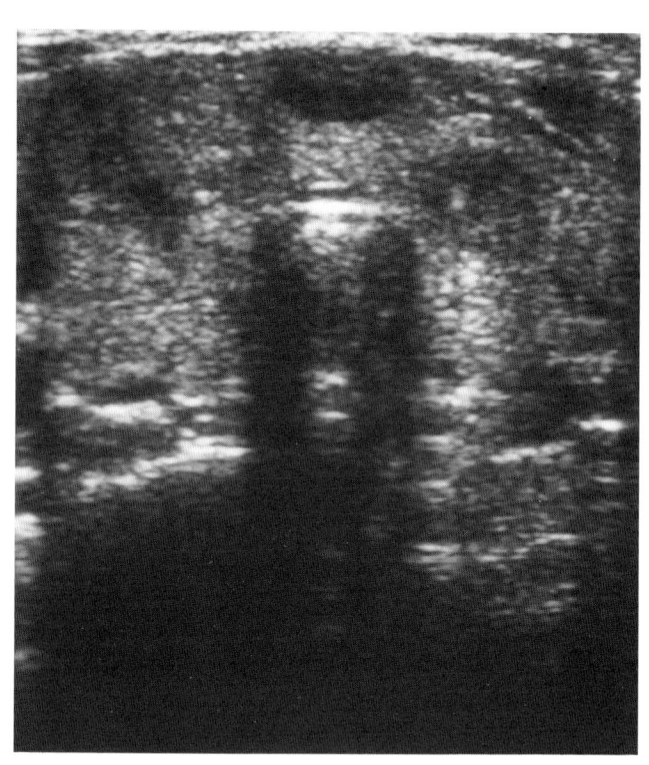

Abb. 9. Querschnitt; symmetrisch vergrößerte Schilddrüse mit mehreren echoarmen Knoten und einem durch Halosaum abgegrenzten echogleichen Knoten im rechten Schilddrüsenlappen.

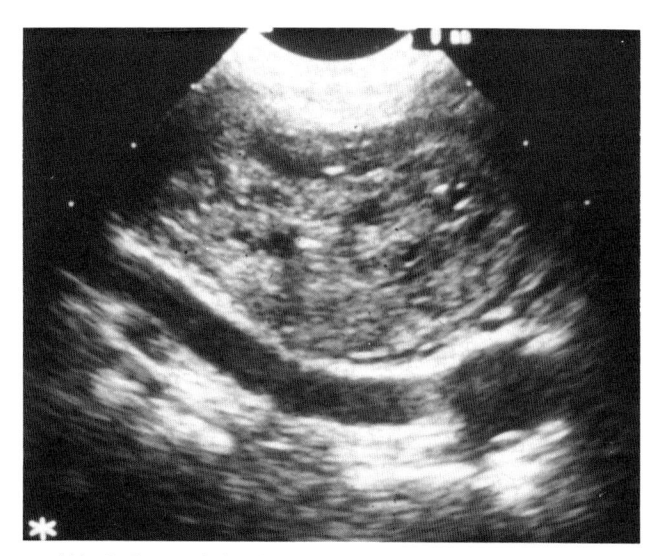

Abb. 8. Längsschnitt; Struma 3. Grades mit echofreien Arealen im Sinne zystischer Degenerationen und Verkalkungen, dorsal mit dargestellt ist die A. carotis, 48jähriger Bauarbeiter mit inspiratorischem Stridor.

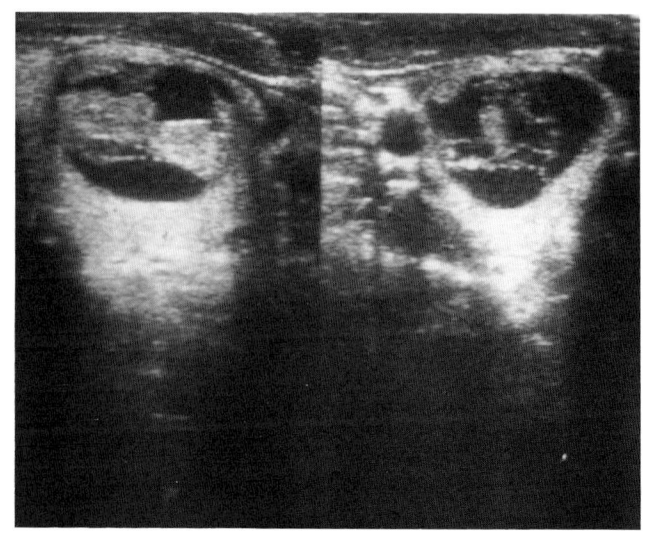

Abb. 10. Befundadaptierte Längs- und Querschnitte rechter Schilddrüsenlappen; unregelmäßig begrenzte echofreie Areale innerhalb solider Knoten als Ausdruck sekundär zystischer Degeneration.

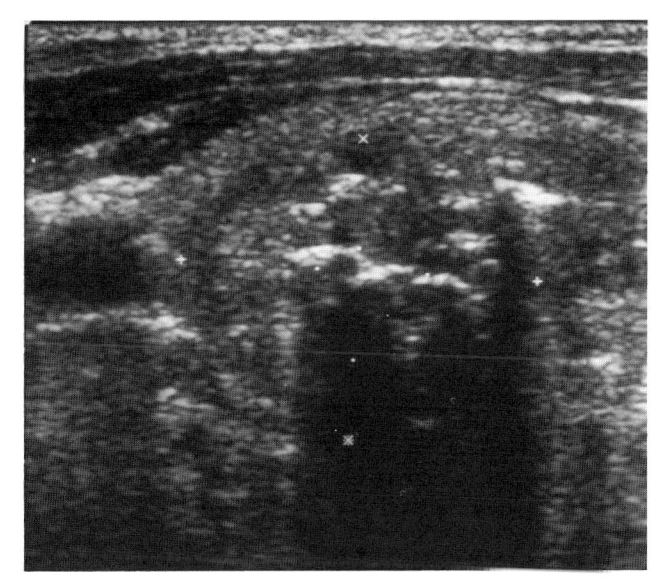

Abb. 11. Befundadaptierter Längsschnitt; Struma nodosa, mehrere helle Echos mit dorsalem Schallschatten. 78jährige Patientin, Struma 3. Grades mit Verkalkungen.

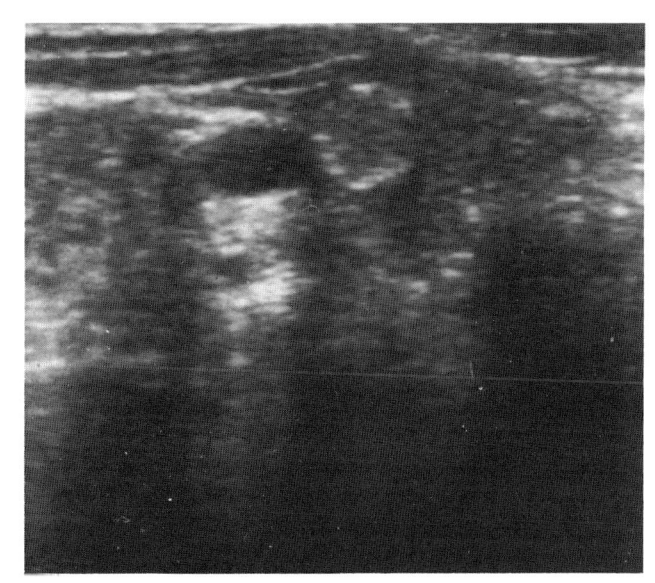

Abb. 13. Querschnitt rechter Schilddrüsenlappen, echogleicher Knoten mit Kalkschale, 45jährige Patientin, euthyreote Struma nodosa.

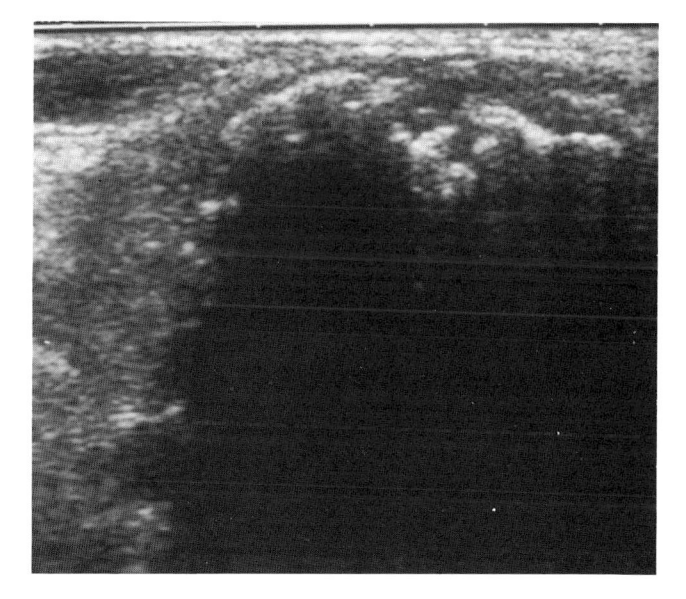

Abb. 12. Längsschnitt; Struma diffusa mit ausgeprägten Verkalkungen, 67jähriger Rentner.

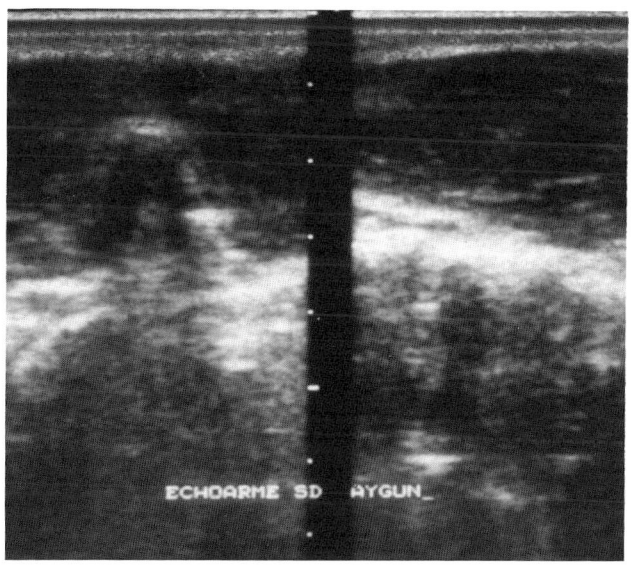

Abb. 14. Quer- (rechts) und Längsschnitt; vergrößerte, diffus echoarme Schilddrüse, die sich kaum von der umgebenden Halsmuskulatur abhebt. 50jährige Patientin mit Morbus Basedow.

V.6.1.2. Autoimmunhyperthyreose (M. Basedow)

Charakteristisch für den M. Basedow ist die in 70 bis 90% der Fälle beobachtete Organvergrößerung mit diffus echoarmem Parenchym. Im typischen Fall zeigt das Schilddrüsenparenchym ein ähnliches Muster wie die echoarme Halsmuskulatur (Abb. 14). Die verminderte Echogenität entsteht durch den verminderten Kolloidgehalt, die Dünnflüssigkeit des Kolloids, den mikrofollikulären Aufbau und die stark gesteigerte Organdurchblutung. Unter Therapie nimmt im Krankheitsverlauf die Echogenität kontinuierlich zu. Die Normalisierung des Reflexmusters ist als Ausdruck einer Remission zu werten.

V.6.1.3. Thyreoiditiden

Die Diagnose einer akuten oder subakuten Thyreoiditis (de Quervain) wird in der Regel klinisch gestellt. Richtungsweisend sind die *druckschmerzhafte Organvergrößerung* in Verbindung mit ausgeprägtem Krankheitsgefühl und humoralen Entzündungszeichen. Sonographisch zeigen sich unregelmäßig begrenzte, echoarme Schilddrüsenabschnitte, die fließend in das normale Echomuster übergehen. Die entzündlich veränderten Gewebsareale reichen von kleinen, umschriebenen Läsionen bis zum lappenübergreifenden Befall. Die betroffenen Schilddrüsenlappen imponieren plump und kugelig, die Organvergrößerung entsteht vor allem durch die Zunahme des Tiefendurchmessers (Abb. 15, 16).

Organvergrößerung und deutliche Echoarmut des Parenchyms sind auch die typischen Befunde bei der klinisch schleichend verlaufenden Hashimoto-Thyreoiditis.

Im Unterschied zu den akuten und subakuten Schilddrüsenentzündungen ist bei der Hashimoto Thyreoiditis in der Regel die gesamte Schilddrüse diffus befallen (Abb. 17, 18).

V.6.2. Fokale Veränderungen des Schilddrüsenparenchyms

Umschriebene intrathyreoidale Strukturveränderungen lassen sich ab einer Größe von ca. *3 mm* darstellen. Durch das im Vergleich zur Szintigraphie hohe Ortsauflösungsvermögen der Sonographie lassen sonographisch

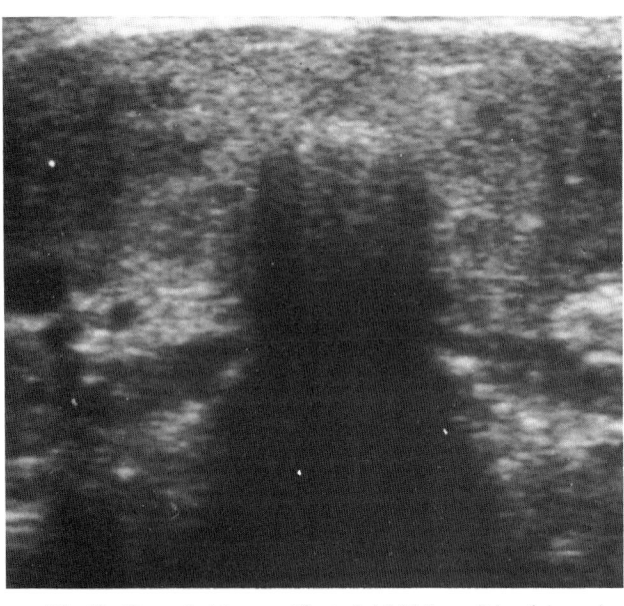

Abb. 15. Querschnitt; vergrößerte Schilddrüse mit konfluierenden echoarmen Arealen. 35jährige Patientin mit subakuter Thyreoiditis de Quervain.

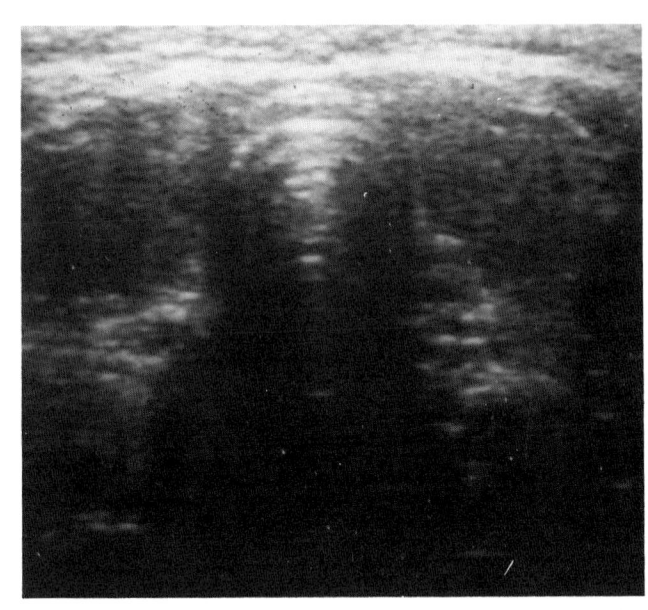

Abb. 17. Querschnitt; diffus vergrößerte, echoarme Schilddrüse, Hashimoto-Thyreoiditis, 22jähriger Patient.

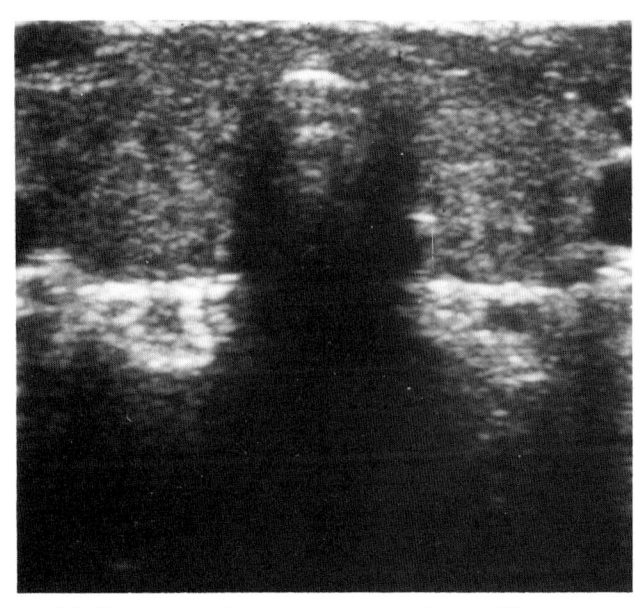

Abb. 16. Querschnitt; symmetrisch vergrößerte, diffus echoarme Schilddrüse bei subakuter Thyreoiditis, 34jährige Hausfrau.

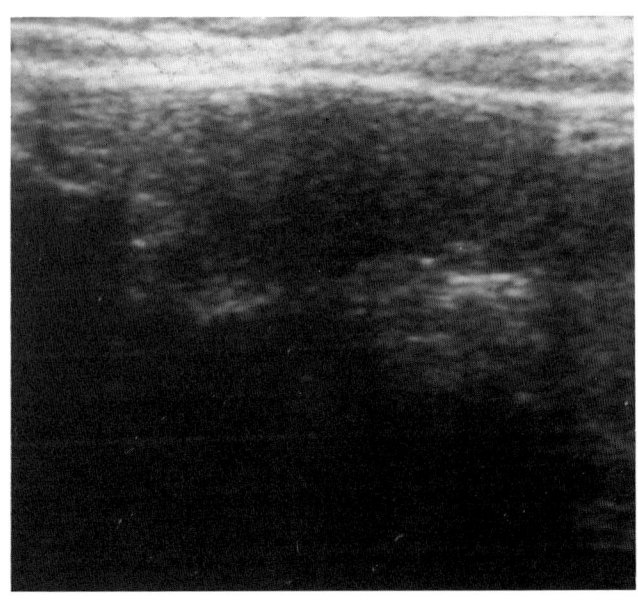

Abb. 18. Längsschnitt; gleiche Patientin wie Abbildung 17.

Schilddrüse und Epithelkörperchen

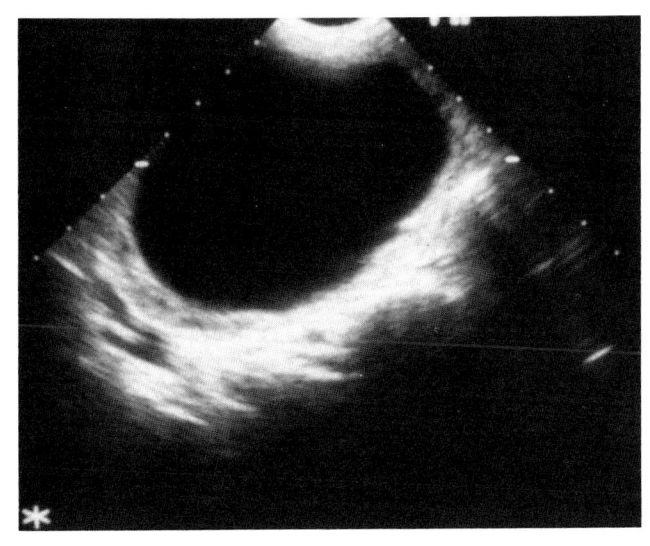

Abb. 19. Längsschnitt; große, echofreie Struktur mit dorsaler Schallverstärkung, isolierte Schilddrüsenzyste, 20jähriger Student.

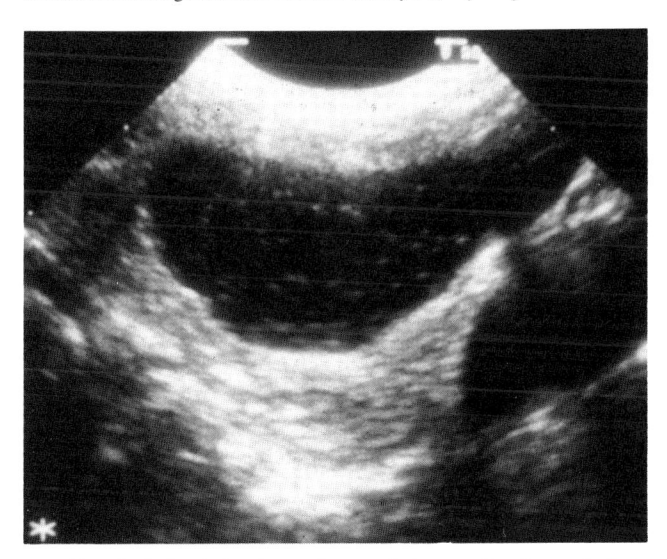

Abb. 20. Befundadaptierter Längsschnitt; große, fast echofreie Struktur; eingeblutete Schilddrüsenzyste.

nachgewiesene Herdbefunde oft ein szintigraphisches Korrelat vermissen. Zudem können im Rahmen der sonographischen Untersuchung Herdbefunde in drei Ebenen dargestellt werden, die szintigraphisch durch Überlagerungseffekte infolge Summation der bildgebenden Punkte maskiert sind.

V.6.2.1. Zysten

Die Schilddrüsenzyste ist eine häufige fokale Veränderung des Schilddrüsenparenchyms. Die einfache Schilddrüsenzyste kommt als runde oder ovaläre, glatt begrenzte, echofreie Struktur mit Randschattenbildung und dorsaler Schallverstärkung zur Darstellung (Abb. 19). Kolloidzysten sind völlig echofrei, wogegen sogenannte Schokoladenzysten vereinzelte Binnenechos aufweisen (Abb. 20). Bei unregelmäßig begrenzten, echofreien Arealen innerhalb solider Knoten handelt es sich meist um sekundär zystische Degenerationen durch größere Kolloidansammlungen oder Blutungen (Abb. 10, 21, 22).

Der Nachweis einer isolierten Zyste in normalem Schilddrüsengewebe spricht für Benignität. Die Punktion einer solchen Zyste ist daher nur erforderlich wenn der zystische Charakter nicht eindeutig ist, oder wenn

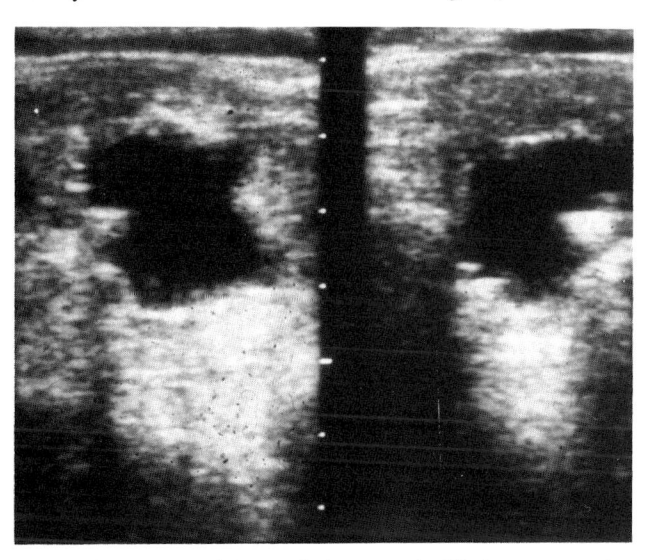

Abb. 21. Quer- und Längsschnitt; unregelmäßig begrenzte, echofreie Struktur mit dorsaler Schallverstärkung und ins Lumen ragenden soliden Anteilen, sekundär zystische Degeneration bei Struma Grad 2 eines 55jährigen Patienten.

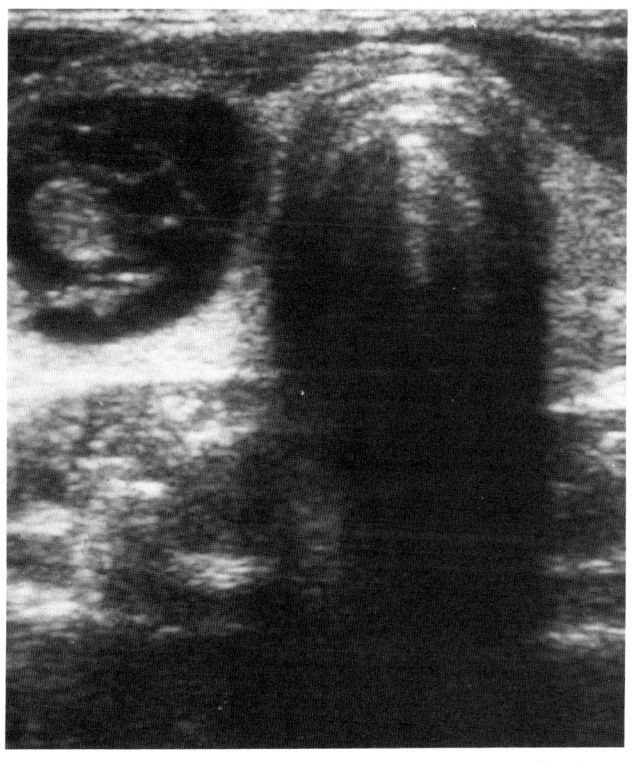

Abb. 22. Querschnitt; großer, inhomogener Knoten mit echoarmen, echoreichen und teils zystischen Anteilen im rechten. SD-Lappen. Sekundär zystische Degeneration bei Struma uninodosa rechts.

die Zyste durch ihre Größe symptomatisch wird. Zysten mit Wandunregelmäßigkeiten und ins Lumen ragenden, soliden Anteilen (Abb. 23) sollten weiter abgeklärt und zytologisch untersucht werden.

Die Beurteilung von zystischen Arealen innerhalb solider Knoten richtet sich nach der Klinik und den Beurteilungskriterien solider Knoten (s.u.).

V.6.2.2. Verkalkungen

Das typische sonographische Bild der Verkalkung ist geprägt durch den sehr echoreichen Reflex mit dorsalem Schallschatten. Kalkeinlagerungen sind häufig in Strumaendemiegebieten. Sie kommen sowohl in diffusen als auch in nodösen Strumen vor. Am häufigsten sind Verkalkungen als Kalkspritzer in regressiven Knoten zu finden (Abb. 11, 12). Gelegentlich findet man auch von einer Kalkschale umgebene Schilddrüsenknoten (Abb. 13). Das papilläre Karzinom kann ähnlich den Verkalkungen echodicht erscheinen und ist bei unklaren, sehr echoreichen Befunden differentialdiagnostisch in Betracht zu ziehen (Abb. 23).

V.6.2.3. Solide Knoten der Schilddrüse

Ein zentrales Problem der sonographischen Schilddrüsendiagnostik ist die Differenzierung solider Schilddrüsenknoten. Knotige Hyperplasien, auch adenomatöse Knoten genannt, die im Rahmen einer endemischen Struma auftreten können, werden im angloamerikanischen Sprachgebrauch auch als Adenome bezeichnet. Im Gegensatz dazu steht die echte epitheliale Neubildung, das Adenom.

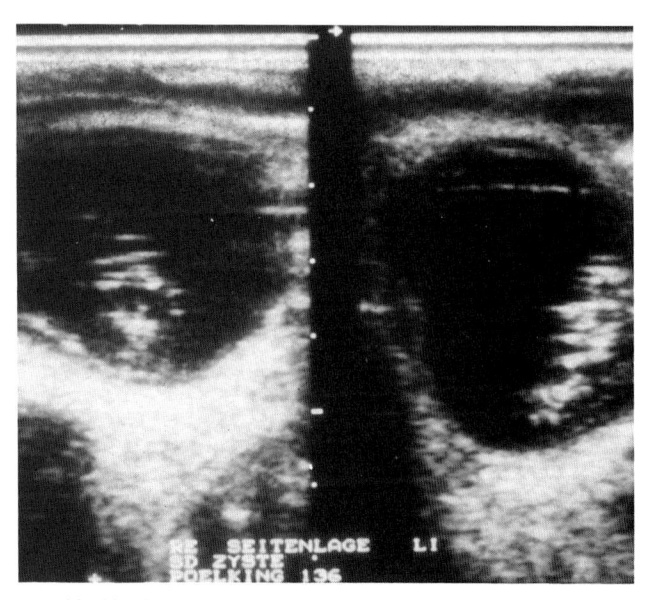

Abb. 23. Quer- und Längsschnitt, Schilddrüsenzyste mit ins Lumen ragender, solider, echoreicher Struktur; papilläres Schilddrüsenkarzinom, 34jährige Verkäuferin.

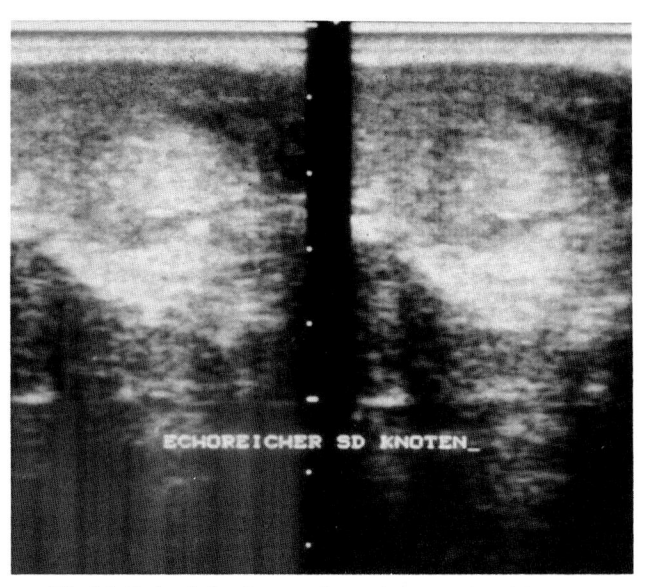

Abb. 24. Befundadaptierter Querschnitt; echoreicher Schilddrüsenknoten, Struma nodosa bei knotiger Hyperplasie.

Die adenomatösen Knoten sind keine autonomen Geschwülste im engeren Sinn, sondern *knotige Hyperplasien*, deren Wachstum dem hormonellen Regelkreis unterliegt. Das echte Adenom wächst als echte epitheliale Neubildung autonom. In diesem Zusammenhang ist der Begriff «autonom» streng von dem szintigraphischen Begriff «autonomes Adenom» zu trennen. Das szintigraphisch nachgewiesene «autonome Adenom» hat kein spezifisches morphologisches Korrelat und kann sowohl im Rahmen einer knotigen Hyperplasie als auch bei echten follikulären Adenomen auftreten. Unterschiede im Echomuster solider Schilddrüsenknoten erlauben eine grobe Differenzierung zwischen knotiger Hyperplasie und epithelialer Neubildung. Adenomatöse Knoten sind zellarm, mit kräftiger Follikelausbildung und kolloidreich. Die vielen, als akustische Grenzflächen dienenden Follikelwände führen zu einer echoreichen Binnenstruktur dieser Knoten. Folliküläre Adenome und Karzinome bestehen aus zellreichem Gewebe mit wenigen Follikeln. Sonographisch stellen sie sich daher in der Regel echoarm dar.

Bei dieser Differenzierung sollte man sich jedoch bewußt sein, daß der Ultraschallbefund nur orientierend gewertet werden darf. Die sichere Unterscheidung zwischen knotiger Hyperplasie und gut- oder bösartiger epithelialer Neubildung ermöglicht nur die *Histologie*. Die Sonographie erlaubt auch keine Aussage über Hormonaktivität oder Autonomie eines Knotens.

V.6.2.3.1. Echoreiche und echogleiche Knoten

Solide echoreiche oder echogleiche Schilddrüsenknoten entstehen meistens im Rahmen einer endemischen

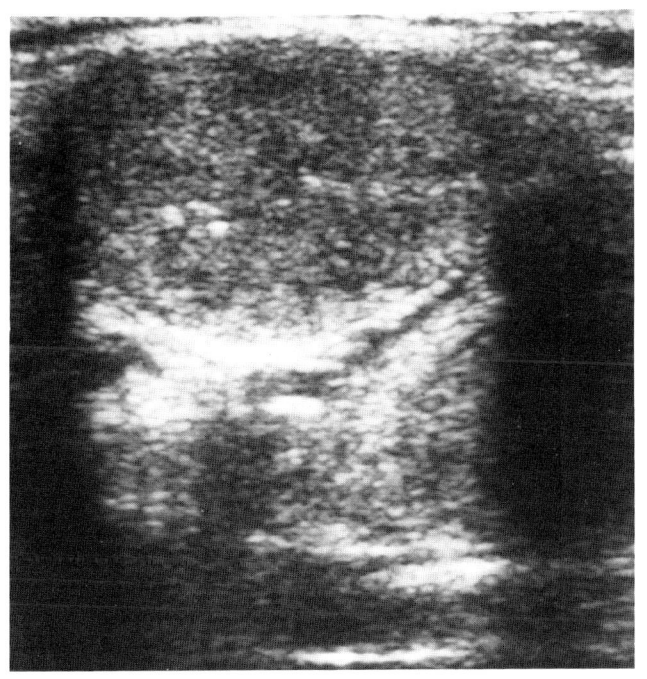

Abb. 25. Befundadaptierter Querschnitt; scharf begrenzte, echogleiche Schilddrüsenknoten mit Halo-Zeichen, knotige Rezidivstruma 15 Jahre nach Strumaresektion.

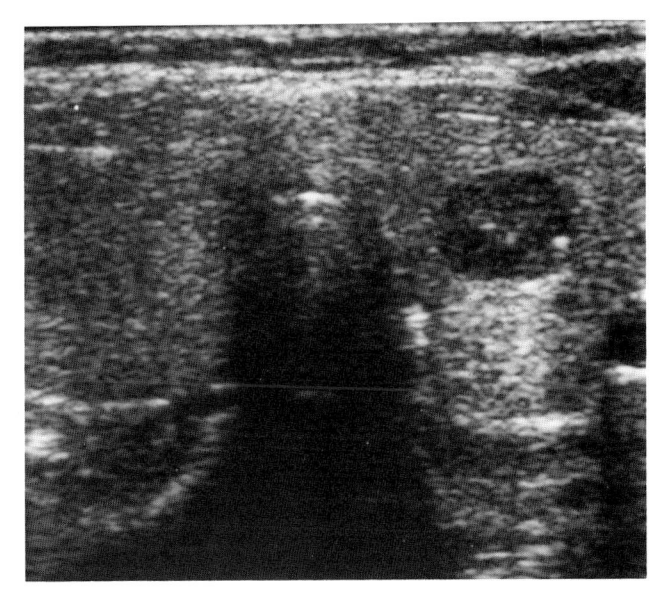

Abb. 27. Querschnitt; diffus vergrößerte Schilddrüse mit einem scharf abgegrenzten, echoarmen Knoten im linken Lappen. 60jährige Patientin mit Hyperthyreose bei autonomem Adenom.

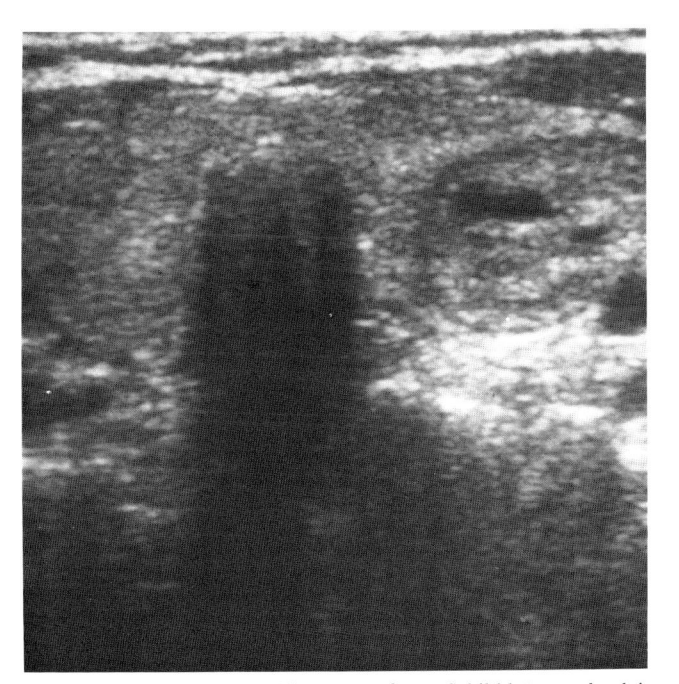

Abb. 26. Querschnitt; diffus vergrößerte Schilddrüse, echogleicher Knoten links mit regressiven Veränderungen zentral und Halosaum.

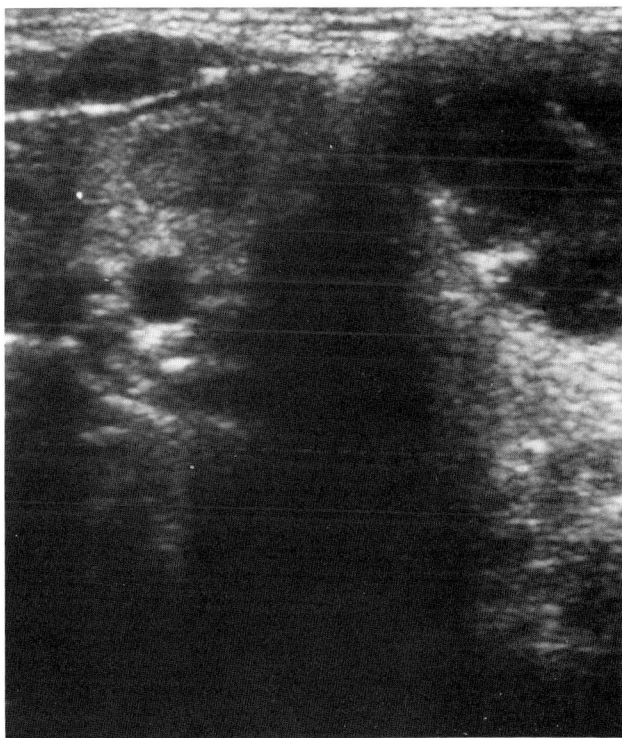

Abb. 28. Querschnitt; Struma 3. Grades mit einem echoarmen Knoten im rechten Lappen und einem großen, inhomogenen, teils zystisch veränderten Knoten im linken Lappen, euthyreote Stoffwechsellage.

Struma mit knotiger Hyperplasie, gelegentlich aber auch als echte epitheliale Neubildung (Adenom, Abb. 24). Häufig weisen sie zystische Areale und/oder Verkalkungen im Sinne regressiver Veränderungen auf (Abb. 10, 11, 25, 26). Meistens sind sie durch einen echoarmen bis echofreien Randsaum (halo-sign) vom umgebenden Gewebe abgegrenzt, der als perifokales Ödem oder Kapsel gedeutet wird (Abb. 25, 26). Das «Halo-Zeichen» ist relativ typisch aber nicht pathognomonisch für eine knotige Hyperplasie; vereinzelt wurde es auch bei Karzinomen beschrieben. Echoreiche Knoten mit «Halo-Zeichen» sind in der Regel als gutartig einzuordnen, und somit nur bei klinischem Malignomverdacht oder besonderer Fragestellung zu punktieren.

V.6.2.3.2. Echoarme Knoten

Der sonographische Befund eines soliden, echoarmen Knotens ist mehrdeutig und bedarf immer einer ergänzenden Diagnostik in Form von Szintigraphie und gegebenenfalls Punktion.

In Strumaendemiegebieten entsprechen die echoarmen Knoten meistens Adenomen (Abb. 27, 28, 29). In ca. zwei Drittel der Fälle stellt sich das autonome Adenom echoarm dar und weist gelegentlich zentral zystische Anteile auf. Das beim echoarmen Knoten notwendige Szintigramm zeigt beim autonomen Adenom einen warmen oder heißen Bezirk (Abb. 30).

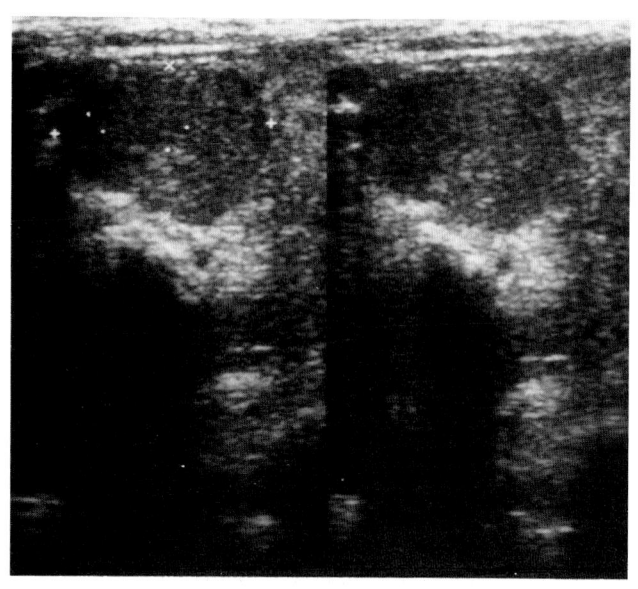

Abb. 29. Befundadaptierter Querschnitt; scharf abgegrenzer, echoarmer Knoten im rechten Schilddrüsenlappen. 50jähriger Patient, Hyperthyreose.

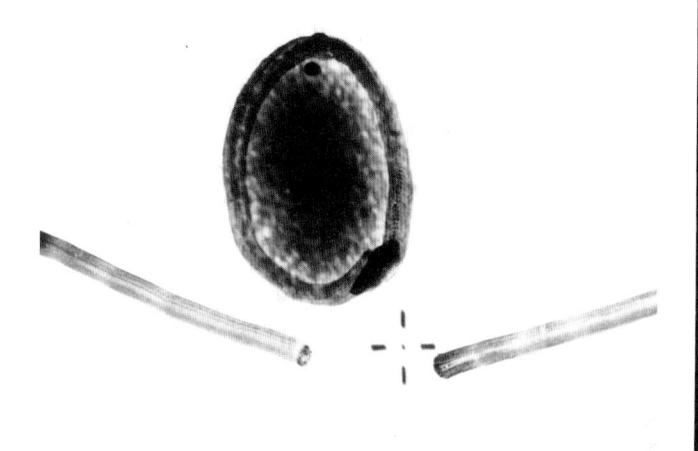

Abb. 30. Schilddrüsenszintigramm des Patienten von Abbildung 29. Der echoarme Knoten stellt sich als dekompensiertes autonomes Adenom dar.

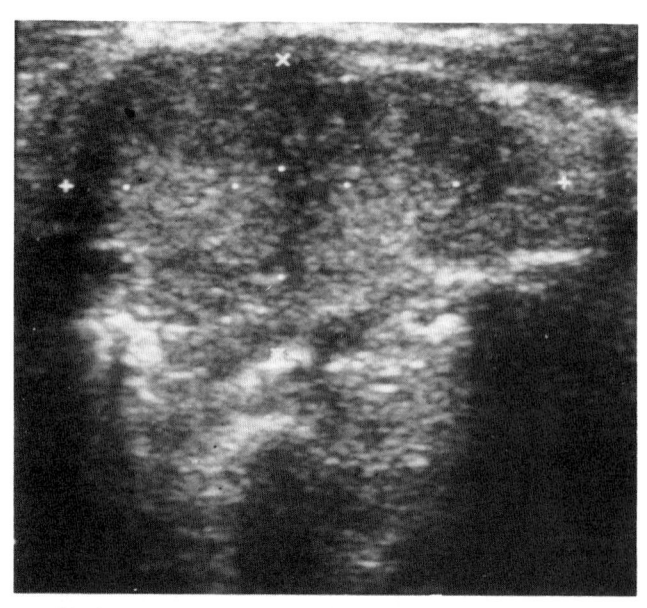

Abb. 31. Querschnitt; unregelmäßig begrenzter, echoarmer Knoten im linken Schilddrüsenlappen, 67jähriger Patient mit Schilddrüsenkarzinom.

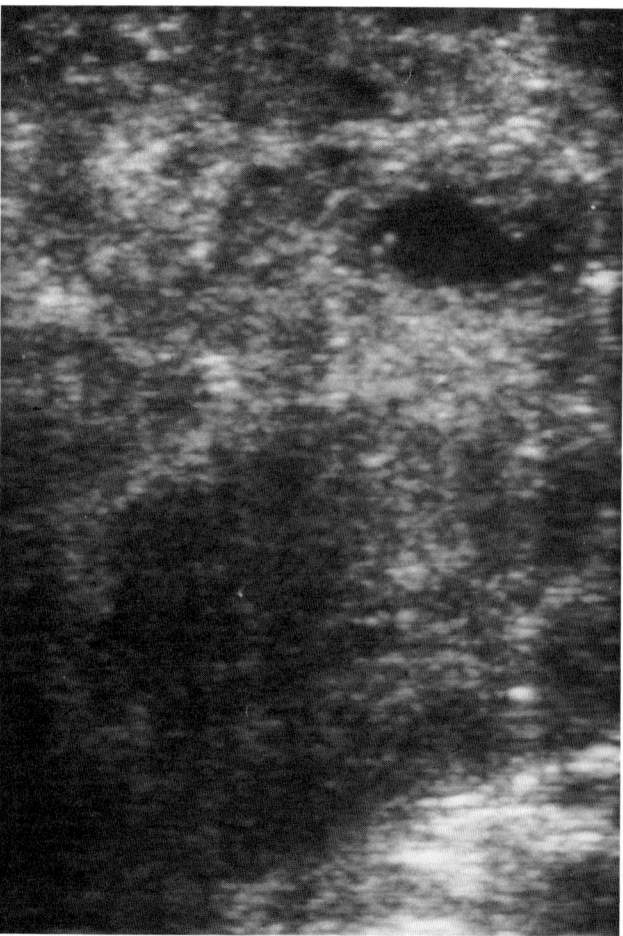

Abb. 32. Längsschnitt; inhomogenes, echokomplexes Muster bei nicht abgrenzbaren Organgrenzen, 22jährige Patientin mit Schilddrüsenkarzinom.

Schilddrüse und Epithelkörperchen

Während das paranoduläre Gewebe beim dekompensierten autonomen Adenom szintigraphisch stumm ist, kann es sonographisch nach Struktur und Größe beurteilt werden, so daß sich ein übersteuertes Szintigramm erübrigt.

Das hormoninaktive mikrofollikuläre Adenom kommt ebenfalls echoarm zur Darstellung und läßt sich sonographisch nicht vom hormonaktiven, autonomen Adenom unterscheiden. Szintigraphisch entspricht es jedoch einem kalten Knoten. Hinter szintigraphisch kalten, sonographisch echoarmen Knoten kann sich neben einem hormoninaktiven Adenom in 17% bis 50% der Fälle ein Malignom verbergen (Abb. 31). Echokomplexe Knoten sind dabei wie echoarme Knoten zu betrachten (Abb. 32, 33). Weist ein echoarmer Knoten eine unregelmäßige Begrenzung mit Ausbuchtung in das umliegende Gewebe auf, liegt mit hoher Wahrscheinlichkeit ein Malignom vor. Andererseits sind differenzierte Schilddrüsenkarzinome (follikuläre, papilläre, medulläre) und Metastasen nicht selten glatt begrenzt mit relativ homogenem Echomuster.

Szintigraphisch kalte, echoarme Knoten müssen auf Grund des hohen Malignitätsrisikos immer durch *ultraschallgezielte Punktion* weiter abgeklärt werden. Der Nachweis eines echoreichen oder echogleichen Knotens bzw. von szintigraphisch hormonaktivem Gewebe macht ein Malignom unwahrscheinlich aber nicht ausgeschlossen. Ein erhöhtes Malignomrisiko ist bei familiärer Belastung, bei vorausgegangener Bestrahlung im Kopf-Hals-Bereich und bei Struma uninodosa anzunehmen.

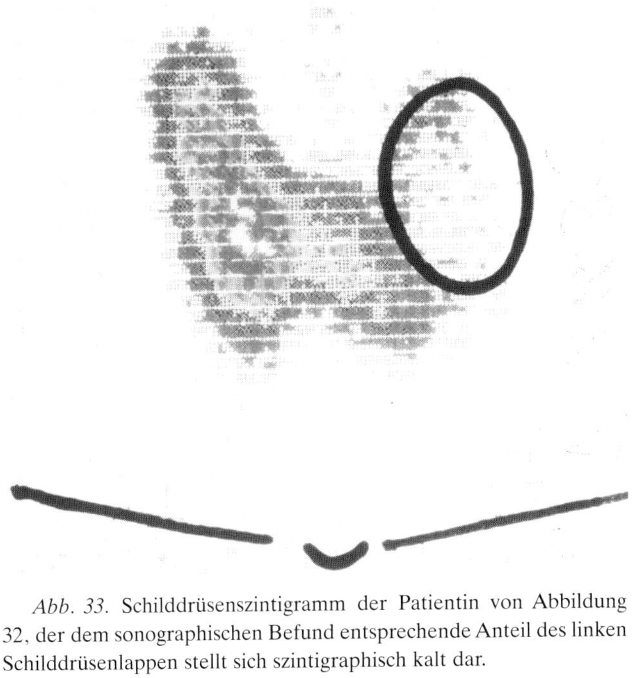

Abb. 33. Schilddrüsenszintigramm der Patientin von Abbildung 32, der dem sonographischen Befund entsprechende Anteil des linken Schilddrüsenlappens stellt sich szintigraphisch kalt dar.

V.6.3. Extrathyreoidale Raumforderungen

Von den extrathyreoidalen Raumforderungen sind auf Grund ihrer großen klinischen Bedeutung die zervikalen Lymphknotenschwellungen zu erwähnen. Pathologisch vergrößerte Lymphknoten stellen sich in der Regel ovalär bis rundlich und sehr echoarm dar. Nicht selten weisen sie wie zystische Strukturen eine dorsale Schallverstärkung auf (Abb. 34, 35). Eine Differenzierung zwischen neoplastisch und entzündlich bedingten Lymphknoten ist sonographisch nicht möglich. Allenfalls kann die druckschmerzhafte Palpation für ein entzündliches Geschehen sprechen. Die Diagnose muß durch Exstirpation eines Lymphknotens geklärt werden.

V.7. Weiterführende Diagnostik

Im Bereich der Schilddrüsendiagnostik kann die Sonographie in der Regel keine Diagnose stellen. Diagnosen auf der Basis einer isolierten Anwendung der Sonographie sind nicht zulässig. Einige sonographische Veränderungen sind allerdings so charakteristisch, daß sie im klinischen Zusammenhang Diagnosen wahrscheinlich machen (Tab. 4). Für weitere diagnostische Maßnahmen ist die Sonographie richtungsweisend.

V.7.1. Szintigraphie

Die Szintigraphie ist als komplementäres Verfahren zu betrachten. In vielen Fällen ermöglicht erst die Kombination von Sonographie und Szintigraphie eine weitere diagnostische Zuordnung und die Entscheidung über die Punktionsbedürftigkeit eines Befundes.

Tab. 4. Indikation zur Ultraschalluntersuchung der Nebenschilddrüsen

Verdacht auf primären Hyperparathyreoidismus
– Hyperkalzämie
– rezidivierende Nephrolithiasis
– Nephrokalzinose
– zystische Knochentumoren
– subperiostale Resorptionszonen im Röntgenbild
– familiäre multiple endokrine Adenomatose

Verdacht auf sekundären Hyperparathyreoidismus
– chronische Niereninsuffizienz
– Malabsorptionssyndrom mit Hypokalzämie
– «metastatische» Weichteilverkalkungen
– ausgeprägte Mediasklerose ohne Diabetes mellitus

Präoperative Lokalisationsdiagnostik bei gesichertem Hyperparathyreoidismus

Durch die Szintigraphie wird die hormonelle Aktivität von Schilddrüsenveränderungen untersucht. Vor allem echoarme Knoten müssen szintigraphisch weiter abgeklärt werden. Szintigraphisch kalte, also hormonell nicht aktive echoarme Knoten sind malignitätsverdächtig und erfordern eine histologische Untersuchung.

Bei knotigen Schilddrüsenveränderungen und hyperthyreoter Stoffwechsellage ist die Szintigraphie zur Differenzierung zwischen einem lokalisierten autonomen Adenom und einer diffusen Autonomie erforderlich.

Eine weitere wichtige Funktion der Szintigraphie ist die Lokalisation von ektopem oder nach retrosternal reichendem Schilddrüsengewebe.

Die Kombination von Szintigraphie und Sonographie ermöglicht die Berechnung des für die Hyperthyreosediagnostik wichtigen Impuls-Dicken-Quotienten. Hierbei werden die Impulsrate und der Tiefendurchmesser eines Areals mit vermehrter Aktivitätsanreicherung zu Impulsrate und Tiefendurchmesser eines normalspeichernden Schilddrüsenareals in Beziehung gesetzt. Ein Quotient von mehr als zwei macht ein autonomes Adenom sehr wahrscheinlich.

Dieses Verfahren ist in erster Linie zur Differenzierung eines kompensierten autonomen Adenoms vom sogenannten Dickeneffekt von Bedeutung. Es können aber nur dann verwertbare Befunde erwartet werden, wenn sowohl im warmen Bezirk als auch im kontralateralen Referenzbereich keine regressiven Veränderungen eine exakte Aktivitätsmessung unmöglich machen. Bei der multifokalen Autonomie ist die Methode wegen zu hoher Fehlerquote nicht anwendbar.

V.7.2. Schilddrüsenpunktion

Sonographisch echoarme oder echokomplexe Knoten müssen zytologisch untersucht werden, insbesondere wenn sie szintigraphisch kalt sind. Da Echoreichtum und szintigraphische Anreicherung Malignität nicht ausschließen muß bei klinischem Malignitätsverdacht bei allen soliden, umschriebenen Schilddrüsenveränderungen die Punktion erwogen werden.

Eine isolierte Schilddrüsenzyste ist punktionsbedürftig, wenn aufgrund der Größe eine Entlastung notwendig ist oder wenn bei einer atypischen Zyste Zweifel am zystischen Charakter bestehen. Bei zystischen Arealen innerhalb von Schilddrüsenknoten gelten die Beurteilungskriterien solider Veränderungen.

Die Punktion sollte unter sonographischer Sicht durchgeführt werden, wobei ein spezieller Punktionsschallkopf nicht erforderlich ist. Die bei der Feinnadelpunktion nötige fächerförmige Aspiration wird durch einen Punktionsschallkopf eher erschwert.

Die Feinnadelpunktion ermöglicht nur die zytologische Untersuchung. Wenn möglich sollte immer die Gewinnung einer wesentlich aussagekräftigeren Histologie mittels Schneidebiopsie bevorzugt werden. Die Punktion mit modernen Schneidebiopsiekanülen (Durchmesser 0,8 bis 0,9 mm) nach lokaler Betäubung ist für den Patienten nicht belastender als die Feinnadelbiopsie. Da die ultraschallgezielte Punktion eines malignen Kno-

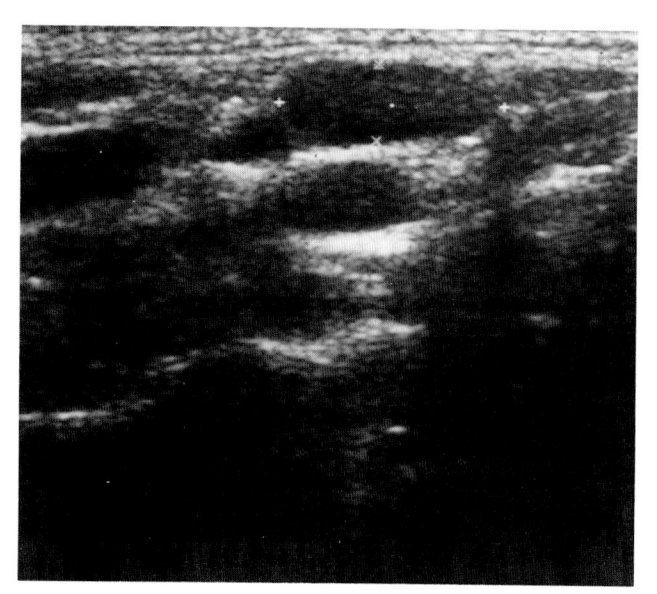

Abb. 34. Längsschnitt am Hals; mehrere oväläre, echoarme Strukturen. Vergrößerte Halslymphknoten bei einem 30jährigen Patienten mit AIDS und Burkitt-Lymphom.

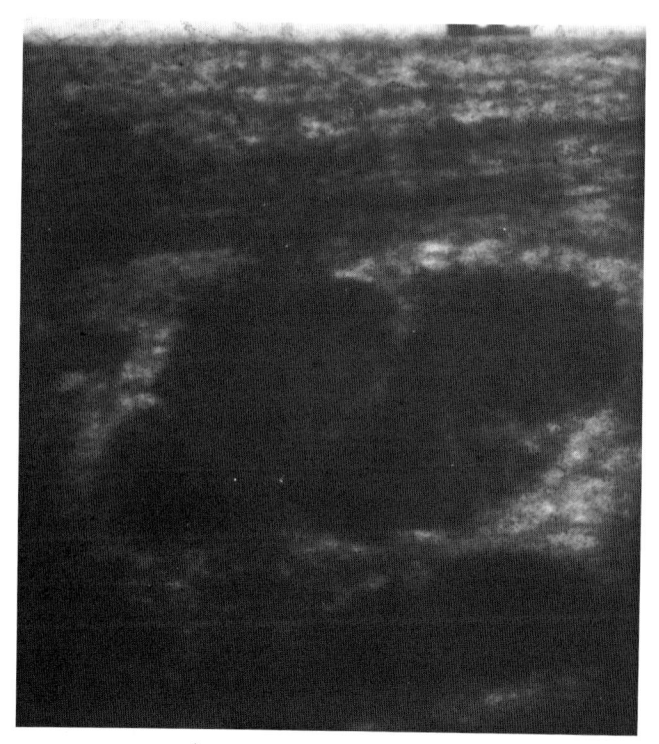

Abb. 35. Längsschnitt; mehrere sehr echoarme, ovale Strukturen, vergrößerte Halslymphknoten bei Lymphadenopathie-Syndrom, 22jähriger HIV-infizierter Patient.

Schilddrüse und Epithelkörperchen

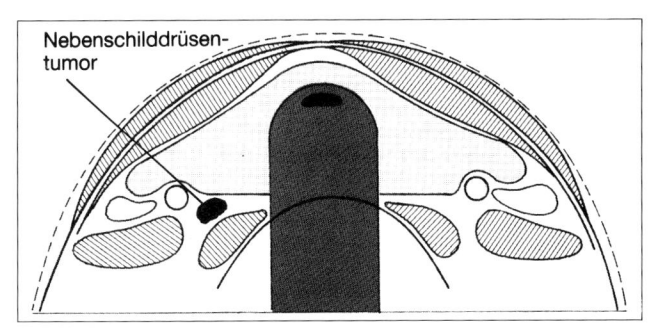

Abb. 36. Schematische Darstellung eines Nebenschilddrüsentumors im Querschnitt (Details siehe Abb. 1).

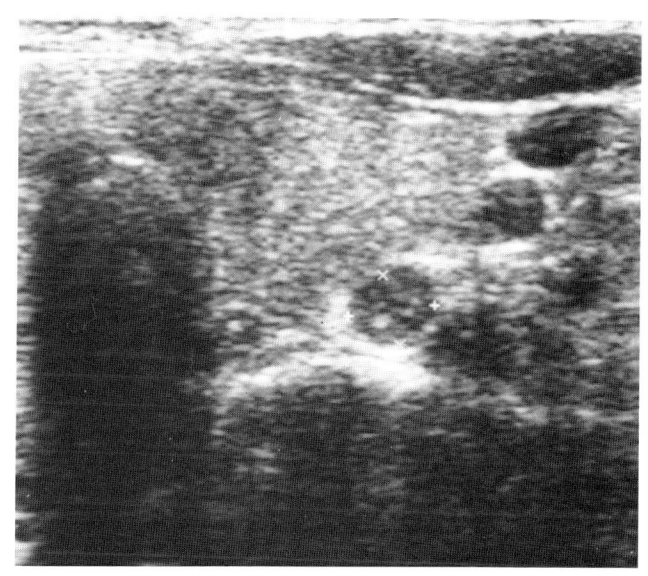

Abb. 37. Querschnitt, echoarmer Knoten dorsal des linken Schilddrüsenlappens, 40jähriger Patient mit primärem Hyperparathyreoidismus.

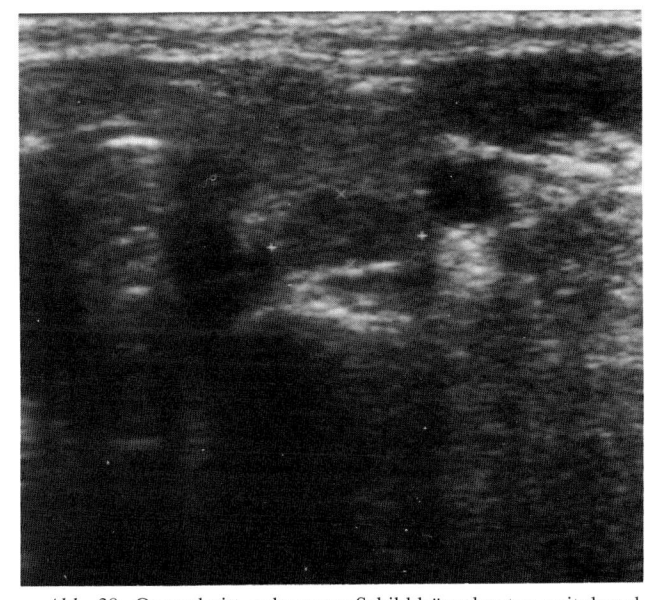

Abb. 38. Querschnitt, echoarmer Schilddrüsenknoten weit dorsal im rechten Schilddrüsenlappen, Serumkalzium und Parathormon im Normbereich.

tens mit immerhin 7% falsch negativen Ergebnissen belastet ist, empfehlen sich im Verdachtsfall die wiederholte Punktion und kurzfristige sonographische Verlaufskontrollen.

V.8. Nebenschilddrüsen

Im Normalfall lassen sich die etwa linsengroßen Nebenschilddrüsen sonographisch nicht darstellen. Sie weisen dasselbe Echomuster wie die normale Schilddrüse auf. 95% der Menschen haben vier Epithelkörperchen, die sich in der Regel posterior der kranialen und kaudalen Pole beider Schilddrüsenlappen befinden. In fünf Prozent finden sich zwei bis sechs Epithelkörperchen, häufig in ektoper Lage, die sich damit der sonographischen Darstellbarkeit entziehen. Technische Voraussetzungen, Untersuchungstechnik und Lagerung des Patienten entsprechen der Schilddrüsensonographie.

V.8.1. Nebenschilddrüsentumoren

Vergrößerte Epithelkörperchen können ab einer Größe von ca. 5 mm sonographisch nachgewiesen werden. Etwa 80% der Schilddrüsenadenome liegen unmittelbar hinter der Schilddrüse, meist am unteren Pol. Etwa 10 bis 15 Prozent der Adenome sind intrathymal, meist im vorderen Mediastinum gelegen. Andere seltene ektope Lagen sind intrathyreoidal (1–3%), retroösophageal (1%), innerhalb der Carotisfaszie (1%), im vorderen Mediastinum (5%) sowie Parapharyngeal (0,5%).

Bei der Suche nach Nebenschilddrüsentumoren müssen vor allem die Dorsalflächen der Schilddrüse zwischen der A. carotis, dem Musculus longus colli und dem Trachealschatten sorgfältig nach umschriebenen, soliden Läsionen abgesucht werden (Abb. 36, 37). In der Regel weisen Nebenschilddrüsentumoren eine *echoarme Binnenstruktur* auf. Im Zentrum sehr großer Adenome können auch regressive Veränderungen in Form von echofreien Bezirken auftreten

Morphologisch handelt es sich beim primären Hyperparathyreoidismus in 83% um ein solitäres Adenom, in 4,3% um multiple Adenome, in 11% um eine diffuse Hyperplasie aller Epithelkörperchen und in 1,7% um ein Karzinom. Solitäre Epithelkörperchenadenome werden mit der höchsten Treffsicherheit nachgewiesen, da es sich meist um größere Tumoren handelt.

Bei regelrechter Lage und Patienten ohne vorhergehende Operation im Halsbereich können mit Hilfe moderner, hochauflösender Sonographiegeräte vergrößerte Nebenschilddrüsen mit einer Trefferquote von etwa 75% nachgewiesen werden. Bei ektoper Lage und/

oder einer Größe unter 5 mm sind hingegen falsch negative sonographische Befunde häufig.

Gelegentlich können benachbarte Strukturen mit einem vergrößerten Epithelkörperchen verwechselt werden. Hierzu zählen vor allem dorsal gelegene, echoarme Strumaknoten (Abb. 38), der Ösophagus (Abb. 39), der Gefäßnervenstrang mit dem Trunkus sympathikus, der Musculus longus colli, der Nervus laryngeus recurrens und die Arteria thyreoidea inferior. Die Rate an falsch positiven Diagnosen wird mit bis zu 14% angegeben. Diese Probleme machen den *Einsatz ergänzender bildgebender Verfahren* in der Diagnostik des Hyperparathyreoidismus notwendig (s. u.).

Da nach wie vor mit bildgebenden Verfahren keine absolut zuverlässige präoperative Lokalisationsdiagnostik zur Verfügung steht, muß der Wert einer Methode an der Treffsicherheit *erfahrener Chirurgen* gemessen werden. Diese liegt bei Erstoperation bei ca. 95%, bei Wiederholungseingriffen bei 62 bis 100%.

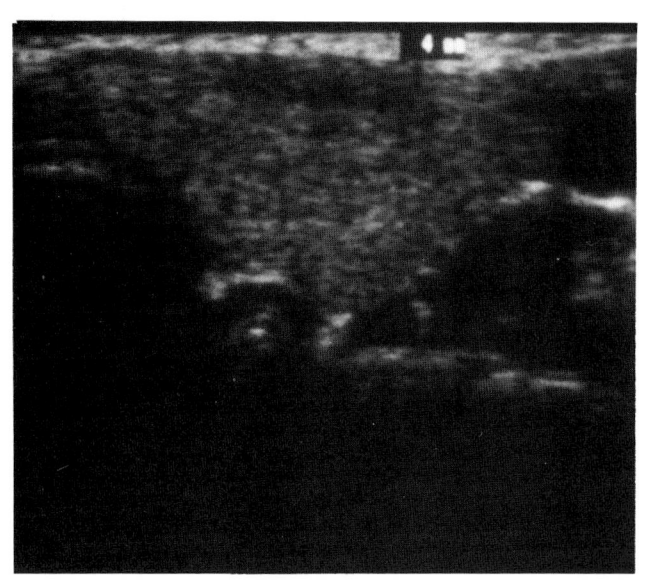

Abb. 39. Querschnitt, echoarme Struktur dorsal des linken Schilddrüsenlappens, beim Schluckakt eindeutig als Ösophagus zu erkennen.

V.8.2. Ergänzende Diagnostik

Eine Diagnose auf der Basis einer isolierten Anwendung der Sonographie ist nicht zulässig. Die Diagnose eines Hyperparathyreoidismus basiert auf klinische und laborchemische Untersuchungen. Mehrere ergänzende bildgebende Verfahren stehen derzeit zur Verfügung. In vielen Fällen bleibt die Auffindung der Epithelkörperchen dem Chirurgen überlassen.

V.8.2.1. Szintigraphie

Mit der Thallium-Technetium-Subtraktionsszintigraphie besteht eine neue Möglichkeit der Lokalisationsdiagnostik. Thallium wird sowohl von der Schilddrüse als auch von den Nebenschilddrüsen aufgenommen, während Technetium nur von der Schilddrüse gespeichert wird. Die Treffsicherheit korreliert auch hier mit der Größe der Epithelkörperchen und liegt beim primären Hyperparathyreoidismus bei 73%.

V.8.2.2. Computertomographie (CT)

Die CT mit Kontrastmittelbolus ist indiziert, wenn bei klinisch manifestem Hyperparathyreoidismus kein pathologischer sonographischer Befund zu erheben ist. Die CT ist bei ektoper Lage der Adenome der Sonographie und Szintigraphie deutlich überlegen (ca. 40% Trefferquote).

V.8.2.3. Magent-Resonanz-Tomographie (MRT)

Als jüngstes bildgebendes Verfahren zur Lokalisationsdiagnostik bei Hyperparathyreoidismus steht heute die MRT zur Verfügung. Die Treffsicherheit der MRT ist bei regulärer Lage der Adenome den anderen Verfahren gleichwertig, bei ektoper Lage und voroperierten Patienten jedoch deutlich überlegen. Insgesamt besitzt die MRT mit 75% die derzeit beste Trefferquote. Bei Hyperparathyreoidismus ist somit die MRT die Methode der Wahl, wenn sich durch Sonographie kein Adenom finden läßt (Verdacht auf ektope Lage, unübersichtliche Verhältnisse bei voroperierten Patienten).

V.8.3. Diagnostisches Vorgehen

Die einzelnen bildgebenden Verfahren können jeweils für sich nur in etwa *zwei Drittel der Fälle* zu einer Lokalisation von Nebenschilddrüsenadenomen führen. Je nach Untersucher und Verfahren treten etwa 13–23% falsch positive Ergebnisse auf. In der Lokalisationssicherheit wird der erfahrene Operator von keiner der zur Verfügung stehenden Untersuchungsmethoden erreicht. Eine präoperative Lokalisierung trägt jedoch dazu bei, eine bilaterale Exploration zu vermeiden, das individuelle Vorgehen zu optimieren und die Dauer des Eingriffs zu verkürzen. Sie ist vor einer Sekundäroperation zwingend notwendig. Durch die Kombination verschiedener komplementärer Verfahren kann die präoperative Treffsicherheit der bildgebenden Diagnostik auf bis zu 90% erhöht werden.

Auf der Suche nach Nebenschilddrüsenadenomen empfiehlt sich bei Patienten ohne vorausgegangene Operation im Halsbereich zuerst die Ultraschalluntersuchung mit gezielter Aspirationszytologie und die Thallium-Technetium-Subtraktionsszintigrapie. Bei negativem Ergebnis muß die Diagnostik durch eine CT mit Kontrastmittel oder MRT erweitert werden. In seltenen Fällen kann noch eine Angiographie mit selektiver, venöser Blutentnahme und Hormonbestimmung notwendig werden.

Literatur

1 Auffermann W, Higgins CB: Hyperparathyreoidismus. Nichtinvasive bildgebende Diagnostik. Dt Ärztebl 1991;88:390–396.
2 Gutekunst R, Smolarek H, Wächter W, Scriba PC: Strumaepidemiologie. IV: Schilddrüsenvolumina bei deutschen und schwedischen Schulkindern. Dtsch med Wschr 1985;110:50–54.
3 Gutekunst R, Becker W, Hehrmann R, Olbricht T, Pfannenstiel P: Ultraschalldiagnostik der Schilddrüse. Dtsch med Wschr 1985;113:1109–1112.
4 Gutekunst R, Hafermann W, Mansky T, Scriba PC: Ultrasonography related to clinical and laboratory findings in lymphocytic thyroiditis. Acta Endocrinol (Copenh) 1989;121:129–135.
5 Klima G, Lind P, Kammerhuber F, Langsteger W, Koltringer P, Eber O: Sonographie bei Schilddrüsenautonomie. Acta med Austrica 1990;17:61–63.
6 Leisner B: Ulrasound evaluation of thyroid diseases. Horm Res 1987;26:33–41.
7 Nordmeyer J, Shafeh T, Heckmann C: Thyroid sonography in autoimmune thyroiditis. Acta Endocrinol (Copenh) 1990;112:391–395.
8 Rosenkranz K, Lager R, Cordes M: A comparative study of sonographic and scintigraphic findings in nodular and diffuse struma. Röntgenpraxis 1990;43;81–87.
9 Strittmatter B, Kirchner R, Schumichen C, Farthmann E: Effektivität der Sonographie in der präoperativen Schilddrüsendiagnostik. Zentralbl Chir 1989;114:597–602.

VI. Weichteile und Gelenke

VI. Weichteile und Gelenke

H. Kellner

VI.1. Zusammenfassung

Durch verbesserte technische Möglichkeiten konnte die Aussagekraft der Weichteil- und Gelenksonographie in den letzten Jahren deutlich erhöht werden. Die Entwicklung hochauflösender Ultraschallgeräte im *5, 7,5 bzw. 10 MHz-Bereich* ermöglicht die Beurteilung artikulärer und periartikulärer Strukturen sowie der Muskulatur und der Subkutis. Die Sonographie kann so wichtige Informationen zu den nichtossären Gelenkanteilen (Knorpel, Bänder, Menisci) und dem Gelenkbinnenraum liefern. Bei Weichteilprozessen ist leicht eine Unterscheidung zwischen zystisch und solide möglich. Die Tumorausdehnung, die Abgrenzung gegenüber benachbarten Strukturen und die Tumorarchitektur können sonographisch auf nicht-invasive Weise dargestellt werden. Wenngleich bestimmte Gelenkanteile wegen störender Schallschatten überlagernder Knochenabschnitte sonographisch nicht einsehbar sind, kann dennoch von nahezu jedem Gelenk ein aussagekräftiger Befund erhoben werden. Die Sonographie ergänzt dabei in idealer Weise die konventionelle Röntgentechnik, die zwar knöcherne Läsionen erkennt, aber nur indirekte Aussagen zu den übrigen Gelenkanteilen zuläßt. Computer- und Kernspintomogrpahie ermöglichen die Beurteilung sowohl des Knochens als auch der Weichteile; der hohe technische Aufwand verbunden mit entsprechenden Kosten und die nicht überall vorhandene Verfügbarkeit sind ebenso ein Argument für die Sonographie wie die einfache und beliebig wiederholbare Durchführbarkeit, verbunden mit der Möglichkeit der dynamischen Untersuchung.

VI.2. Indikationen

VI.2.1. Gelenke

Die *Arthrosonographie* ermöglicht auf nicht-invasive Weise eine Diagnose aller nichtossären Gelenkanteile. Der Gelenkinnenraum, der Kapsel-Bandapparat, die knorpeligen Gelenkstrukturen (z. B. Menisci) sowie der para-artikuläre Weichteilmantel sind dabei Gegenstand der sonographischen Untersuchung. Die Sonographie kann dabei fachübergreifend bei allen entzündlichen, degenerativen und traumatisch bedingten Gelenkerkrankungen eingesetzt werden (Tab. 1). Methodisch bedingt können die aussagekräftigsten Befunde an großen (Hüft-/Schultergelenk) und mittelgroßen Gelenken (Knie-/Sprunggelenk) erhoben werden. Eine besondere diagnostische Bedeutung besitzt die Arthrosonographie bei Gelenken, die aufgrund ihrer anatomischen Lage (Hüftgelenk) oder einer erheblichen Adipositas einer klinischen Beurteilung nur schwer zugänglich sind.

Bei *entzündlichen Gelenkerkrankungen* stellt die Frage nach einem *Gelenkerguß* die häufigste Indikation dar. Dabei kann vor jeder Gelenkpunktion festgestellt werden, ob der Erguß fibrinoide Anteile enthält, gekammert oder bereits organisiert ist. Sonographisch einfach gestaltet sich auch die Unterscheidung zwischen Gelenkerguß und *Synovialitis*. Eine Quantifizierung der Synovialisdicke ist jedoch auch sonographisch mit einer erheblichen Fehlerquote behaftet. Eine Domäne der Arthrosonographie ist der Nachweis bzw. Ausschluß von *Bakerzysten*[1]. Die sonographische Untersuchung erlaubt Aussagen zur Lage, Größe und dem Alter einer Bakerzyste. Sie bietet sich insbesondere zu Verlaufskontrollen unter Therapie an. Die klinisch oft schwierige Differenzierung zwischen einer rupturierten Bakerzyste und einer tiefen Unterschenkelthrombose ist sonogra-

Tab. 1. Indikationen zur Arthrosonographie

Entzündliche Gelenkerkrankungen
  Arthritis – Erguß
           – Synovialitis
           – Bakerzyste
  Bursitis
  Tenosynovitis

Degenerative Gelenkerkrankungen
  Arthrose – Gelenkspaltverschmälerung
           – Fehlen des hyalinen Knorpels
           – Deformierung der Gelenkflächen
           – Osteophytäre Randreaktion
  Paraartikuläre Weichteildegeneration
Traumatisch bedingte Gelenkerkrankungen
  Hämarthros
  Bandverletzung
  Meniskus-/Sehnenverletzung
Gelenktumoren
  Differenzierung solide/zystisch
---

[1] Darunter versteht man eine hernienartige Ausstülpung aus der Gelenkhöhle; Inhalt zystisch.

phisch leicht möglich. Der sonographische Nachweis einer *Bursitis* ist nur dann möglich, wenn die Bursa mit entzündlicher Flüssigkeit gefüllt ist. Besonders bei tiefgelegenen Bursen (z. B. am Trochanter major) stellt die Sonographie die Methode der Wahl dar. Hilfreich kann die Arthrosonographie auch bei der Unterscheidung zwischen *Artikulo- und Tenosynovitis* sein.

Degenerative Gelenkerkrankungen sind sonographisch am meist verschmälerten Gelenkspalt und dem nicht darstellbaren hyalinen Knorpelüberzug festzustellen. Darüber hinaus können in fortgeschrittenen Fällen eine Deformierung der Gelenkfläche und osteophytäre Reaktionen an den Gelenkrändern nachgewiesen werden. Degenerationen im para-artikulären Weichteilgewebe sind häufig am Schultergelenk vorhanden. Die Sonographie ermöglicht hier den Nachweis akuter bzw. chronischer Veränderungen im Bereich der Rotatorenmanschette.

Traumatisch bedingte Gelenkerkrankungen gehen häufig mit einem *Hämarthros* einher, der sonographisch schnell diagnostiziert werden kann. Umstritten ist noch der diagnostische Stellenwert der Arthrosonographie in der Frage *intraartikulärer Bandverletzungen* (z. B. Kreuzbandrupturen). Ebenso konrovers wird der Nutzen in der Diagnostik von *Meniskusverletzungen* diskutiert. Hilfreich kann die Sonographie hingegen beim Nachweis von *freien Gelenkkörpern* sein. Besteht klinisch der Verdacht auf eine *Sehnenruptur*, so kann sonographisch das Ausmaß, das Alter und die Lokalisation abgeschätzt werden. Im seltenen Fall eines Gelenktumors (z. B. Synovialiom) ist sonographisch eine Differenzierung zwischen solide und zystisch möglich.

VI.2.2. Weichteile

Die Sonographie hat die Diagnostik von *Weichteilerkrankungen* wesentlich vereinfacht. In der Diagnostik umschriebener Weichteilerkrankungen kann die Sonographie einen differentialdiagnostischen Beitrag leisten. Die durch Anamnese und klinischen Untersuchungsbefund begründete Verdachtsdiagnose kann mit Hilfe der Sonographie weiter abgeklärt werden. Die obligatorische Darstellung der pathologischen Befunde in *zwei Schnittebenen* und entsprechende Funktionsuntersuchungen (z. B. Muskelkontraktion) helfen die Aussagekraft des sonographischen Befundes zu verbessern. Benachbarte knöcherne Strukturen, Gelenke und Gefäße erleichtern die topographische Orientierung. Die wichtigsten Indikationen sind in Tabelle 2 zusammengefaßt.

VI.3. Anatomische Grundlagen und Untersuchungstechnik

An allen Gelenken wurden *Standardschnittebenen* (Abb. 1a und 1b) definiert, die das Verständnis für den Anfänger erleichtern und zu einer gewissen Vereinheitlichung der Befunderhebung führen sollen. Neben den meist durchgeführten Längs- und Querschnitten gibt es eine Reihe von gelenkspezifischen Schnittebenen und die dynamische Gelenkuntersuchung. Weichteilveränderungen hingegen werden obligatorisch in zwei aufeinanderstehenden Schnittebenen dargestellt um die Ausdehnung und den Bezug zu benachbarten Strukturen feststellen zu können. Die Schnittführung wird dabei maßgeblich von der Lokalisation der pathologischen Struktur beeinflußt.

Zur Untersuchung werden Schallköpfe der Frequenzen *5 und 7,5 MHz* benutzt. 5-MHz-Schallköpfe eignen sich wegen ihrer größeren Eindringtiefe für *größere Ge-*

Tab. 2. Indikationen zur Weichteilsonographie

Weichteilerkrankungen	
traumatisch	– Muskel-/Sehnenruptur
	– Hämatome
	– Fremdkörpernachweis
degenerativ	– Muskelverkalkungen
	– Muskel-/Sehnenrupturen
	– Muskel-/(Sehnen-)atrophie
entzündlich	– Abszess/Phlegmone
	– Muskel-/Sehnenentzündung
tumorös	– solide/zystische Raumforderungen

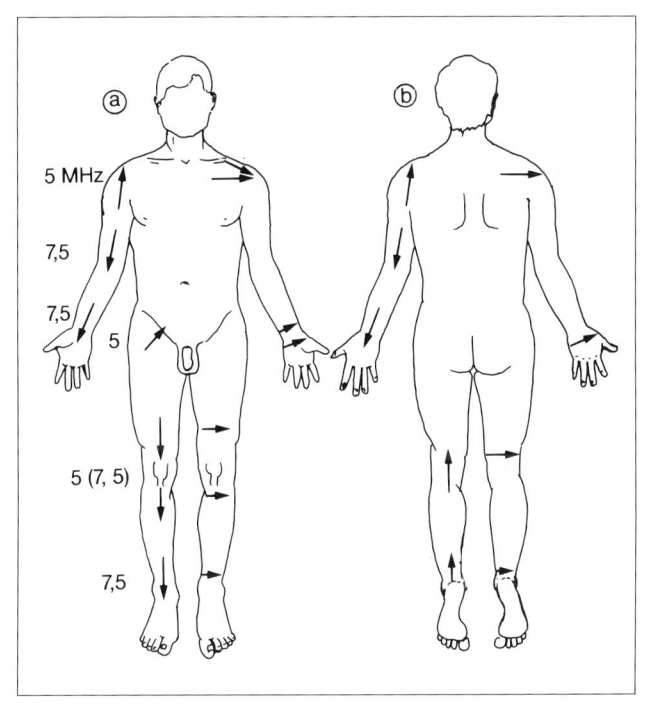

Abb. 1. Schematische Darstellung der wichtigsten Standardschnittebenen in der Arthrosonographie.

lenke und *tiefer gelegene Weichteilschichten*. Mit *7,5-MHz* können Detailbilder *aller Gelenke* und *oberflächennahe Bereiche* erfaßt werden. Schallköpfe mit *10 MHz* sind den *kutanen und subkutanen Schichten* vorbehalten. Die Gelenk- und Weichteilsonographie kann sowohl mit einem Linear- als auch Sektorschallkopf durchgeführt werden. *Linearschallköpfe* besitzen den Vorteil eines meist größeren Bildausschnittes, der die anatomische Orientierung vereinfacht. Nachteil ist die größere Auflagefläche, die eine ausreichende Ankoppelung oft schwierig macht. *Sektorschallköpfe* verfügen aufgrund ihrer kleinen Auflagefläche über eine bessere Ankoppelung; sie sind besonders für dynamische Untersuchungen geeignet. Die Benutzung eines Gelkissens bzw. einer Wasservorlaufstrecke kann die Aussagekraft einer Untersuchung deutlich verbessern. Es empfiehlt sich dabei, die im Handel angebotenen, an die jeweilige Schallkopfform angepaßten Modelle zu verwenden.

VI.4. Sonographische Befunde

VI.4.1. Gelenke

VI.4.1.1. Schultergelenk

Aufgrund der anatomischen Lage ist das Schultergelenk einer umfassenden sonographischen Untersuchung zugänglich. neben der *statischen Untersuchung in Neutralnullstellung* sind am Schultergelenk eine Reihe von *Funktionsuntersuchungen* möglich. Die *ventral und dorsal* durchgeführten *Frontal-, Transversal- und Longitudinalschnitte* orientieren sich an den knöchernen Leitstrukturen (Acromion, Proc. coracoideus, Humeruskopf, Tuberculum majus/minus) des Schultergelenks. Neben diesen knöchernen Gelenkanteilen können sonographisch die *Musculi deltoideus, supra-/infraspinatus, teres minor und subscapularis* abgebildet werden. Pathologische Veränderungen an den *Bursen subdeltoidea und subacromialis* sind ebenso nachweisbar wie Strukturveränderungen der *langen Bizepssehne*. Bei *ossären Gelenkveränderungen* kann sonographisch eine Unterbrechung der Knochenkontur nachgewiesen werden. Tumoren, knöcherne Sehnenausrisse, Usuren bei entzündlichen Gelenkerkrankungen, eine Hill-Sachs-Delle nach Luxation oder degenerativ bedingte osteophytäre Knochenanbauten können größen- und lageabhängig erfaßt werden. *Schultergelenksergüsse* sind sonographisch am besten von dorsal zu erkennen. Der Erguß stellt sich sonographisch als *echofreie bis echoarme* intraartikuläre Raumforderung dar (Abb. 2). Bei gleichzeitiger *Synovialitis* ist eine Verdickung der Gelenkkapsel nachweisbar. *Chronische Ergüsse* können aufgrund ihrer organisierten Ergußanteile echoreich imponieren (Abb. 3). Bereits kleine, klinisch nicht faßbare Ergußmengen *(20 ml)* sind sicher nachweisbar. Durch Adduktion des Oberarms an die Thoraxwand kann das Untersuchungsergebnis verbessert werden. Häufig kommt es im Rahmen einer Schultergelenksentzündung zu einer Mitbeteiligung der paraartikulären, z. T. mit der Gelenkhöhle in Verbindung stehenden Bursen. Eine *entzündete Bursa* läßt sich vor allem dann sonographisch darstellen, wenn sie mit entzündlicher Flüssigkeit gefüllt ist. *Degenerative Schultergelenksveränderungen* betreffen in erster Linie den Weichteilmantel. *Verkalkungen* in der Rotatorenmanschette sind sonographisch als echoreiche Einla-

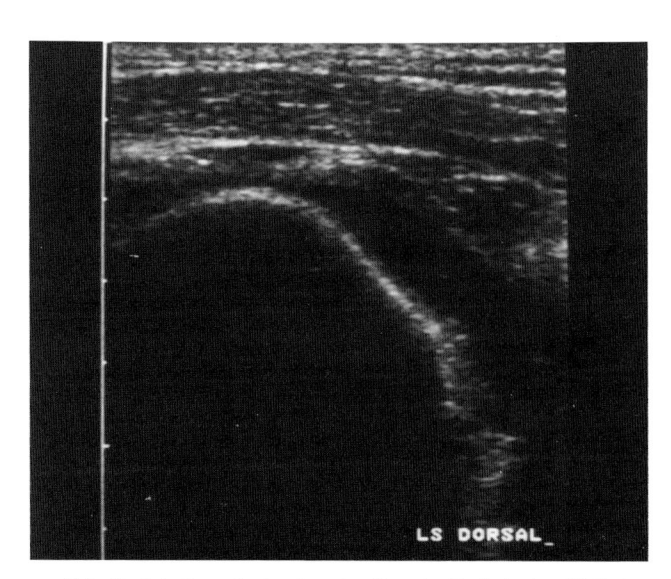

Abb. 2. Schultergelenk: dorsaler Longitudinalschnitt. 45jährige Patientin mit Omarthritis bei cP. Nachweis eines echofreien dorsal gelegenen Schultergelenkergusses.

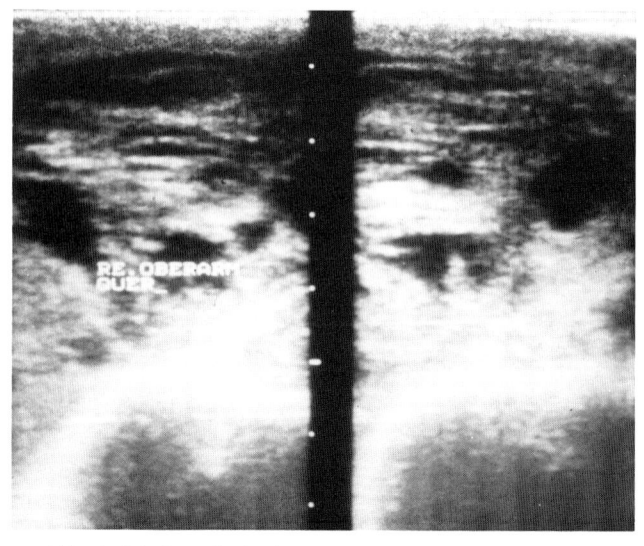

Abb. 3. Schultergelenk: dorsaler Horizontalschnitt. 40jähriger Patient mit chronischer Dialyse-Arthropathie. Chronischer, z. T. organisierter Erguß mit inhomogener Binnenstruktur.

Weichteile und Gelenke

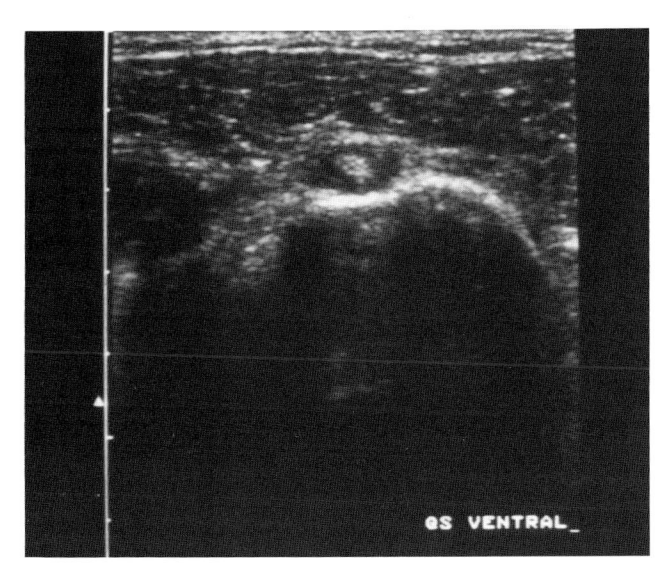

Abb. 4. Schultergelenk: ventraler Horizontalschnitt. 35jährige Patientin mit einer akuten Entzündung der Bizepssehne. Die echoreiche Bizepssehne (Querschnitt) wird im Sulcus intertubercularis von der verbreiterten echoarmen Sehnenscheide umgeben.

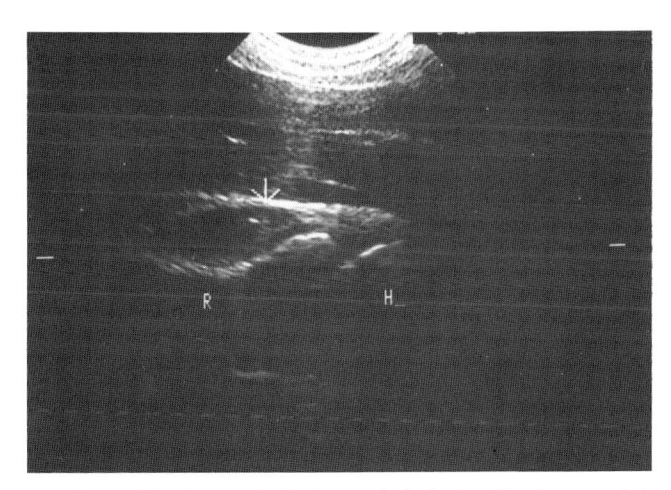

Abb. 5. Ellenbogengelenk: Längsschnitt in der Ellenbeuge radialseitig. 40jähriger Maurer mit einer akuten Monarthritis. Sonographischer Nachweis eines echofreien Gelenkergusses (Pfeil) im humeroradialen Gelenkanteil. Die Gelenkkapsel wölbt sich aufgrund des Ergusses nach außen.

gerungen mit Schallschatten im ansatznahen Bereich der Rotatorenmanschette nachweisbar. In weiter fortgeschrittenen Fällen kann sonographisch aufgrund einer Strukturunterbrechung in Muskel oder Sehne eine *Teilruptur* der Rotatorenmanschette dargestellt werden. Im Falle einer traumatischen oder degenerativ bedingten *vollständigen Ruptur* fehlt der sonst echoreiche Bogen vom Tuberculum majus zum Acromion und der Abstand Schulterkopf/Acromion verschmälert sich. Bei *Schultergelenkstraumen* sollte auch immer auf mögliche Einblutungen in das Gelenk bzw. Bursen, eine Luxation oder eine Ruptur der langen Bizepssehne geachtet werden. Auch im Falle einer Entzündung der langen Bizeps-

sehne ist ein typischer sonographischer Befund zu erheben (Abb. 4). Abschluß einer umfassenden sonographischen Schultergelenksuntersuchung bilden die seitenvergleichende *Funktions- und Stabilitätsprüfungen* sowie gegebenenfalls die Bestimmung des *Retrotorsionswinkels*.

VI.4.1.2. Ellenbogengelenk

Die sonographische Untersuchung des Ellenbogengelenks beschränkt sich im wesentlichen auf die aussagekräftigen *dorsalen und ventralen Längsschnitte*. Zur Beurteilung des nur schwer einstellbaren Gelenkspalts hat sich eine zusätzliche, von dorsal durchgeführte *dynamische Untersuchung* bewährt. *Knöcherne Leitstrukturen* sind die Totalreflexionslinien von Humerus, Radius und Ulna. Die paraartikuläre Ober- und Unterarmmuskulatur kommt echoarm zur Darstellung. In der Regio cubiti anterior dient die pulsierende *A. brachialis* als weitere Orientierungshilfe. Besondere Hilfe kann die Sonographie beim Nachweis einer klinisch oft nur schwer feststellbaren *Cubitalarthritis* leisten. Sonographisch kann als entzündliches Substrat sowohl der *Erguß* als auch die *Synovialitis* dargestellt werden (Abb. 5). Die Arthritis kann dabei das gesamte Gelenk, oder nur einzelne der drei Gelenkkompartimente betreffen. Auch deshalb stellt die sonographische Lokalisationsdiagnostik vor Gelenkpunktion eine wichtige Indikation dar. In fortgeschrittenen Fällen lassen sich sonographisch Pannus und umschriebene Usuren nachweisen. *Degenerative Gelenkveränderungen* sind am Ellenbogengelenk eher selten. Sonographisches Korrelat können verkalkte, echoreiche Sehnenansätze (M. triceps brachii), Gelenkspaltverschmälerung oder Exostosen sein. Im Falle einer am Ellenbogengelenk oft sehr ausgeprägt vorhandenen Osteochondromatose sind sonographisch para- und intraartikuläre (synoviale) Weichteilverkalkungen sowie gelegentlich freie Gelenkkörper sonographisch nachweisbar. An der Ellenbogenstreckseite sind die Prädilektonsstelle für *Rheumaknoten, Gichttophi* sowie die *Bursitis olecrani*. Obwohl die Unterscheidung meist schon klinisch möglich ist, kann die Sonographie im Einzelfall differentialdiagnostisch hilfreich sein. Der Gichttophus weist typischerweise eine echoreiche Binnenstruktur auf, der Rheumaknoten hingegen eine echoarme (Abb. 6). Eine Bursitis olecrani ist als sehr oberflächlich gelegene echofreie bis echoarme Struktur zu erkennen.

VI.4.1.3. Handgelenk

Zur sonographischen Untersuchung des Handgelenks sind in jedem Fall Schallköpfe mit einer Frequenz

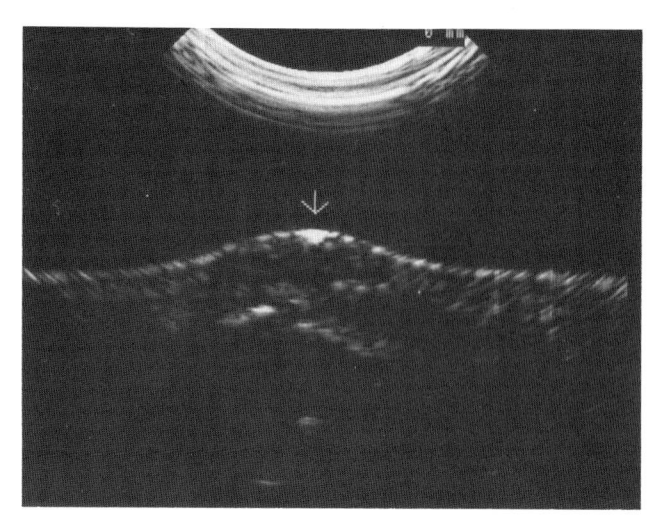

Abb. 6. Ellenbogengelenk: Längsschnitt dorsal. 35jährige Patientin mit cP. Sonographischer Befund eines echoarmen Rheumaknotens.

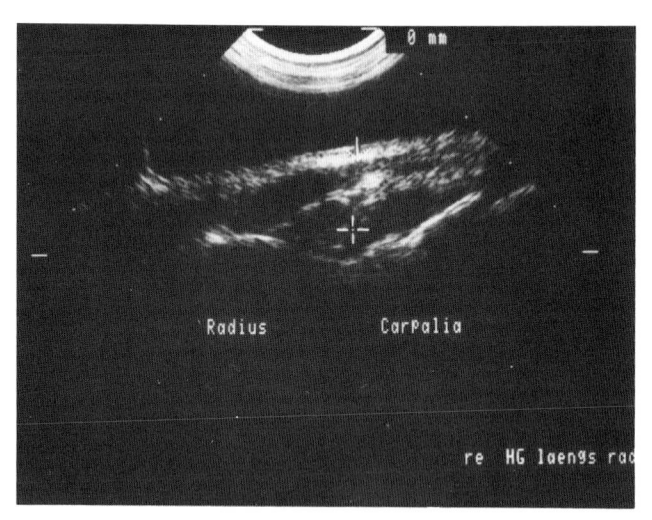

Abb. 7. Handgelenk: Längsschnitt dorsal. 50jähriger Patient mit einem Gichtanfall am rechten Handgelenk. Sonographischer Befund eines Handgelenkergusses (+) sowie einer Tenosynovitis (Pfeil).

von *7,5 bis 10 MHz*, gegebenenfalls die Verwendung einer Wasservorlaufstrecke erforderlich. Untersucht wird jeweils von dorsal und volar in Längs- und Querschnitten. *Knöcherne Leitstrukturen* sind Radius, Carpalia und die distal gelegenen Metacarpalia. Von dorsal lassen sich die Strecksehnen als echoreiche Strukturen, von volar die Beugesehnen darstellen. Flexions- und Extensionsbewegungen im Handgelenk können zum Auffinden der sehnigen Strukturen hilfreich sein. Wichtigste Indikation zur Handgelenkssonographie stellt die Unterscheidung einer *Teno-* von einer *Artikulosynovitis* dar. Im Falle einer *Tenosynovitis* werden die echoreichen Sehnen von den entzündlich verbreiterten echoarmen Sehnenscheiden umgeben. Bei einer *Artikulosynovitis* läßt sich im Handgelenkspalt ein echofreier bis echoarmer Erguß darstellen (Abb. 7). Die Sonographie kann auch hier zur exakten Ergußlokalisierung eingesetzt werden. Im Falle einer entzündlichen oder traumatischen *Sehnenruptur* können sonographisch die Sehnenenden lokalisiert werden; dies wird vor allem zur Operationsplanung genutzt. Die Wertigkeit bei inkompletten Rupturen ist wegen der bisher noch nicht befriedigenden Detailauflösung nicht befriedigend beantwortet. Zur Frage einer *Handgelenksarthrose* kann die Sonographie nur wenig Beitrag leisten. Hingegen vermag sie eine entzündliche oder degenerativ bedingte *Verkalkung des Discus triangularis* darzustellen (Abb. 8). Bei unklaren Tastbefunden am Handgelenk kann sonographisch einfach zwischen einer *zystischen* (z. B. Ganglion) und einer *soliden* (z. B. Xanthom) Struktur unterschieden werden. Charakteristische Befunde liefert

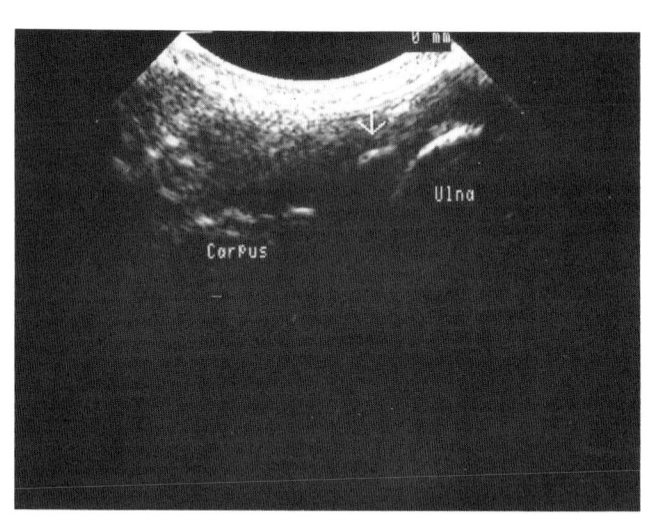

Abb. 8. Handgelenk: Längsschnitt dorsal ulnarseitig. 70jährige Patientin mit Diskusverkalkung. In Höhe des Handgelenkspaltes findet sich eine echoreiche, schollige Verkalkung (Pfeil).

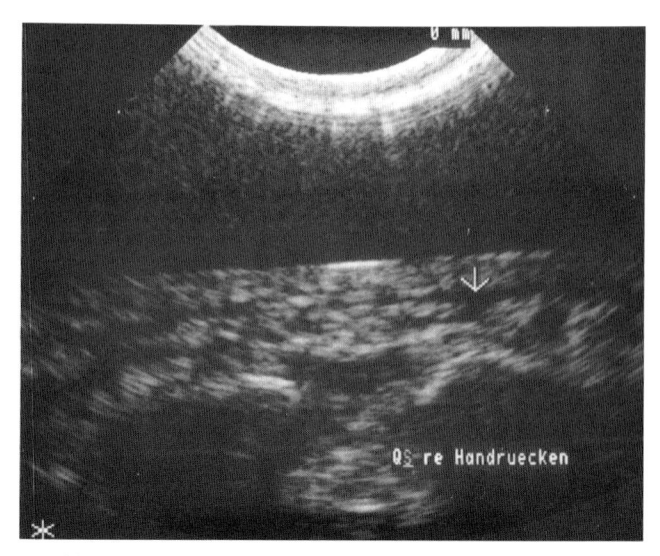

Abb. 9. Handgelenk: Längsschnitt dorsal (10 MHz). 32jähriger Patient mit idiopathischem Handrückenödem. Echofreie bis echoarme, bizarre Strukturen subkutan als sonographisches Korrelat für das entzündliche Ödem.

auch ein *Handrückenödem* (Abb. 9); eine Differenzierung zwischen idiopathisch und entzündlich bedingt ist nicht möglich.

VI.4.1.4. Hüftgelenk

Die Untersuchung des Hüftgelenks erfolgt in Rückenlage *(Neutralstellung)*. Der Schallkopf sollte dabei in der *Längsachse des Schenkelhalses* etwa in der Mitte des Leistenbandes aufgesetzt werden. Aufgrund der nach ventral offenen Hüftpfanne können so ein Teil der Hüftpfanne sowie der ventrale Anteil des Hüftkopfes und der Schenkelhals sonographisch beurteilt werden. *Durch Innen- bzw. Außenrotation* des Gelenks können zum einen die darstellbaren Hüftkopfanteile, zum anderen Gelenkergüsse besser erfaßt werden. Die Untersuchung sollte in jedem Fall im *Seitenvergleich* durchgeführt werden. Versuche, das Hüftgelenk von *dorsal* sonographisch zu untersuchen, haben sich als wenig aussagekräftig erwiesen. Als *knöcherne Leitstrukturen* kommen die halbmondförmige Totalreflexionslinie der *Hüftpfanne* und die S-förmige Kontur des *Femurkopfes und -halses* zur Darstellung (Abb. 10). Die unmittelbar dem Knochen anliegende *Gelenkkapsel* läuft als echoreiche Struktur von der Hüftpfanne zum Schenkelhals. *Der Gelenkbinnenraum* imponiert als schmaler echoarmer Saum, der im Bereich des Schenkelhalses bis zu 5 mm weit sein kann. Unmittelbar ventral der Gelenkkapsel lassen sich der *M. iliopsoas* und darüberliegend *Mm. rectus femoris und sartorius darstellen*. Häufigste *Indikation* zur Hüftsonographie stellt die Frage nach einem *Erguß* dar. Der Erguß läßt sich sonographisch bereits ab einer Menge von ca. *10 ml* als echofreie Flüssigkeitsansammlung intrakapsulär nachweisen. Bei größeren Ergußmengen kommt es zu einer bogigen Vorwölbung der Gelenkkapsel am Schenkelhals (Abb. 11). Liegt eine Coxitis zugrunde, so kann in der Regel auch ein durch die *Synovialitis* bedingte *Kapselverdickung* nachgewiesen werden. Liegen entzündliche Usuren im ventralen Gelenkanteil vor, so finden sich umschriebene Konturveränderungen vor allem am Femurkopf. Ein fehlender sonographischer Ergußnachweis schließt einen dennoch vorhandenen Hüftgelenkserguß nicht aus, da sonographisch im wesentlichen nur ventral gelegene Flüssigkeitsansammlungen erfaßt werden. Methodisch bedingt eignet sich die Sonographie vor allem zu kurzfristigen *Verlaufskontrollen*. Im Falle einer *Hüftkopfnekrose* kann die Sonographie erst im fortgeschrittenen Fall einen differentialdiagnostischen Beitrag liefern. Ergußnachweis und Veränderungen der Hüftkopfkontur liefern indirekte Hinweise. Bei *Coxarthrose* kann sonographisch eine Gelenkspaltverschmälerung, reaktive Osteophyten und in fortgeschrittenen Fällen auch ein Er-

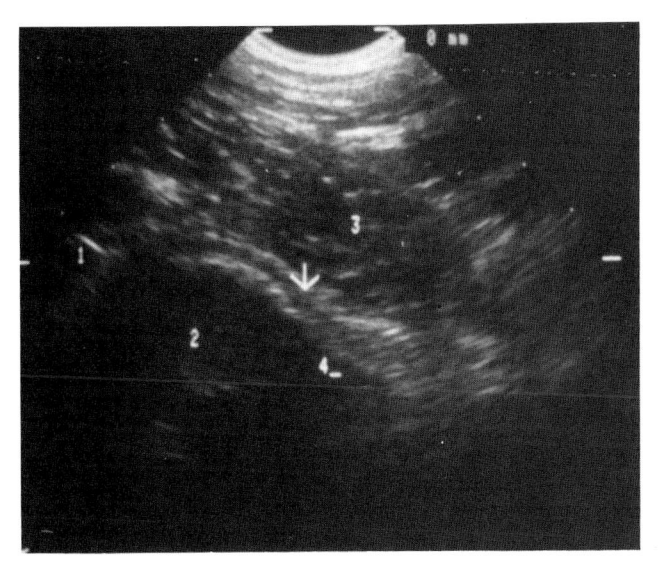

Abb. 10. Hüftgelenk: ventraler Längsschnitt – Normalbefund (1) Hüftpfanne, (2) Hüftkopf, (3) Muskulatur, (4) Schenkelhals (Pfeil) Gelenkbinnenraum.

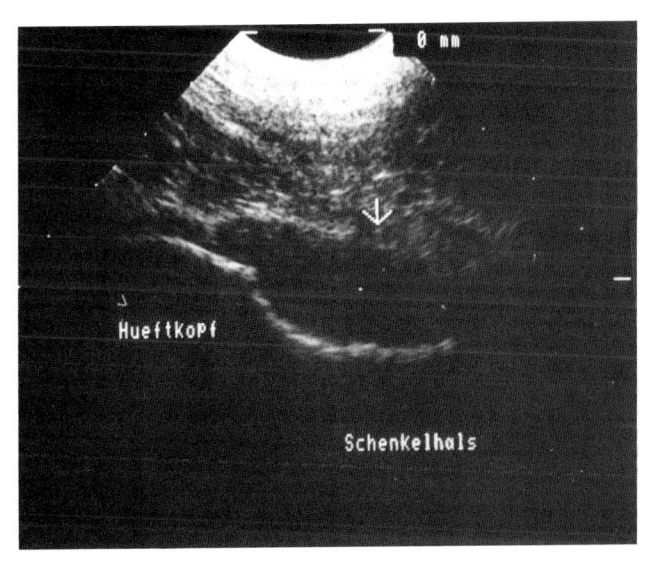

Abb. 11. Hüftgelenk: ventraler Längsschnitt. 25jähriger Patient mit akuter Coxitis. Sonographischer Ergußnachweis (Pfeil).

guß nachgewiesen werden. Auch *pararartikuläre Weichteilverkalkungen* nach Trauma und/oder längerer Ruhigstellung des Hüftgelenks können eine Indikation zur Hüftsonographie darstellen. Die Beurteilung des überwiegend muskulären Weichteilmantels gehört in jedem Fall zur vollständigen Hüftsonographie. Nicht selten sind primär extraartikuläre Veränderungen für Beschwerden am Hüftgelenk verantwortlich (z. B. Senkungsabszesse).

Nicht mehr wegzudenken ist die Gelenksonographie bei der *Untersuchung der kindlichen Hüfte*. Diese bereits in vielen Ländern als Screeningmethode im Säuglingsalter durchgeführte Untersuchung kann zuverlässig Stellung und Entwicklung der Hüftpfanne sowie des Fe-

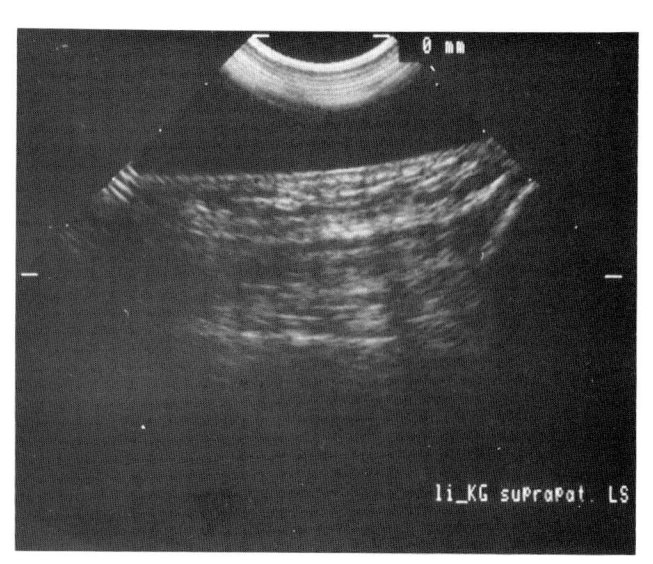

Abb. 12. Kniegelenk: Suprapatellarer Längsschnitt, Normalbefund.

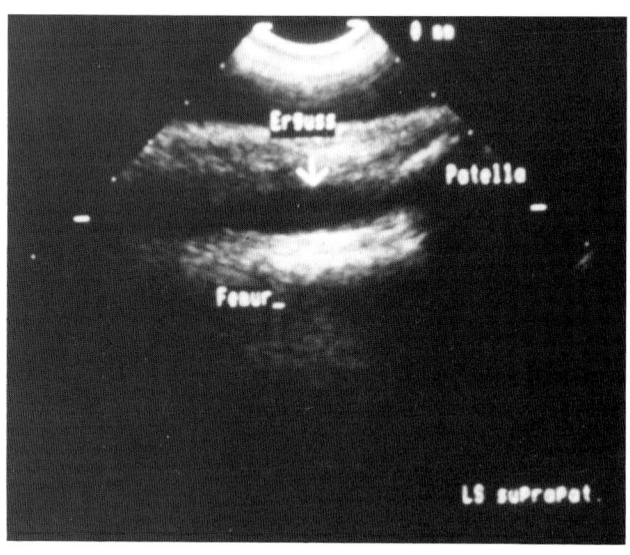

Abb. 13. Kniegelenk: Suprapatellarer Längsschnitt. 18jähriger Patient mit akuter Monarthritis bei Lyme-Borreliose. Im Recessus suprapatellaris läßt sich ein großer Erguß nachweisen.

murkopfes beurteilen und so eine mögliche Hüftdysplasie durch geeignete Therapiemaßnahmen vermeiden. Darüber hinaus liefert die Sonographie im Kindesalter einen wesentlichen Beitrag bei der Erkennung von *Störungen des Epiphysenwachstums* (M. Perthes, Epiphysiolysis capitis femoris).

VI.4.1.5. Kniegelenk

Neben dem Schultergelenk zählt das Kniegelenk zu den am häufigsten sonographisch untersuchten Gelenken. Ähnlich wie dieses ist es aufgrund seiner Anatomie einer umfassenden Ultraschalluntersuchung zugänglich. Neben den *Standardschnittebenen* in Ruhestellung (Neutralposition) können *dynamische Verfahren* wichtige Informationen zur Meniskus- und Banddiagnostik liefern. Die Kniegelenkssonographie beginnt mit einem *suprapatellaren Längsschnitt* (Abb. 12). Als knöcherner Bezugspunkt dient die dorsal gelegene Totalreflexionslinie des Femurs. Ventral davon kommt der Recessus suprapatellaris als echoarmer Saum zur Darstellung. Die darüberliegende Quadrizepssehne ist als echoreiches Band oft nur schwer von dem schallkopfnahen subkutanen Fettgewebe abgrenzbar. Die Patella sollte als gekrümmte echoreiche Figur mit dorsaler Schallauslöschung distal miterfaßt werden. Im entsprechenden *suprapatellaren Querschnitt* ist der Femur als echoreiche halbkreisartige Struktur zu identifizieren. Ventral schließen sich der meist lateral stärker ausgeprägte (echoarme) Recessus und die in dieser Projektion runde bzw. ovale (echoreiche) Quadrizepssehne an. Im *infrapatellaren Längsschnitt* ist der Hoffa'sche Fettkörper zwischen Patella und Tibiavorderkante als dreiecksförmiges Areal mit inhomogenen Binnenmuster zu erkennen. Ventral kann die echoreiche Patellarsehne abgegrenzt werden. Abhängig von Untersuchungsbedingungen und verwendeten Schallköpfen gelingt in dieser Schnittebene die Darstellung der echoarmen Knorpelfläche von Tibia und Femur. Im *dorsalen Längsschnitt* bilden die eher rundliche Totalreflexionslinie des Femurs und die mehr eckige der Tibia die knöchernen Bezugspunkte. Der Knorpel liegt als echoarmer Saum Femur und Tibia an und darf nicht mit einem Gelenkerguß verwechselt werden. Zwischen Femur und Tibia kommt der dorsale Gelenkspalt mit den lateral und medial gelegenen, überwiegend schwach echoreichen Menisci zur Darstellung. Medialseitig gelegen finden sich als weitere Bezugspunkte A. und V. poplitea als echofreies bis echoarmes Band. Die dorsale Gelenkkapsel kann in der Regel nicht abgegrenzt werden. Zu den häufigsten pathologischen Befunden zählt der *Gelenkerguß*. Prinzipiell kann sich der Erguß in jedem Gelenkkompartiment befinden. Am häufigsten ist er im Recessus suprapatellaris nachweisbar. Der flüssigkeitsgefüllte Recessus kommt als *echofreie, zigarrenförmige* (Längsschnitt) (Abb. 13) oder *hufeisenförmige Struktur* (Querschnitt) (Abb. 14) sonographisch zur Darstellung. Geringe Ergußmengen sind am ehesten im lateralen Recessusanteil zu finden. Der Schallkopf sollte dabei nur leicht aufgesetzt werden um den geringen Erguß nicht wegzudrücken. Gegebenenfalls kann durch Ausstreichen des Recessus suprapatellaris das Untersuchungsergebnis verbessert werden. Lassen sich im Erguß echoreiche Partikel darstellen, so muß von einem *entzündlichen Erguß mit Fibrinflocken* ausgegangen weren. *Chronische Ergüsse* imponieren eher als inhomogen echoarm bzw. echoreich. Vor Durchführung von Kniegelenkspunktionen sollte in Fällen mit geringer Ergußmenge oder zum Ausschluß einer durch

Weichteile und Gelenke

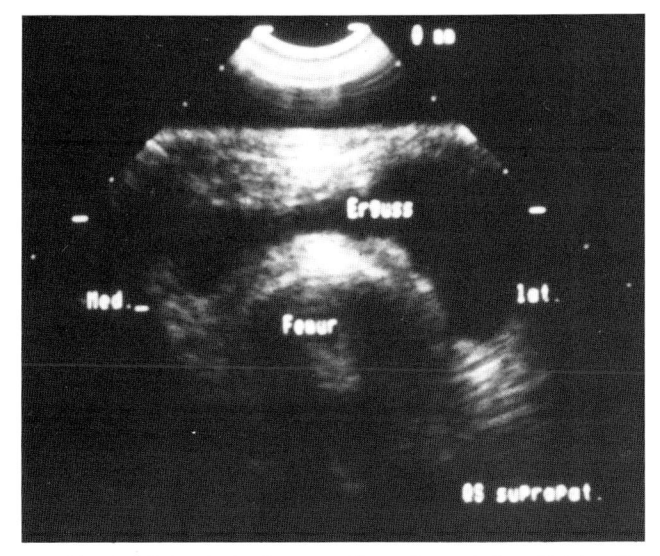

Abb. 14. Kniegelenk: Suprapatellarer Querschnitt. Gleicher Patient wie in Abb. 13. Hufeisenförmig aufgetriebener Recessus suprapatellaris mit vor allem lateral deutlichem Ergußnachweis.

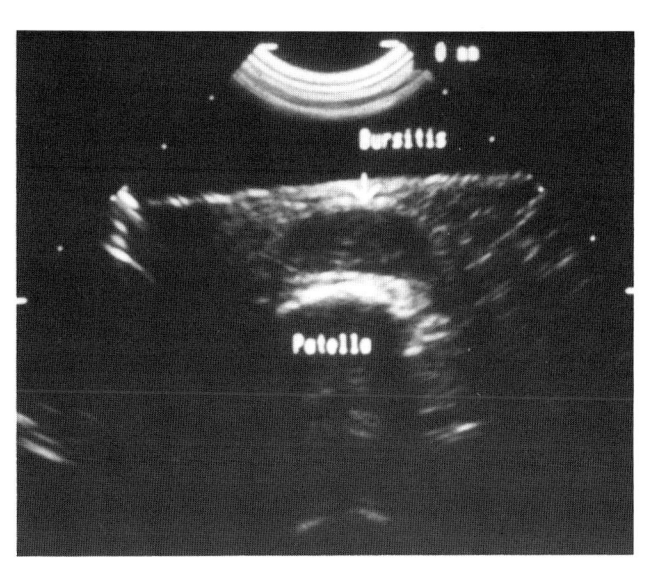

Abb. 16. Präpatellarer Querschnitt. 50jährige Patientin mit Gonarthrose und präpatellarer Bursitis. Flüssigkeitsgefüllte Bursa (Pfeil).

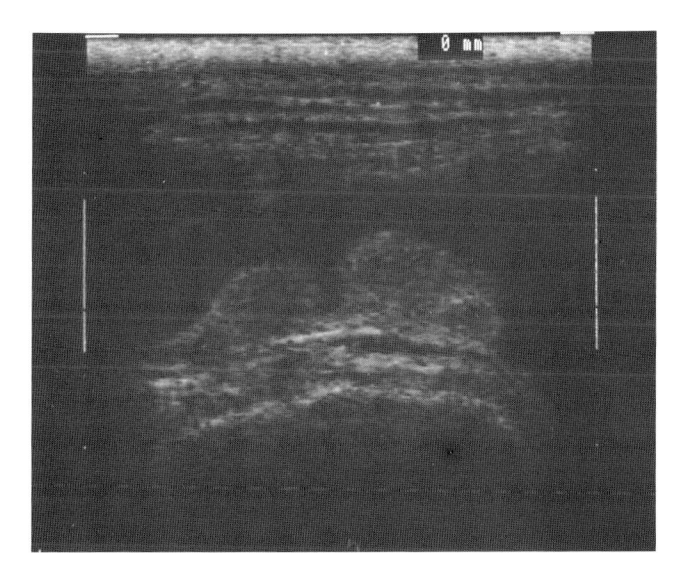

Abb. 15. Kniegelenk: Suprapatellarer Querschnitt. 50jähriger Patient mit akuter Gonarthritis bei Sjögren-Syndrom. Sonographischer Befund einer proliferativen Synovialitis mit zottenartig verdickter Synovialmembran.

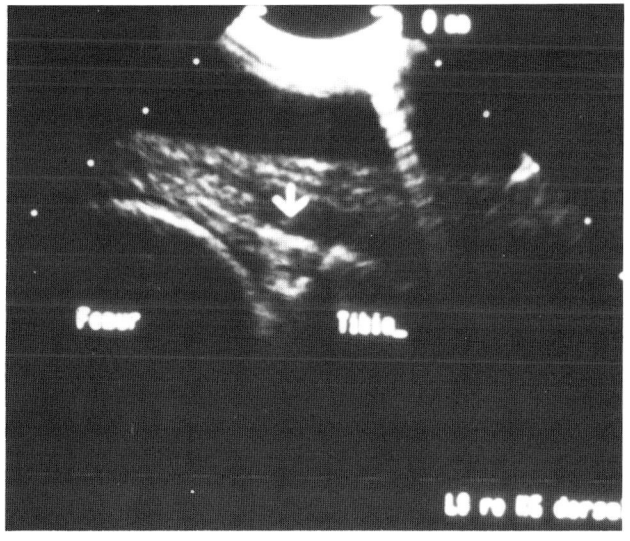

Abb. 17. Kniegelenk: Dorsaler Längsschnitt. 72jährige Patientin mit Chondrocalcinose. Der Innenmeniskus kommt auffallend echoreich zur Darstellung (Pfeil).

Pannus bedingten Gelenkschwellung eine Arthrosonographie durchgeführt werden. Bei einer *Gonitis* kann sonographisch das entzündliche Substrat (Pannus) als echoarme Auskleidung der Gelenkhöhle, besonders einfach im Bereich des suprapatellaren Recessus dargestellt werden (Abb. 15). Die *Abmessung der Synovialisdicke* als Maß der entzündlichen Aktivität der Erkrankung ist aufgrund der Meßungenauigkeit wenig aussagekräftig. Hilfreich kann die Sonographie insbesondere beim klinisch oft schwierigen Ergußnachweis im Bereich der dorsalen Gelenkanteile sein. Charakteristische sonographische Befunde sind auch bei einer prä- oder infrapatellaren *Bursitis* zu erwarten (Abb. 16). Bei

Gonarthrose steht die Verschmälerung des Gelenkspaltes, der nur mehr schwer oder überhaupt nicht mehr nachweisbare hyaline Knorpelüberzug und osteophytäre Knochenveränderungen im Vordergrund. Bei *traumatischen Kniegelenksverletzungen* ist durch die Sonographie die Frage nach einem *Hämarthros* leicht zu beantworten. Schwieriger gestaltet sich der sonographische Nachweis intraartikulärer *Meniskus- bzw. Bandverletzungen*. Erfahrene Untersucher sind in der Lage, sonographisch Kreuzbandläsionen mit einer ausreichenden Treffsicherheit nachzuweisen. Eine ausreichende technische Ausstattung und die routinemäßige Durchführung dieser Untersuchung sind jedoch Voraussetzung für aussagekräftige Befunde. Auch der Stellenwert der *Meniskussonographie* ist nicht endgültig festgelegt. Die in den ersten kontrollierten Studien erzielten Sensitivitäten und Spezifitäten haben sich in der täglichen Praxis nicht bestätigt. Die große Zahl möglicher *Artefakte* erschweren die sonographische Beurteilung pathologischer Meniskusbefunde. Leicht sind hingegen *Meniskusverkalkungen* bei Patienten mit *Chondrocalcinose* sonographisch darzustellen. Der Meniskus ist in diesen Fällen auffällig echoreich; teilweise kann ein dorsaler Schallschatten beobachtet werden (Abb. 17). *Meniskusganglien* sind sonographisch als echofreie bis echoarme, zystische Gebilde zu erkennen, die häufig eine Verbindung zur Meniskusbasis aufweisen. Die Darstellung *freier Gelenkkörper* gelingt sonographisch in den Fällen, in denen sich die Gelenkmaus in einem der Ultraschalluntersuchung zugänglichen Gelenkabschnitt befindet und über eine Mindestgröße von ca. 5 mm verfügt (Abb. 18). Nicht verwechselt werden sollte der freie Gelenkkörper mit der *Fabella* oder einer *Kapselverkalkung*. Der Knorpeldefekt selbst, das Mausbett, ist meist nicht darstellbar. Bei Entzündungen der *Quadrizeps- oder Bizepssehne* kommt es zu einer Verbreiterung der Sehnen; das Echomuster wird echoärmer.

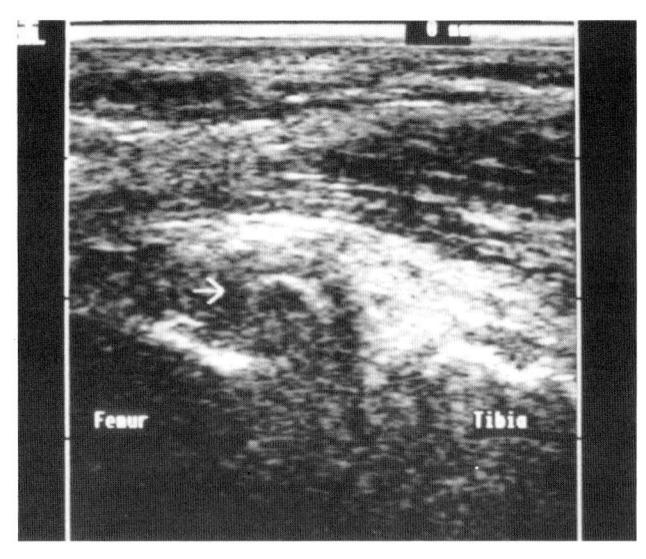

Abb. 18. Kniegelenk: Dorsaler Längsschnitt. 45jähriger Arbeiter mit rezidivierenden Einklemmungserscheinungen. Sonographischer Nachweis eines echoreichen freien Gelenkkörpers (Pfeil) im dorsalen Gelenkkompartiment.

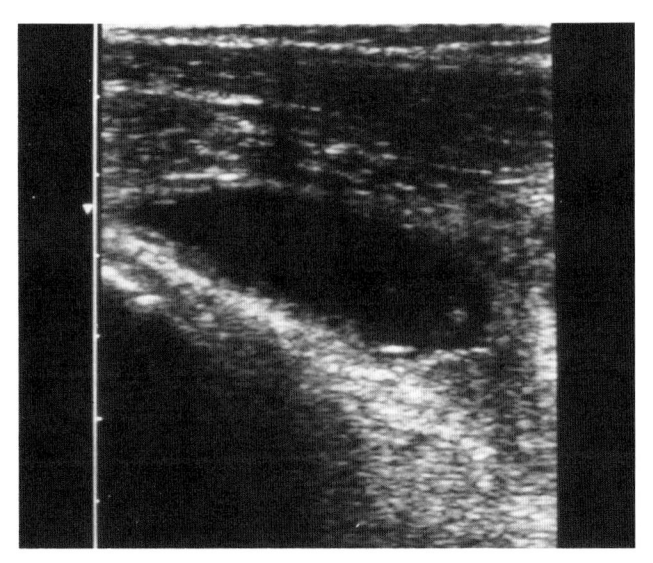

Abb. 19. Kniegelenk: Dorsaler Längsschnitt. 36jährige Patientin mit cP. Sonographischer Befund einer frischen Bakerzyste.

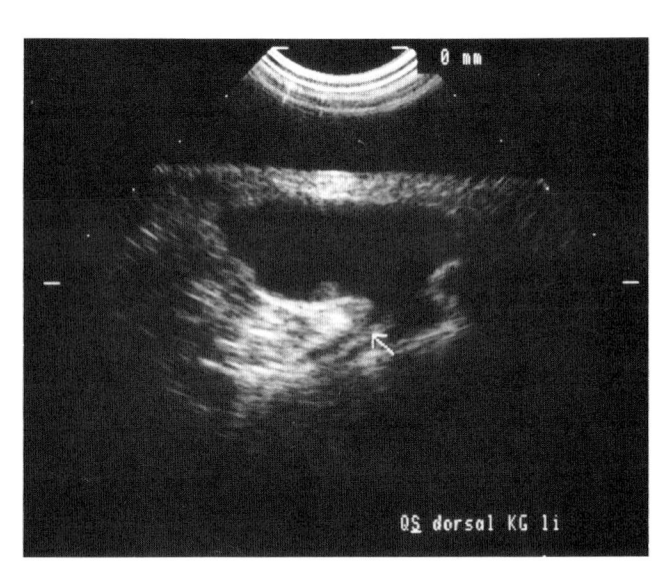

Abb. 20. Kniegelenk: Dorsaler Querschnitt. 40jährige Patientin mit cP. Bakerzyste im Querschnitt. Die Verbindung zum Gelenkinnenraum ist erkenntlich (Pfeil).

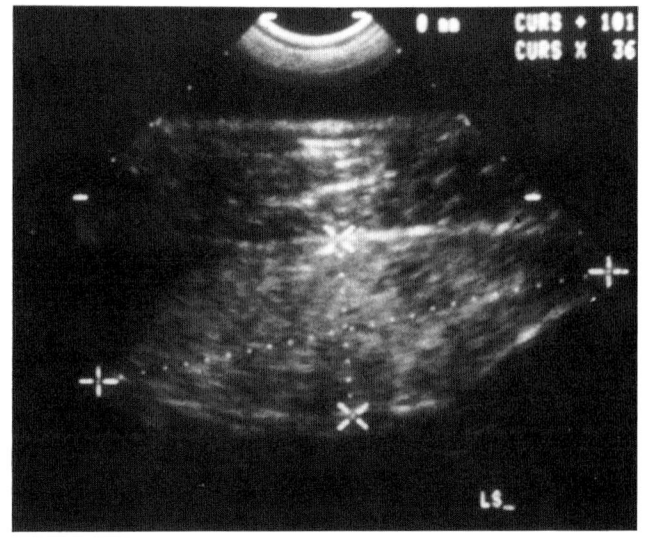

Abb. 21. Kniegelenk: Dorsaler Längsschnitt. 57jährige Patientin mit chronischer Bakerzyste bei Arthritis psoriatica. Die organisierte Bakerzyste kommt echoreich zur Darstellung.

Weichteile und Gelenke

Klassische Indikation zur Kniegelenkssonographie stellt die Frage nach einer *Bakerzyste* dar. *Frische Bakerzysten* kommen als gut abgrenzbare, echofreie extraartikuläre Raumforderungen zur Darstellung (Abb. 19, 20). Größe, Form und Binnenstruktur unterliegen jedoch einer großen Variabilität. *Chronische Verläufe* mit z. T. *organisierten* (Abb. 21) oder *verkalkten* (Abb. 22) Bakerzysten gehören dabei ebenso zu den sonographischen Befunden wie *rupturierte*, bis in den Unterschenkel reichende Bakerzysten (Abb. 23). Die in diesen Fällen oft schwierige Abgrenzung gegenüber einer *Phlebothrombose* oder eines *Popliteaaneurysmas* ist sonographisch, gegebenenfalls unter Zuhilfenahme der Duplexsonograhie in jedem Falle möglich.

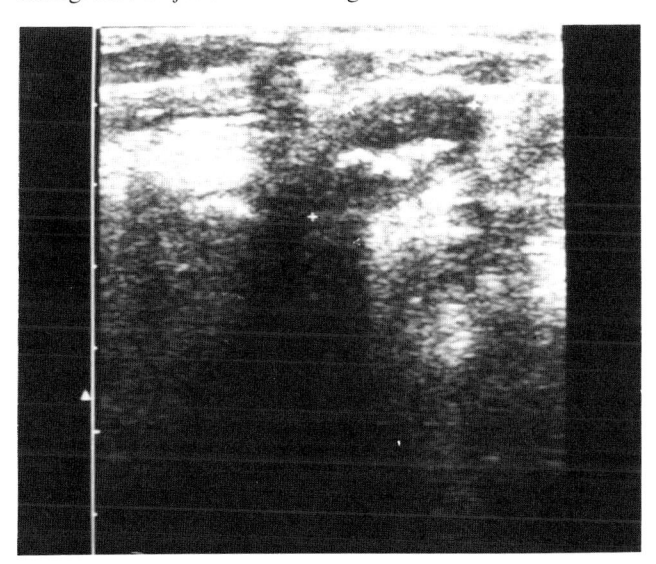

Abb. 22. Kniegelenk: Dorsaler Längsschnitt. 65jähriger Patient mit Gonarthrose. Zufallsbefund einer Bakerzyste mit echoreichen Verkalkungen.

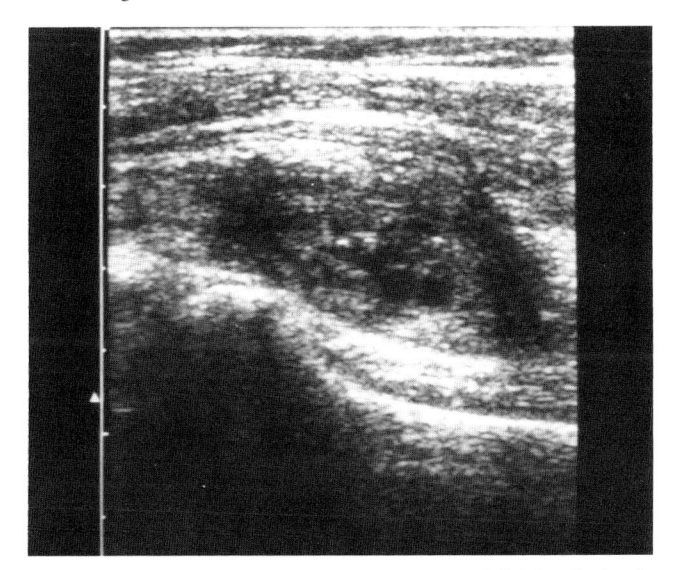

Abb. 23. Kniegelenk: Dorsaler Längsschnitt. 41jährige Patientin mit cP und ungeklärter Schwellung der Wade. Sonographischer Befund einer rupturierten, bis in den proximalen Unterschenkel reichende Bakerzyste.

VI.4.1.6. Sprunggelenk

Die sonographische Untersuchung des Sprunggelenks erfolgt in standardisierten *ventralen und dorsalen Längs- bzw. Querschnitten* sowie in modifizierbaren Schnittebenen über den Malleoli. Knöcherne Bezugspunkte sind beim *ventralen Längsschnitt* die Totalreflexionslinien von Tibia, Talus und Os naviculare. Der obere Sprunggelenksanteil ist einer sonographischen Untersuchung gut zugänglich, der untere hingegen nur eingeschränkt. Im *ventralen Querschnitt* sind die Sehnendicke der Extensoren sowie die Unterschenkelgefäße gut beurteilbar. In den *dorsalen Schnittebenen* läßt sich ventral die *Achillessehne* als echoreiches Band erkennen. Dorsal davon ist das *subachilläre Fettgewebe* und die nur im Falle einer Bursitis darstellbare *Bursa subachillea* auffindbar. Darunterliegend wird das Bild durch das Totalreflexionsband von Tibia, Talus und Calcaneus abgeschlossen. Domäne der Sprunggelenkssonographie ist die Unterscheidung zwischen *Artikulo- und Tenosynovitis*. Bei einem *Sprunggelenkserguß*, der meist im oberen Anteil lokalisiert ist, läßt sich sonographisch eine ventral von Tibia und Talus gelegene echofreie Struktur nachweisen (Abb. 24). Bei gleichzeitig vorhandener Arthritis kommt es zu einer Verdickung der Gelenkkapsel. Die *Tenosynovitis* der Streckersehnen geht mit einer Verbreiterung der echoarmen Sehnenscheiden, die die echoreichen Sehnen ummanteln, einher. *Inkomplette oder komplette Achillessehnenrupturen* können sonographisch an der mehr oder weniger ausgeprägten Konturunterbrechung sowie einem Hämatomnachweis an der Rupturstelle diagnostiziert werden. Erste vielversprechende Untersuchungsergebnisse wurden bereits auch in der sonographischen Diagnostik von *Außen- und Innenbandschäden* berichtet. Bei einer *Achillitis* weist die Achillessehne eine echoärmere Binnenstruktur verbunden mit einer Sehnenverbreiterung auf (Abb. 25). Ähnlich wei am Kniegelenk, wenngleich seltener lassen sich am Sprunggelenk auch *Synovialzysten* nachweisen.

VI.4.2. Weichteile

VI.4.2.1. Muskulatur

Die *Muskulatur* kommt sonographisch echoarm zur Darstellung. Die Verlaufsrichtung der Muskelfasern läßt sich anhand der echoreichen Septen erkennen. Liegt der Schallkopf in Längsrichtung parallel zu den Muskelfasern, so kommen die Septen als längliche, echoreiche Strukturen zur Abbildung (Abb. 26). Im Querschnitt sind die Septen punkt- bzw. kreisförmig;

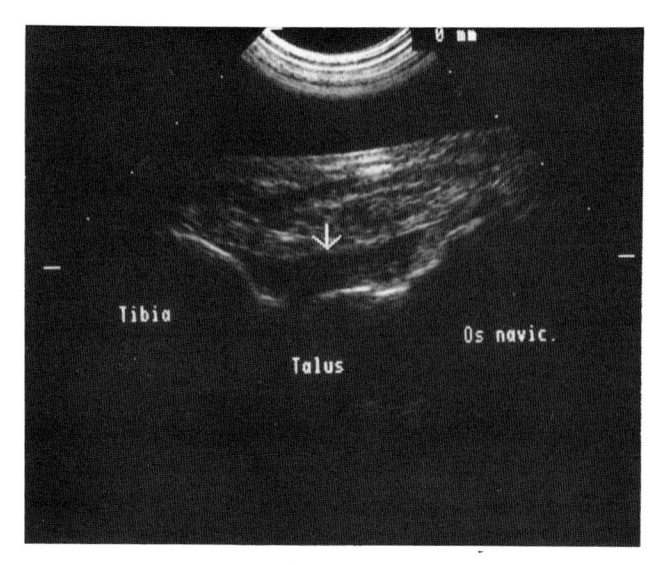

Abb. 24. Sprunggelenk: Ventraler Längsschnitt. 25jähriger Patient mit einer reaktiven Arthritis. Sonographischer Ergußnachweis im oberen Sprunggelenksanteil (Pfeil).

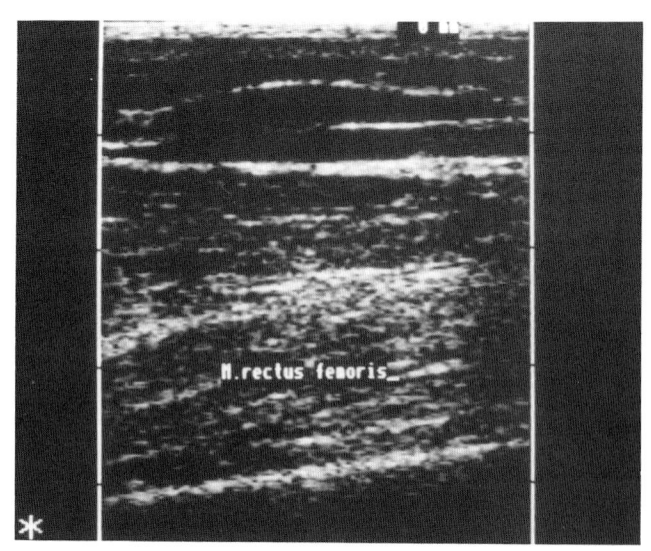

Abb. 26. Muskulatur: Längsschnitt des M. rectus femoris. Normalbefund.

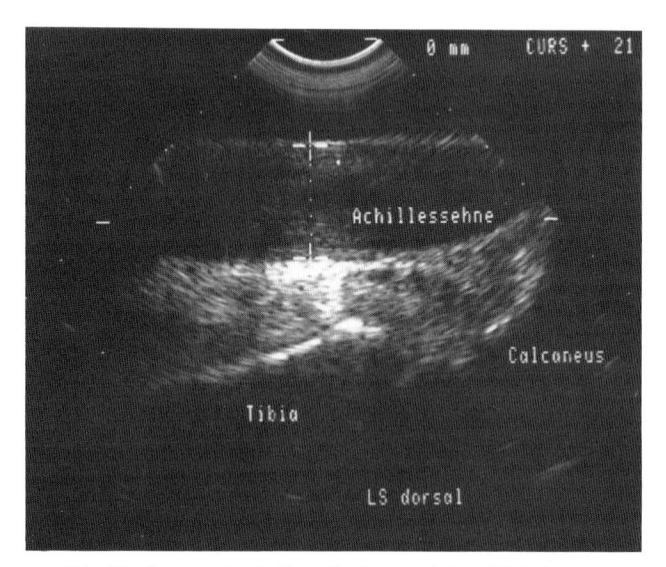

Abb. 25. Sprunggelenk: Dorsaler Längsschnitt. 27jähriger Patient mit M. Bechterew und Fersenschwellung. Sonographischer Befund einer Achillitis mit verbreiterter und echoarmer Achillessehne.

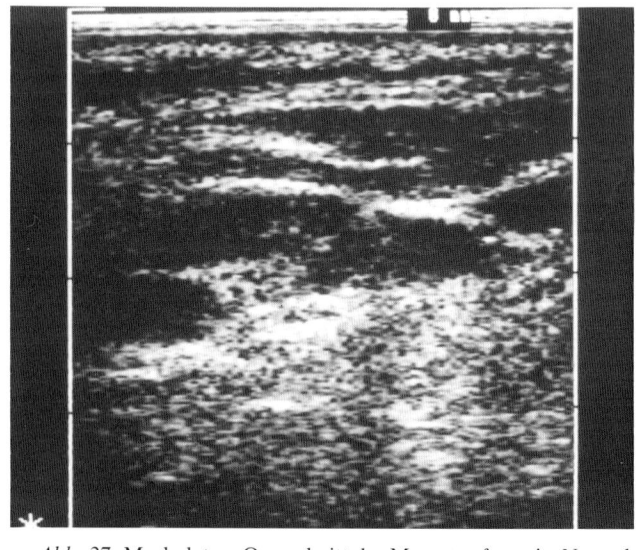

Abb. 27. Muskulatur: Querschnitt des M. rectus femoris. Normalbefund.

die Abgrenzung einzelner Muskellogen ist bei großen Muskeln möglich (Abb. 27). Im Bereich des Ursprungs bzw. Ansatzes des Muskels verdichten sich die echoreichen Septen und enden in der Sehne.

Muskelrisse sind sonographisch vor allem im Längsschnitt faßbar. An der Rupturstelle ist die typische Anordnung der Muskelfasern aufgehoben. Bei einer Muskelkontraktion weichen die Muskelenden auseinander. Meist ist im Bereich der Ruptur ein echofreies bis echoarmes Hämatom nachweisbar (Abb. 28). Bei älteren Rupturen findet sich meist echoreiches Narbengewebe. Im Falle einer *Muskelatrophie* imponiert die Muskulatur aufgrund des relativen Überwiegens der bindegewebigen Anteile echoreicher. Auch bei der Diagnostik *diffuser Muskelerkrankungen* (z. B. Muskeldystrophien) kann die Sonographie einen Beitrag leisten ohne eine Artdiagnose zu ermöglichen.

Raumforderungen in der Muskulatur weisen eine unterschiedliche Echogenität auf. Sonographisch können die echofreien, zystischen Tumoren (Zysten, Serome) von den soliden abgegrenzt werden. Solide Prozesse besitzen aufgrund ihres unterschiedlichen histologischen Typs eine echoarme, echogleiche oder echoreiche Binnenstruktur. Eine Artdiagnose ist auch in diesem Falle nicht möglich. Zeichen infiltrativen Wachstums, inhomogene Binnenechos und regionäre Lymphknotenmetastasen können indirekte Hinweise auf ein Malignom sein. Bei *bakteriellen Muskelentzündungen* kann sono-

Weichteile und Gelenke

graphisch ein umschriebener *Abszeß* (Abb. 29) von einer diffusen *Phlegmone* unterschieden werden. Gut eignet sich die Weichteilsonographie auch zum Nachweis von *Fremdkörpern* (Abb. 30). Dabei können selbst nicht röntgendichte Strukturen dargestellt werden.

VI.4.2.2. Sehnen

Bei Gesunden kommen *Sehnen* als echoreiche, gleichmäßig begrenzte, bandförmige Strukturen zur Darstellung. Voraussetzung für eine gute Beurteilbarkeit ist der *senkrechte Einfallswinkel* der Schallwellen. Die sonographische Untersuchung sollte sowohl in *Längs-* als auch *Querschnittebene* erfolgen. Bei *Bewegungsuntersuchungen* kann das ungehinderte Gleiten der Sehne beurteilt werden. Bei *inkompletten* bzw. *kompletten Sehnenrupturen* ist eine Unterbrechung der Sehnenstruktur nachweisbar. Darüber hinaus läßt sich sonographisch meist ein Hämatom nachweisen. Durch das Hämatom kann es zu einer Verbreiterung des Peritendineums kommen. Bei einer *Tenosynovitis* werden die auffallend echoreichen Sehnen durch die entzündlich ver-

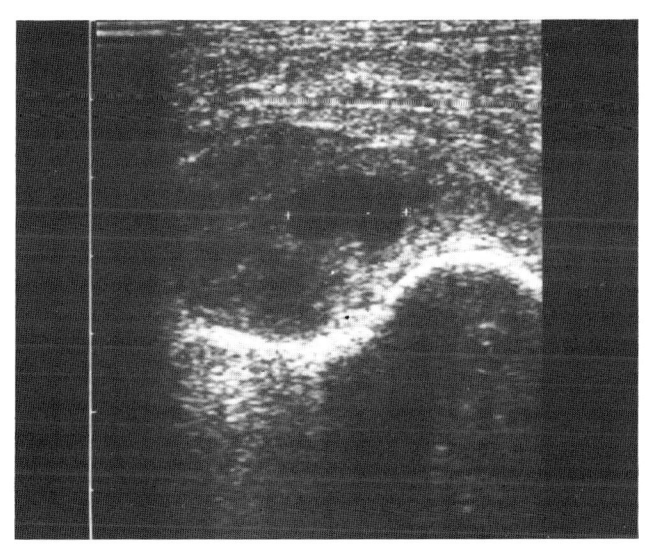

Abb. 28. Muskulatur: Querschnitt des M. vastus lateralis. 71jähriger Patient mit posttraumatischer Schwellung am Oberschenkel. Sonographischer Nachweis eines frischen Hämatoms (echofreies intramuskuläres Areal).

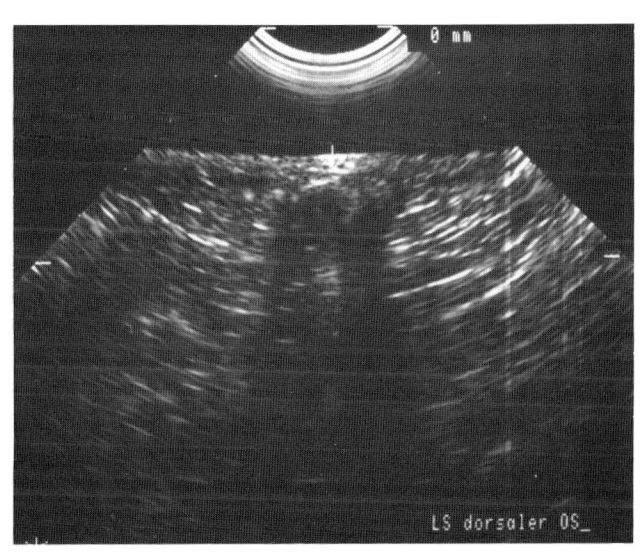

Abb. 30. Muskulatur: Längsschnitt gluteal. 45jähriger Patient mit Z. n. intraglutealer Injektion. Glutealabszeß – umschriebener intramuskulärer Bezirk mit zentral echofreien, zystischen Anteilen.

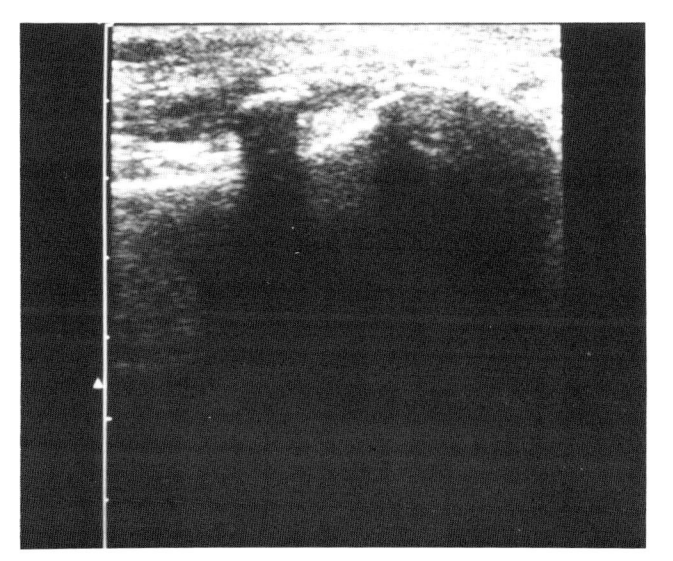

Abb. 29. Muskulatur: Längsschnitt am Unterarm. 80jähriger Patient mit Granatsplitterverletzung. Sonographischer Nachweis eines echoreichen Fremdkörpers mit dorsalem Schallschatten.

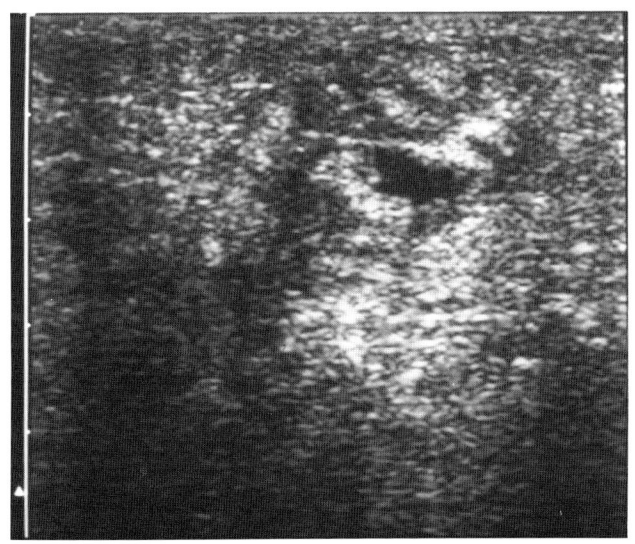

Abb. 31. Sehnen: Längsschnitt suprapatellar. 69jähriger Patient mit Gonarthrose. Echoreiche Verkalkung in der Quadrizepssehne.

breiterten, echoarmen Sehnenscheiden begrenzt. *Degenerative Sehnenerkrankungen* führen zu ansatznahen Verkalkungen, die sonographisch als echoreiche Bezirke mit Schallschatten darstellbar (Abb. 31) sind. *Tumoröse Sehnenveränderungen* sind eher selten. Neben soliden Raumforderungen sollte auch an *stoffwechselbedingte Ablagerungen* (Gichttophi, Xanthome) gedacht werden.

VI.4.2.3. Kutis und Subkutis

Die sonographische Beurteilbarkeit von *Kutis und Subkutis* setzt hochauflösende Ultraschallgeräte (10 MHz) und/oder die Verwendung von Gelkissen voraus. Die *Kutis* kommt sonographisch als echoreiche Grenzschicht an der Körperoberfläche zur Darstellung. Das sonographische Bild der *Subkutis* wird durch überwiegend echoarmes Fettgewebe geprägt. Die bindegewebigen Septen sind echoreich, besitzen jedoch im Gegensatz zu den Muskelsepten keine einheitliche Ausrichtung. *Posttraumatische Hämatome* können im frischen Stadium als echofreie, im Stadium der Organisation als mehr oder weniger echoreiche Bezirke in der Subkutis diagnostiziert werden. Die in der Regel tastbaren *soliden Raumforderungen* sind durch die Sonographie von umliegenden Weichteilstrukturen abgrenzbar und größenmäßig ausmeßbar. Die häufig vorkommenden *Lipome* weisen dabei ein zur Subkutis echogleiches Binnenecho auf und werden von einer echoreichen Kapsel umgeben. Verwechslungsmöglichkeiten bestehen mit pathologisch vergrößerten *subkutanen Lymphknoten*, die ebenfalls eine echoarme Binnenstruktur aufweisen, aber weniger scharf abgrenzbar sind. *Entzündliche Weichteilprozesse* (z. B. Phlegmone) führen zu einer ödematösen Schwellung der Subkutis mit charakteristischen echoarmen, bizarren Einlagerungen.

VI.4.3. Wertigkeit der Sonographie im Vergleich zu anderen Methoden

Die *Weichteil- bzw. Gelenksonographie* ergänzt bzw. ersetzt die bisher üblichen bildgebenden Verfahren am Stütz- und Bewegungsapparat. *Vorteile* der Sonographie sind ihre leichte Verfügbarkeit, die niedrigen Kosten, die beliebige Wiederholungsmöglichkeit und die Möglichkeit dynamischer Untersuchungen. In der Diagnostik von *Gelenkergüssen, Bakerzysten und Tenosynovitiden* kann sich die Diagnostik allein auf die sonographischen Befunde stützen. *Nachteile* der Sonographie sind die eingeschränkte Einsatzmöglichkeit im Schatten knöcherner Strukturen, die nicht vollständige Einsicht in einzelne Gelenkanteile, die wesentlich von der Erfahrung des Untersuchers abhängige diagnostische Aussagekraft und die schlechte Beurteilbarkeit kleiner und kleinster Gelenke. Knöcherne Veränderungen werden auch weiterhin primär der konventionellen Röntgendiagnostik vorbehalten bleiben. Bei akut entzündlichen Gelenkerkrankungen ohne entzündliches Korrelat (Pannus, Erguß) liefert die Szintigraphie aussagekräftigere Befunde. Die anderen bildgebenden Verfahren (CT, MR) ermöglichen eine gleichzeitige Beurteilung knöcherner und bindegewebiger Strukturen, was die Gesamtbeurteilung eines Gelenks gelegentlich vereinfacht.

Literatur

1 Bauer G, Heuchemer T, Haas S: Sonographisches Bild der Meniskusläsionen. Ultraschall 1989;10:198–201.
2 Flock K, Heizer K, Scheyerer M, Haller W, Paulsen J, Schittich I: Ultraschalluntersuchungen des Kniegelenks. Heutige diagnostische Wertigkeit. Fortschr Med 1988;30:604–606.
3 Kellner H, Stapff M: Arthrosonographie. Bildgebung Suppl 2 1987–89;56:73–79.
4 Keyl W, Löffler L: Die Schultersonographie. Diagnostische Aussage und therapeutische Konsequenzen. Fortschr Med 1988;106:511–515.
5 Merk H: Die hochauflösende Real-Time-Sonographie in der Diagnostik von Achillessehnenerkrankungen. Ultraschall 1989;10:192–197.
6 Mielke G, Brandrup-Lukanow A, Bandilla K, Berg D, Higer P, Loch EG: Sonographie des Kniegelenks; Normalbefunde und Veränderungen bei rheumatoider Arthritis. Ultraschall Med 1990;11:40–43.
7 Sattler H, Harland U: Arthrosonographie. Berlin, Springer, 1988.

VII. Sonographische Notfalldiagnostik

VII. Sonographische Notfalldiagnostik

W. G. Zoller, I. Kamilli

VII.1. Zusammenfassung

Aufgrund des geringen zeitlichen Aufwandes, der raschen Verfügbarkeit und der minimalen Belastung für den Patienten eignet sich die sonographische Untersuchung hervorragend in *Notfallsituationen*. Im Rahmen der Diagnostik des *akuten Abdomens* und *stumpfer Bauchverletzungen* kann die Sonographie bereits unmittelbar in der Notaufnahme durchgeführt werden. Da die Sonographie zum Patienten gebracht werden kann, sog. «Bedside Sonography», bietet der Ultraschall gegenüber anderen bildgebenden Verfahren wie Röntgennativdiagnostik, Röntgenkontrastmitteldiagnostik, Computertomographie und Kernspintomographie entscheidende Vorteile. Kann die sonographische Untersuchung keinen diagnostisch wegweisenden Befund erheben, ist kaum Zeit verloren und invasive Maßnahmen sind immer noch möglich. Meist gelingt es aber, aufgrund der erhobenen Befunde den weiteren Untersuchungsgang gezielt zu planen und entscheidend abzukürzen.

Gerade in der Diagnostik des stumpfen Bauchtraumas bei der es zu einer Verletzung der Bauchwand, der intraabdominellen Organe oder auch des Retroperitoneums kommen kann, hat die *Sonographie* mit einer Sensitivität von 96% und einer Spezifität von 99% die peritoneale *Lavage als Methode der Wahl abgelöst*. Die Notfallsonographie besitzt noch zusätzliche Vorteile, da sie nicht nur Blutungen im Abdomen, sondern auch im Thorax, Herzbeutel und Retroperitoneum beurteilen und quantifizieren kann.

Die Aussagekraft der Ultraschalluntersuchung ist aber ganz wesentlich von der *Erfahrung* des *einzelnen Untersuchers* abhängig, die einige Tausend eigene Untersuchungen betragen sollte, da ein Fehlbefund fatale Folgen nach sich ziehen kann. Erst die Addition der klinischen Information aus Anamnese und Untersuchung ermöglicht es dem Untersucher, seine sonographischen Befunde zuverlässig zu werten, um zu einer hohen Treffsicherheit in der Beurteilung des sonographischen Befundes zu kommen. Dies ist auch besonders wichtig bei der Interpretation und Wertung von Ultraschallbefunden bei der postoperativen Komplikation, wie Nachblutung, Peritonitis, Nahtinsuffizienz oder einer Abszeßbildung. Bei Patienten mit Verbänden, Drainagen und ungünstiger Lagerung empfiehlt sich die Verwendung eines Sektorschallkopfes.

VII.2. Indikation zur sonographischen Notfalldiagnostik

Die Ultraschalluntersuchung kann jederzeit bei internistischen und chirurgischen Notfällen einen wichtigen Beitrag zur diagnostischen Abklärung leisten. Durch ihren frühzeitigen Einsatz werden oft wegweisende Befunde erhoben, die dem Patienten unnötige invasive Untersuchungen ersparen und oft unmittelbar zur richtigen Diagnose führen.

Die Verwendung eines *Sektorschallkopfes* (3,5 MHz) erweist sich gerade in *Akutsituationen* häufig dem Linearscanner überlegen, da bei operierten Patienten Verbände oder Drainagen bei der Ankopplung des linearen Schallkopfes an die Haut stören können. Bei Verwendung eines Sektorschallkopfes genügen bereits wenige Quadratzentimeter Hautoberfläche, um eine ausreichende Ankopplung zu erzielen und sich einen Überblick über tieferliegende Strukturen zu verschaffen. Die heute weitverbreiteten Curved-Array Schallköpfe bieten dahingehend einen Kompromiß.

Die Gefahr der Wundkontamination durch Ultraschall-Gel oder den Schallkopf besteht nicht mehr, seit sterile Gele und sterile Gummihauben sowie sterilisierbare Schallköpfe, wie sie auch für die Ultraschall-gezielte Punktion Verwendung finden, eingeführt wurden. Gegebenenfalls können auch sterile Kunststoff-Folien (Geliperm®) zur Wundabdeckung benützt werden.

VII.3. Das akute Abdomen

Tabelle 1 zeigt die sonomorphologischen Zeichen, die einen wegweisenden Ultraschallbefund beim akuten Abdomen erwarten lassen. Einige der Befunde werden hier in den einzelnen Kapiteln besprochen und werden nur kurz erwähnt.

VII.3.1. Ileus

Unter normalen Bedingungen stellen sich Dünn- und Dickdarm sonographisch nur in einzelnen, teils längs-, teils quergetroffenen Abschnitten dar.

Sonographische Notfalldiagnostik

Tab. 1. Sonographische Zeichen und Wertigkeit der Sonographie bei akuten abdominellen Erkrankungen (Auswahl)

Erkrankung	sonographische Zeichen
Ileus (paralytisch, mechanisch)	Meteorismus, dilatierte und flüssigkeitsgefüllte Darmschlingen, Pendelperistaltik, Darmwandödem (path. Kokarde), Haustren, freie peritoneale Flüssigkeit
Dünndarmileus	Kerckring'sche Falten («Klaviertastenphänomen»)
Appendizitis	Wandverdickung des teminalen Ileums, bzw. Darstellung der Appendix, vergrößerte mesenteriale Lymphknoten geringe Mengen freier Flüssigkeit zwischen den Darmschlingen
Mesenteriale Gefäßverschlüsse	Ödematöse Schwellung betroffener Darmabschnitte; heute duplexsonographische Diagnostik: fehlender Fluß im entsprechenden Gefäßabschnitt
Perforation eines Hohlorgans	Freie Luft mit Schallschatten
Stumpfes Bauchtrauma	Organruptur, freie Flüssigkeit Cave: Zweizeitige Milzruptur
Hämatome, Abszesse	Echofreie bis echoarme Strukturen mit lageabhängigen Schichtungsphänomenen
Akute Pankreatitis	Organvergrößerung, unregelmäßige Binnenstruktur, evtl. Pseudozysten, erweiterter Ductus pancreaticus, Verkalkungen bei chronischer Pankreatitis
Akute Cholezystitis	Umschriebener Schmerz bei ultraschallgezielter Einfingerpalpation. Ödematöse Wandverdickung über 3,5 mm, Dreischichten-Phänomen
Aortenaneurysma	Aneurysmadarstellung, bei Dissektion duplexsonographische Darstellung eines wahren und eines falschen Lumens
Nierenkoliken	Konkremente, Harnstau
Überlaufblase	gestaute Harnblase

Mit neueren, *hochauflösenden Schallköpfen* (5 MHz und 7,5 MHz) ist eine morphologische Feindiagnostik der Darmwände möglich geworden. Der Ileus ist sowohl in seiner paralytischen als auch in seiner obstruktiven Form durch eine ausgedehnte Flüssigkeitsansammlung im Dünn- oder Dickdarm gekennzeichnet. Diese führt nach einiger Zeit auch zu einer Erweiterung der Darmschlingen (Abb. 1). Je nach Ausmaß der Schlingenerweiterung sind schon frühe Subileuszustände sonographisch gut zu erkennen. Insbesondere gelingt durch die hochauflösenden Schallköpfe die Differenzierung zwischen Dick- und Dünndarmileus, hier lassen sich die als «Klaviertastenphänomen» bezeichneten Kerckring'schen Falten sehr gut nachweisen (Abb. 2 und 3).

VII.3.1.1. Paralytischer Ileus

Ein *Darmverschluß* auf dem Boden eines paralytischen Ileus zeigt eine deutliche Flüssigkeitszunahme im Lumen der extrem dilatierten Darmschlingen. Im Realtime-B-Bild ist auch bei längerer Beobachtung gleicher

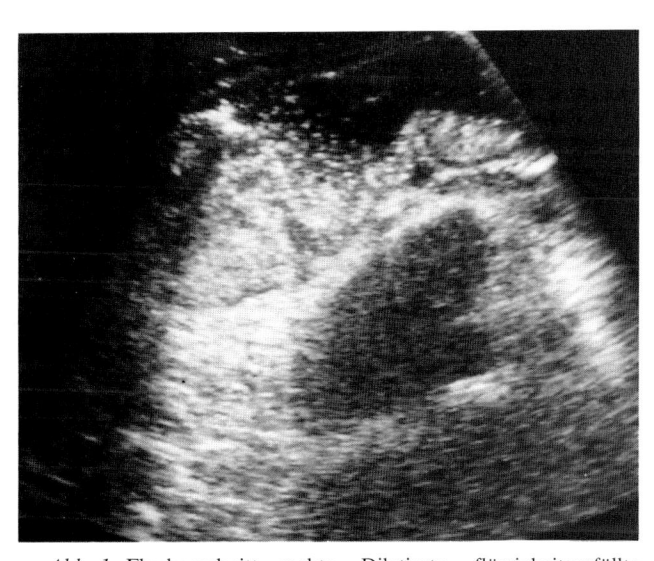

Abb. 1. Flankenschnitt rechts. Dilatierte, flüssigkeitsgefüllte Darmschlinge mit Pendelperistaltik. Der Darminhalt kommt als echoreiche Struktur zur Darstellung. Dickdarmileus bei 78jährigem Patienten mit Adenokarzinom im Colon acendens (histologisch gesichert).

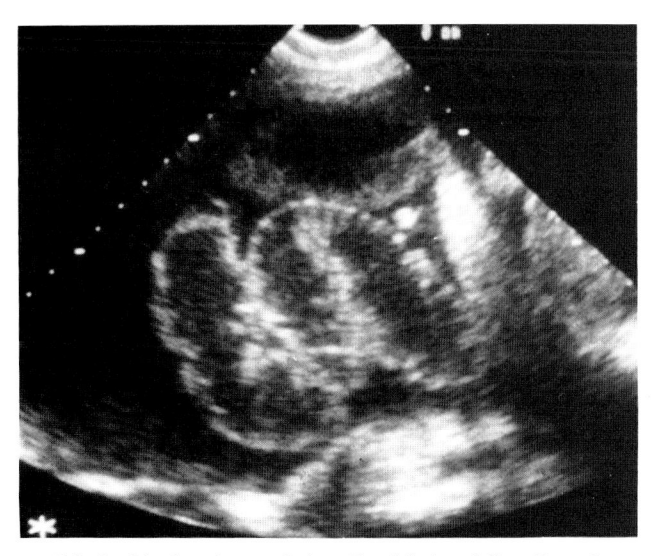

Abb. 2. Oberbauchquerschnitt. Flüssigkeitsgefüllte Dünndarmschlingen mit Kerckring'schen Falten. Die Darmschlingen bewegen sich frei im Aszites, Zustand nach Operation eines malignen Schwannoms mit Peritonealkarzinose. 56jährige Patientin.

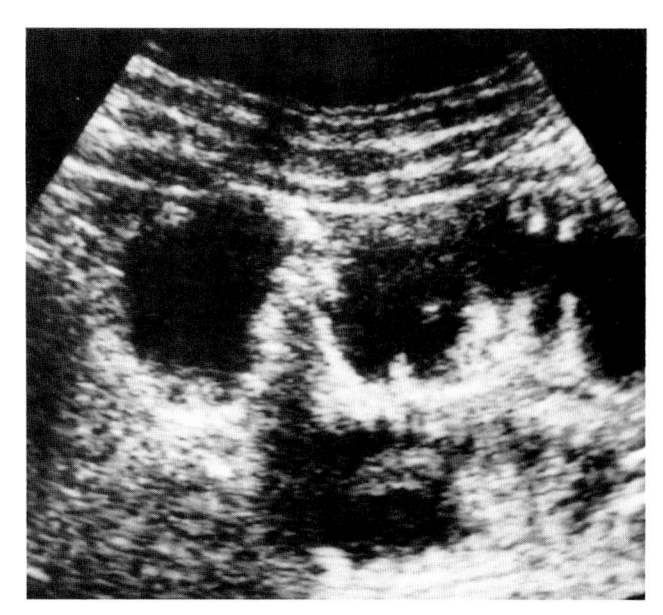

Abb. 3. Oberbauchquerschnitt. Flüssigkeitsgefüllte Dünndarmschlingen mit Kerckring'schen Falten. 40jähriger Patient.

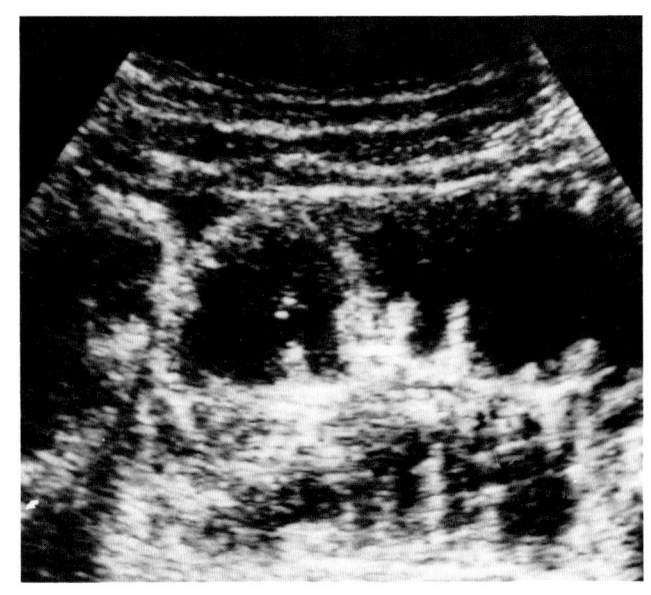

Abb. 4. Modifizierter Oberbauchquerschnitt. Flüssigkeitsgefüllte Dünndarmschlingen ohne sichtbare Peristaltik. Verdickte Darmwand. Verdacht auf paralytischen Ileus bei hämorrhagisch nekrotisierender Pankreatitis. 38jähriger Patient.

Darmabschnitte *keine Darmtätigkeit* mehr erkennbar. Bei ausgeprägten Ileuszuständen werden dilatierte Darmschlingen mit einem Durchmesser von mehr als 10 cm gefunden (Abb. 4).

VII.3.1.2. Mechanischer Ileus

Hier ist die *Pendelperistaltik* im Real-time-B-Bild unmittelbar verfolgbar, Ursache kann ein Tumor oder eine Stenose sein. Durch die ständige Bewegung entstehen in der Flüssigkeit helle Binnenechos, die sich bis zu dem Hindernis bewegen, dort anschlagen und zurücklaufen. An Hand dieses Zeichens lassen sich häufig Beginn und Ende der Stenosierung gut differenzieren.

Eine Unterscheidung von *Dünn- oder Dickdarmileus* ist bei flüssigkeitsgefülltem Darm möglich, da bei einem Dickdarmileus die Haustrierung des Kolons gut sichtbar ist, bei einem Dünndarmileus dagegen die Kerckring'schen Falten zur Darstellung kommen. Obgleich man bei Ileusverdacht auf eine Abdomenübersichtsaufnahme im Stehen nicht verzichten sollte, stellt die Ultraschalluntersuchung eine wertvolle diagnostische Ergänzung dar. Der Vorteil gegenüber der Röntgendiagnostik besteht in der Erfassung von noch röntgennegativen Frühfällen und in der Darstellung von Bewegungsabläufen im Bereich des Darms duch die Real-time-Technik. Außerdem gelingt nicht selten eine gleichzeitige Feststellung der Ileusursache, wenn es sich um einen sonographisch erfaßbaren Tumor handelt.

VII.3.2. Divertikulose, Divertikulitis

Die Divertikulose, mehr noch die Divertikulitis sind an typischen sonomorphologischen Zeichen erkennbar. Bei der Divertikulose finden sich kräftige Lufthauben in oder neben der Darmwand und manchmal eine kräftige Verbreiterung der Lamina submucosa. Es findet sich eine verbreiterte echoreiche Lamina submucosa in einem korkenzieherartig geschwungenen Sigma und von einem echoarmen Entzündungshof umgebene Divertikel-Hauben. Bei der akuten Divertikulitis findet sich nicht selten ein echofreier Randsaum bis hin zum echoarmen oder gemischten Abszeß.

VII.3.3. Appendizitis

Prospektive Studien haben in jüngster Zeit gezeigt, daß die Sonographie in der Diagnose der *akuten Appendizitis* eine Sensitivität von 80–90%, eine Spezifität von 90–98% und einen prädiktiven Wert von 75–90% erreicht. Nach Angaben in der Literatur übertrifft dabei die sonographische Diagnostik deutlich die klinische Diagnose. Typische sonographische Befunde sind eine *Wandverdickung des terminalen Ileus* bzw. eine *vergrößerte Darstellung der Appendix*, vergrößerte mesenteriale Lymphknoten, sowie geringe Mengen freier Flüssigkeit zwischen den Darmschlingen. Eine Appendixperforation kann durch einen unscharf begrenzten, größtenteils echoarmen Prozeß mit eingelagerten unregelmäßigen Binnenstrukturechos erkannt werden. Einschränkend muß aber erwähnt werden, daß auch hierbei ganz entscheidend die Erfahrung des Untersuchers eine große Rolle spielt.

VII.3.4. Mesenteriale Gefäßverschlüsse

Bei einer Mesenterialvenenthrombose oder einer akuten Mesenterialarterienembolie entsteht gelegentlich aufgrund der ödematösen Schwellung der betroffenen Darmabschnitte ein auffälliges sonographisches Bild im Sinne einer *pathologischen Kokarde* (Abb. 5).

Durch die abdominelle *Duplexsonographie* kann in diesen Fällen heute die Diagnose wesentlich früher erhärtet werden, wenn der Ort der Gefäßverschlüsse in der Spektrumanalyse bzw. im fehlenden Spektrum dargestellt werden kann. Relativ gut gelingt dies bei einem akuten Verschluß der Arteria mesenterica superior, da sie sonographisch gut darstellbar ist.

VII.3.5. Perforation eines Hohlorgans: freie Luft

Insbesondere bei Schwerkranken oder Patienten im Schock, bei denen eine Abdomenübersichtsaufnahme im Stehen oder Linksseitenlage nicht mehr angefertigt werden kann, empfiehlt sich als erstes bildgebendes Verfahren die sonographische Untersuchung des Abdomens.

Freie Luft stellt sich als helles bogenförmiges Echo mit vollkommener Schallreflexion und einem dorsalen Schallschatten dar. Bei liegendem Patienten wird man insbesondere die unmittelbar unter der Bauchdecke schallkopfnahe gelegenen Areale des Abdomens nach freier Luft untersuchen. Im Gegensatz zur Röntgendiagnostik läßt sich hierbei auch die Palpation unter Ultraschallkontrolle durchführen, bei der versucht wird, die Lage der Luft zu ändern. Dadurch ergeben sich Hinweise, ob es sich wirklich um freie Luft oder nur um eine luftgefüllte Darmschlinge handelt. Am besten wird der Patient bei dieser Fragestellung auf die *linke Seite* gelagert, damit störende Darmschlingen die Suche nach den hellen Luftechos nicht beeinträchtigen können. Die freie Luft wird dann zwischen der lateralen Bauchwand und der Leber erkennbar (Abb. 6 und 7).

Tab. 2. Schematische Übersicht über die Vorgehensweise bei stumpfem Bauchtrauma

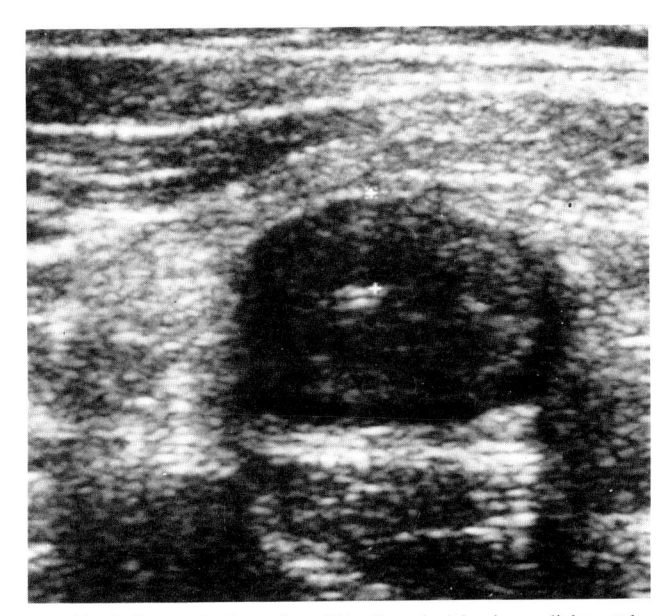

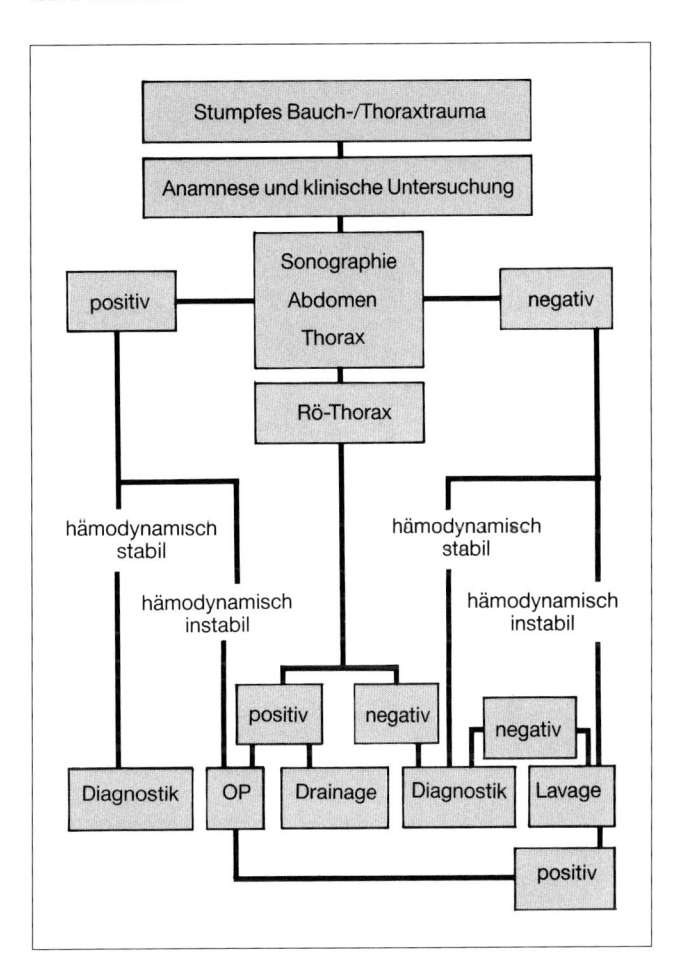

Abb. 5. Längsschnitt rechter Mittelbauch. Massiv verdickte, ödematös geschwollene Darmwand des Colon ascendens bei akutem mesenterialem Gefäßverschluß (operativ bestätigt); 62jähriger Patient.

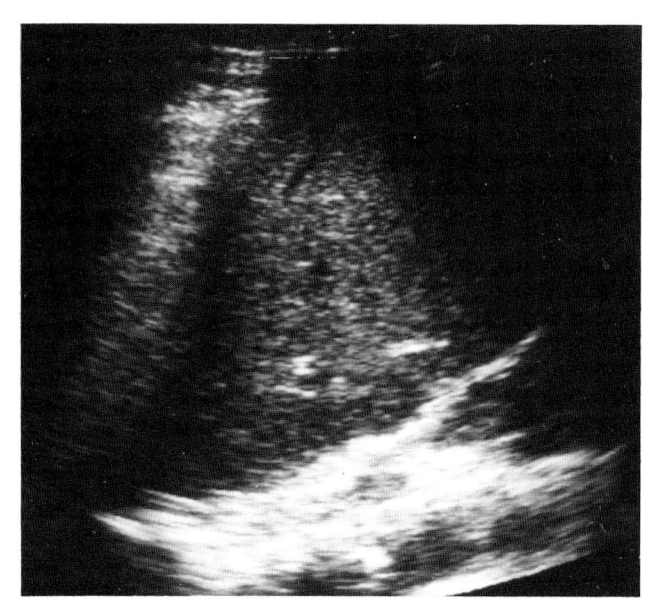

Abb. 6. Flankenschnitt rechts in Linksseitenlage des Patienten. Im rechten Sinus phrenicocostalis helle Wiederholungsechos; dringender Verdacht auf freie Luft bei akutem Abdomen. 45jähriger Patient mit AIDS.

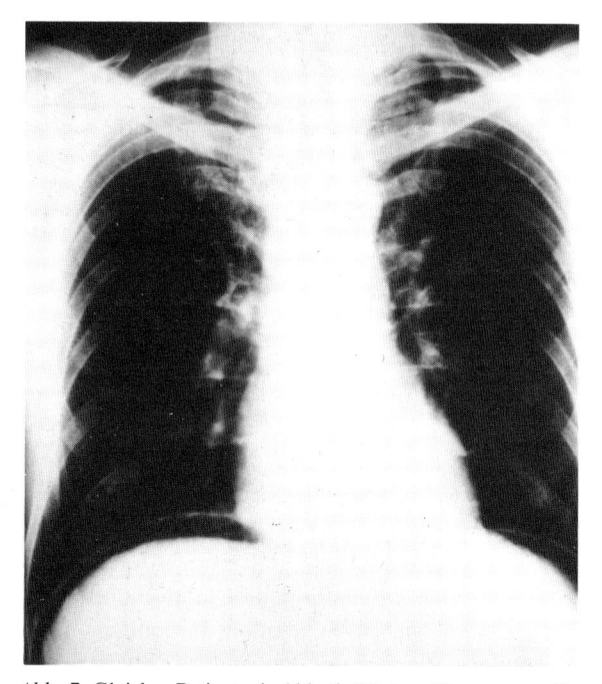

Abb. 7. Gleicher Patient wie Abb. 6. Röntgen-Thorax p.a.: Unterhalb des rechten wie linken Zwerchfells Luftsicheln. Bestätigung freier abdomineller Luft.

VII.3.6. Stumpfes Bauchtrauma: Ruptur eines Organs, intraperitoneale und retroperitoneale Blutung

Tabelle 2 gibt einen Überblick über die Vorgehensweise bei stumpfem Bauchtrauma; nach Anamnese und klinischem Befund folgt als erstes bildgebendes Verfahren die Sonographie.

VII.3.6.1. Intraperitoneale Blutungen

Intraperitoneale Blutungen entstehen meist bei einem stumpfen Bauchtrauma und weisen auf eine Ruptur von Leber oder Milz oder einen Mesenterialabriß hin. Da diese Patienten akut lebensgefährdet sind, spielt der Zeitfaktor eine erhebliche Rolle. Die noch im Notfallraum durchgeführte sonographische Untersuchung ergibt rasch die Diagnose von *freier Flüssigkeit* im Abdomen, so daß die Operationindikation bereits ge-

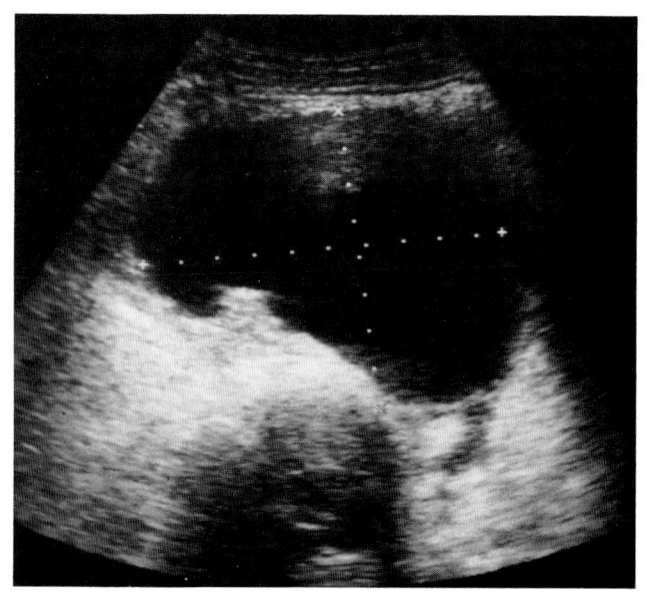

Abb. 8. Flankenschnitt rechts. Ausgedehntes retroperitoneales Hämatom bei Zustand nach Kathetermanipulation und lokaler Lyse einer Stenose der rechten Arteria femoralis superficialis. 72jähriger Patient.

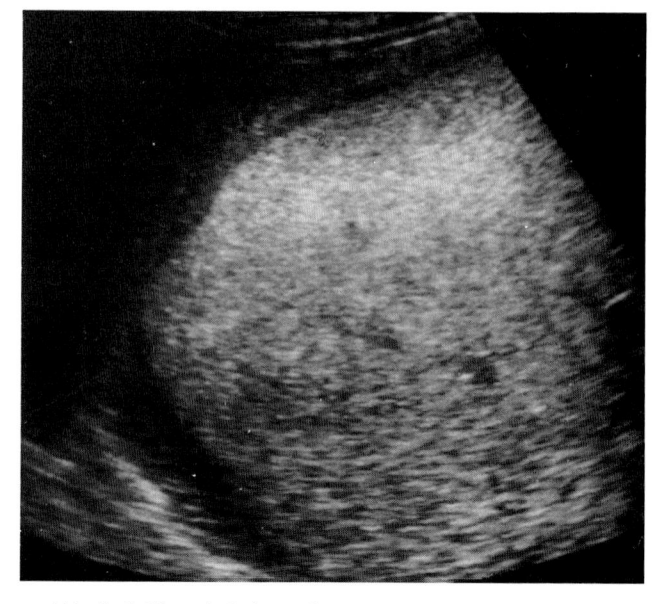

Abb. 9. Subkostalschnitt rechts. Zustand nach Leberblindpunktion vor 4 Stunden. Jetzt echofreier Randsaum, die Leber umgehend. Dringender Verdacht auf akute abdominelle Blutung infolge einer Gefäßverletzung nach Punktion. 32jähriger Patient.

stellt ist. Damit wird dem Patienten die invasive und zeitaufwendige Peritoneallavage erspart.

Das sonographische Bild von *Blut in der Bauchhöhle* ist allerdings nicht spezifisch. Frisches Blut kann nicht von sonstigen Flüssigkeitsansammlungen, wie Aszites oder frische Flüssigkeit in einer Abszeßhöhle unterschieden werden. Wegen der unterschiedlichen Anamnese, die zu den genannten Veränderungen führt, spielt dieses Problem jedoch praktisch keine wesentliche Rolle. Eine weitere Hilfe bietet die ultraschallgezielte Punktion oder Drainagekathetereinlage mit Analyse der Flüssigkeit auf Amylase, Bilirubin, Harnstoff und Pflanzenfasern, damit eine evtl. Dünn- und Dickdarmverletzung rechtzeitig erkannt werden (Abb. 8, 9, 10).

VII.3.6.2. Intraparenchymatöse, subkapsuläre Blutungen

Auch intraparenchymatöse oder subkapsuläre Blutungen im Rahmen einer *Leber- oder Milzruptur* kön-

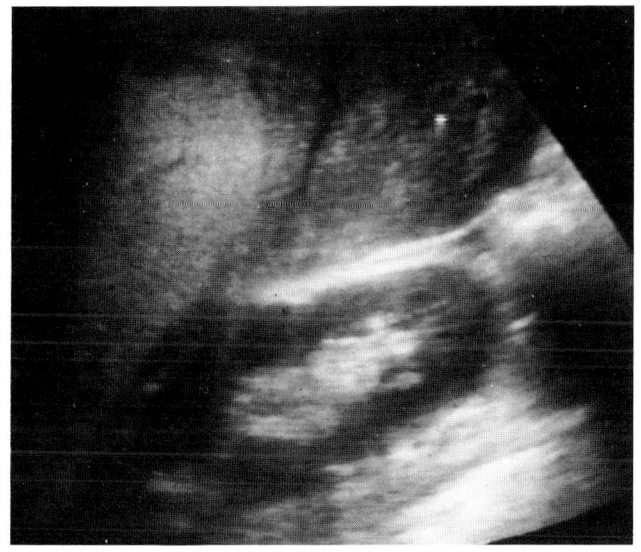

Abb. 10. Gleicher Patient wie Abb. 9. Flankenschnitt rechts. Unterhalb des rechten Leberlappens kommt eine große echoarme bis echofreie Struktur zur Darstellung, Ausdruck einer ausgeprägten intraabdominellen Blutung bei Zustand nach Leberblindpunktion (operativ bestätigt).

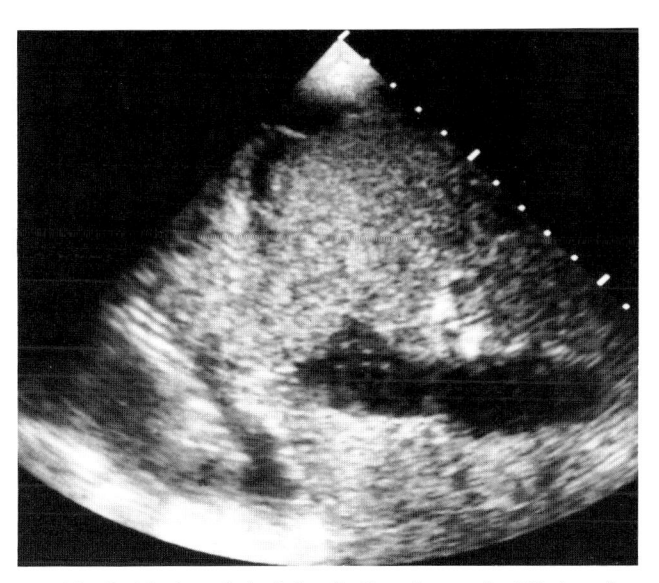

Abb. 12. Flankenschnitt links, die Organkontur der Milz ist aufgehoben; ventral der Milz wie im Bereich des Milzhilus echofreie Strukturen. Bei Zustand nach stumpfem Bauchtrauma dringender Verdacht auf einzeitige akute Milzruptur. 18jähriger Patient.

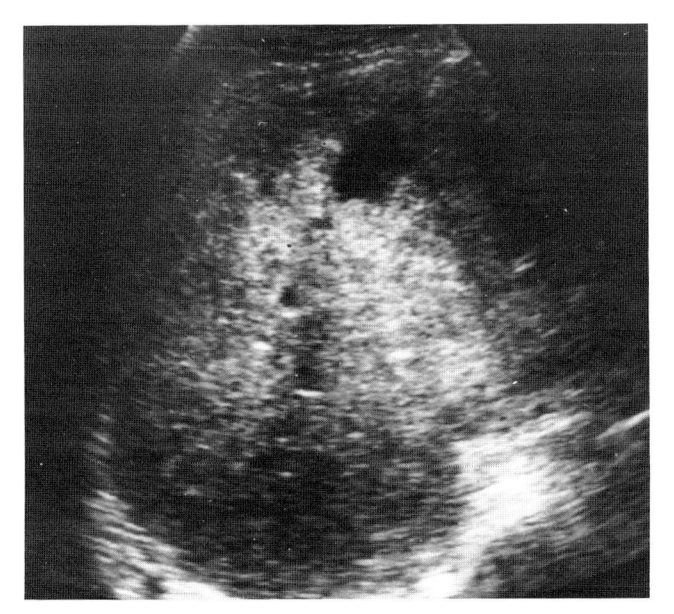

Abb. 11. Längsschnitt rechter Oberbauch. Im Zentrum des rechten Leberlappens erkennt man eine scharf begrenzte, echofreie Struktur. Dringender Verdacht auf Lebereinriß nach stumpfem Bauchtrauma. 22jähriger Patient.

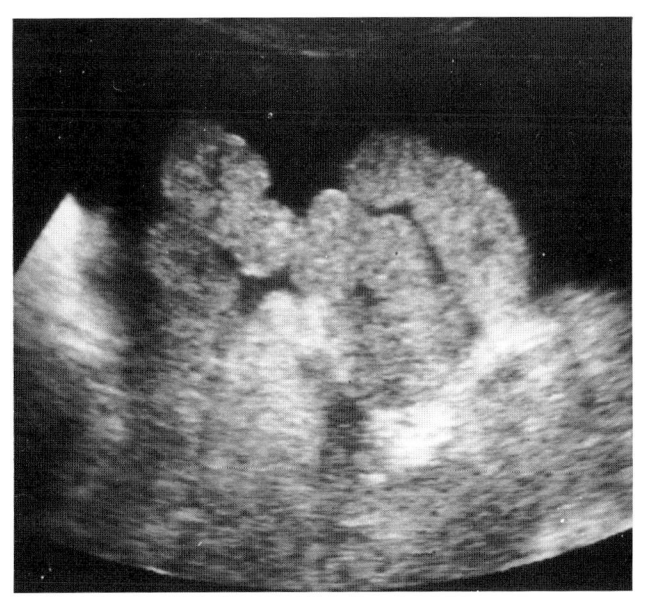

Abb. 13. Flankenschnitt links, freie Flüssigkeit im Abdomen. Sich im Aszites bewegende Dünndarmschlingen. 70jähriger Patient mit dekompensierter Leberzirrhose.

nen sonographisch nachgewiesen werden (Abb. 11, 12, 13). Da derartige Organläsionen zu einem protrahierten Verlauf neigen, wird die beliebig häufige Wiederholbarkeit der Ultraschalluntersuchung zum entscheidenden Vorteil. Man kann das Risiko einer abwartenden Haltung eher in Kauf nehmen und die möglicherweise spontane Rückbildung eines vorhandenen kleinen Hämatoms beobachten. Umgekehrt wird eine rasche Ausdehnung echofreier intraparenchymatöser oder subkapsulärer Areale in Milz oder Leber die rechtzeitige Indikation zur Operation ergeben.

VII.3.6.3. Retroperitoneales Hämatom

Bei retroperitonealen Hämatomen und Blutungen, wie sie zum Beispiel bei Nierenkontusion oder -ruptur entstehen können oder auch bei angiographischen Komplikationen, ist die sonographische Untersuchung die Methode der ersten Wahl. Bei Nierenrupturen ist meist eine Bestätigung der Diagnose durch die Angiographie erforderlich, da auf diese Weise zugleich wichtige Aussagen über eine mögliche Teilerhaltung des Organs getroffen werden könnnen.

VII.3.7. Freie Flüssigkeit im Abdomen

Das sonographische Merkmal freier Flüssigkeit im Abdomen sind echofrei Strukturen, die eine dorsale Schallverstärkung zeigen und in ihrer Konfiguration entsprechend der Lage des Patienten ein variables Bild aufweisen.

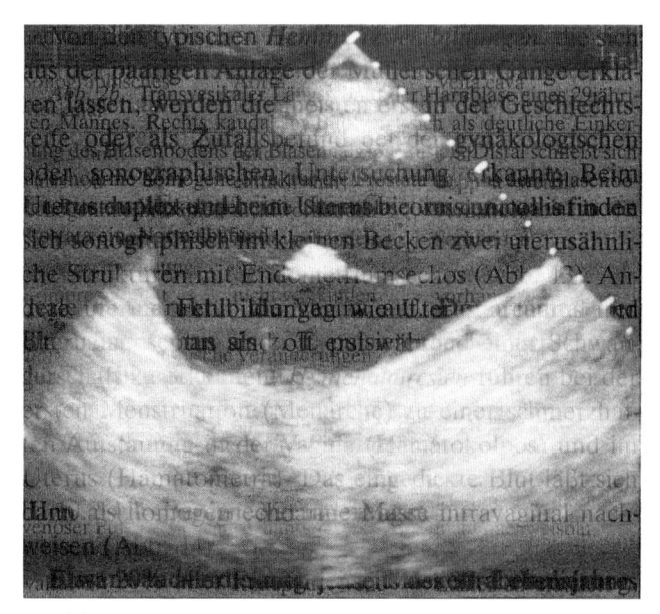

Abb. 14. Flankenschnitt rechts. Scharf begrenzte, echofreie Struktur im rechten Mittelbauch mit echoreichen Septierungen. Gekammerter Aszites bei Ovarialtuberkulose. 22jährige Patientin.

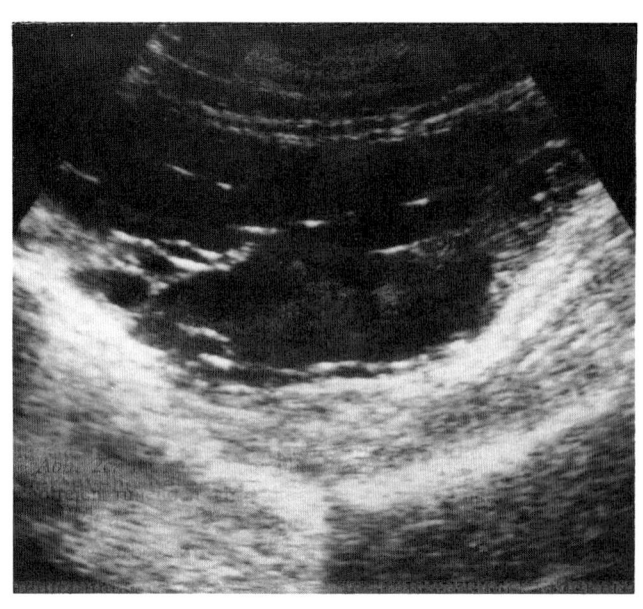

Abb. 15. Längsschnitt linker Mittelbauch. Zustand nach totaler Kolektomie bei CMV-Kolitis. Jetzt postoperativ regionäre Ansammlung freier Flüssigkeit. 45jähriger Patient mit AIDS.

Auf der Suche nach *kleineren* Mengen freier Flüssigkeit sind insbesondere
– der Raum zwischen dem rechten dorsalen Leberlappen und dem lateralen Parenchymsaum der rechten Niere (Morrison'sche Tasche),
– der Douglas'sche Raum und die Excavatio rectovesicalis,
– das Gallenblasenlager und
– der Raum zwischen lateraler Bauchwand und Darm in beiden Flanken sorgfältig zu untersuchen (Abb. 13)

Eine sichere sonographische Unterscheidung zwischen Aszites und einer Blutung ist nicht möglich, hier ist das klinische Bild und die Anamnese wertvoller. Auch gibt es keine sonographisch zuverlässigen Kriterien zur Unterscheidung eines Transsudates von einem Exsudat.

Einen gewissen Hinweis für Aszites im Rahmen einer malignen Erkrankung gibt die Einschränkung der Motilität von Darmschlingen, die bei einer Peritonealkarzinose miteinander verkleben können. Bei hämorrhagischem oder sehr fibrinreichen Aszites beobachtet man in der echofreien Flüssigkeit vereinzelt bewegliche Binnenstrukturechos. In den meisten Fällen wird man aber nur durch eine ultraschallgezielte Punktion eine differentialdiagnostische Klärung herbeiführen können (Abb. 14, 15).

VII.3.8. Abszesse

VII.3.8.1. Subphrenischer Abszeß

Die Prognose intraabdomineller Abszesse und Empyeme, insbesondere subphrenischer Abszesse ist ernst

Sonographische Notfalldiagnostik

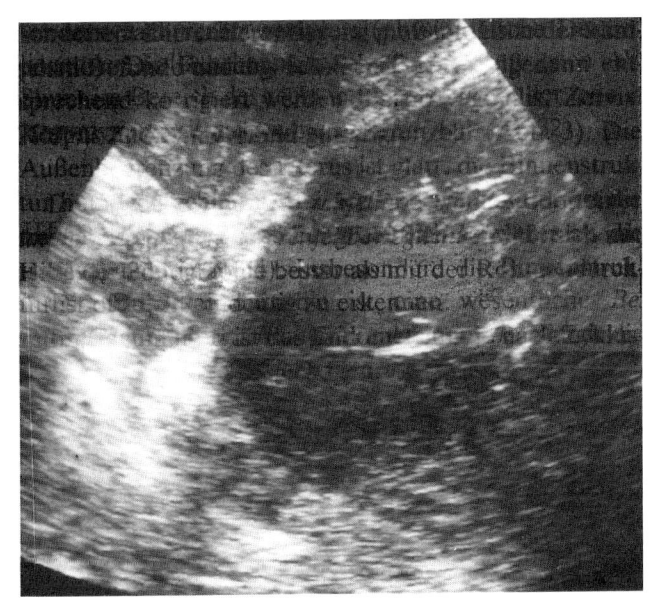

Abb. 16. Subkostalschnitt rechts: Zwischen Leber und rechtsseitigem Zwerchfell zwei solide echoarme ovaläre Strukturen, Verdacht auf subphrenischen Abszeß bei Zustand nach Laparotomie; hochfieberhafter 48jähriger Patient.

und mit hoher Letalität (20–50%) belastet. Nach abdominellen Eingriffen muß bei unklaren Schmerzen, Fieber und Leukozytose stets an die Entwicklung eines subphrenischen Abszesses gedacht werden. *Rechtsseitige suphrenische Abszesse* bilden sich beim liegenden Patienten als sichelförmige, echoarme bis echofreie Zone zwischen Leber und Zwerchfell ab. In diesem Fall kann lediglich durch die ultraschallgezielte Feinnadelpunktion sicher zwischen einer freien Blutung, einen Abszeß oder einer anderweitigen Flüssigkeitsansammlung wie zum Beispiel einem Serom unterschieden werden (Abb. 16).

Linksseitige subphrenische Abszesse kommen im linksseitigen Flankenschnitt zwischen oberem Milzrand und linkem Zwerchfell zur Darstellung. Bei Zustand nach Splenektomie findet man in der Milzloge nicht selten Dünndarmschlingen, welche sich durch die umgebende Abszeßflüssigkeit gut abzeichnen. Das sonographische Bild intraabdomineller Abszesse kann sehr vielgestaltig sein. Meistens sind sie nicht scharf begrenzt und zeigen mehr oder weniger ausgeprägte Binnenstrukturechos.

An einer angedeuteten dorsalen Schallverstärkung ist jedoch der liquide Charakter erkennbar. Im Gegensatz zum Aszites, welcher sich mantelförmig um Organe legt, neigen die oft elliptisch konfigurierten Abszesse dazu, Nachbarorgane zu verdrängen. Im Abszeß gelegene Detritusmassen können lageabhängige Schichtungsphänomene aufweisen.

VII.3.8.2. Subhepatischer Abszeß

Nach Cholezystektomie und Operationen im Bereich des Ductus choledochus können subhepatische Abszesse auftreten, die dorsal vom rechten Leberlappen und ventral vom lateralen Rand der Niere begrenzt werden (Abb. 17).

VII.3.8.3. Intrahepatischer Abszeß

Häufigste Ursache intrahepatischer Abszesse sind aufsteigende Infektionen bei Cholangitiden durch ein Steinleiden oder Gallengangskarzinome, hämatogene Verschleppung aus dem Pfortadergebiet, Absiedlung bei einer allgemeinen Sepsis, Infektionen bei Lebertraumen. E. coli, Staphylokokken, Erreger der Proteusgruppe und in letzter Zeit auch Anaerobier sind die am häufigsten nachgewiesenen Keime. Als weitere Ursache kommen Amöben und die Aktinomykose in Frage. Der rechte Leberlappen wird am häufigsten befallen, da der größte Teil des portalvenösen Blutes in den rechten Lappen strömt.

Infolge des erhöhten osmotischen Innendruckes tendieren Leberabszesse zur Kugelform und es kann zu einer *Vorwölbung der Leberoberfläche* kommen. Sonographisch stellen intrahepatische Abszesse mehrheitlich liquide bis semiliquide Läsionen dar, entsprechend häufig mit einer dorsalen Schallverstärkung (Abb. 18).

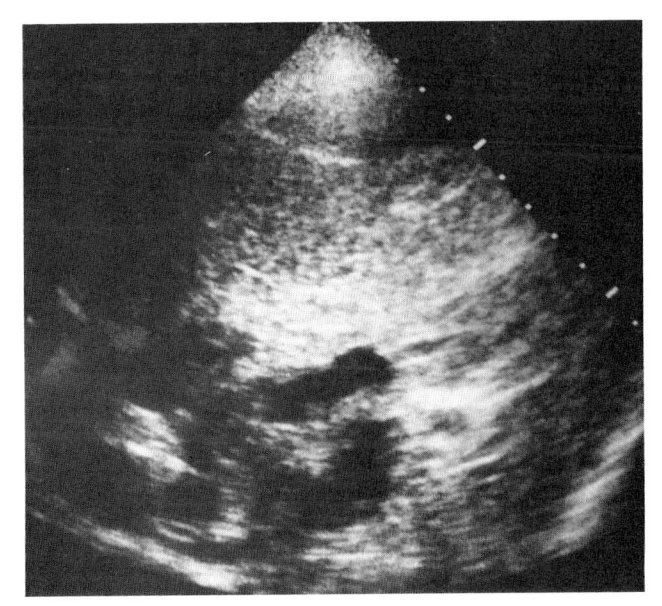

Abb. 17. Flankenschnitt rechts. Zustand nach Hemihepatektomie wegen Metastasen im rechten Leberlappen bei Adenokarzinom des Kolons. Unterhalb der Resektionsstelle inhomogene, echoarme bis echofreie Strukturen. Verdacht auf subhepatischen Abszeß bei Zustand nach Operation. 45jährige Patientin.

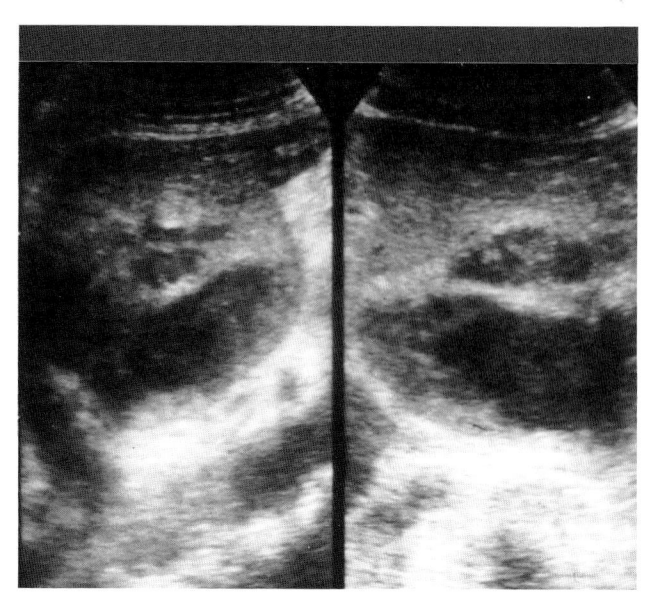

Abb. 18. Längsschnitt und Querschnitt rechter Oberbauch; kugelförmige, solide, echoarme Struktur mit zentral echofreiem Areal. Intrahepatischer Abszeß, semiliquide, nach ultraschallgezielter Punktion: E.coli-Abszeß. 52jähriger Patient.

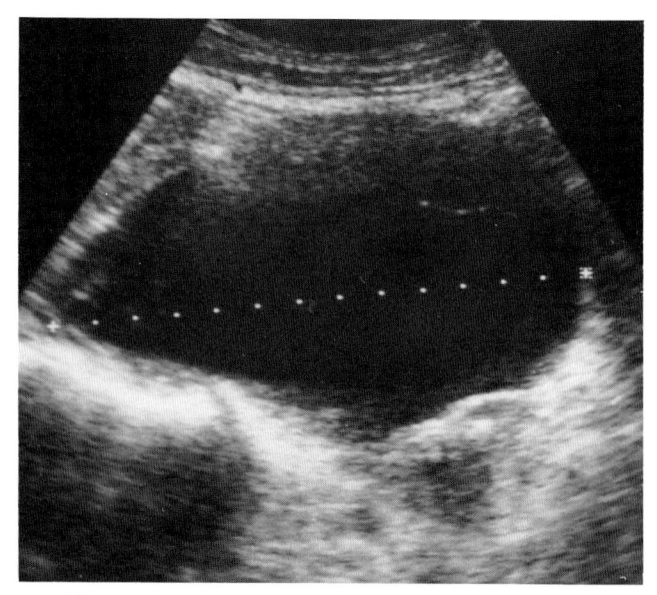

Abb. 19. Modifizierter Oberbauchquerschnitt (Pankreasschnitt). Im Bereich des Pankreaskorpus ovaläre, zystische Struktur; Pankreaspseudozyste bei chronisch-rezidivierender Pankreatitis. 40jähriger Patient.

VII.3.8.4. Nierenabszesse

Abszesse im Bereich der Niere werden unter die sogenannten *atypischen Zysten* subsumiert. Im Gegensatz zu einfachen, unkomplizierten Nierenzysten sind die Wände solcher Abszesse oft unscharf und unregelmäßig begrenzt, in die liquiden Areale ragen bizarr geformte Binnenstrukturechos; gelegentlich wird auch frei flottierendes Detritusmaterial beobachtet. Die dorsale Schallverstärkung ist meist weniger stark ausgeprägt als bei einer Nierenzyste. In einzelnen Fällen gelingt es nicht, sonographisch zwischen einem Nierenabszeß und einem soliden Nierentumor zu differenzieren. Allerdings sind Anamnese und klinischer Befund bei beiden Erkrankungen sehr unterschiedlich. Ein entsprechender sonographischer Befund im Bereich der Niere kann nur durch die ultraschallgezielte Feinnadelpunktion oder operativ bezüglich seiner Dignität geklärt werden.

VII.3.9. Akute Pankreatitis

Die akute Pankreatitis ist in erster Linie eine klinische Diagnose, die aufgrund von Anamnese, Schmerzcharakter, klinischen und labortechnischen Befunden gestellt wird. Die sonographischen Veränderungen sind bei der akuten Pankreatis meist unspezifisch, bei leichtem Speichelödem wird häufig sogar ein Normalbefund erhoben. Eine Ausschlußdiagnostik ist sonographisch keinesfalls möglich. Eine Ausnahme bildet die schwere *hämorrhagisch-nekrotisierende Verlaufsform*, bei der das Organ eine komplexe Binnenstruktur mit echoarmen Anteilen aufweist und von der Umgebung nicht scharf abgegrenzt ist. In der Diagnostik der Pankreatitis ist die Computertomographie dem Ultraschall überlegen, da das Pankreas sich in 10–15% bei der Akutdiagnostik der sonographisch ausreichenden Darstellung entzieht. Die CT-Diagnostik ist durch Gasüberlagerung weniger beeinträchtigt.

Entwickelt sich als Komplikation der Pankreatitis eine *Pseudozyste*, so gelingt die sonographische Diagnose fast immer (Abb. 19).

VII.3.10. Gallensteinkolik – akute Cholezystitis

Im Vordergrund der Diagnostik des akuten rechtsseitigen Oberbauches steht die Abklärung einer *akuten Cholezystitis*. Die Mehrzahl der sonographisch Gallensteinträger ist beschwerdefrei und bedarf keiner Therapie. Komplikationen wie Cholezystitis, Choledocholithiasis, Hydrops oder Empyem sind sonographisch rasch – auch notfallsmäßig – nachzuweisen. Die entsprechenden sonomorphologischen Kriterien sind in Tabelle 1 zusammengefaßt. Der *Hydrops* zeichnet sich neben dem Steinnachweis durch eine Mindestlänge der Gallenblase von 11 cm aus. Bei der *akuten Cholezystitis* findet sich Wandverdickung mit perifokalen Ödem und eventueller Ausbildung eines Abszesses im angrenzenden Lebergewebe bei gedeckter Perforation. Bei der *Empyembildung* kommt es zu einer schleierartigen Echoausbildung in der Gallenblase und bei Eintritt einer Peritonitis zu einem Flüssigkeitssaum um die Gallenblase im hepatorenalen Winkel. Ganz entscheidend ist der lokale Schmerz bei der Palpation der Gallenblase unter dem Schallkopf. Eine *Choledocholithiasis* ist nur bei Erweiterung der intra- und extrahepatischen Gallenwege sonographisch nachweisbar. Im Rahmen der Intensivtherapie ist die Sludge-Gallenblase abzugrenzen. Hier kommt es durch Stase zur Sedimentation in der Gallenblase mit Nachweis einer echodichten, bandförmigen Zone über der dorsalen Gallenblasenwand ohne Nachweis eines Schallschattens (sog. akalkulöse Cholezystitis).

VII.3.11. Retroperitoneum, Bauchaortenaneurysma

Die klinische Symptomatik des *Aortenaneurysmas* ist häufig uncharakteristisch. Einige Patienten klagen über abdominelle bandförmige Schmerzen oder heftige Rückenschmerzen. Gelegentlich wird auch ein tastbarer pulsierender Tumor beobachtet oder das Aneurysma manifestiert sich durch eine priphere Embolie. Häufig sind die Patienten jedoch völlig beschwerdefrei und das Aneurysma wird zufällig entdeckt. Bei *dissezierenden Aneurysmen* kommt es zu einer Verlagerung der dann frei flottierenden Intima in das Aortenlumen. In diesen Fällen ist mit der abdominellen Duplexsonographie aufgrund der Flußmessungen im wahren und falschen Lumen häufig eine eindeutige Diagnose möglich.

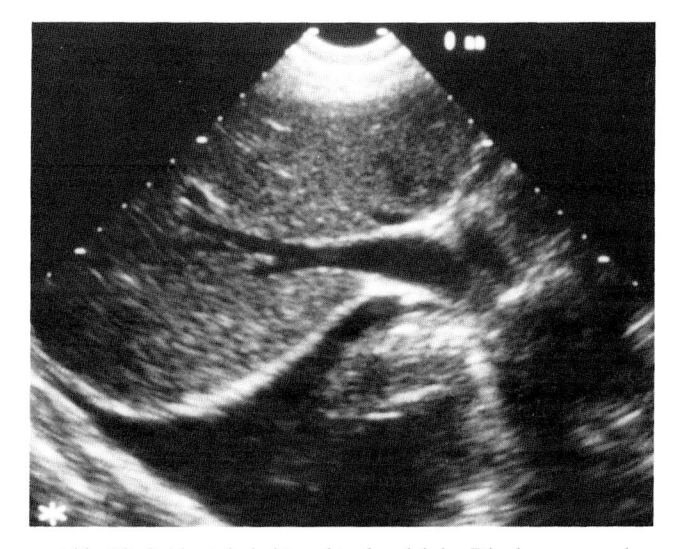

Abb. 20. Subkostalschnitt rechts, kaudal des Diaphragmas, echofreie Struktur; großer Pleuraerguß rechts. 72jähriger Patient mit dekompensierter Herzinsuffizienz.

VII.3.12. Vena-cava-Thrombose

Bei Thrombosen der Vena cava stellt sich der Thrombus echogen dar, wobei frische Thrombosen echoarm, ältere Thromben eher echoreich aussehen. Ätiologisch kommen in erster Linie appositionelles Thrombenwachstum bei tiefer Beckenvenenthrombose, essentielle Thrombozythämie, Hyperkoagulabilität oder Einwachsen von Tumorzapfen bei Nieren- oder Nebennierenkarzinomen in Frage.

VII.3.13. Akute Rechtsherzinsuffizienz, Einflußstauung infolge Perikarderguß, Pleuraerguß

Im Rahmen der akuten Rechtsherzinsuffizienz kann es zu akuten rechtsseitigen Oberbauchschmerzen durch Dehnungsreiz der Leberkapsel im Rahmen der Einflußstauung kommen. Sonographisch findet sich eine *Verbreiterung der Lebervenen* mit verminderter Echodichte der Leber sowie ein abgerundeter Leberrand. Bei Rechtsherzinsuffizienz oder Einflußstauung infolge eines Perikardergusses wird die *Vena cava weit und starr* und läßt sich nicht mehr komprimieren. Ein häufig begleitender *Pleuraerguß* läßt sich sonographisch eindeutig nachweisen (Abb. 20). Ein neu aufgetretener Pleuraerguß bedarf der weiteren Abklärung; häufig kann er auch Ausdruck seines tumorösen Geschehens sein (Abb. 21).

VII.3.14. Nierenkoliken

Bei typischen Nierenkoliken wird man in jedem Fall eine sonographische Untersuchung durchführen, nicht nur um eventuell vorhandene Konkremente zu entdekken, sondern vor allem um einen *Harnstau* auszuschließen. Der Ultraschall bietet eine hervorragende Möglichkeit, das Vorhandensein einer Harnabflußbehinderung zu diagnostizieren.

VII.3.15. Überlaufharnblase

Eine *Überlaufharnblase* gibt gelegentlich Anlaß zu differentialdiagnostischen Schwierigkeiten beim akuten Abdomen, sonographisch wird in diesem Fall eine prall gefüllte Harnblase nachgewiesen. *Blasensteine* stellen sich als echoreiche Strukturen dar und können manchmal zu einem Abflußhindernis werden und dadurch zu starken Schmerzen im Unterbauch führen. Bei einer Mikro- oder Makrohämaturie ist zwingend eine Ultraschalluntersuchung erforderlich zum Ausschluß von Blasentumoren (Abb. 22).

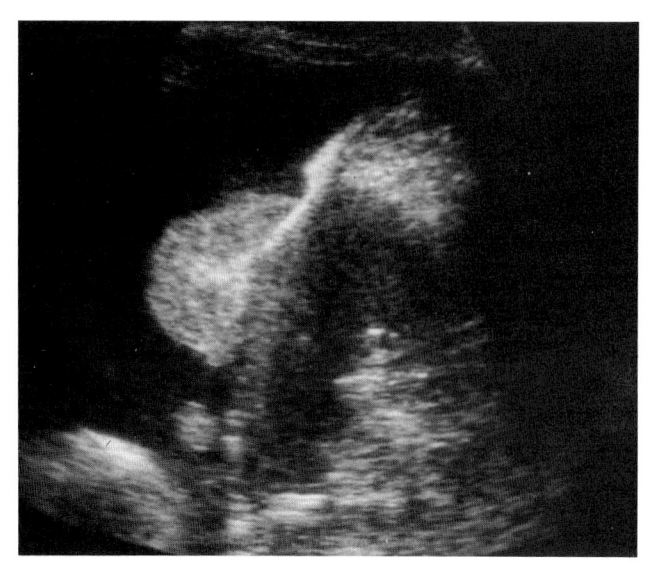

Abb. 21. Flankenschnitt links. Pleuraerguß mit zwei wandständigen Pleurametastasen. 56jähriger Patient mit metastasierendem Sarkom.

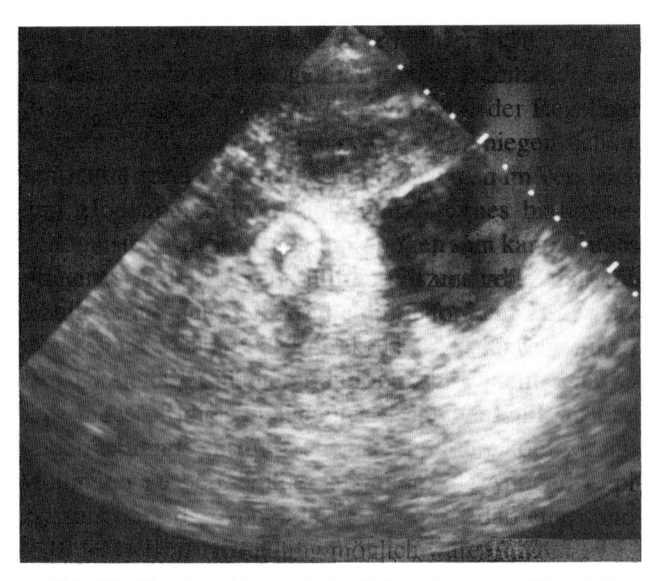

Abb. 23. Unterbauchlängsschnitt. Neben der nur mäßig gefüllten Harnblase scharf begrenzte, echoreiche abgekapselte Struktur mit echofreiem Cavum außerhalb des Corpus uteri. Umgebende freie Flüssigkeit. Dringender Verdacht auf Extrauteringravidität. 22jährige Patientin in der 12. SSW.

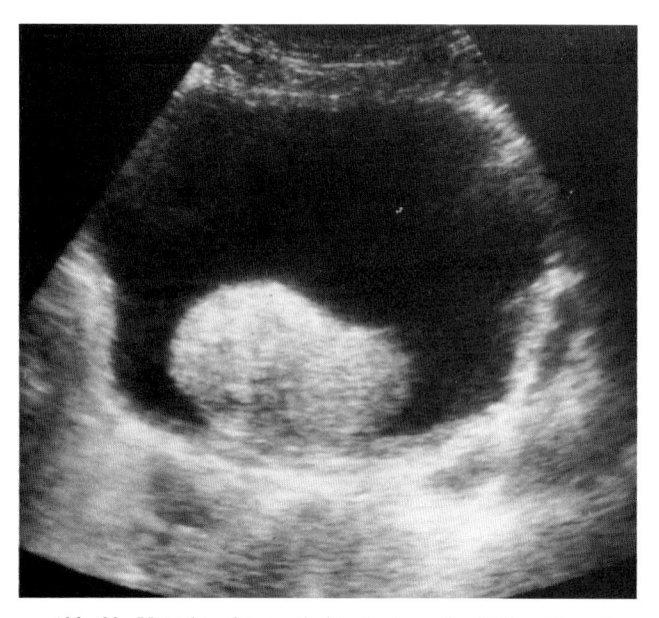

Abb. 22. Unterbauchquerschnitt. In der gut gefüllten Harnblase nußgroße, echoreiche solide Struktur am Blasenboden. Dringender Verdacht auf Blasentumor. 82jähriger Patient.

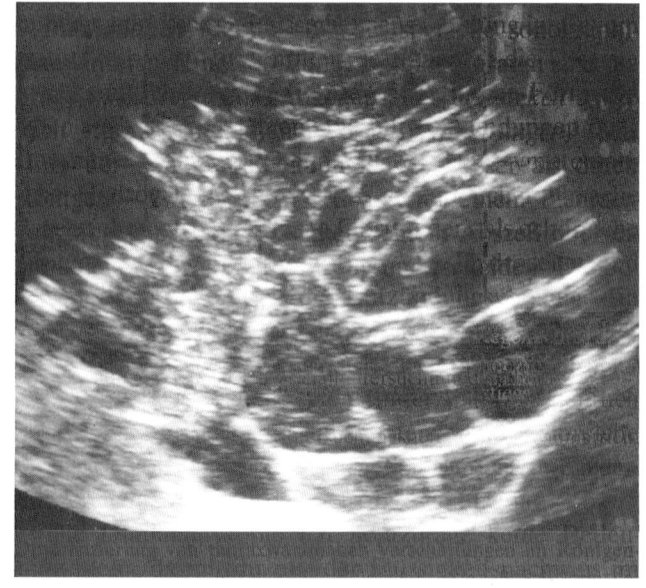

Abb. 24. Längsschnitt Unterbauch. Solide, z. T. zystische Areale mit inhomogener Binnenstruktur. Dringender Verdacht auf ein Ovarialkarzinom. 46jährige Patientin (operativ bestätigt).

VII.3.16. Gynäkologischer Notfall

Die notfallmäßige Ultraschalluntersuchung in der Gynäkologie findet ihre Anwendung am häufigsten im Ausschluß einer *Extrauteringravidität* (Abb. 22). Aus der direkt zu erhaltenen Information kann sofort die nötige therapeutische Konsequenz gezogen werden. Bei Ovarialzysten größer 6 cm besteht die Gefahr einer Torquierung oder Ruptur, beides ist sonographisch gut darstellbar. Ovarialtumoren sind durch die Sonographie gut erfaßbar, allerdings sollte im Zweifelsfall immer ein in der Sonographie erfahrener Gynäkologe mit hinzugezogen werden (Abb. 24, 25).

VII.4. Wertung der Sonographie in der Notfalldiagnostik

Im Vergleich zu anderen bildgebenden Verfahren ist die Sonographie in der Notfalldiagnostik des akuten Abdomens die Methode der ersten Wahl. Die Sonographie ist schnell verfügbar, nicht invasiv, beliebig oft wiederholbar und kostensparend. Selbst bei unklaren Befunden wird durch die Sonographie keine Zeit verloren, sodaß dann im Anschluß weitere bildgebende Verfahren zum Einsatz kommen können. In der Mehrzahl der Fälle bringt die ultraschallgezielte Punktion wegweisende Befunde. Wichtig bleibt die kritische Selbsteinschätzung des Untersuchers, um Fehldiagnosen zu vermeiden.

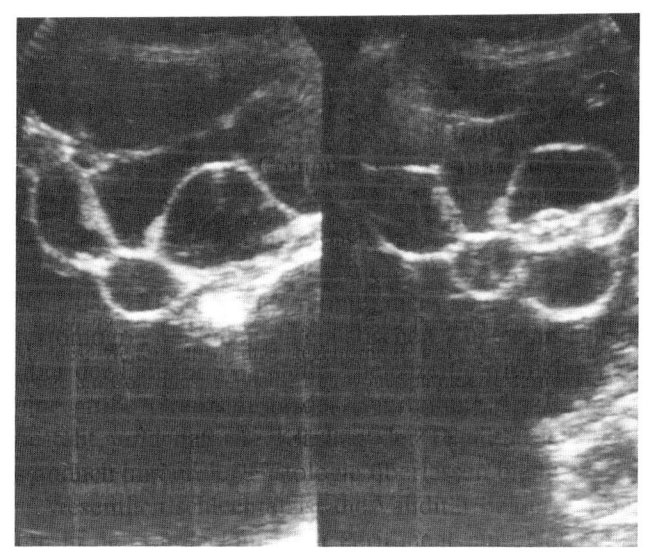

Abb. 25. Längs- bzw. Querschnitt im Unterbauch: Zystische, gekammerte, traubenförmige Strukturen mit ausgeprägter freier Flüssigkeit. Verdacht auf Ovarialkystom. 74jährige Patientin (operativ bestätigt).

Literatur

1 Peiper HJ, Schmid A, Steffens H, Tiling T: Ultraschalldiagnostik beim akuten Abdomen und stumpfen Bauchtrauma. Der Chirurg 1987;58:189–198.
2 Meckler U, Herzog P: Sonographischer Darmwandaufbau – Bedeutung für die Diagnose entzündlicher Darmerkrankungen. Ultraschall 1989;10:152–157.
3 Schwerk WB, Wichtrup B, Rothmund M, Rüschoff J: Ultrasonography in the Diagnosis of Acute Appendicits: A Prospective Study. Gastroenterology 1989;97:630–639.
4 Verbanck J, Lambrecht S, Rutgeerts L, Ghillebert G, Buyse T, Naesens M, Tytgat H: Can Sonography Diagnose Acute Colonic Diverticulitis in Patients with Acute Intestinal Inflammation? A Prospective Study. J Clin Ultrasound 1989;17:661–666.
5 Zoller WG: Sonographische Notfalldiagnostik. Bildgebung/Imaging 1989; 56, Suppl 2: 67–72.

VIII. Ultraschalldiagnostik und Dokumentation in der kassenärztlichen Praxis

VIII. Ultraschalldiagnostik und Dokumentation in der kassenärztlichen Praxis

O. Schlosser

VIII.1. Zusammenfassung: Entstehung der Richtlinien der Kassenärztlichen Vereinigung

Ultraschalluntersuchungen durch Kassenärzte konnten erst nach ausreichender klinischer Erprobung durchgeführt werden. Dabei war zu berücksichtigen, daß zu diesem Zeitpunkt nur diejenigen Kassenärzte mit diesen neuen bahnbrechenden Methoden tätig werden konnten, die im Rahmen der gebietsbezogenen Fachkundevermittlung während ihrer Weiterbildungszeit mit Ultraschalluntersuchungen vertraut wurden. Das war aber nur eine geringe Zahl von Kassenärzten. Die große Mehrheit der Kassenärzte begann daher eigeninitiativ, teils autodidaktisch, teilweise in Kursen, die von Kliniken angeboten wurden, Fachkunde zu erwerben.

Zur Sicherstellung eines möglichst gleichmäßigen Standards dieser neuen wertvollen Untersuchungsmethode mußten daher sowohl aus fachlichen Gründen als auch im Hinblick auf die Vertragspartner zur Sicherung der Bezahlung dieser Leistungen Richtlinien geschaffen werden, die zumutbar und effektiv erschienen. Sie sind Grundlage und Voraussetzung der Erbringung dieser Leistungen für diejenigen Kollegen, die während ihrer klinischen Weiterbildung hierzu keine Möglichkeit hatten. Die bei dieser Untersuchungsmethode besonders notwendige exakte Dokumentationspflicht ergibt sich aus den Bestimmungen des BMÄ, der E-GO und des EBM, jeweils nachzulesen in den jeweiligen Gebührenordnungen. Die Kenntnis der Dokumentationspflicht ist auch im Colloquium nachzuweisen. Daß neben der fachlichen Qualifikation der Nachweis eines technisch einwandfreien Ultraschallgerätes verlangt wird ist selbstverständlich.

VIII.2. Voraussetzungen für die Sonographie in der kassenärztlichen Praxis

Bei der zunehmenden Bedeutung der Sonographie als nicht invasiver, die Patienten wenig oder kaum belastenden Untersuchungsart auch in der Praxis des niedergelassenen Arztes ist es sowohl für bereits niedergelassene als auch für niederlassungswillige Ärztinnen und Ärzte wichtig und sinnvoll, die hierzu notwendigen *Voraussetzungen* darzustellen.

Im Jahre 1980 sah sich die Kassenärztliche Vereinigung Bayerns in der Lage, die Ultraschalldiagnostik auch im Bereich der kassenärztlichen Versorgung einzuführen. Zu diesem Zeitpunkt konnte nach langjähriger Forschung und Erprobung ein gesicherter Standard dieser Methode festgestellt werden. Die Kassenärztliche Vereinigung Bayerns hatte dabei zu beachten, daß die Einführung neuer Untersuchungs- und Behandlungsmethoden ohne ausreichende wissenschaftliche Erkenntnisse nach den Bestimmungen der Reichsversicherungsordnung nicht möglich war. Insoweit war die Kassenärztliche Vereinigung Bayerns bei ihrer Beschlußfassung auf die durch Forschung und Erprobung gefestigte Meinung der auf diesem Gebiet tätigen Universitätskliniken angewiesen.

Sache der Kassenärztlichen Vereinigung Bayerns war es nun, durch entsprechende Richtlinien einen optimalen Einsatz der neuen Untersuchungsmethode zu gewährleisten.

Dabei war zu beachten, daß die zu diesem Zeitpunkt niedergelassenen, in der Versorgung der Kassenpatienten tätigen Kollegen in aller Regel keine Möglichkeit hatten, im Rahmen der Weiterbildung die einschlägige Fachkunde zu erwerben, im Gegensatz zu den in Krankenhäusern tätigen Kollegen. So konnte es nicht ausbleiben, daß zunächst auch autodidaktisch erworbene Fachkunde ihre Bedeutung gewann. Dieser Umstand konnte im Hinblick auf die zu fordernde Qualität in der kassenärztlichen Versorgung nicht befriedigen. Bereits am 6. 12. 80 hat deshalb die Kassenärztliche Vereinigung Bayerns die fachlichen Voraussetzungen für die Erbringung ultraschalldiagnostischer Leistungen festgelegt. Die aus Qualitätsgründen erforderlichen Apparate-Richtlinien wurden am 12. 12. 80 in Kraft gesetzt. In den genannten Richtlinien wurden die fachlichen und apparativen Voraussetzungen für folgende Gebiete bzw. Untersuchungsmethoden festgelegt:

- Innere Medizin einschl. ein- und zweidimensionale Echokardiographie
- Frauenheilkunde
- Augenheilkunde
- Radiologie und Nuklearmedizin
- Kinderheilkunde
- Urologie
- Chirurgie
- Neurologie

- Orthopädie
- Hals-Nasen-Ohrenheilkunde, beschränkt auf das A-mode-Verfahren
- Direktionale Dopplersonographie.

Diese Richtlinien wurden – sachlich kaum verändert – durch die Richtlinien der Kassenärztlichen Vereinigung Bayerns vom 7. 12. 85 an *bundeseinheitlich* übernommen.

Der rasante Fortschritt ultraschalldiagnostischer Verfahren machte sehr bald eine Fortschreibung der Richtlinien erforderlich, dies geschah durch den Beschluß der Vertreterversammlung der Kassenärztlichen Bundesvereinigung vom 11. 7. 87. Folgende Änderungen wurden vorgenommen:
- B-Bildverfahren im Gebiet der Hals-Nasen-Ohrenheilkunde
- Mund-Kiefer-Gesichtschirurgie
- Dopplersonographie des Herzens, Duplexverfahren, Impuls- und Farbdoppler
- fetale Echokardiographie
- Gefäßdiagnostik
- Duplexverfahren, zweidimensionale Gefäßdiagnostik, Impuls- und Farbdoppler
- Ultraschalldiagnostik der Mamma
- Ultraschalldiagnostik der Säuglingshüfte
- Ultraschalldiagnostik des Gehirns durch die offene Fontanelle.

Die Kenntnis der nachfolgenden *Richtlinien* ist für Ärztinnen und Ärzte wesentlich.

VIII.3. Richtlinien der Kassenärztlichen Bundesvereinigung für Ultraschalluntersuchungen vom 7. 12. 1985, gültig ab 1. 10. 1987

A. Allgemeine Bestimmungen
B. Fachliche Voraussetzungen
C. Apparative Voraussetzungen
D. Genehmigungsverfahren
E. Inkrafttreten und Übergangsregelung.

§ 1, Abs. 2 besagt: Die Ausführung und Abrechnung von ultraschalldiagnostischen Leistungen im Rahmen der kassenärztlichen Versorgung ist erst nach *Erteilung der Genehmigung* durch die Kassenärztliche Vereinigung zulässig.

§ 2, Satz 1 besagt: Ultraschalldiagnostische Leistungen dürfen nur von Ärzten ausgeführt werden, die gegenüber der zuständigen Kassenärztlichen Vereinigung nachweisen, daß sie die *fachlichen Voraussetzungen* zur Leistungserbringung erfüllen. Die Anforderungen an die fachliche Befähigung ergeben sich aus Abschnitt B der zitierten Richtlinien.

§ 3 beinhaltet:
1. Ultraschalldiagnostische Leistungen dürfen nur von Ärzten ausgeführt werden, die der zuständigen Kassenärztlichen Vereinigung nachweisen, daß ihnen eine *ausreichende apparative Einrichtung* zur Verfügung steht. Die nach dem jeweiligen Stand der Wissenschaft und Technik zu stellenden Anforderungen an diese apparativen Einrichtungen ergeben sich aus Abschnitt C und der Anlage zu diesen Richtlinien.
2. Aufgrund dieses Nachweises stellt die Kassenärztliche Vereinigung fest, ob die apparative Ausstattung unter Berücksichtigung der zu erbringenden Leistung den jeweiligen Mindestanforderungen nach diesen Richtlinien entspricht.
3. Die Erteilung der Genehmigung regelt sich nach Abschnitt D.

§ 4 fordert:
1. Soweit die Weiterbildungsordnung eine Weiterbildung in der Ultraschalldiagnostik für die Anerkennung zum Führen einer Arztbezeichnung in einem Gebiet zwingend vorschreibt und die Ableistung einer entsprechenden Weiterbildung durch ausreichende Zeugnisse belegt ist, gelten die erforderlichen Kenntnisse durch die Erteilung der Arztbezeichnung als nachgewiesen.
2. Soweit die Weiterbildungsordnung eine Weiterbildung in der Ultraschalldiagnostik für die Anerkennung zum Führen der Arztbezeichnung nicht vorschreibt oder eine Weiterbildung entsprechend der Weiterbildungsordnung nicht stattgefunden hat, sind während einer jeweils mindestens viermonatigen ständigen oder jeweils mindestens zweijährigen begleitenden Tätigkeit unter Anleitung eines in der Ultraschalldiagnostik qualifizierten Arztes (s. § 10 Nr. 1.5) – unbeschadet zusätzlicher *Anforderungen nach § 5* – folgende fachlichen Voraussetzungen zu erfüllen:
Die selbständige Untersuchung und Beurteilung der Befunde einschl. Dokumentation auf dem Gebiet der

2.1 *Augenheilkunde* (Anzahl und Ergebnisse der Kolloquien siehe Tabelle 1)
2.1.1 Für die Biometrie der Achsenlänge des Auges oder ihrer Teilabschnitte im A-mode-Verfahren: bei mindestens 100 Patienten
2.1.2 Für die gesamte Ultraschalldiagnostik des Auges: bei mindestens 200 Patienten, davon 150 Patienten mit Gewebsdiagnostik und 50 Patienten mit Biometrie der Achsenlänge des Auges oder ihrer Teilabschnitte im A-mode-Verfahren

Tab. 1. Fachstatistik Sonographie-Kolloquien Bayern
Sitzungsergebnisse im Zeitraum vom 06.05.1987 bis 24.06.1991

Fachgebiet	Anw.Kl.	Anzahl Kolloquien	bestanden	nicht bestanden
Prakt. Ärzte				
Halsorgane, Parotis	II	28	20	8
Brustorgane, außer Herz	III	4	3	1
Abdominalorgane, Nieren	V	87	55	32
Uro-Genitalorgane	VI	37	25	12
Schwangerschaftsdiagnostik	VII	1	1	0
Gefäßdiagnostik	VIII	7	5	2
Säuglingshüfte	X	2	2	0
Weichteile und Gelenke	XI	3	2	1
Summen für Prakt. Ärzte		169	113 66,9%	56 33,1%
Allgemeinärzte				
Gehirn d. offene Fontanelle	I.1.1	2	1	0
Halsorgane, Parotis	II	13	12	0
Brustorgane, außer Herz	III	2	2	0
Herz	IV	1	1	0
Abdominalorgane, Nieren	V	70	50	14
Uro-Genitalorgane	VI	32	23	5
Schwangerschaftsdiagnostik	VII	9	4	3
Gefäßdiagnostik	VIII	7	6	1
Säuglingshüfte	X	1	1	0
Weichteile und Gelenke	XI	1	1	0
Summen für Allgemeinärzte		138	101 73,2%	37 26,8%
Augenärzte				
Augen, Augenhöhlen	I.1.2.1	9	9	0
Summen für Augenärzte		9	9	0
Chirurgen				
Halsorgane, Parotis	II	1	1	0
Abdominalorgane, Nieren	V	4	3	1
Uro-Genitalorgane	VI	2	2	0
Weichteile und Gelenke	XI	6	5	1
Gefäßdiagnostik	VIII	2	0	2
Summen für Chirurgen		15	11 73,3%	4 26,7%
Frauenärzte				
Uro-Genitalorgane	VI	12	7	5
Schwangerschaftsdiagnostik	VII	12	6	6
Mamma	IX	2	1	1
Summen für Frauenärzte		26	14 53,8%	12 46,2%
HNO-Ärzte				
Nebenhöhlendiagnostik	I.1.3	12	10	2
Halsorgane, Parotis	II	3	3	0
Gefäßdiagnostik	VIII	1	1	0
Summen für HNO-Ärzte		16	14 87,5%	2 12,5%
Internisten				
Halsorgane, Parotis	II	6	5	1
Brustorgane, außer Herz	III	3	3	0
Herz	IV	31	28	3
Abdominalorgane, Nieren	V	32	23	9
Uro-Genitalorgane	VI	9	7	2
Gefäßdiagnostik	VIII	18	15	3
Summen für Internisten		99	81 81,8%	18 18,2%
Kinderärzte				
Gehirn d. offene Fontanelle	I.1.1	37	34	3
Halsorgane, Parotis	II	1	1	0
Brustorgane, außer Herz	III	1	1	0
Abdominalorgane, Nieren	V	18	17	1
Uro-Genitalorgane	VI	7	6	1
Säuglingshüfte	X	87	62	25
Summen für Kinderärzte		151	121 80,1%	30 19,9%
Neurologen				
Gefäßdiagnostik	VIII	11	10	1
Summen für Neurologen		11	10 90,9%	1 9,1%
Orthopäden				
Säuglingshüfte	X	109	84	25
Weichteile und Gelenke	XI	25	23	2
Summen für Orthopäden		134	107 79,9%	27 20,1%
Radiologen				
Halsorgane, Parotis	II	3	2	1
Abdominalorgane, Nieren	V	4	2	2
Uro-Genitalorgane	VI	2	1	1
Schwangerschaftsdiagnostik	VII	1	1	0
Mamma	IX	4	4	0
Summen für Radiologen		15	11 73,3%	4 26,7%
übrige				
Abdominalorgane, Nieren	V	1	0	1
Uro-Genitalorgane	VI	1	0	1
Summen für übrige		2	0 0,0%	2 100%

Ergebnisse aus 88 Sitzungen im Zeitraum von 06.05.87 bis 24.06.1991

Anzahl der Kolloquien: 785
    davon Gebietsärzte: 478 (60,9%)
    davon prakt./Allgem. Ärzte: 307 (39,1%)

Bestanden wurden 592 (= 75,4%), nicht best. wurden 193 (= 24,6%)

2.2 *Frauenheilkunde und Geburtshilfe* (siehe Tabelle 1):
bei mindestens 400 Patientinnen. Davon müssen mindestens 200 Ultraschalluntersuchungen aus gynäkologischer Indikation durchgeführt worden sein.

2.3 *Innere Medizin* (siehe Tabelle 1):
bei mindestens 400 Patienten.

2.4 *Neurologie und Neurochirurgie* (Echoenzephalographie, siehe Tabelle 1):
bei mindestens 100 Patienten.

2.5 *Orthopädie* (siehe Tabelle 1):
bei mindestens 200 Patienten.

2.6 *Urologie*:
bei mindestens 300 Patienten.

2.7 *Hals-, Nasen-, Ohrenheilkunde* (siehe Tabelle 1):

2.7.1 Für die Diagnostik im A-Bild-Verfahren bei mindestens 100 Patienten,

2.7.2 Für die Diagnostik im B-Bild-Verfahren bei mindestens 200 Patienten.

2.8 *Mund-Kiefer-Gesichtschirurgie*

2.8.1 Für die Diagnostik im A-mode-Verfahren: bei mindestens 100 Patienten

2.8.2 Für die Diagnostik im B-mode-Verfahren: bei mindestens 200 Patienten

2.9 *Chirurgie* (siehe Tabelle 1):

2.9.1 In der Ultraschalldiagnostik der Chirurgie (ausgenommen Neurochirurgie und Kinderchirurgie):
bei mindestens 400 Patienten.

2.9.2 In der Ultraschalldiagnostik auf dem Gebiet der Neurochirurgie und dem Teilgebiet der Kinderchirurgie: Zusätzlich zu den Anforderungen nach 2. und 2.9.1 das Erfüllen der 2.4 bzw. 2.10 festgelegten Anforderungen. Diese Anforderungen müssen durch eine Tätigkeit bei einem für die Weiterbildung im jeweiligen Fachgebiet zuständigen und entsprechend qualifizierten Arzt erfüllt und nachgewiesen werden.

2.10 *Kinderheilkunde* (siehe Tabelle 1):
bei mindestens 400 Patienten.

2.11 *Radiologie/Nuklearmedizin* (siehe Tabelle 1):

2.11.1 In der Ultraschalldiagnostik auf dem Gebiet der Inneren Medizin bei mindestens 400 Patienten.

2.11.2 In der Ultraschalldiagnostik auf dem Gebiet der Urologie, Chirurgie und Orthopädie, soweit sie über den in 2.11.1 festgelegten Rahmen hinausgeht, das Erfüllen der in den jeweiligen Fachgebieten festgelegten Anforderungen. Diese Anforderungen müssen durch eine Tätigkeit bei einem für die Weiterbildung im jeweiligen Fachgebiet zuständigen und entsprechend qualifizierten Arzt erfüllt und nachgewiesen werden.

2.11.3 In der Ultraschalldiagnostik auf dem Gebiet der Frauenheilkunde und Geburtshilfe, der Kinderheilkunde, der Augenheilkunde, der Hals-, Nasen-, Ohrenheilkunde, der Neurologie und Neurochirurgie:
Zusätzlich zu den Anforderungen nach 2. und 2.11.1 das Erfüllen der für die genannten Fachgebiete festgelegten Anforderungen. Diese Anforderungen müssen durch eine Tätigkeit bei einem für die Weiterbildung im jeweiligen Fachgebiet zuständigen und entsprechend qualifizierten Arzt erfüllt und nachgewiesen werden.

Einzelheiten über die Ausnahmebestimmungen!

§ 6 besagt: «Teilnahme an Ultraschall-Kursen zum Erwerb fachlicher Befähigung.»

Können die fachlichen Voraussetzungen hinsichtlich einer mindestens 4monatigen ständigen oder mindestens 2jährigen begleitenden Tätigkeit bei einem in der Ultraschalldiagnostik qualifizierten Arzt nicht erfüllt werden, so kann die fachliche Befähigung in einem *Kolloquium* nachgewiesen werden. Die Teilnahme an einem Kolloquium kann beantragt werden, wenn der Antragsteller – ggf. nach Erfüllung der in § 4 Abs. 3 genannten Erfordernisse – die erforderliche Zahl von Untersuchungen gemäß §§ 4 oder 5 selbständig (Praxis, Klinik oder Hospitation) durchgeführt und die erforderliche Teilnahme an folgenden ärztlich geleiteten Kursen nachgewiesen hat:

1. *Grundkursus* über Indikationsbereich, Technik und praktische Anwendung der Ultraschalluntersuchung.

2. *Aufbaukursus* zur Korrektur und Verbesserung der Untersuchungstechnik unter Einschluß praktischer Übungen. Dabei können bereits bis zu 1/3 der in §§ 4 und 5 festgelegten Zahlen von Untersuchungen, die selbständig (Praxis, Klinik oder Hospitation) durchgeführt worden sind, zur Bestätigung der Anzahl der durchgeführten Untersuchungen dokumentiert vorgelegt werden.

3. *Abschlußkursus* zur Vervollständigung der Kenntnisse und Fähigkeiten unter vorherigem Nachweis der nach §§ 4 oder 5 erforderlichen Anzahl von Ultraschalluntersuchungen, soweit sie nicht bereits nach Nr. 2 anerkannt worden sind. Über die erforderliche Teilnahme am Abschlußkursus ist ein Zertifikat auszustellen. Darin ist auch zu bestätigen, daß die vorgelegte Dokumentation der selbständig erbrachten Ultraschalluntersuchungen den fachlichen Anforderungen genügt hat. Darüber hinaus ist die Anzahl der untersuchten Patienten anzugeben und zu bestätigen, daß im Aufbau- und Abschlußkursus höchstens zehn

Kursteilnehmer von einem Ausbilder unterwiesen worden sind.

4. Für die Gebiete Innere Medizin, Kinderheilkunde, Radiologie, Chirurgie, Urologie und für die Durchführung der Echokardiographie soll der Grund- und Aufbaukursus mindestens jeweils *30 Stunden*, verteilt auf je 4 bis 6 aufeinanderfolgende Tage, und der Abschlußkursus mindestens *18 Stunden*, verteilt auf *drei aufeinanderfolgende Tage*, dauern.

5. Für die Gebiete Augenheilkunde, Hals-, Nasen-, Ohrenheilkunde, Mund-, Kiefer-Gesichtschirurgie, Orthopädie, Neurologie/Neurochirurgie, zur Durchführung der Mammasonographie, zur Ultraschalldiagnostik der kindlichen Hüfte, des Gehirns durch die offene Fontanelle sowie der Ultraschall-Dopplerdiagnostik soll der Grund- und Aufbaukursus mindestens jeweils *18 Stunden*, verteilt auf *drei aufeinanderfolgende Tage*, und der Abschlußkursus mindestens *12 Stunden*, verteilt auf *zwei aufeinanderfolgende Tage*, dauern.

5.1 Für die Messung der Achsenlänge des Auges oder ihrer Teilabschnitte soll der Grund- und Aufbaukursus mindestens jeweils *10 Stunden*, verteilt auf je *zwei aufeinanderfolgende Tage*, und der Abschlußkursus mindestens *6 Stunden* dauern.

6. Die in Nr. 4 und 5 genannten Kurse können jeweils auch in mehreren aufeinanderfolgenden Tagen – ggf. durch Wochenenden oder durch Feiertage unterbrochen – in mindestens zweistündigen Veranstaltungen pro Tag durchgeführt werden.

7. Für die in § 4 und § 5 Nr. 2 genannte Ultraschalldiagnostik kann der Grundkursus *interdisziplinär* durchgeführt werden, die Aufbau- und Abschlußkurse müssen sich jedoch auf die jeweils *spezifizierte Ultraschalldiagnostik* beziehen.

Für die in § 5 Nr. 1 genannten speziellen Ultraschalldiagnostischen Leistungen müssen sich Grundkursus, Aufbaukursus und Abschlußkursus auf die jeweils genannten Untersuchungsverfahren beziehen.

§ 7 Apparative Voraussetzungen

1. Die apparative Ausstattung muß Mindestanforderungen an Gerätesicherheit, biologische Sicherheit und technische Leistungsfähigkeit erfüllen.
2. Eine Änderung der apparativen Ausstattung ist der Kassenärztlichen Vereinigung unverzüglich anzuzeigen.
3. Geräte nach dem *Dopplerprinzip* zum alleinigen qualitativen Nachweis der Blutströmung und/oder der darauf aufbauenden Druckmessungen sind *nicht Gegenstand* dieser Richtlinien.

§ 8 Antrag auf Genehmigung

Die Genehmigung nach den §§ 4 bis 6 und 7 wird auf Antrag des Arztes erteilt.

Dem Antrag sind beizufügen:

1. Zeugnisse über die abgeleisteten Tätigkeitsabschnitte bzw. Weiterbildungszeiten und die dabei durchgeführten ultraschalldiagnostischen Untersuchungen,
2. genaue Angaben über die verwendete Apparatur mit Bescheinigung des Herstellers oder des Lieferanten, daß die Apparatur die in den Apparaterichtlinien genannten Anforderungen erfüllt,
3. genaue Angaben über die ultraschalldiagnostischen Methoden, die bei den beantragten Leistungen angewendet werden.
4. Vorlage der *Befunddokumentation für 40 der in §§ 4 Nr. 2 und 5 geforderten Untersuchungen bei Antrag auf Genehmigung nach Abschluß des Verfahrens nach § 6, wobei mindestens 10 pathologische Befunde enthalten sein müssen.

Über den Antrag enscheidet die Kassenärztliche Vereinigung, ggf. nach Beratung durch die Sonographie-Kommission.

§ 9 Kolloquium

1. Bestehen trotz der vorgelegten Zeugnisse und der vorgelegten Befunddokumentationen Zweifel an der Fachkunde des Antragstellers, so kann die Kassenärztliche Vereinigung die Erteilung der Genehmigung zur Abrechnung der beantragten Leistungen von der erfolgreichen Teilnahme an einem Kolloquium abhängig machen. Das gleiche gilt, wenn der Arzt aufgrund einer gegenüber diesen Richtlinien abweichenden, aber gleichwertigen Tätigkeit/Weiterbildung die Genehmigung zur Durchführung und Abrechnung ultraschalldiagnostischer Leistungen beantragt. Die nach den §§ 4 und 5 nachzuweisenden Untersuchungen können durch ein Kolloquium nicht ersetzt werden.
2. Die Anerkennung aufgrund einer Teilnahme an Kursen gemäß § 6 darf nur nach Duchführung eines Kolloquiums erfolgen.
3. Das Kolloquium wird von der nach § 10 einzurichtenden Sonographie-Kommission durchgeführt.

In diesem Kolloquium hat der Arzt nachzuweisen, daß er über die nach diesen Richtlinien geforderten theoretischen Kenntnissen und praktischen Erfahrungen verfügt.

4. Kann der Arzt im Kolloquium seine Befähigung nicht ausreichend belegen, ist die Wiederholung des Kolloquiums frühestens nach drei Monaten möglich. Die Kommission soll dem Arzt Hinweise geben, auf welchem Wege festgestellte Mängel in der Befähigung beseitigt werden können.

§ 10 Sonographie-Kommission
1. Bei der Kassenärztlichen Vereinigung werden Sonographie-Kommissionen als Sachverständigenausschüsse mit folgender Aufgabenstellung eingerichtet:
1.1 Durchführung der Fachkundeprüfung für die Methoden und Leistungen, deren Abrechnungsfähigkeit beantragt wird,
1.2 Prüfung der apparativen Mindestausstattung,
1.3 Durchführung von Kolloquien,
1.4 Qualitätssicherung,
1.5 Beurteilung der Qualifikation zur Anleitung in der Ultraschalldiagnostik (s. § 4 Nr. 2).
2. Die Sonographie-Kommissionen bestehen aus mindestens drei, höchstens jedoch aus fünf in der Ultraschalldiagnostik besonders erfahrenen Mitgliedern. Ihre fachliche Zusammensetzung richtet sich nach den Bestimmungen der Kassenärztlichen Vereinigung.

Entsprechend den Vorschriften des § 9 der Richtlinien wurden bisher in Bayern Kolloquien für folgende Anwendungsklassen durchgeführt:

Gehirn d. offenen Fontanelle	I.1.1
Augen, Augenhöhlen	I.1.2.1
Nebenhöhlendiagnostik	I.1.3
Halsorgane, Parotis	II
Brustorgane, außer Herz	III
Herz	IV
Abdominalorgane, Nieren	V
Urogenitalorgane	VI
Schwangerschaftsdiagnostik	VII
Gefäßdiagnostik	VIII
Mamma	IX
Säuglingshüfte	X
Weichteile und Gelenke	XI

Anzahl der Kolloquien:
785 in der Zeit vom 6. 5. 87 bis 24. 06. 1990 (Tab. 1).

Wenn Genehmigungen für ultraschalldiagnostische Leistungen nicht möglich waren, wurden Wiederholungsmöglichkeiten nach unterschiedlichen Zeitabständen angeboten. Von den Wiederholungsmöglichkeiten wurde in der Mehrzahl der Fälle Gebrauch gemacht.

Ziel der hier nur auszugsweise zitierten Richtlinien ist die Förderung einer hohen Qualität ultraschalldiagnostischer Leistungen, wie sie auch im SGB V § 2 gefordert sind. Die Qualitätssicherung nach § 10 1.4* wird vorbereitet. Aus diesem Grunde ist die Dokumentation ultraschalldiagnostischer Leistungen Inhalt der Untersuchung, insoweit wird auf die einschlägigen Bestimmungen des EBM (einheitlicher Bewertungsmaßstab) verwiesen, deren Einhaltung ein dringendes Erfordernis darstellt.

Am Ende dieser Hinweise zur «Ultraschalldiagnostik und Dokumentation in der kassenärztlichen Praxis» ist es mir ein Bedürfnis, allen Kollegen in der Medizinischen Poliklinik München, im Klinikum re. d. Isar, in der Universitäts-Frauenklinik Maistraße, im Schwabinger Krankenhaus und den jeweiligen Kommissionsmitgliedern die in der niedergelassenen Praxis tätig sind, für ihre zeitaufwendige hervorragende Tätigkeit bei der Durchführung der Kolloquien zu danken. Diese freiwillig übernommene Aufgabe trägt sicher zu einer weiteren Verbesserung ultraschalldiagnostischer Untersuchungsmethoden in der Kassenärztlichen Versorgung bei.

Literatur

1 Loch EG, Bönhof J, Böttcher D, Hausen W, Hammes P, Linhart P, Nauth P, Pfannenstiel P, Johansson R, Utech C: Qualifikations- und Qualitätskontrolle in der Sonographie. Ultraschall 1985;6:250–254.
2 Sonographie Richtlinien
Teil A. Fachliche Voraussetzungen für die Erbringung von ultraschalldiagnostischen Leistungen. Veröffentlicht im Rundschreiben 2/81 der KVB Bezirksstelle Oberbayern. Teil B. Richtlinien über die apparative Ausstattung einer Kassenpraxis zur Durchführung ultraschalldiagnostischer Leistungen.
Sonographie-Apparate-Richtlinien
Veröffentlicht im Rundschreiben 1/82 der KVB, Bezirksstelle Oberbayern. «Richtlinien der Kassenärztlichen Vereinigung für Ultraschalluntersuchungen» vom 7. Dezember 1985, gültig ab 1. 4. 1986. Veröffentlicht im Deutschen Ärzteblatt Ausgabe A 83, Jahrgang Heft 3 v. 15. 1. 1986.
3 Seminarveranstaltung über die Durchführung der Ultraschall-Richtlinie vom 19./20. Juni 1986.

Sachwortregister

Artefakte 14–21
  Bogenartefakte 19
  Doppelbilder 18
  Laufzeitartefakte 21
  Rauschen 18
  Resonanzartefakte 18
  Schallauslöschung, dorsale 17
  Schallverstärkung, dorsale 16
  Schichtdickenartefakte 20
  Spiegelartefakte 16
  Wiederholungsechos 14–16
  Zystenrandschatten 17

Diagnostik und Dokumentation, kassenärztl. Praxis 244–249
  Richtlinien, Entstehung 244
  Richtlinien 245–249
    Bestimmungen, allgemeine 245
    Genehmigungsverfahren 248
    Inkrafttreten, Übergangsregelung 244–245
    Voraussetzungen 245–246
      apparative 248
      fachliche 247–249
  Voraussetzungen 244–245
    Gebiete, Untersuchungsmethoden 244–245
    Richtlinien, Fortschreibung 245

Duplexsonographie, Gefäße 151–161
  Arterien, Abdomen 152–157
    Anatomische Grundlagen 152
      Aorta abdominalis 152
      Arteriae iliacae communes 152
      Arteria mesenterica inferior 152
      Arteria mesenterica superior 152
      Arteriae renales 152
      Truncus coeliacus 152
    Aorta abdominalis 153–155
      Aortenaneurysma 155
      Fenster, frequenzfreies 153
      Lumen, wahres/falsches 155
      Plaques 154
      Spektrum, Verbreitung 155
    Nierenarterien 155–157
      AV-Shunt 156
      Hochdruckformen, sekundäre 155
    Viszeralarterien 155
      Angina abdominalis 155
  Physikalische Grundlagen 151–152
    Aliasing 152
    Dopplerfrequenz 152
    Dopplersignal 152
    Dopplerwinkel 152
    Frequenzänderung 151
    Meßmethode, Prinzip 152
    Nyquist-Theorem 152
    Pulswiederholungsfrequenz 152
    Spektrumanalyse 152
    Ultraschallwelle 151
  Sonographische Indikationen 151
    Blutfluß, -richtung 151
    Leberdurchblutung 151
  Venensystem, abdominelles 157–160
    Anatomische Grundlagen 157
      Vena cava inferior 157
      Vena portae 157
      Venexe renales 157
    Pfortadersystem, Lebervenen 159–160
      Fluß 159
      Hypertension, portale 159
      Kreisflächenformel 160
      Veränderungen, hämodynamische 160
    Vena cava inferior 157–158
      Fluß 157
      Thrombosen 158
  Wertigkeit der Methode 161

Gallenblase und Gallenwege 63–77
  Normalbefunde und Normvarianten 65–68
    Artefakte 66
    Fehlende Darstellbarkeit 68
    Gallenwege, Normalbefund 68
    Pseudogallenblasen 67
  Pathologische Befunde 68–71
    Cholangitis 75
    Cholezystitis 71–72
      Akute 71
      Chronische 72
      Gallenblasenhydrops 72
      Komplikationen 72
      Verdickte Gallenblasenwand 72
    Choledocholithiasis 75
    Cholelithiasis 68–69
      Fehlermöglichkeiten, Gallensteindiagnostik 70
      Falsch negative 70
      Falsch positive 70
    Gallenblasentumoren 73–74
      Primäre 75
      Adenome 73
      Gallenblasenkarzinome 74
    Gallengangstumoren 75
    Gallenwege 74-75
      Choledochuszysten 75
      Cholestase 74
    Pneumo- und Hämobilie 76
      Papillotomie 76
  Sonographische Indikationen 63
  Untersuchungstechnik 64, 65
    CPC-Schnitt 64, 65
    Interkostalschnitt 64–65
    Längsschnitt 64
    Subkostaler Schrägschnitt 64

Wertigkeit der Sonographie 76-77
    Andere bildgebende Verfahren 76–77

Gefäße 141–150
  Anatomische Grundlagen 141-143
  Aorta abdominalis 143–147
    Äste 146–147
      A. mesenterica inferior 147
      A. mesenterica superior 147
        Abgang, stumpfwinkliger 147
        Mesenterialarterienverschlüsse 147
      Nierenarterien 147
      Truncus coeliacus 146
    Gefäßveränderungen 143–146
      Atherosklerotische 143–144
        Dilatation, Ektasie 143
        Kinking 144
        Plaques 144
      Bauchaortenaneurysma 144–146
        Aortendissektion 144
        Asymptomatisches 145
        Symptomatisches 145
      Gefäßprothesen 146
      Stenosierungen 146
  Beckenvenenthrombose 149
  Extremitäten 148
    A. femoralis, A. femoralis superficialis, A. poplitea 149
    Vena femoralis, V. poplitea 149–150
      Kompressibilität, fehlende 149
  Hals 150
    A. carotis 150
  Nierenvenen 148
    A. renalis sinistra, Pseudodilatation 148
  Sonographische Indikationen 141
  Untersuchungstechnik 141–143
    Längsschnitt 143
    Oberbauchquerschnitt, modifiziert 143
    Querschnitt, Pankreasschnitt 143
    Subkostalschnitt 143
  Vena cava inferior 147–148
    Cavathrombosen 148
    Doppelpulsation, weiche 147
    Rechtsherzinsuffizienz 148
  Wertigkeit der Sonographie 150
    Andere bildgebende Verfahren 150

Harnblase, Prostata, Hoden 162–174
  Harnblase 162–167
    Anatomische Grundlagen, Untersuchungstechnik 162–163
      Blasenpunktion 163
      Füllungszustand 163
      Längsschnitt 163
      Querschnitt 163
      Untersuchung, endovesikale 163
    Normalbefunnde 164
      Blasenhals 164
      Jet-Phänomen 164
      Ureterostien 164
    Pathologische Befunde 164–167
      Benigne Veränderungen 164–167
        Blasensteine 166
        Blutkoagel 166
        Prostataadenom 164–165
        Pseudodivertikel 165
      Maligne Veränderungen 167
        Blasentumoren 167
    Sonographische Indikationen 164
  Hoden 171–174
    Anatomische Grundlagen und Untersuchungstechnik 171–172
      Hydrocele 171
      Längsschnitt 171
      Linearscanner 172
      Nebenhoden 171
    Normalbefunde, Normvarianten 172
      Cavum testis 172
      Nebenhoden 172
    Pathologische Befunde 172–174
      Veränderungen, benigne 172–174
        Epididymitis 173, 174
        Hodenatrophie 173
        Hodentorsion 173
        Hydrocele 172
        Maldeszensus testis 173
        Spermatocele 172
        Varicocele 172
      Veränderungen, maligne 174
        Seminome 174
        Teratokarzinome 174
    Sonographische Indikationen 171
  Prostata 167–171
    Anatomische Grundlagen und Untersuchungstechnik 167–168
      Querschnitt, transvesikal 168
        transrektal 168
      Schwierigkeiten, rektoanale Erkrankungen 167
    Normalbefunde 168
    Pathologische Befunde 168
      Veränderungen, benigne 168–170
        Adenomyomatose 168
        Prostataabszeß 170
        Prostatitis 169–170
      Veränderungen, maligne 171
        Prostatakarzinom 171
    Sonographische Indikationen 167

Leber 42–46
  Anatomische Grundlagen 42–43
    Funktionelle Unterteilung 43
    Ligamentum falciforme 43
    Lobus caudatus 43
    Lobus quadratus 43
    Riedelscher Lappen 43
  Normalbefunde und Normvarianten 45–48
    Gallengänge 48
    Lebergröße 45
    Leberstruktur 46
    Lebervenen 46
    Lebervenenstern 46
    Ligamentum teres hepatis 48
    Pfortader 47
    Segmente 46
    Uferbefestigung 47
  Pathologische Befunde 49–61
    Fettleber 49–51
    Lebererkrankungen, vaskuläre 61
    Weiße Leber 49
    Leberzirrhose 51–53

Sachwortregister

Lebertumoren, benigne 56–67
Lebertumoren, primäre maligne 57
Metastasen 58–59
Minderverfettung, regionale 50–51
Stauungsleber 52–53
Strukturveränderungen, echofrei 54–55
Strukturveränderungen, solide 55–56
Sonographische Indikationen 42
Wertigkeit der Sonographie 61–62
Andere bildgebende Verfahren 61
Untersuchungstechnik 43–45
CPC-Linie 45
Flankenschnitt 44
Längsschnitt 44
Leber-H 44, 45
Subkostalschnitt 44

Lymphknoten 100–110
Anatomische Grundlagen 100–101
Abdominelle Lymphknoten 101
Normwerte 100
Periphere Lymphknotenregionen 100
Befunde 102–109
Abgangsbereich der A. mesenterica superior 102
Milzhilus 105
Nebenmilz 105
Organbeteiligung, maligne Lymphome 107
Leber 107
Milz 107
Niere 107
Paraaortale Lymphknoten 103
Parailiakale Lymphknoten 106
Differentialdiagnose 106
Truncus coeliacus, Pankreas, Leberpforte 104–105
Zervikale, axilläre und inguinale Lymphknoten 108
Untersuchungstechnik 102
Interkostalschnitt 102
Leitstrukturen 102
Oberbauchquerschnitt 103, 104
Sagittalschnitt 102, 104
Unterbauchschrägschnitt 106
Wertigkeit der Sonographie 109–110
Abdominelle Lymphknoten 109
Andere bildgebende Verfahren 109–110
Zervikale, axilläre und inguinale Lymphknoten 110

Magen-Darm-Trakt 130–140
Anatomische Grundlagen 131–132
Normmaße, maximale 132
Dickdarm 135–138
Divertikulitis 136
Flexuren 136
Flüssigkeits-Instillition 136
Haustren 136
Wandverdickungen, pathologische 136
Dünndarm 134–135
Kerckring'sche Falten 135
Kokarden 135
Morbus Crohn 135
Wandverdickung, pathologische 135
Endosonographie 138–140
Gastrointestinaltrakt 138–140
Oberer 138–139
Indikationen 139

Pankreas-, Ösophaguskarzinome, Prognose 139
Untersuchungstechnik 138–139
Unterer 139–140
Rektumkarzinom, Lokalrezidiv 139
Staging, präoperatives 139
Ileus 138
Diagnostik, Kriterien 138
Pathogenese 138
Pendelperistaltik 138
Pathologische Befunde 133–134
Flüssigkeitsfüllung, abnorme 133–134
Pylorusstenose, hypertrophe 134
Magenwandverdickung 133
Sonographische Indikationen 130–131
Untersuchungstechnik 131–132
Flüssigkeitsfüllung 132
Längsschnitt 131–132
Querschnitt 131–132
Schnittbildphänomene, schematische Darstellung 131

Milz 91–99
Anatomische Grundlagen 91–92
Facies diaphragmatica 92
visceralis 92
Größenbestimmung 92
Interkostalraum 92
Margo crenatus 92
Normalbefunde und Normvarianten 93–94
Dystopie, Aplasie 93
Hypoplasie 94
Milzbinnenstruktur 93
Milzform 94
Nebenmilz 94
Organkontur 93
Sonographische Indikationen 92
Splenomegalie 94–95
Differentialdiagnose 94
«Kissing»-Phänomen 95
Umschriebene Veränderungen 95–99
Milzabszesse 96–97
Milzinfarkte 97
Milztumoren 98
Benigne 98
Maligne 98
Metastasen 98
primäre 98
Traumatische Milzveränderungen 98–99
Hämatom, intralienal 98
Milzruptur 98
Milzverkalkungen 97
Milzzysten 95–96
Pseudozysten 96
Zystische Echinokokkose 96
Untersuchungstechnik 91–92
Atemmittellage 92
Flanken-, Interkostalschnitt 92
Interkostalraum 92
Meßweise, dreidimensionale 92
Querschnitt 92
Wertigkeit der Sonographie 99
Andere bildgebende Verfahren 99

Nieren und Nebennieren 111–129
Anatomie 112–113

    Makroskopische, und Gefäßversorgung 113
        Arteriae arcuatae 113
        Columnae renales 113
        Echokomplex, zentraler 113
        Markpyramiden 133
        Nierenrinde 133
    Topographische 112
        Fettgewebskapsel 112
        Musculus psoas major 112
        Musculus quadratus lumborum 112
        Nierenhilus 112
    Anomalien 115–118
        Doppelniere 116
        Hufeisenniere 117
        Niere, hypoplastisch 116
        Schrumpfniere 115
        Verschmelzungsnieren 117
    Nebennieren 128–129
        Anatomische Grundlagen 128
        Untersuchungstechnik 128
        Veränderungen, pathologische 128
    Normalbefunde und Normvarianten 114–115
        Markpyramiden 115
        Nierenbecken, ampulläres 115
        Normvarianten 115–117
            Nierenbuckel, physiologischer 115
            Renkulierung, persistierende, fetale 115
            Sinuslipomatose 115
    Pathologische Befunde 118–127
        Harnstau, Hydronephrose 118–120
            Nierenbecken, ampulläres 119
            Sackniere, hydronephrotische 120
            Zysten 119
        Nephrolithiasis 120
            Parenchymverkalkungen 120
        Nierenerkrankungen, parenchymatöse 120–122
            Entzündliche 120–122
                Glomerulonephritis 121
            Transplantatnieren 121
                Abstoßungsreaktion 121–122
        Nierenerkrankungen, raumfordernde 122–127
            Tumore 125–127
                Gutartige 127
                    Angiomyolipom 127
                Hypernephrom 125–127
                    Adenokarzinome 125
                Lymphome 127
            Zystische 122–125
                Parenchymzysten 122
                Zysten, atypische 124
                Zystennieren 122–123
    Sonographische Indikationen 112
    Untersuchungstechnik 113–114
        Atemverschieblichkeit 113
        Lagerung und Manöver 113
        Längsschnitt 113
        Querschnitt 113

Nomenklatur und Befundbeschreibung 22–29
    Befundbericht 22
        Befunddokumentationsbogen 23
        Gliederung und Inhalt 22
    Beschreibung 24–28

        Echomuster 24
        Strukturen, homogene, heterogene 28
        Typischer 28
    Bilddokumentation 28–29
        Beispiele 28
        Bewegtes Bild 28
        Momentaufnahme 28

Notfalldiagnostik 230–241
    Abdomen, akutes 230–240
        Abszesse 236–238
            Intra-, Subhepatische 237
            Nierenabszesse 238
            Subphrenische 236–237
        Aortenaneurysma 239
        Appendizitis 132–233
        Bauchtrauma, stumpfes 234–236
            Blutungen 234–236
            Hämatom, retroperitoneales 236
        Cholecystitis, akute 238–239
            Choledocholithiasis 239
        Divertikulose, Divertikulitis 132
        Flüssigkeit, freie 236
        Gefäßverschlüsse, mesenteriale 133
            Kokarde, pathologische 233
        Gynäkologie 140
            Extrauteringravidität 240
        Hohlorgan, Perforation: Freie Luft 133
        Ileus 230–232
            Darmverschluß 231
        Nierenkoliken 239
            Harnstau 239
        Pankreatitis, akute 238
            Pseudozyste 238
        Rechtsherzinsuffizienz, akute, Perikarderguß, Pleuraerguß 239
            Lebervenen, Verbreiterung 239
        Überlaufharnblase 239–240
            Blasensteine 239
        Vena-cava-Thrombose 239
    Sonographische Indikationen 230
    Wertigkeit der Sonographie 241
        Andere bildgebende Verfahren 241

Pankreas 78–90
    Anatomische Grundlagen 79–80
        Arterien 79
        Ductus pancreaticus 79
        Pankreaskopf 79
        Pankreaskörper 79
        Pankreasschwanz 79
        Venen 79
    Normalbefunde und Normvarianten 82
        Ductus pancreaticus 82
        Gesamtbefund 82
    Pathologische Befunde 83–90
        Akute Pankreatitis 83–85
            Hämorrhagisch-nekrotisierende 83
            Ödematöse 83
        Chronische Pankreatitis 85–86
            Ductus pancreaticus, Erweiterung 85
            Rezidivierend 85
            Schleichend 85
            Verkalkungen und Pankreasgangsteine 86

Sachwortregister

    Konkrement 85
    Maligne Veränderungen 88–90
        Endokrine Tumoren 90
        Metastasen 90
        Papillenkarzinom 88
        Primäre Adenokarzinome 88
        Zystische Tumoren 88
    Pseudozysten 84, 86–88
        Echte, dysontogenetische 86
        Neoplastische 87
    Altersabhängige Veränderungen 83
  Sonographische Indikationen 79
  Untersuchungstechnik und -ablauf 80–82
    Leitstrukturen 81
    Linksseitiger Flankenschnitt 80–81
    Medianer Oberbauchlängsschnitt 80–81
    Oberbauchquerschnitt, modifiziert 80
    Pankreasschnitt 80–81
    Schallfenster 80
  Wertigkeit der Sonographie 90
    Andere bildgebende Verfahren 90

Patientenlagerung 31
  Rückenlage 31
  Seitenlage links 31
  Seitenlage rechts 31

Pleura, Lunge und Perikard 188-195
  Anatomische Grundlagen und Untersuchungstechnik 189
    Lunge und Pleuraraum 189
        Interkostalraum 189
        Längsschnitt 189
        Sub-, Interkostalschnitt 189
    Perikard 189
    Thoraxwand 189
  Normalbefunde und Normvarianten 189
    Thoraxwand 189
    Zwerchfell 189
        Perikardblätter 189
        Pleuraspalt 189
  Pathologische Befunde 190–195
    Perikarderguß 193
        Echokardiographie 193
    Pleuraerguß, Pleuraempyem 190–192
        Artdiagnostik, Punktion 190
    Pleura, Tumore 192–193
        Pleuraschwarten 192
    Pneumonie 192
        Flüssigkeit, vermehrte 192
    Thoraxwand, Veränderungen 193–195
        Abszesse 193
        Hämatome 193
        Hautempyeme 194
        Metastasen 194
        Tumore, maligne 195
  Sonographische Indikationen 188–189
  Wertigkeit der Sonographie 195
    Andere bildgebende Verfahren 195

Schilddrüse und Epithelkörperchen 198–213
  Anatomische Grundlagen 199
  Nebenschilddrüsen 211–213
    Diagnostik 212–213

    Tumore 211
  Pathologische Veränderungen 201–210
    Diffuse 201–204
        Autoimmunhyperthyreose (M. Basedow) 202
        Struma, endemische 201–202
        Thyreoiditiden 203
    Fokale 204–206
        Knoten, solide 206
        Verkalkungen 206
        Zysten 205–206
    Raumforderungen, extrathyreoidale 209
        Lymphknotenschwellungen, zervikale 209
  Sonographische Indikationen 198–199
  Technische Voraussetzungen 199
  Untersuchungstechnik 199–200
    Längsschnitt 199
    Querschnitt 199
    Schrägschnitt 199
  Volumenbestimmung 200
    Ellipsoidformel 200
  Weiterführende Diagnostik 209–210
    Punktion 210
    Szintigraphie 209–210

Schnittbilder, anatomische 30–39
  Flankenschnitte 36
  Längsschnitte 32
  Modifizierte Querschnitte 31
    Pankreasschnitt 36
    Subkostalschnitt 34
  Querschnitte 34

Ultraschalldiagnostik 6–8
  Grenzen 7–8, 37–39
    Adipositas 37
    Auflösung 7–8
        Axiale 7
        Laterale 8
    Bandbreite 7
    Bildzeilendichte 8
    Fernfeld 8
    Hauptschallkeule 8
    Meteorismus 37
    Nahfeld 8
    Verbände 37
  Physikalische Grundlagen 6–8
    Dopplereffekt 7
    Dopplerfrequenz 7
    Echointensität 7
    Impedanz (akustischer Widerstand) 7
    Laufzeit 6
    Schallausbreitungsgeschwindigkeit 6
    Schallstrahlenenergie 6
  Signalverarbeitung 12
    Digitale 12
    Fokussierung 12
        Dynamische 12
        Elektronische 12
    Postprocessing 12
    Preprocessing 12
    Tiefenausgleich 12
  Signalwiedergabe 9
    A-Bild-Darstellung 9

B-Bild-Darstellung 10–12
　Compound-Contact-Verfahren 10
　Dynamikbereich 10
　Grauwertskala 10
　Langsame 10
　Real-time-Verfahren 10
　Schnelle 10
Duplexsonographie 12–13
　Farbkodierte 13
　Sample volume 12
Time-Motion-Verfahren 12
Technische Umsetzung 8
　Continuous-Wave-Verfahren 8
　Impulsechoverfahren 8
　Piezoelektrischer Effekt 8
　Scanner 10–11
　　Convex-array-Scanner 11
　　Curved-array-Scanner 11
　　Linear-array-Scanner 11
　　Parallelscanner 11
　　Phased-array-Scanner 11
　　Sektorscanner 11
　Schallköpfe 11–12
　　Elektronische 11
　　Mechanische 11
　Transducer 8

Ultraschallgel 31

Uterus und Ovarien 176–186
Anatomische Grundlagen und Untersuchungstechnik 175–176
　Schnitte 176
　　Sagittale 176
　　Schräge, ergänzende 176
　　Transversale 176
　Sonographie 175
　　Transabdominale 175
　　Transvaginale 175
Normalbefunde 176–180
　Endometrium 177–178
　Follikel 178
　Intrauterinpessar 179
　Schwangerschaft 178–179
　Vaginalwände 178
　Zyklusphase 177
Pathologische Befunde 180–185
　Adnexe 181–184
　　Endometrioseherde 182
　　Gravidität, ektope 182
　　Kystome 181
　　Ovarialkarzinome 184
　　Saktosalpinx 182
　　Zysten 181
　Nachsorge, onkologische 184–185
　　Feinnadelpunktion 185
　　Lokal-, Regionalrezidiven, Erkennung 184
　Uterus 180–181
　　Endometriumskarzinom 180
　　Hemmungsfehlbildungen 180
　　Malignome, Kriterien 181
　　Myome 180
　　Zervixkarzinom 180–181
Sonographische Indikationen 175
Wertigkeit der Sonographie 185–186
　Andere bildgebende Verfahren 185

Weichteile und Gelenke 216–228
Anatomische Grundlagen und Untersuchungstechnik 217–218
　Linearschallköpfe 218
　Sektorschallköpfe 218
　Standardschnittebenen, Darstellung 217
Sonographische Befunde 218–228
　Gelenke 218–225
　　Ellenbogengelenk 219
　　　Cubitalarthritis 219
　　　Ergüsse 219
　　　Erkrankungen, degenerative 219
　　　Rheumaknoten 219
　　　Synovialitis 219
　　Handgelenk 219–221
　　　Artikulosynovitis 220
　　　Handrückenödem 221
　　　Sehnenruptur 220
　　　Strukturen, solide und zystische 220
　　　Tenosynovitis 220
　　　Verkalkungen 220
　　Hüftgelenk 221–222
　　　Coxarthrose 221
　　　Ergüsse 221
　　　Hüfte, kindliche 221
　　　Hüftkopfnekrose 221
　　Kniegelenk 222–225
　　　Artefakte 224
　　　Bakerzyste 224–225
　　　Bursitis 223
　　　Ergüsse 222
　　　Gelenkkörper, freie 224
　　　Gonarthrose 223
　　　Meniskus 224
　　　Verletzungen, traumatische 223
　　Schultergelenk 218–219
　　　Bursen 218
　　　Ergüsse 218
　　　Funktions-, Stabilitätsprüfungen 219
　　　Traumen 219
　　Sprunggelenk 225–226
　　　Achillessehne 225
　　　Artikulo-, Tenosynovitis 225
　　　Außen-, Innenbandschäden 225
　　　Ergüsse 225
　　　Synovialzysten 225
　Weichteile 225–228
　　Kutis, Subkutis 228
　　　Hämatome, posttraumatische 228
　　　Lipome 228
　　　Lymphknoten, subkutan 228
　　　Raumforderungen 228
　　　Weichteilprozesse, entzündliche 228
　　Muskulatur 225–227
　　　Atrophie 226
　　　Fremdkörper 227
　　　Raumforderungen 226
　　　Risse 226
　　Sehnen 227–228
　　　Ablagerungen, stoffwechselbedingte 228
　　　Erkrankungen, degenerative 228

Sachwortregister

　　　Rupturen
　　　　Tenosynovitis 227
　　Sonographische Indikationen 216–217
　　　　Arthrosonographie 216
　　Wertigkeit der Sonographie 228
　　　　Andere bildgebende Verfahren 228

Wertigkeit der Sonographie unter den bildgebenden Verfahren 1–3